■ 本文Chapter インデックス

Introduction 18	Chapter 11 194
心電図を読むための基本事項	T波の増高

Chapter 1 24	Chapter 12 200
正常心電図	STの下降，T波の減高・陰性T波

Chapter 2 48	Chapter 13 220
正常なP-QRS関係がみられない	QTの延長と短縮

Chapter 3 68	Chapter 14 232
P波の形，大きさがおかしい	U波の増高と陰転

Chapter 4 80	Chapter 15 240
PQが短い，長い	予定より早くPやQRSが入る

Chapter 5 92	Chapter 16 266
QRS幅が広い（QRS時間の延長），QRS平均電気軸が異常	予定のところにPやQRSが入らない

Chapter 6 112	Chapter 17 280
左室電位が高い，低い	徐 脈

Chapter 7 130	Chapter 18 294
異常Q波	頻脈（幅の狭いQRSで規則的なもの）

Chapter 8 140	Chapter 19 316
胸部誘導のR波の増高不良	頻脈（幅の広いQRSで規則的なもの）

Chapter 9 152	Chapter 20 332
右側胸部誘導のR波増高またはⅠや左側胸部誘導でS波が深い	頻脈（幅の狭いあるいは広いQRSで不規則なもの）

Chapter 10 168	Chapter 21 344
STの上昇	先天性心疾患

心電図の読み方パーフェクトマニュアル

ECG Perfect Manual

理論と波形パターンで徹底トレーニング！

渡辺重行・山口 巖 編
筑波大学臨床医学系内科助教授・筑波大学附属病院病院長

羊土社

謹告

　本書に記載されている診断法・治療法に関しては，発行時点における最新の情報に基づき，正確を期するよう，著者ならびに出版社はそれぞれ最善の努力を払っております．しかし，医学，医療の進歩により，記載された内容が正確かつ完全ではなくなる場合もございます．

　したがって，実際の診断法・治療法で，熟知していない，あるいは汎用されていない新薬をはじめとする医薬品の使用，検査の実施および判読にあたっては，まず医薬品添付文書や機器および試薬の説明書で確認され，また診療技術に関しては十分考慮されたうえで，常に細心の注意を払われるようお願いいたします．

　本書記載の診断法・治療法・医薬品・検査法・疾患への適応などが，その後の医学研究ならびに医療の進歩により本書発行後に変更された場合，その診断法・治療法・医薬品・検査法・疾患への適応などによる不測の事故に対して，著者ならびに出版社はその責を負いかねますのでご了承ください．

❖ **本書関連情報のメール通知サービスをご利用ください**

メール通知サービスにご登録いただいた方には，本書に関する下記情報をメールにてお知らせいたしますので，ご登録ください．

- 本書発行後の更新情報や修正情報（正誤表情報）
- 本書の改訂情報
- 本書に関連した書籍やコンテンツ，セミナーなどに関する情報

※ご登録の際は，羊土社会員のログイン／新規登録が必要です

ご登録はこちらから

序

　心電図のみならず，いかなる検査所見もくり返し勉強し経験を積むにしたがって原則が見えてきて，それを判読する知識や技術が自然に身についてくるものです．しかし，要求される知識量が加速度的に増加している現在の医療現場ではその効率性が薄れてきているように思えます．循環器分野では，かつての，心音，心電図，胸部レントゲン写真でこと足りていた私の研修医時代の40年前とは比べようもなく，最近は心エコー図，核医学，CT，MRI，MRA，カテーテル検査，電気生理学検査，PCI，カテーテルアブレーションなど，理解していなければならない検査や治療法が激増しています．このことは他の診療科でも同様であり，臨床研修の現場では本人の努力もさることながら，あふれる情報を整理しいかに効率よく教育し，習得させるかが問われる時代になったことを痛感します．

　臨床心電図の現在の位置づけについて述べておきたいことが2点あります．例えば虚血性心疾患の診断法では病態や発生機序 —すなわち，冠血流の減少 → 心筋代謝異常 → 心機能障害 —は，心臓核医学検査，心プールシンチグラフィ，負荷心エコー法により，高感度に異常所見が検出されますが，心電図に異常所見となって現れるのは，これらの諸検査より後，下流であり，時に狭心症状が出現する段階に現れるという点です．これは言いかえれば，心電図異常が現れる時は，冠動脈造影の必要性が問われる段階にあり，緊急な治療が必要な時期にさしかかっていることを示すものです．判読者によって心電図異常所見が発見される時期であると同時に，**被験者に自覚症状がなくても見逃されることがあってはならない**病態の進行過程の決定的な場面に，**心電図で遭遇することがある**というわけです．すなわち，特に心電図記録者と判読者が異なる場合には時間的なずれが生じるわけで，記録者の緊急性を読みとる判読力が要求されることの重大さを認識しておきたいものです．

　もう一つの点は，**心電図所見の経時的変化には重要な意味を持つものがある**ということです．例えば胸痛を訴える初診の患者にST上昇が認められる場合には，経時的（急性）な所見の変化が鑑別診断上重要な意味を持つことが少なくありません．記録時間の異なる複数の心電図を容易に比較することができる点は，非侵襲的な診断法の特徴でもあります．

　こうした観点から心電図は自ら記録し判断することが理想的ではありますが，本書を心電図の読み方の上で，ベテラン医師の目のつけどころと，判読・診断への思考過程の実践

的な解説書として，心電図判読トレーニングに役立てていただければと願っております．

　読者対象にレジデントおよび若手上級医師，コメディカル，医学部学生を想定しましたが，内科系・外科系を問わず他科の専門医，開業医の先生方にもお薦めできる内容になっています．

　本書編集に当たっての基本的な考え方を以下に示します．

> 1. 循環器内科専門医が心電図をもとに，どのようなポイントに注目し，思考過程を経て診断に到るかを簡潔，明快に示す．
> 2. 理論的背景の把握により，読者の応用力を引き出す．
> 3. トレーニング問題でなるべく多くの実践的判断を養う．
> 4. 構成は，心電図所見から入るproblem-orientedな分類からなっているが，診断名による見出しを作ると同時に索引から用語，波形，所見による検索もできるようにしたので，実際の心電図判読への手がかりとしても活用できる．

　われわれの本書に込めた思いが読者に伝わり，多くの読者の心電図判読力アップが診療の推進力に結実することを願いつつ．

2006年1月

編者を代表して
筑波大学附属病院　山口　巖

心電図の読み方
パーフェクトマニュアル
理論と波形パターンで徹底トレーニング！

序 ———————————————————————————— 山口　巖

本書を有効にお使いいただくために ———————————————— 渡辺重行

Introduction　心電図を読むための基本事項　　　渡辺重行／山口　巖

1	心電図の原理	18
2	心電計の扱い方と心電図のとり方	18
3	心電図波形の名称と計測法	20
4	QRS波形の呼び方	20
5	肢誘導および胸部誘導の観察方向	22
◆	心電図診断における用語	23

Chapter 1　正常心電図　　　渡辺重行

◆	心電図のチェック事項とその順序	24
1	調律，心拍数，P波，PQ時間のここをチェックしよう	25
2	QRS群（QRS complex）のここをチェックしよう	29
3	ST-Tのここをチェックしよう	34
4	QT間隔，U波のここをチェックしよう	38
まとめ	心電図判定の仕方	41

Let's try
Question 1 ［早期再分極症候群（early repolarization syndrome］　　42
Question 2 ［Ⅲ，aVLのQRSに分裂がみられるが，正常］　　45

Chapter 2　正常なP-QRS関係がみられない
基本調律の異常（頻脈を除く）

河野　了／西　功

1. 心房細動〈atrial fibrillation：AF〉 — 48
2. 心房粗動〈atrial flutter：AFL〉 — 50
3. 房室接合部調律〈atrioventricular (AV) junctional rhythm〉と
   促進性房室接合部調律〈accelerated AV junctional rhythm〉 — 52
4. 心室固有調律〈idioventricular rhythm〉と
   促進性心室固有調律〈accelerated idioventricular rhythm：AIVR〉 — 54
5. 心房停止〈atrial standstill：AS〉／洞室調律〈sinoventricular rhythm〉 — 56

まとめ　「正常なP-QRS関係がみられない，基本調律が異常」な心電図の読み方 — 58

Let's try
- Question 1　[心室補充収縮を伴う心房細動] — 59
- Question 2　[完全房室ブロックを伴う心房細動] — 61
- Question 3　[心房粗動（非通常型）] — 63
- Question 4　[変行伝導を伴う心房細動] — 65

Chapter 3　P波の形，大きさがおかしい

山﨑　明

1. 左房拡大〈left atrial enlargement〉 — 68
2. 右房拡大〈right atrial enlargement〉 — 70
3. 異所性心房調律〈ectopic atrial rhythm〉（冠静脈洞調律／左房調律） — 72
4. 移動性ペースメーカ〈wandering pacemaker, pacemaker shift〉 — 74

まとめ　「P波の形，大きさがおかしい」心電図の読み方 — 76

Let's try
- Question 1　[両房拡大] — 77

参照
- Chapter 15-5　上室期外収縮 ……… 250

Chapter 4　PQが短い，長い

久賀圭祐

1. WPW症候群〈Wolff-Parkinson-White syndrome〉 — 80
2. LGL症候群〈Lown-Ganong-Levine syndrome〉 — 82
3. Ⅰ度房室ブロック〈first-degree atrioventricular (AV) block〉 — 84

まとめ　「PQが短い，長い」心電図の読み方 — 86

Let's try
- Question 1　[Ⅰ度房室ブロック] — 87
- Question 2　[間歇性WPW症候群] — 89

参照
- Chapter 3-3　異所性心房調律（冠静脈洞調律／左房調律）……… 72
- Chapter 15-5　上室期外収縮 ……… 250

Chapter 5　QRS幅が広い（QRS時間の延長），QRS平均電気軸が異常
武安法之

1. 右脚ブロック〈right bundle branch block：RBBB〉 — 92
2. 左脚ブロック〈left bundle branch block：LBBB〉 — 94
3. 非特異的心室内伝導障害〈nonspecific intraventricular conduction disturbance：nonspecific IVCD〉 — 96
4. 左脚前枝ブロック〈left anterior hemiblock：LAH〉 — 98
5. 左脚後枝ブロック〈left posterior hemiblock：LPH〉 — 100
6. 2枝ブロック〈bifascicular block〉と3枝ブロック〈trifascicular block〉 — 102
7. 両脚ブロック〈bilateral bundle branch block〉，交代性脚ブロック〈alternating bundle branch block〉 — 104

まとめ　「QRS幅が広い（QRS時間の延長），QRS平均電気軸が異常」な心電図の読み方 — 106

Let's try
Question 1［2枝ブロック（CRBBB＋LPH）］ — 107
Question 2［QRS時間の延長を伴う左室肥大］ — 109

参照
- Chapter2-5　洞室調律 …… 56
- Chapter2-4　心室固有調律 …… 54
- Chapter2-4　促迫性心室固有調律 …… 54
- Chapter4-1　WPW症候群 …… 80
- Chapter6-2　左室肥大 …… 114
- Chapter7-1　心筋梗塞 …… 130

Chapter 6　左室電位が高い，低い
増見智子／飯田啓治

1. 左室高電位〈left ventricular high voltage〉 — 112
2. 左室肥大〈left ventricular hypertrophy：LVH〉 — 114
3. 左室容量負荷〈left ventricular volume overload〉 — 116
4. 肥大型心筋症〈hypertrophic cardiomyopathy：HCM〉 — 118
5. 低電位差〈low voltage〉 — 120

まとめ　「左室電位が高い，低い」を示す心電図の読み方 — 122

Let's try
Question 1［圧負荷による左室肥大，大動脈弁狭窄症］ — 123
Question 2［肥大型心筋症，とくに非対称性中隔肥大（ASH）］ — 126

Chapter 7　異常Q波
前田裕史

1. 心筋梗塞〈myocardial infarction：MI〉 — 130
2. 左右電極のつけ間違い — 132
3. 右胸心〈dextrocardia〉 — 134

まとめ　「異常Q波」のある心電図の読み方 — 136

Let's try
Question 1 ［後側壁の急性心筋梗塞（本症例は回旋枝#12の閉塞）］ 137

参照➡
Chapter1-2　QRS群のここをチェックしよう　29
Chapter4-1　WPW症候群 80
Chapter6-4　肥大型心筋症 118
Chapter6-Q2　肥大型心筋症，とくに非対称性中隔肥大 126
Chapter9-5　急性肺性心（SIQIIITIII） 160

Chapter 8　胸部誘導のR波の増高不良
渡辺重行

1 R波増高不良〈poor r progression〉 ——— 140

2 reversed r progression ——— 142

3 時計方向回転〈clockwise rotation of the heart〉 ——— 144

まとめ　「胸部誘導のR波の増高不良」のある心電図の読み方　146

Let's try
Question 1 ［(陳旧性) 前壁心筋梗塞の疑い大］ 147
Question 2 ［ST-T異常を伴う左室肥大］ 149

参照➡
Chapter6-2　左室肥大 114
Chapter6-3　左室容量負荷 116
Chapter6-4　肥大型心筋症 118
Chapter6-ひとくちメモ　拡張型心筋症 128

Chapter 9　右側胸部誘導のR波増高またはⅠや左側胸部誘導でS波が深い
本間　覚

1 反時計方向回転〈counterclockwise rotation〉 ——— 152

2 後壁梗塞〈posterior infarction〉 ——— 154

3 右室肥大〈right ventricular hypertrophy : RVH〉 ——— 156

4 右脚ブロック〈right bundle branch block : RBBB〉 ——— 158

5 急性肺性心〈acute corpulmonale〉 ——— 160

まとめ　「右側胸部誘導のR波増高またはⅠや左側胸部誘導でS波が深い」心電図の読み方　162

Let's try
Question 1 ［後下壁梗塞］ 163
Question 2 ［右室肥大］ 165

参照➡
Chapter5-1　右脚ブロック 92
Chapter4-1　WPW症候群 80

Chapter 10　STの上昇
鈴木祥司

1 急性心筋梗塞〈acute myocardial infarction : AMI〉 ——— 168

2 右室梗塞〈right ventricular infarction : RV infarction〉 ——— 172

3 異型狭心症 〈variant angina pectoris : VAP〉 ──────── 174
4 心室瘤 〈ventricular aneuryzm〉 ──────── 176
5 心膜炎 〈pericarditis〉 ──────── 178
6 脳血管障害 〈cerebrovascular disease〉－くも膜下出血 〈subarachnoidal hemorrhage : SAH〉── 180
7 たこつぼ型心筋症 〈Takotsubo (ampulla) cardiomyopathy〉 ──────── 182
8 Brugada 症候群 〈Brugada syndrome〉 ──────── 184
9 低体温 〈hypothermia〉 ──────── 186

> **まとめ** ST上昇の鑑別診断　188
>
> ### Let's try
> Question 1 ［房室ブロックを伴い，右室梗塞の合併が疑われる急性下壁心筋梗塞］　189
> Question 2 ［心筋梗塞部の壁運動異常］　191
>
> **参照**
> Chapter 1 -Q1　早期再分極症候群 …………42

Chapter 11　T波の増高
山田さつき

1 高カリウム血症 〈hyperkalemia〉 ──────── 194

> **まとめ** 「T波の増高」を示す心電図の読み方　196
>
> ### Let's try
> Question 1 ［徐脈による Adams-Stokes発作］　197
>
> **参照**
> Chapter6-3　左室容量負荷 …………116　　Chapter10-1　急性心筋梗塞 …………168
> Chapter9-2　後壁梗塞 …………154

Chapter 12　STの下降，T波の減高・陰性T波
山田さつき

1 心筋虚血 〈myocardial ischemia〉 ──────── 200
2 心内膜下梗塞 〈subendocardial infarction〉（あるいは非Q波心筋梗塞）──────── 202
3 2次性ST-T変化 〈secondary ST-T change〉 ──────── 204
4 非特異的ST-T変化 〈non-specific ST-T change〉 ──────── 206
5 ジギタリス効果 〈digitalis effect〉 ──────── 208
6 低カリウム血症 〈hypokalemia〉 ──────── 210
7 巨大陰性T波 〈giant negative T wave : GNT〉 ──────── 212

> **まとめ** 「STの下降，T波の減高・陰性T波」を示す心電図の読み方　214
>
> ### Let's try
> Question 1 ［多枝病変が疑われる虚血性心疾患］　215
> Question 2 ［非Q波心筋梗塞の疑い］　217

参照➡

Chapter4-1	WPW症候群 …………………80	Chapter6-2	左室肥大 …………………………114
Chapter5-1	右脚ブロック …………………92	Chapter6-4	肥大型心筋症 ……………………118
Chapter5-2	左脚ブロック …………………94	Chapter10-1	急性心筋梗塞 ……………………168
Chapter5-3	非特異的心室内伝導障害 ………96		

Chapter 13　QTの延長と短縮　　宮内　卓

1　低カルシウム血症〈hypocalcemia〉 ──── 220
2　高カルシウム血症〈hypercalcemia〉 ──── 222
3　先天性QT延長症候群〈idiopathic（congenital）long QT syndrome：idiopathic LQT syndrome〉── 224
4　薬剤性QT延長〈drug-induced long QT syndrome：drug-induced LQT〉──── 226

まとめ　「QTの延長や短縮」を示す心電図の読み方　　228

Let's try
Question 1 ［心内膜下梗塞］　　229

参照➡

Chapter10-1	急性心筋梗塞 ……………168	Chapter12-6	低カリウム血症 ……………210
Chapter12-2	心内膜下梗塞（非Q波心筋梗塞）202		

Chapter 14　U波の増高と陰転　　渡辺重行

1　心筋虚血（前壁虚血） ──── 232
2　心筋虚血（後壁虚血） ──── 236

まとめ　「U波の増高や陰転」を示す心電図の読み方　　238

参照➡

Chapter6-2	左室肥大 ……………………114	Chapter11-1	高カリウム血症 ……………194
Chapter6-4	肥大型心筋症 ………………118	Chapter12-6	低カリウム血症 ……………210
Chapter9-3	右室肥大 ……………………156		

Chapter 15　予定より早くPやQRSが入る　　山﨑　明

1　心室期外収縮〈premature ventricular contraction：PVC〉──── 240
2　間入性心室期外収縮と代償性休止期を伴う心室期外収縮 ──── 242
3　心室期外収縮の分類 ──── 244
4　副収縮〈parasystole〉──── 248
5　上室期外収縮〈supraventricular premature contraction：SVPC〉──── 250
6　上室期外収縮の分類 ──── 252

まとめ　「予定より早くPやQRSが入る」心電図の読み方　　256

Let's try
Question 1　［①心室期外収縮二連発 ②心室期外収縮と通常収縮の融合収縮］　257
Question 2　［心室期外収縮二連発，多源性心室期外収縮］　259
Question 3　［多発性心室期外収縮，R on T型心室期外収縮］　261
Question 4　［間入性心室期外収縮，ventriculophasic sinus arrhythmiaを伴う］　263

参照
Chapter 1-ひとくちメモ　洞不整脈，呼吸性不整脈　　Chapter3-4　移動性ペースメーカ ……74
……………………28

Chapter 16　予定のところにPやQRSが入らない　　神谷英樹

1 洞停止〈sinus arrest〉　266

2 洞房ブロック〈sinoatrial block：SA block〉　268

3 MobitzⅡ型Ⅱ度房室ブロック
〈Mobitz type Ⅱ second degree atrioventricular block：Mobitz type Ⅱ AV block〉　270

4 Wenckebach型Ⅱ度房室ブロック
〈Wenckebach type second degree atrioventricular block：Wenckebach type AV block〉　272

5 非伝導性（ブロックされた）上室期外収縮〈blocked SVPC〉　274

まとめ　「基本調律が洞調律であるが，予定のところにPやQRSが入らない，徐脈を呈する（RR間隔が延長する）」心電図の読み方　276

Let's try
Question 1　[blocked SVPC]　277

参照
Chapter 1-ひとくちメモ　洞不整脈，呼吸性不整脈　　Chapter3-4　移動性ペースメーカ ……74
……………………28

Chapter 17　徐 脈　　田部井史子

1 洞徐脈〈sinus bradycardia〉　280

2 洞不全症候群〈sick sinus syndrome：SSS〉　282

3 徐脈頻脈症候群〈bradycardia-tachycardia syndrome〉　284

4 2：1房室ブロック〈2：1 AV block〉　286

5 高度房室ブロック〈advanced AV block〉　287

6 完全房室ブロック（Ⅲ度房室ブロック）
〈complete atrioventricular block（third-degree AV block）〉　288

まとめ　「徐脈」を呈する心電図の読み方　290

Let's try
Question 1　[ventriculophasic sinus arrhythmiaを伴う完全房室ブロック]　291

参照
Chapter2-3　房室接合部調律 ……52　　Chapter2-5　心房停止 ……56
Chapter2-4　心室固有調律 ……54　　Chapter16-1　洞停止 ……266
Chapter2-5　洞室調律 ……56　　Chapter16-2　洞房ブロック ……268

Chapter 18　頻 脈（幅の狭いQRSで規則的なもの）　久賀圭祐

1. 洞頻脈〈sinus tachycardia〉 — 294
2. 発作性上室性頻拍〈PSVT〉—
   房室回帰性頻拍〈atrioventricular reciprocating tachycardia：AVRT〉 — 296
3. 発作性上室性頻拍〈PSVT〉—
   房室結節回帰性頻拍〈atrioventricular nodal reentrant tachycardia：AVNRT〉 — 298
4. 発作性上室性頻拍〈PSVT〉—
   SANRT〈sinoatrial nodal reentrant tachycardia〉 — 302
5. 心房頻拍〈atrial tachycardia：AT〉 — 305
6. 2：1伝導の心房粗動〈atrial flutter（AFL）2：1 conduction〉 — 308

まとめ　「narrow QRS tachycardia」の心電図の読み方　310

Let's try
Question 1　［AVRT］　311
Question 2　［① AVNRT（common type）② 右房負荷］　313

Chapter 19　頻 脈（幅の広いQRSで規則的なもの）　久賀圭祐

1. 心室頻拍〈ventricular tachycardia：VT〉 — 316
2. 特発性心室頻拍（左室の左脚後枝起源） — 318
3. 特発性心室頻拍（右室流出路起源） — 320
4. 脚ブロックを伴うPSVT — 322
5. 副伝導路を順行伝導するPSVT — 324

まとめ　「wide QRS regular tachycardia」の心電図の読み方　326

Let's try
Question 1　［心室頻拍（房室解離を伴う）］　327
Question 2　［心室頻拍（心室捕捉を伴う）］　329

参照
Chapter2-1　心房細動 …… 48　　Chapter2-2　心房粗動 …… 50

Chapter 20　頻 脈（幅の狭いあるいは広いQRSで不規則的なもの）　大塚定徳

1. 心室細動〈ventricular fibrillation：Vf〉 — 332
2. torsade(s) de pointes〈TdP〉 — 334
3. 偽性心室頻拍〈pseudoventricular tachycardia：pseudo-VT〉 — 336

まとめ　「頻脈（narrow or wide QRS irregular tachycardia）」の心電図の読み方　338

Let's try
Question 1　［偽性心室頻拍（WPW症候群の心房細動）］　339
Question 2　［変行伝導，心室期外収縮を伴う心房細動］　341

Chapter 21 先天性心疾患

石光敏行

1. 心房中隔欠損〈atrial septal defect：ASD〉 ———————————— 344
2. 心室中隔欠損〈ventricular septaldefect：VSD〉／動脈管開存〈patent ductus arterious：PDA〉 — 346
3. 肺動脈弁狭窄〈pulmonary stenosis：PS〉 ———————————— 348
4. Fallot四徴症〈tetralogy of Fallot：TOF〉 ———————————— 350
5. Ebstein奇形〈Ebstein anomaly〉 ———————————— 352
6. 修正大血管転位〈corrected transposition of great arteries：corrected TGA〉 — 354

まとめ　「代表的な先天性心疾患」における心電図の読み方　356

Let's try
Question 1　[心内膜床欠損]　357

索　引 ———————————————————————————— 360

ひとくちメモ Index

- 洞不整脈（sinus arrhythmia）でよくみられる呼吸性不整脈（respiratory arrhythmia）とは？　28
- 心電図のnormal variant　47
- 変行伝導（aberrant conduction）　67
- ペースメーカの種類　79
- WPW症候群と不整脈　91
- 副伝導路の位置推定　91
- ペースメーカ植込みの適応　111
- 左室肥大と再分極過程の異常　119
- 拡張型心筋症（dilated cardiomyopathy：DCM）　128
- 非Q波梗塞　139
- reversed r progression の判定に注意　151
- 肺血栓塞栓症における心電図解読の役割　167
- AMIに特徴的な不整脈合併症　193
- ICD（植込み型除細動器）　199
- ST下降の分類と運動負荷試験の診断基準　219
- ペースメーカ心電図　231
- 房室解離　238
- 運動負荷心電図の陽性基準　239
- 心房細動における，心室期外収縮と心室内変行伝導の鑑別　265
- Wenckebach型とMobitz II型の機序と扱い方　279
- escape bigeminy　293
- 発作性上室性頻拍（paroxysmal supraventricular tachycardia：PSVT）とは　304
- VTとPSVTおよび鑑別不能例への対処法　331
- torsade（s）de pointesの発症背景，治療法　343
- アミロイドーシスとサルコイドーシスの心電図　359

体験談

- 3時になったら帰ります　40
- 循環器内科医の悩み　67
- 初心忘るべからず　79
- 風邪で発熱，動悸がする !?　111
- 運動負荷検査は怖い　136
- SⅠQⅢTⅢパターンの賞味期限は24時間？ーはかないけれど貴重な変化　167
- ひとりぼっちの救急当直：急性心筋梗塞が来たらどうしよう（見逃さないように）　193
- 抗うつ薬によるQT延長が関与したと考えられる心室細動の症例　231
- 家族のいうことに間違いはない，ことが多い　239
- 20連発の心室頻拍が！　248
- Wenckebach型Ⅱ度房室ブロックの判定　279
- 腎不全患者の薬物投与量は注意が必要　343
- 成人の先天性心疾患　359

本書を有効にお使いいただくために

渡辺重行

⟨ 本書の特徴 ⟩

　本書は，心電図の実際の読み方をベテラン医師の目の動き，頭の中での考え方そのままに解説し，どのように考え，どのように読んでいくのかを示した実践的な解説書です．

- 実践的な解説書とするため，各Chapterは例えば「左室電位が高い，低い」のようにproblem-orientedな，所見から入る構成となっています．また，各Chapterの「まとめ」には，その所見を有する心電図の読み方を総括しています（例えば左室肥大のように，「左室電位が高い」にも「STの下降」にも属するものは，前出のChapterあるいはより異常のでる頻度の高いChapterに掲載していますが，目次に参照項目（参照➡）として掲載し，「まとめ」では，これを含めて解説していますので，取りこぼしなく学べると思います）．
- 実践に即し，波形の幅や高さはすべて（0.1 mV/mm，0.04秒/mmで記録されているものとして）mm単位で示してあります．ただし所見を記録するときにはくれぐれも，mVおよび秒を単位として記載するようにして下さい．
- 各Chapterの最後には，Let's try（Question）が用意されています．学んだ事柄にプラスアルファの知識を与えるものなので，果敢に挑んで下さい．
- Introduction「心電図を読むための基本事項」，Chapter 1「正常心電図」をまず身につける必要がありますが，他のChapterはどこから読んでいっても学べると思います．でも，是非一度通読してみて下さい．

⟨ 本書の構成 ⟩

> **Step 1**　たくさんの心電図を読み，その背景とみるべきポイントを理解する
> 専門医がどこをどんな順序で見ているかがわかる

[左ページ：心電図例]　　　　　　　　　　　　　[右ページ：解説 & ポイント（キモ）]

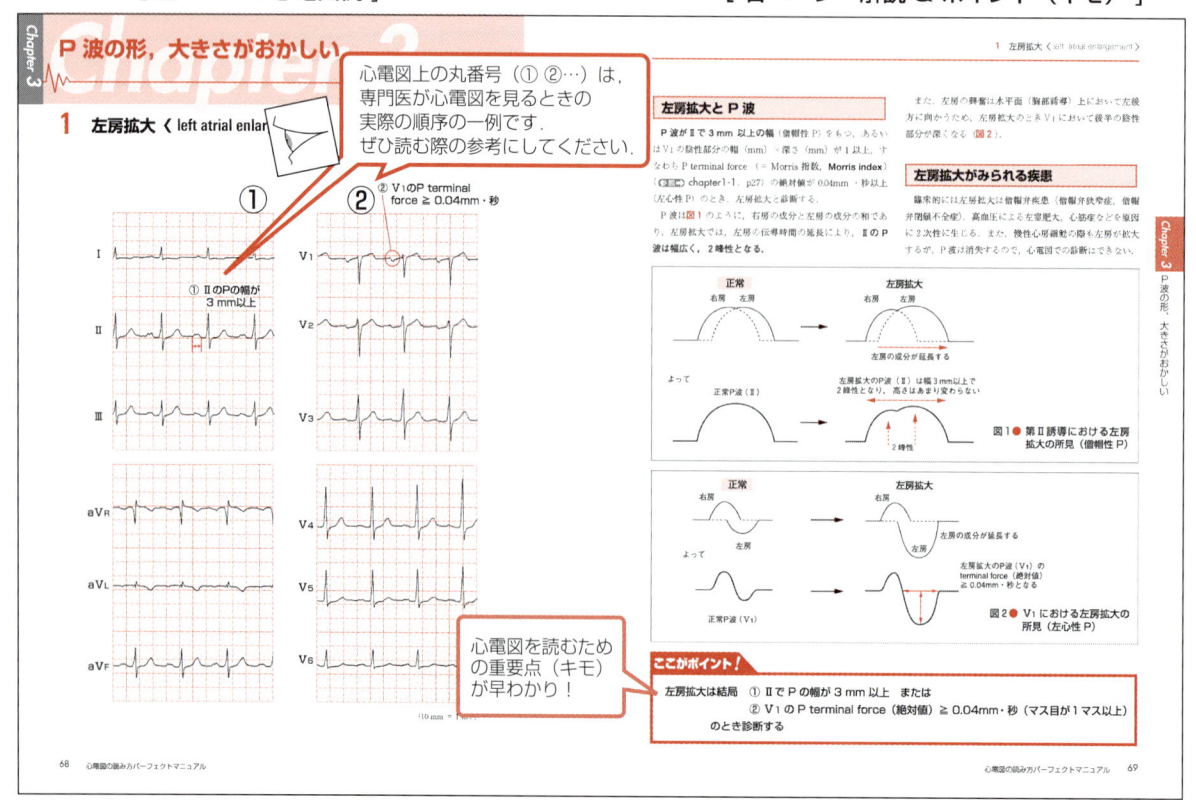

心電図上の丸番号（① ②…）は，専門医が心電図を見るときの実際の順序の一例です．ぜひ読む際の参考にしてください．

心電図を読むための重要点（キモ）が早わかり！

Step 2 「まとめ」でポイントを整理し，練習問題にチャレンジする

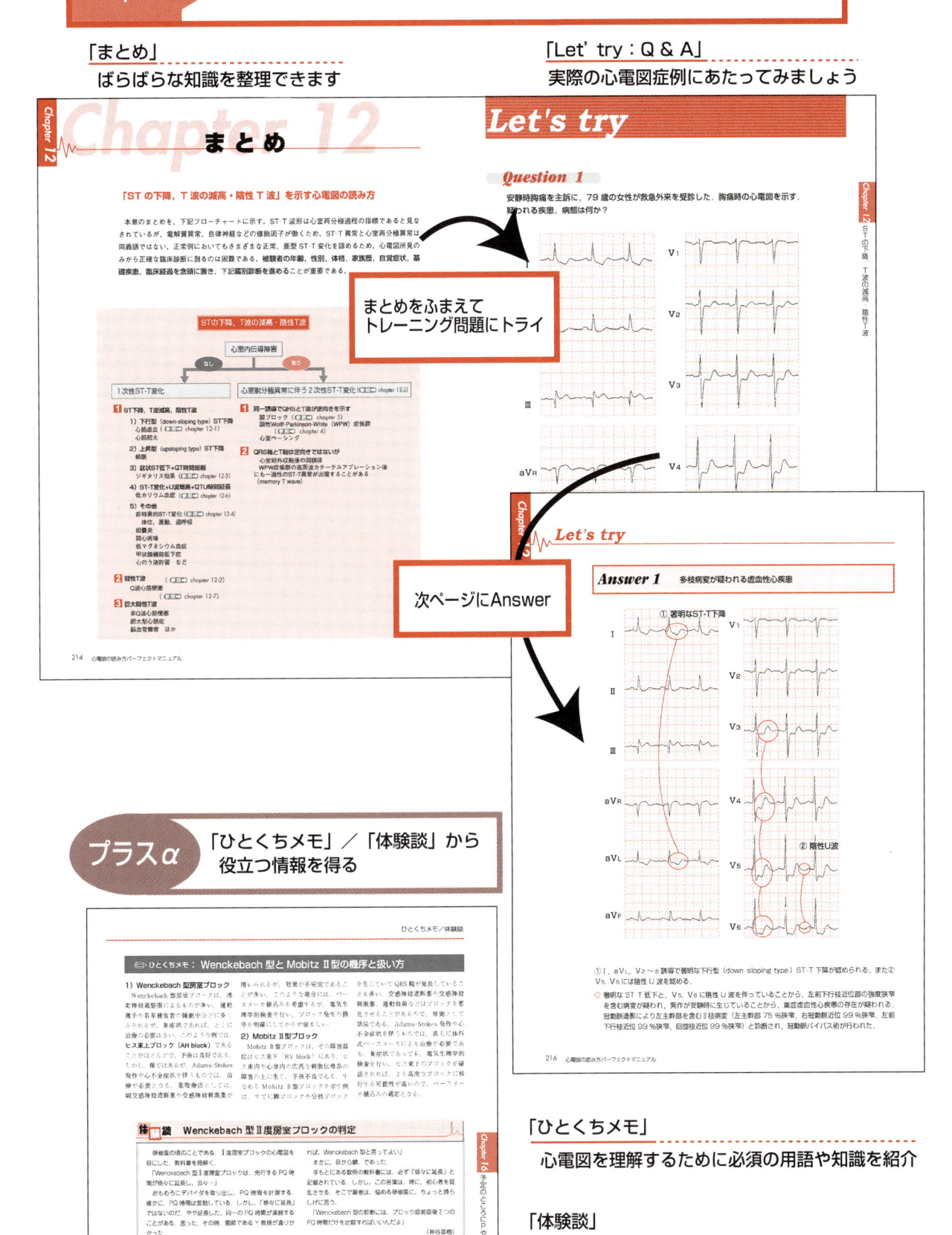

「まとめ」
ばらばらな知識を整理できます

「Let' try：Q & A」
実際の心電図症例にあたってみましょう

まとめをふまえて
トレーニング問題にトライ

次ページにAnswer

プラスα 「ひとくちメモ」／「体験談」から役立つ情報を得る

「ひとくちメモ」
心電図を理解するために必須の用語や知識を紹介

「体験談」
循環器医の貴重な体験談コラム

執筆者一覧

[編　集]

山　口　　　巖	（YAMAGUCHI Iwao）	筑波大学附属病院病院長
渡　辺　重　行	（WATANABE Shigeyuki）	筑波大学臨床医学系内科

[執筆者]（掲載順）

山　口　　　巖	（YAMAGUCHI Iwao）	筑波大学附属病院病院長
渡　辺　重　行	（WATANABE Shigeyuki）	筑波大学臨床医学系内科
河　野　　　了	（KAWANO Satoru）	筑波大学臨床医学系内科
西　　　　　功	（NISHI Isao）	なめがた地域総合病院内科
山　﨑　　　明	（YAMAZAKI Akira）	牛久愛和総合病院循環器科
久　賀　圭　祐	（KUGA Keisuke）	筑波大学臨床医学系内科
武　安　法　之	（TAKEYASU Noriyuki）	筑波大学臨床医学系内科
増　見　智　子	（MASUMI Tomoko）	なめがた地域総合病院内科
飯　田　啓　治	（IIDA Keiji）	筑波記念病院内科
前　田　裕　史	（MAEDA Hiroshi）	茨城西南医療センター病院内科
本　間　　　覚	（HOMMA Satoshi）	筑波大学臨床医学系内科
鈴　木　祥　司	（SUZUKI Shoji）	Cedars-Sinai Medical Center（U.S.A.）
山　田　さつき	（YAMADA Satsuki）	Mayo Clinic（U.S.A.）
宮　内　　　卓	（MIYAUCHI Takashi）	筑波大学臨床医学系内科
神　谷　英　樹	（KAMIYA Hideki）	筑波記念病院内科
田部井　史　子	（TABEI Fumiko）	関東中央病院循環器内科
大　塚　定　徳	（OHTSUKA Sadanori）	筑波大学臨床医学系内科
石　光　敏　行	（ISHIMITSU Toshiyuki）	茨城県メディカルセンター内科

心電図の読み方
パーフェクトマニュアル
理論と波形パターンで徹底トレーニング！

Introduction 18
心電図を読むための基本事項

Chapter 1 24
正常心電図

Chapter 2 48
正常なP-QRS関係がみられない

Chapter 3 68
P波の形，大きさがおかしい

Chapter 4 80
PQが短い，長い

Chapter 5 92
QRS幅が広い（QRS時間の延長），QRS平均電気軸が異常

Chapter 6 112
左室電位が高い，低い

Chapter 7 130
異常Q波

Chapter 8 140
胸部誘導のR波の増高不良

Chapter 9 152
右側胸部誘導のR波増高またはⅠや左側胸部誘導でS波が深い

Chapter 10 168
STの上昇

Chapter 11 194
T波の増高

Chapter 12 200
STの下降，T波の減高・陰性T波

Chapter 13 220
QTの延長と短縮

Chapter 14 232
U波の増高と陰転

Chapter 15 240
予定より早くPやQRSが入る

Chapter 16 266
予定のところにPやQRSが入らない

Chapter 17 280
徐　脈

Chapter 18 294
頻脈（幅の狭いQRSで規則的なもの）

Chapter 19 316
頻脈（幅の広いQRSで規則的なもの）

Chapter 20 332
頻脈（幅の狭いあるいは広いQRSで不規則的なもの）

Chapter 21 344
先天性心疾患

心電図を読むための基本事項

渡辺重行／山口　巖

Contents

1. 心電図の原理
2. 心電計の扱い方と心電図のとり方
3. 心電図波形の名称と計測法
4. QRS波形の呼び方
5. 肢誘導および胸部誘導の観察方向
◆ 心電図診断における用語

1　心電図の原理

　心臓の電気的活動に伴う心起電力により身体の各部に心活動電流が流れ，電位分布を生ずる．この電位分布は体表上あるいは体内の2点間の電位差として検出することができる．時間の経過に従い変動する2点間の電位差を波形として表したものが**心電図**であり，記録紙上に記録させる装置が**心電計**である．

　電流刺激（electrical impulse）が単極電極に向かって，あるいは双極誘導の陽電極に向かって進む場合，電流計は正を記録し上方へのゆれを記録する（陽性波）．一方，電流刺激が単極電極から，あるいは双極誘導の陽電極から遠ざかる場合には，電流計は負を記録し下方へのゆれを記録する（陰性波）．

2　心電計の扱い方と心電図のとり方

1　電極の装着

　雑音のない心電図をとるためには，ベッドに絶縁シートを敷きその端子およびベッドの足からアースをとっておくとよい．患者の手足にペーストをよく塗り，電極を接着して誘導コードを接続する．胸部誘導も同様に行うが，胸部誘導では電極にペーストを必要以上に広く塗ると，誘導点が隣の誘導点とつながってしまい，その結果，両者の心電図波形が両者ともその中間波形となり正しい波形が得られなくなる．

　電極の装着部位は図1の通りである．**右室梗塞**が疑われるときには，V_3，V_4の左右対称の位置にある部位の心電図を記録する．それぞれの位置をV_{3R}，V_{4R}という．すなわち，V_{4R}は右側鎖骨中線第5肋間で，V_{3R}はV_1とV_{4R}との中点である．すべての**下壁梗塞**は右室梗塞を併発しうるので常にV_{3R}，V_{4R}を記録すべきである．四肢や胸部につける電極コードは共通の色分けがなされているので，これを覚えておくと取り付けが迅速に行える．すなわち**右手－赤，左手－黄，左足－緑，右足－黒**であり，**胸部誘導はV_1からV_6に向かって，赤，黄，緑，茶，黒，紫**である．

2　心電図の記録

　心電図の記録は必ず1 mV = 10mmの感度で行うが，QRSの振幅が大きくて枠内に入りきらない時には感度を1/2として記録する．ただしST-Tの判読のために，必ず1 mV=10mmの標準

1　心電図の原理／
2　心電図の扱い方と心電図のとり方

の大きさの記録も取ることを忘れてはならない．各記録には 1 mV の較正波を必ず入れておき，後の解析の指標とする．一般に 1 つの誘導の記録には 4～5 拍あればよいが，不整脈の分析のためには P 波をよく識別できる第 II 誘導か V₁ を，必要な長さだけ記録する．各誘導名はその都度記入しておく．記録には患者名・記録年月日を書き加える．

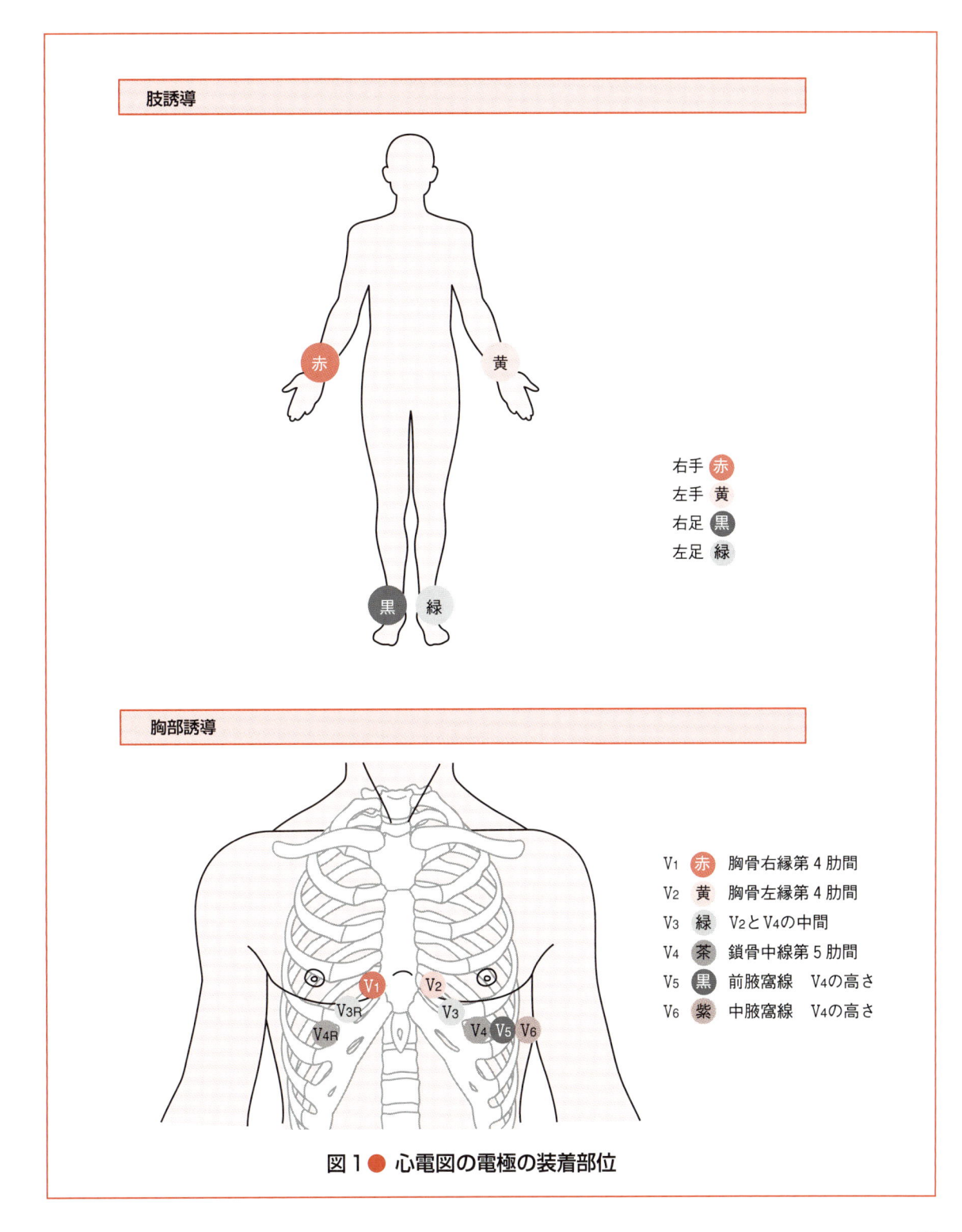

肢誘導

右手　赤
左手　黄
右足　黒
左足　緑

胸部誘導

V₁　赤　胸骨右縁第 4 肋間
V₂　黄　胸骨左縁第 4 肋間
V₃　緑　V₂ と V₄ の中間
V₄　茶　鎖骨中線第 5 肋間
V₅　黒　前腋窩線　V₄ の高さ
V₆　紫　中腋窩線　V₄ の高さ

図1● 心電図の電極の装着部位

心電図の読み方パーフェクトマニュアル

3 心電図波形の名称と計測法 （図2）

　心電図には，**P 波，QRS 波，ST 部分，T 波，U 波**がある．PQ 時間は P 波の始まりから QRS 波の始まりまでの時間である．QRS 時間はその名の通り QRS 波の始まりから終わりまでの時間である．QT 時間は QRS 波の始まりから T 波の終わりまでの時間を表す．**心電図の紙送り速度は，25mm/秒であるので，1 mm は 0.04 秒である**（下の ONE POINT 参照）．

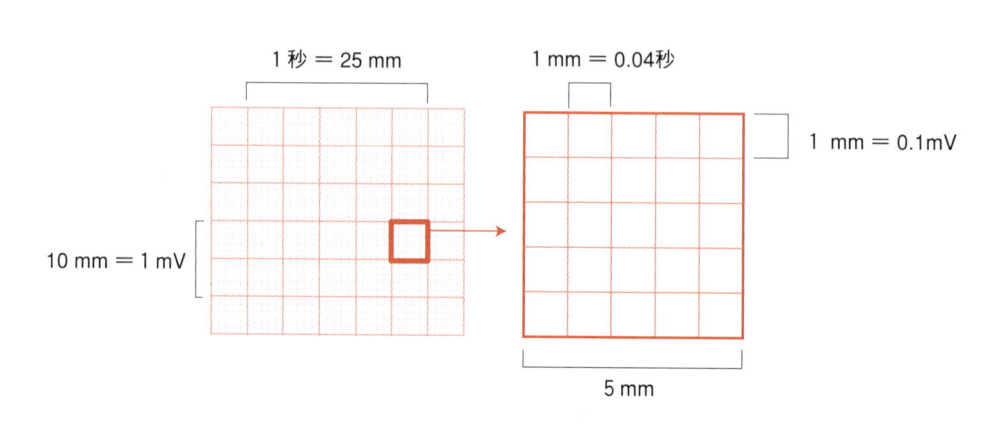

　PP 間隔，RR 間隔は，それぞれ P 波と P 波，QRS 波と QRS 波との間隔であり，心拍数を測ったり不整脈を診断したりするときによく測定するが，これら**はそれぞれの波形の開始点同士で測定する**（図3）．これは，たとえば RR 間隔を QRS 波と QRS 波のそれぞれのピーク間で測定すると，一過性に脚ブロックなどが出現しているときには誤差が生じるためである．

4 QRS 波形の呼び方 （図4）

　QRS 波において，最初の陰性波を Q 波といい，最初の陽性波を R 波という．また，陽性波のあとの陰性波を S 波という．それ以上，陽性波や陰性波があったら，R'波，S'波という．また，大きい波は大文字で，小さい波は小文字で表す．

ONE POINT　心電図の記録紙のマス目について

心電図の紙送り速度は 25mm/秒であり，したがって 1 mm = 0.04 秒である．
縦軸（振幅）は通常 10mm = 1 mV で 1 mm = 0.1mV である．
心電図を読むときは縦軸，横軸とも mm で読んで判定するが，結果の記載は mm でなくそれぞれ，mV，秒で記載する．

1 秒 = 25 mm　　1 mm = 0.04秒
10 mm = 1 mV　　1 mm = 0.1mV
5 mm

3 心電図波形の名称と計測法／4 QRS波形の呼び方

基本波形

図2 ● 心電図波形の名称と計測法

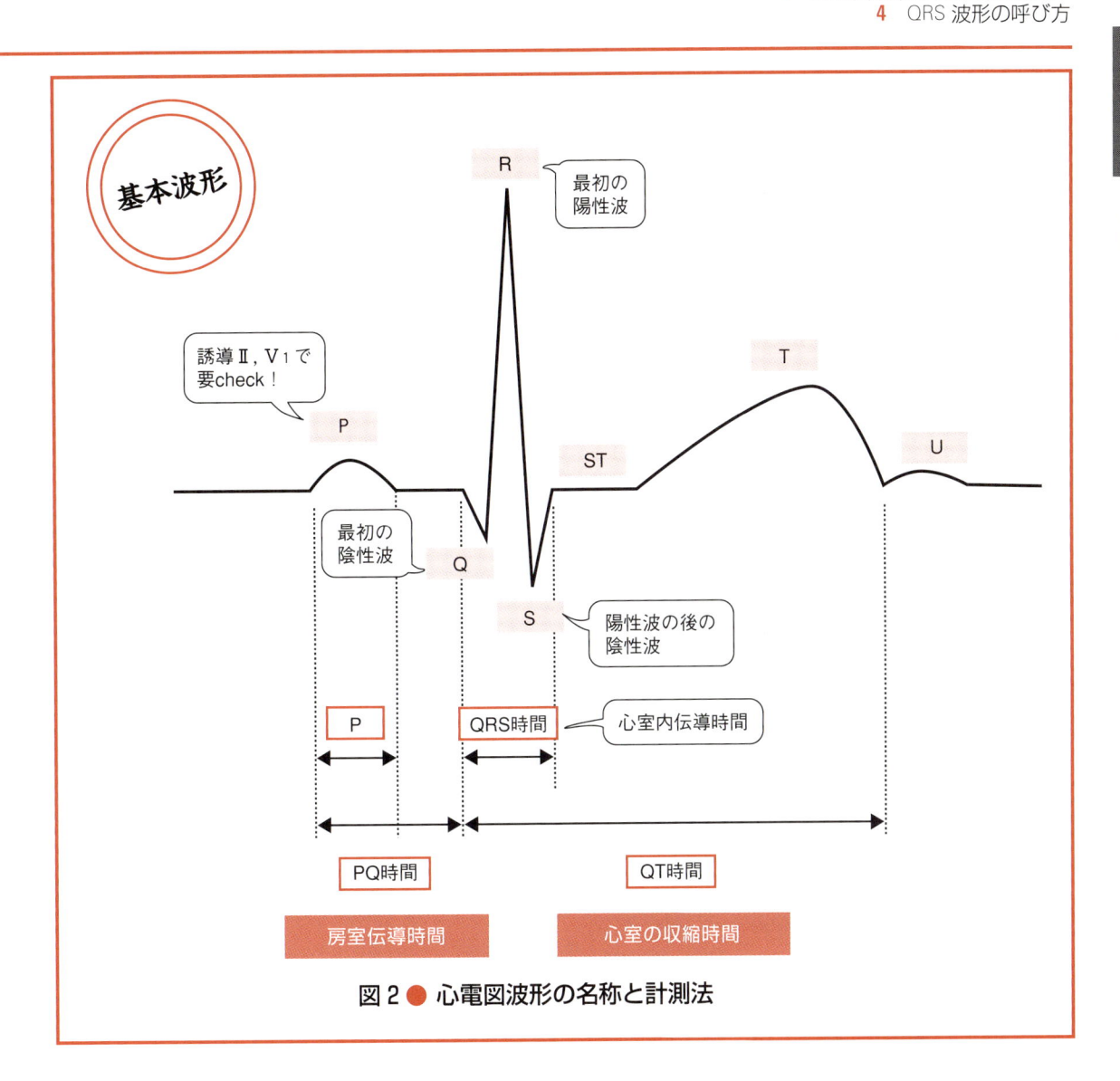

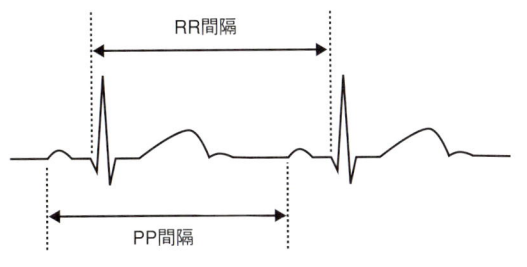

- R：最初の陽性波
- P：誘導Ⅱ，V₁で要check！
- Q：最初の陰性波
- S：陽性波の後の陰性波
- QRS時間：心室内伝導時間
- PQ時間：房室伝導時間
- QT時間：心室の収縮時間

図3 ● PP間隔，RR間隔の正しい計り方
それぞれの波形の開始点同士で測定する

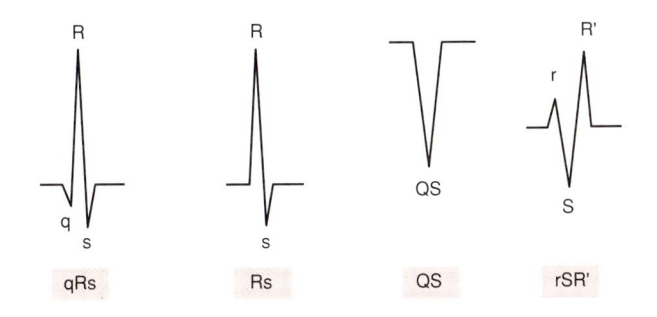

図4 ● QRS波の呼び方

- 最初の陰性波をQ波という
- 最初の陽性波をR波という
- 陽性波のあとの陰性波をS波という
- それ以上陽性波や陰性波があったら，R'波，S'波という
- 大きい波は大文字で，小さい波は小文字で表す

qRs　Rs　QS　rSR'

心電図の読み方パーフェクトマニュアル

5 肢誘導および胸部誘導の観察方向（図5, 6）

1 肢誘導

　　肢誘導は心臓の電気活動を前額面上に捉えたものである．すなわち，患者に向き合う平面上で心臓を観察している．図5のようにⅠ，aV_Lは患者の左および左上から心臓をみていることになり"側壁誘導"をなす．また，Ⅱ，Ⅲ，aV_Fは心臓を下から見上げている誘導であり"下壁誘導"である．aV_Rは心臓を右斜め上からみていることになる．これらの各誘導の方向は，心電図読影の根幹をなす知識であり，正確に暗記しておく必要がある

2 胸部誘導

　　胸部誘導は，肢誘導の観察平面とは異なり，横断面上で心臓をみる．V_1，V_2は右房，右室の前面にあり，右室壁を通して心室中隔を観察する誘導でもある．右房の前面にあるためV_1はP波の観察に優れ不整脈の診断，心房負荷の有無の診断では必ず参照する誘導である．また，右室壁の前面にあるため，V_3R，V_4Rとともに右室梗塞の診断には必須である．V_3，V_4は左室前壁に対応し，V_5，V_6は側壁に対応している．

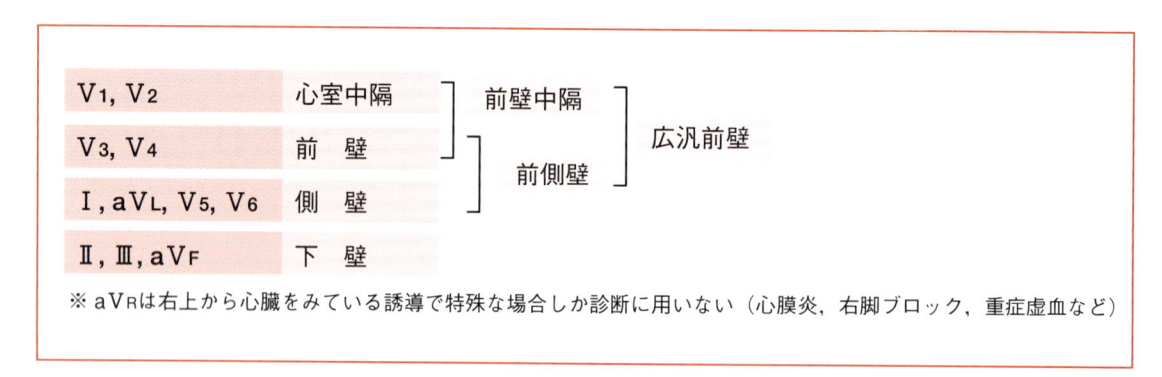

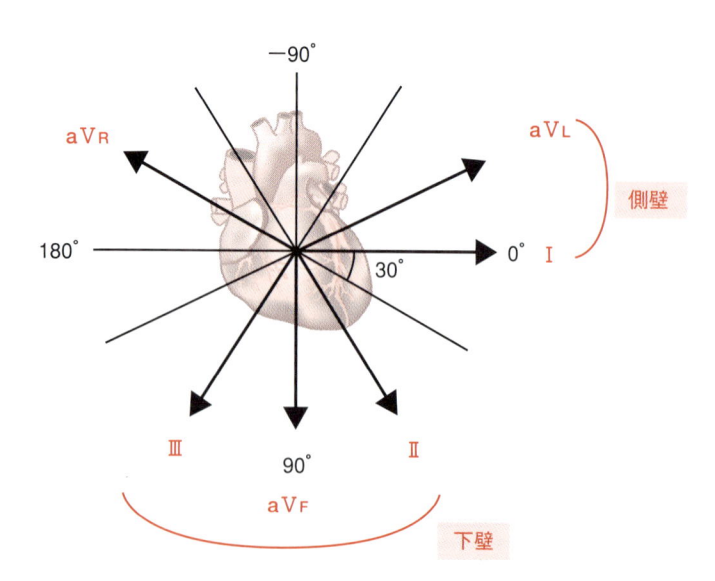

誘導	部位		
V_1, V_2	心室中隔	前壁中隔	広汎前壁
V_3, V_4	前壁	前側壁	
Ⅰ, aV_L, V_5, V_6	側壁		
Ⅱ, Ⅲ, aV_F	下壁		

※aV_Rは右上から心臓をみている誘導で特殊な場合しか診断に用いない（心膜炎，右脚ブロック，重症虚血など）

図5 ● 肢誘導（limb leads）各誘導の観察方向

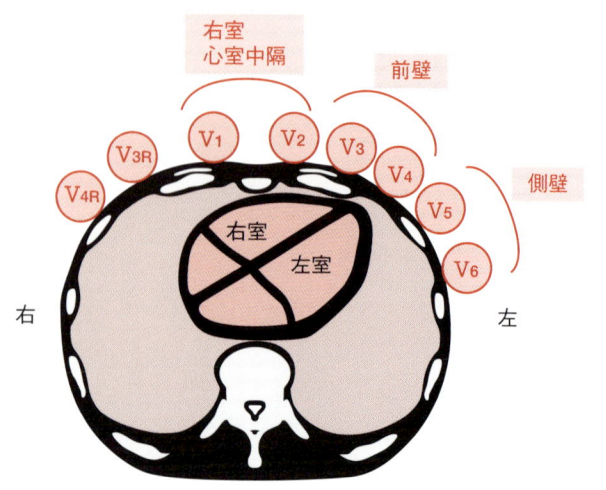

図6 ● 胸部誘導（precordial leads）の観察方向
心臓を下肢の方向から見上げた図

心電図診断における用語

★ 収縮（beat）と調律（rhythm）

1拍だけ出現したものを収縮（beat），2拍以上連続して出現したものを調律（rhythm）という．たとえば一過性の洞停止が生じた際などに，1拍だけ房室接合部から補充の収縮が出たときは"房室接合部補充収縮（atrioventricular junctional escape beat）"（参照➡ chapter17, p293）といい，これが2拍以上続いたとき"房室接合部補充調律（atrioventricular junctional escape rhythm）"（参照➡ chapter2, p57／chapter17, p289）という．

★ 期外収縮（extrasystole, premature contraction）と補充収縮（escape beat）

期外収縮といえば，日本語の語感では"出現時期がずれた収縮"ととられるが，"出現時期がずれた収縮"のうち，**予定より早いもののみを期外収縮という**（参照➡ chapter15, p241）．よって英語での premature contraction だと理解しておく必要がある．逆に予定のところで正常な収縮が出なかったため，それを補充し異所性の収縮が出たものを**補充収縮（escape beat）**（参照➡ chapter17, p285）と呼ぶ．補充収縮は予定より遅れて出た補完的な収縮である．

★ 頻脈と頻拍（tachycardia）

脈拍数＞100/分以上を頻脈というが，頻脈は身体所見上に用いることが多く，心電図上で頻脈というときは運動や発熱などに伴って生じた反応性の**洞頻脈**（参照➡ chapter18, p295）のときに用いる．これに対し**頻拍は病的に生じた不整脈による頻脈**を指す．例えば"リエントリ性頻拍"（例えば参照➡ chapter18, p297）などである．なお英語ではどちらも tachycardia である．

★ 二段脈（bigeminy）

"二段脈"というと心室期外収縮（PVC）が正常心拍と1つおきに交互に出ている状態として知られているが，**脈の間隔が長短を繰り返すものをすべて二段脈という**．よって二段脈の原因としては，①**PVCの二段脈**（参照➡ chapter15, p244），②**上室期外収縮（SVPC）の二段脈**（参照➡ chapter15, p252），③**心房粗動の伝導比の変動や不顕性伝導によるもの**，④**3：2の2度房室ブロック（3つのPに1つのQRSが脱落する）によるもの**，⑤徐脈により補充収縮が出て，その直後に本来の収縮の生じるもの（escape bigeminy）（参照➡ chapter17, p293）などがある．

★ 直流通電と除細動，カルディオバージョン

不整脈に対し通電を行い，これを治療する方法が直流通電であるが，このうち心室細動（VF）に対し，**R波に同期させずに行う直流通電を除細動（defibrillation）**という．これに対し心室頻拍（VT），心房細動（Af），心房粗動（AF），発作性上室性頻拍（PSVT）などに対して行う直流通電を**カルディオバージョン**といい，通常，準緊急または待機的に行い，**R波に同期させて通電する**．ただし，脈を触れないVT（pulseless VT）は心停止であり，R波非同期で行ってよい．

Chapter 1 正常心電図

渡辺重行

　心電図を読むにあたり，以下の順序でチェックすれば見逃しがない．本章では，実際の心電図を取りあげ，以下の順に解説し，どういう心電図を正常と判定してよいかを示す．

☑ 心電図のチェック事項とその順序

- **チェック①** 調律（rhythm）は何か？ …… 参照 chapter1-1, p26
- **チェック②** 心拍数（heart rate：HR）は？ …… 参照 chapter1-1, p26
- **チェック③** P波（P wave）は正常か？ …… 参照 chapter1-1, p26
- **チェック④** PQ時間（PQ interval）は正常か？ …… 参照 chapter1-1, p27
- **チェック⑤** QRS群（QRS complex）は正常か？ 参照 chapter1-2, p30
- **チェック⑥** ST-Tすなわち，STセグメント（ST segment）とT波（T wave）は正常か？ …… 参照 chapter1-3, p35
- **チェック⑦** QT時間（QT interval）は正常か？ … 参照 chapter1-4, p39
- **チェック⑧** U波（U wave）は正常か？ …… 参照 chapter1-4, p40

1 調律，心拍数，P波，PQ時間のここをチェックしよう

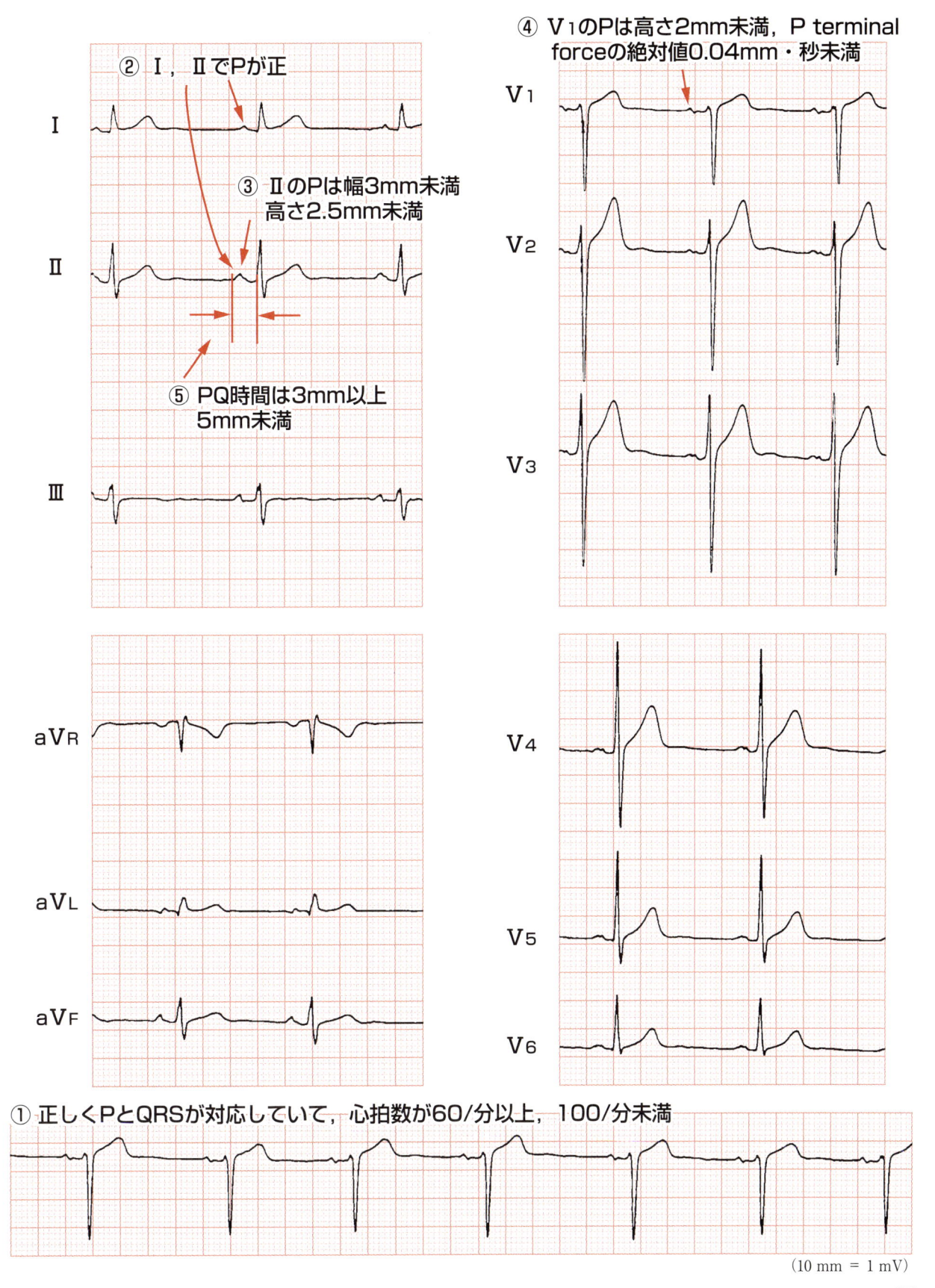

② I，IIでPが正

③ IIのPは幅3mm未満 高さ2.5mm未満

⑤ PQ時間は3mm以上 5mm未満

④ V₁のPは高さ2mm未満，P terminal forceの絶対値0.04mm・秒未満

① 正しくPとQRSが対応していて，心拍数が60/分以上，100/分未満

(10 mm = 1 mV)

Chapter 1 正常心電図

チェック 1　調律（rhythm）は何か？

　洞結節（sinus node）がペースメーカとなっている洞調律（sinus rhythm）が正常である．これを確認するには，P 波がとらえやすい第 II 誘導または V1 において，P-QRS-T, P-QRS-T, P-QRS-T, …と唱えながら記録波形を追いかけ，正しく P 波と QRS が対応しており，P 波が一貫して同じ形であることを確認する［P 波の形がときおりコロッ，コロッと変わるのは**移動性ペースメーカ**（wandering pacemaker, pacemaker shift．参照 chapter4-4）p74］．これに加え，P 波形がチェック 3 の正常 P 波ベクトルの基準を満たせば**正常洞調律**（normal sinus rhythm）である．

チェック 2　心拍数（heart rate : HR）は？

　正常の心拍数は 60/分以上，100/分未満である（**心拍数の単位は，回でも，回/分でもなく，/分である**）．60/分未満を**徐脈**（bradycardia），100/分以上を**頻脈**（tachycardia）という．心拍数は 60/［RR 間隔（mm）× 0.04（秒）］で求める．RR 間隔に［**呼吸性不整脈**（参照 ひとくちメモ，p28）などで］大きな変動があるときには，最長と最短の RR 間隔より求め，心拍数は○○～○○/分である，とする．

　心電図の記録用紙には 1 mm ごとの線が引かれているが 5 mm ごとに濃い線になっている．5 mm は 0.2 秒なので，この濃い線に重なっている QRS を探し，次の QRS までを 5 mm ごとに，**300, 150, 100, 75, 60, 50, …**と数えれば心拍数を大まかに知ることができる（図1）．

図1 ● 心拍数の簡単な見方

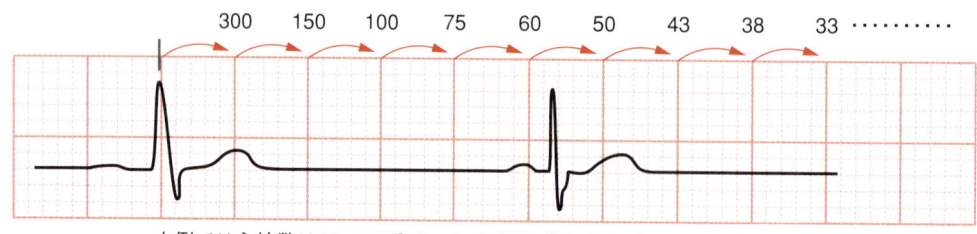

300　150　100　75　60　50　43　38　33　……

本例では心拍数は60～50/分で，およそ57/分とわかる

チェック 3　P波（P wave）は正常か？

　歩調とりが洞結節により行われているとき（正常洞調律），心房の興奮は前額面（肢誘導）上では右上から左下に向かう（図2）．従って，心房興奮の平均ベクトルは 0°から 90°の間にあり，よって，P 波は I, II, aVF で**陽性**，**aVR で陰性**が正常である．また，水平断面上では，心房興奮は右から左に向かうため（図3），P 波は V2～V6 で**陽性**である．これ以外の誘導（III, aVL, V1）では，P 波形は陽性，陰性，二相性などどれでもよい．一方，**左房調律**のとき I の P 波は**陰性**となり，また，**異所性心房調律，房室接合部調律**のとき，P 波は II, III, aVF で**陰性**となりうる（参照 chapter3, p72）．

　従って，上述のように洞性の P であるには I, II, aVF, V2～V6 で陽性，aVR で陰性，が必要十分条件であるが，実際には I, II で陽性でこと足りる．

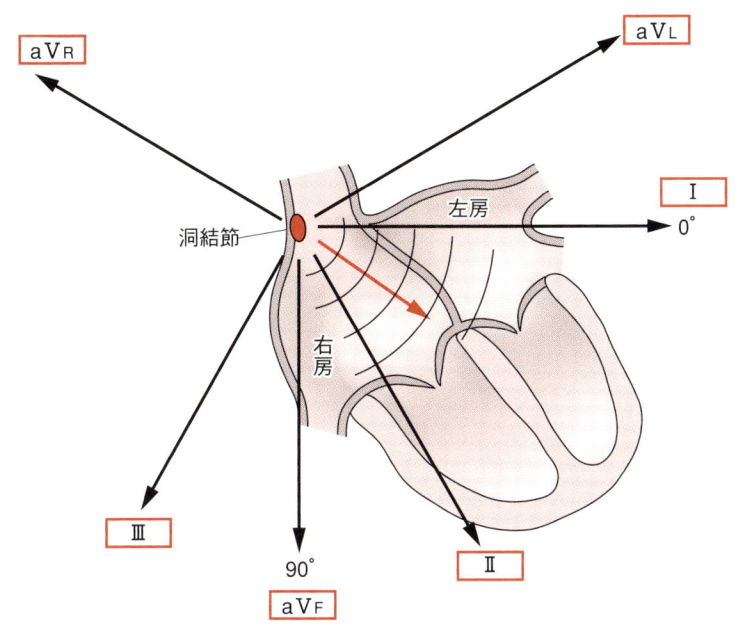

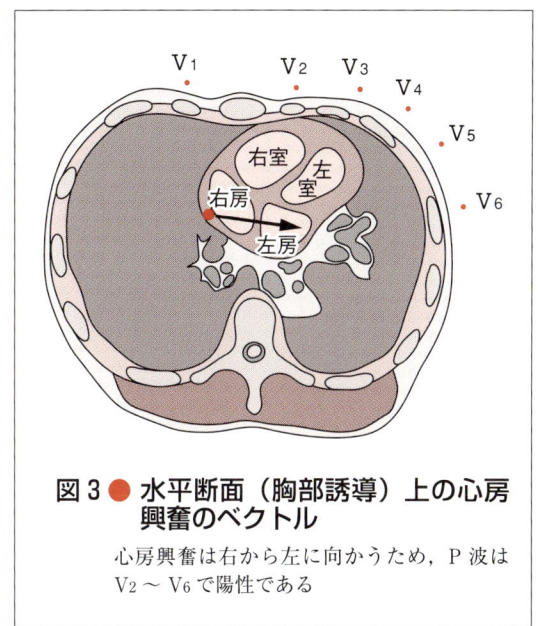

図2● 前額面（肢誘導）上の心房興奮ベクトル

前額面（肢誘導）上の心房興奮のベクトルは0°～90°．よってP波はⅠ，Ⅱ，aVFで陽性，aVRで陰性となる

図3● 水平断面（胸部誘導）上の心房興奮のベクトル

心房興奮は右から左に向かうため，P波はV2～V6で陽性である

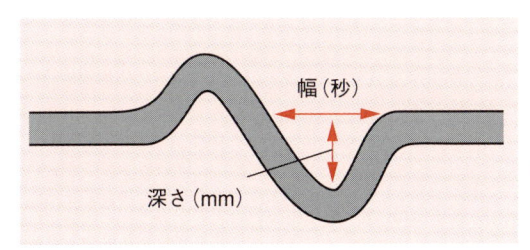

図4● V1のP terminal force（Morris指数）

V1のPの陰性部分の幅（秒で計測）×深さ（mmで計測）．この絶対値≧0.04mm・秒のとき左房拡大

また，右房拡大があるとⅡ，Ⅲ，aVFのいずれかでPの高さが2.5 mm以上（肺性P）またはV1，V2で先鋭増高P（2mm以上）（右心性P）となり，左房拡大のときは，P波の幅がⅠ，Ⅱのいずれかで3 mm以上（僧帽性P）となり，V1で前半陽性，後半陰性の二相性で，P terminal force（Morris指数）（図4）の絶対値が0.04 mm・秒より大となる（左心性P）（参照 chapter3-1, p68）．したがって，**正常P波は，幅3 mm未満，高さ2.5 mm未満で，V1では高さ2 mm未満，P terminal forceの絶対値が0.04 mm・秒未満である**．「幅3 mm未満，高さ2.5 mm未満」は，第Ⅱ誘導でチェックすればよい．第Ⅱ誘導で幅が3 mmまたは高さが2.5 mmに近く疑問が残れば，高さをⅡ，Ⅲ，aVF，幅をⅠ，Ⅱのセットで検討する．

チェック4 PQ時間（PQ interval）は正常か？

PQ時間の正常範囲は3 mm（0.12秒）以上5 mm（0.20秒）未満である

Chapter 1 正常心電図

> **ここがポイント！**
>
> 調律，心拍数，P 波は結局，
>
> ① P-QRS-T，P-QRS-T，…と正しく P 波と QRS が対応しており，
>   P 波が一貫して同じ形で，
>   HR が 60/分以上，100/分未満
>
> であるのが正常で，
>
> P 波は，
>
> ② Ⅰ，Ⅱで正で，
> ③ Ⅱで幅 3 mm 未満，高さ 2.5 mm 未満，
> ④ V₁ で高さ 2 mm 未満，P terminal force（Morris 指数）の
>   絶対値が 0.04 mm・秒未満
>
> であればよい
>
> PQ 時間は，
>
> ⑤ 3 mm（0.12 秒）以上 5 mm（0.20 秒）未満
>
> であればよい

ひとくちメモ：洞不整脈（sinus arrhythmia）でよくみられる呼吸性不整脈（respiratory arrhythmia）とは？

洞調律（sinus rhythm）は次のいずれかを呈する．すなわち，
- 正常洞調律（normal sinus rhythm）
- 洞不整脈（sinus arrhythmia）
- 洞頻脈（sinus tachycardia）
- 洞徐脈（sinus bradycardia）

である．

洞不整脈は洞結節からのインパルス発生の変動に起因するもので，P-QRS-T の形態に変化がなくその間隔が，PP 間隔の変動に起因して変動する．もっとも一般的に観察される洞不整脈が呼吸性不整脈であり，**吸気の終末に向けて心拍が速まり，呼気の終末に向けて遅くなる**．呼吸性不整脈は肺のレセプターからの刺激を求心路とし副交感神経を遠心路としており，**副交感神経の刺激（頸動脈洞マッサージやジギタリス投与）により増強し，逆にその抑制（運動，アトロピン）により減弱する**．呼吸性不整脈は正常な生理的反応であり若年者に多く，病的意義はない．

2 QRS群（QRS complex）のここをチェックしよう

① QRS平均電気軸が正常か（＝Ⅰ，Ⅱの振幅和が正か）

② 異常Q波（幅が1mm以上，深さがR波の1/4以上）はないか

③ QRS時間＜2.5 mmか

④ R波の増高は正常か

⑤ 異常Q波はないか

⑥ QRS電位は正常か（SV_1＋RV_5＜35mm，RV_5＜26mm）

(10 mm ＝ 1 mV)

心電図の読み方パーフェクトマニュアル 29

Chapter 1 正常心電図

チェック 5 QRS群（QRS complex）は正常か？

QRS群に関しては以下の点について検討する．

肢誘導において（Ⅰ, Ⅱ, Ⅲ, aVR, aVL, aVF）

1 QRS前額面平均電気軸は正常か？（Ⅰ，Ⅱは正か）

QRSの平均電気軸は−30°〜＋110°が正常範囲であるといわれる．ただし，電気軸は年齢とともに右軸方向から左軸方向へと偏位していくため，右軸方向への正常上限は，生後1〜3カ月では140°，3カ月〜16歳では120°，20〜40歳では97°となり，40歳以上で90°以内である．すなわち，40歳以上の成人において電気軸の正常範囲は−30〜＋90°である．従って，成人においては，電気軸の正常値は−30°〜＋90°で，＋90°〜110°は軽度異常とし，年齢が若ければそれも正常範囲内と考えるとよい．ⅠとⅡでQRSの**振幅和**〔上向きの振れを陽性，下向きの振れを陰性とし，（R波の高さ）−（q波の深さ）−（s波の深さ）として計算〕がともに0以上（負でない）であることが，軸が−30°〜＋90°の正常範囲内にあることの必要十分条件である（図5）．

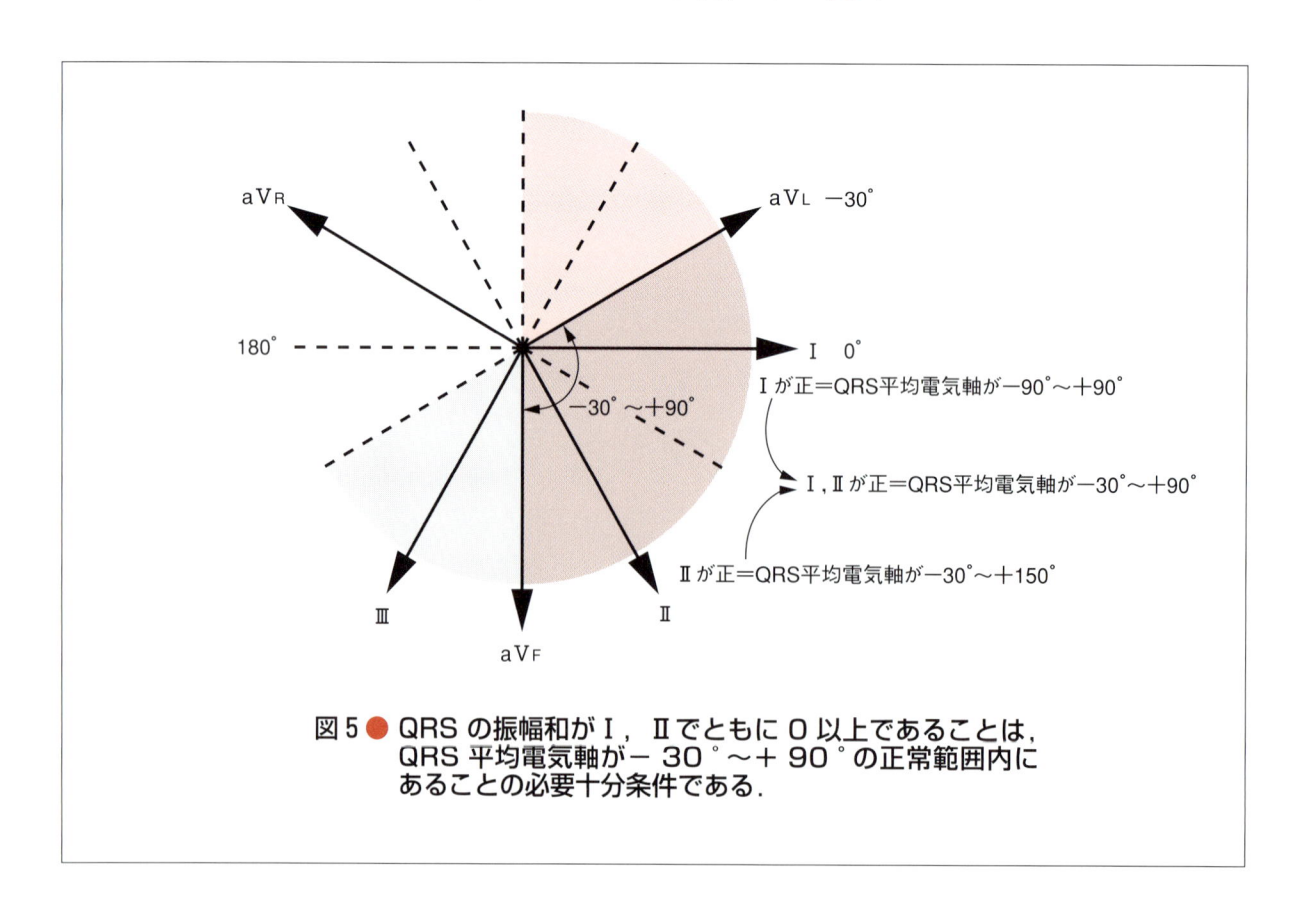

図5 ● QRSの振幅和がⅠ，Ⅱでともに0以上であることは，QRS平均電気軸が−30°〜＋90°の正常範囲内にあることの必要十分条件である．

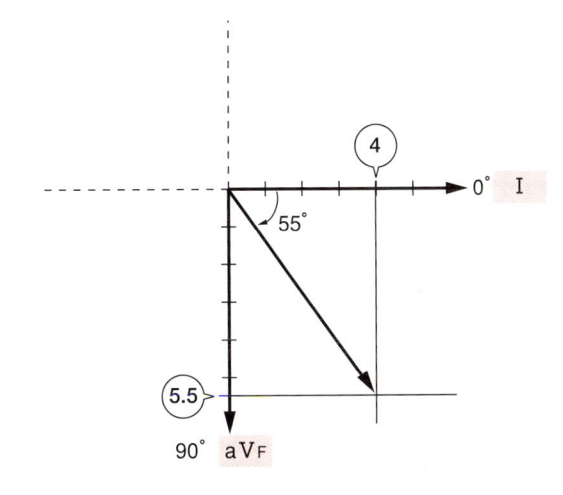

ONE POINT　QRS 平均電気軸の求め方

1. QRS の上向きの振れと下向きの振れが等しく振幅和が 0 である誘導を探す．もしそういう誘導があれば軸はそれと直交することから簡単に決められる（図 6）．

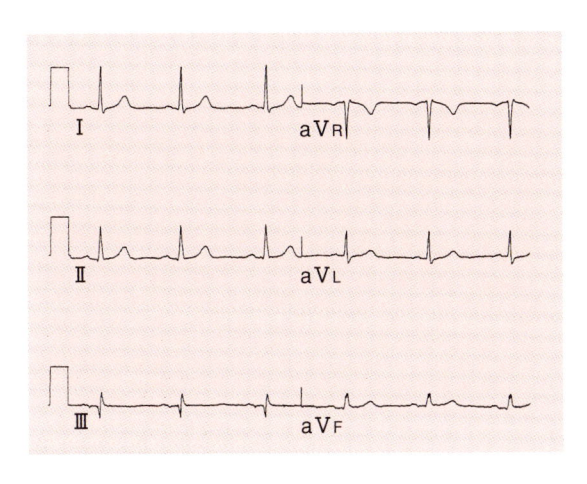

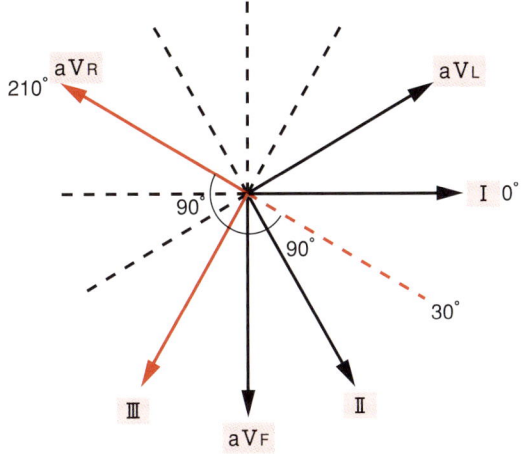

図 6 ● 振幅和が 0 である誘導があるときの QRS 平均電気軸の決め方

この心電図では第Ⅲ誘導において QRS の振幅和がちょうど 0 である．よって QRS 平均電気軸は ＋ 30°または 210°のいずれかである．そして第Ⅰ誘導の QRS 振幅和が正であるから，QRS 平均電気軸は ＋ 30°と決定される

2. Ⅰ，Ⅱ，Ⅲ，aV_R，aV_L，aV_F と順に 30°ごとの範囲に絞り込んで行けば 30°の範囲で電気軸は決定できる．最後に，電気軸をはさみ 30°で隣り合う 2 つの誘導の振幅和の絶対値を比較して 15°ごとの範囲に絞り込める．
例えば 29 ページの心電図では，Ⅰで QRS 振幅和が正より軸は － 90°〜＋ 90°で，Ⅱで正より － 30°〜＋ 90°に絞り込まれ，さらにⅢで正より ＋ 30°〜＋ 90°となる．aV_R が負は当然で，aV_L が正より ＋ 30°〜＋ 60°に絞り込まれる．aV_L の正の絶対値とⅢの正の絶対値を比較するとⅢ＞ aV_L なので，QRS 軸は ＋ 30°〜＋ 60°のうちⅢ側の ＋ 45°〜＋ 60°の範囲内とわかる．

3. 最も正攻法は 2 つの誘導（直交するⅠと aV_F がわかりやすい）において QRS の振幅和を求めそれぞれの軸上の点より垂線を立てその交点を求める方法であろう（図 7）．

図 7 ● QRS 平均電気軸の求め方

29 ページの心電図で，第Ⅰ誘導における QRS 振幅和は 6 － 2 ＝ 4 mm で，aV_F では 5.5 mm である．それぞれの点から垂線を立てれば，その交点が QRS 平均電気軸である．本例では ＋ 55°と決定される

Chapter 1 正常心電図

2 異常Q波はないか

異常Q波とはaVR以外の誘導の，**幅が1 mm（0.04秒）以上，深さがR波の高さの1/4以上のQ波**である（aVRではQRSは常に下向きであり，Q波を有するがこれは異常Q波とはいわない）．**1**の検討で，QRS平均電気軸が正常であっても「異常Qはないか？」という目で各誘導を見直さないとしばしば見逃す．ただしⅢとaVLには単独で異常Q波があってよい（図8）．Ⅲに異常Q波がある時には**下壁誘導（Ⅱ，Ⅲ，aVF）**の他の誘導をチェックし，Ⅱ，aVFにみられないなら正常，ⅡまたはaVFにも存在するなら異常である．同様にaVLに異常Q波がみられるときには**側壁誘導（Ⅰ，aVL，V5，V6）**の他の誘導をチェックし，Ⅰ，V5，V6に異常Q波がみられないなら正常，そのいずれかにみられるときは異常とする．

3 QRS時間は正常か

QRS時間の正常値は 1.5 mm（0.06秒）以上 2.5 mm（0.10秒）未満である．1.5 mm未満ということに病的意義はない．従って，**QRS時間は（第Ⅱ誘導で測定し），2.5 mm（0.10秒）未満であれば正常である**．

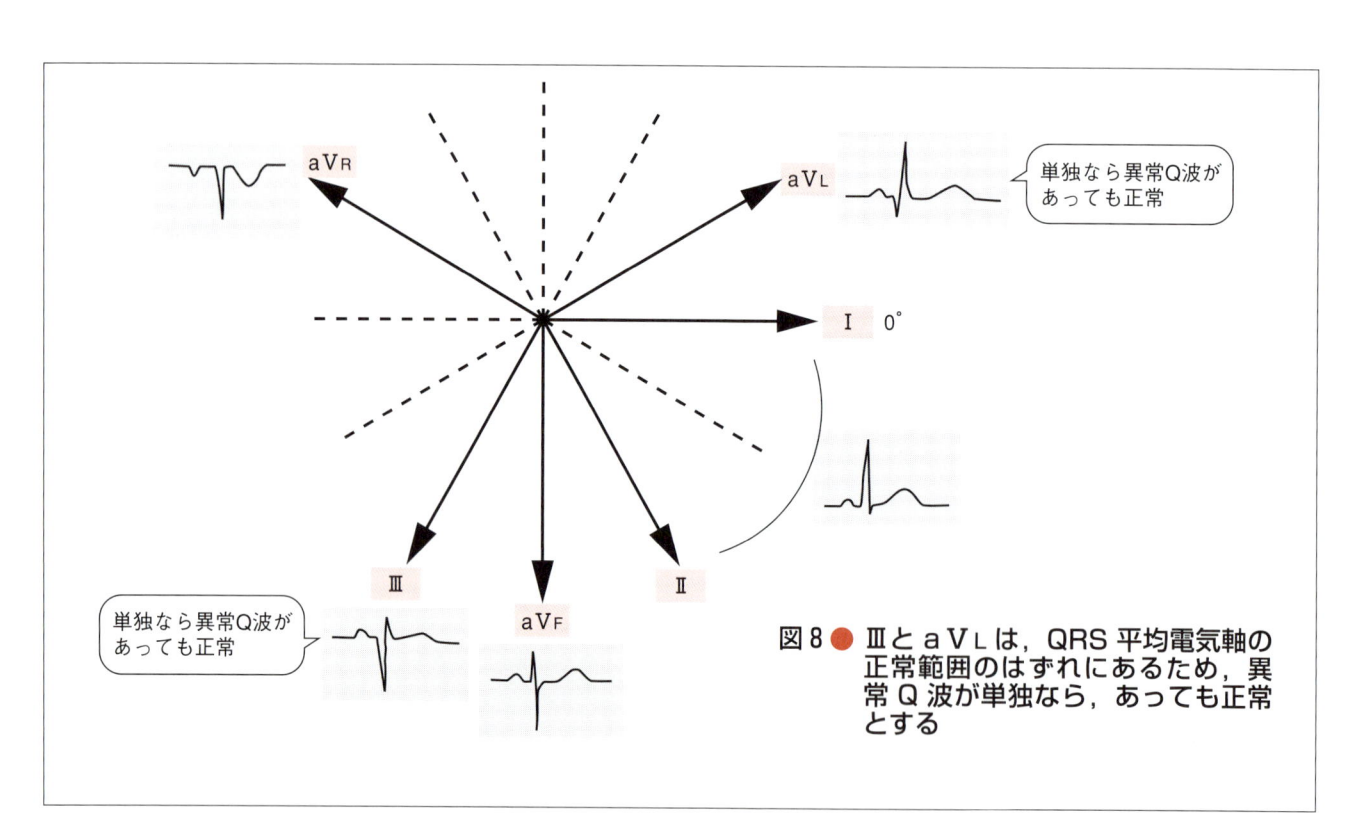

図8● ⅢとaVLは，QRS平均電気軸の正常範囲のはずれにあるため，異常Q波が単独なら，あっても正常とする

胸部誘導において（V1〜V6）

4 R波の増高（r progression）は正常か

胸部誘導では，V1はrS型（R/S比＜1）で，V2，V3と左側に行くにつれR波が漸次大となり，V3でR波とS波がほぼ等しくなり，V4以降ではR/S比＞1となるのが正常である．V1から左側に行くにつれR波が大きくなることを**R波の増高（r progression）**と呼び，正常心電図における重要な所見である．R/S比が＜1から＞1に変化する部位を**移行帯（transitional zone：Tz）**という．TzはV2-3〜V4-5の間にあれば正常である．r progressionは正確にいうならR波の高さの増加ではなくR/S比の増加である（一般にSが1番深いのはV2で，Rが1番高いのはV5）．

5 異常 Q 波はないか

肢誘導の場合と同様，異常 Q 波の有無を胸部誘導においても確認する．V_1 には単独で異常 Q 波があっても正常であるが，V_2 以降にあるときは異常である．また V_1 から V_3 などの R/S＜1 の誘導には small q もないのが正常である（V_2，V_3 に q 波があり qrS パターンであるとき，高率に前壁中隔梗塞が存在する）．

6 QRS 電位は正常か

左室高電位（$SV_1 + RV_5$ or $V_6 \geq 35$ mm，または RV_5 or $V_6 \geq 26$ mm）や，右室肥大所見（V_1 で R/S 比＞1，V_1 の R ≥ 7 mm，$V_{5〜6}$ の R/S 比＜1）がないことを確認する．右室肥大所見は **4** での r progression の検討でチェックされるので，実際は左室高電位の有無をチェックすればよい．なお，肢誘導のすべての誘導で QRS の上下の振幅の和が **5 mm 以下**の時は**肢誘導の低電位**，胸部誘導のすべての誘導でそれが **10 mm 以下**の時を**胸部誘導の低電位**という．

ここがポイント！

QRS 群は結局，

肢誘導において：
① QRS 平均電気軸が正常（＝ I，II の振幅和が 0 以上）で，
② III と aV_L 以外に異常 Q 波がなく，
③ QRS 時間が 2.5 mm 未満であり，

胸部誘導において：
④ R 波の増高（r progression）が正常で
⑤ V_1 以外に異常 Q 波がなく，
⑥ QRS 電位が正常（$SV_1 + RV_5$ or $V_6 < 35$ mm，RV_5 or $V_6 < 26$ mm）

であれば正常である

Chapter 1 正常心電図

3 ST-Tのここをチェックしよう

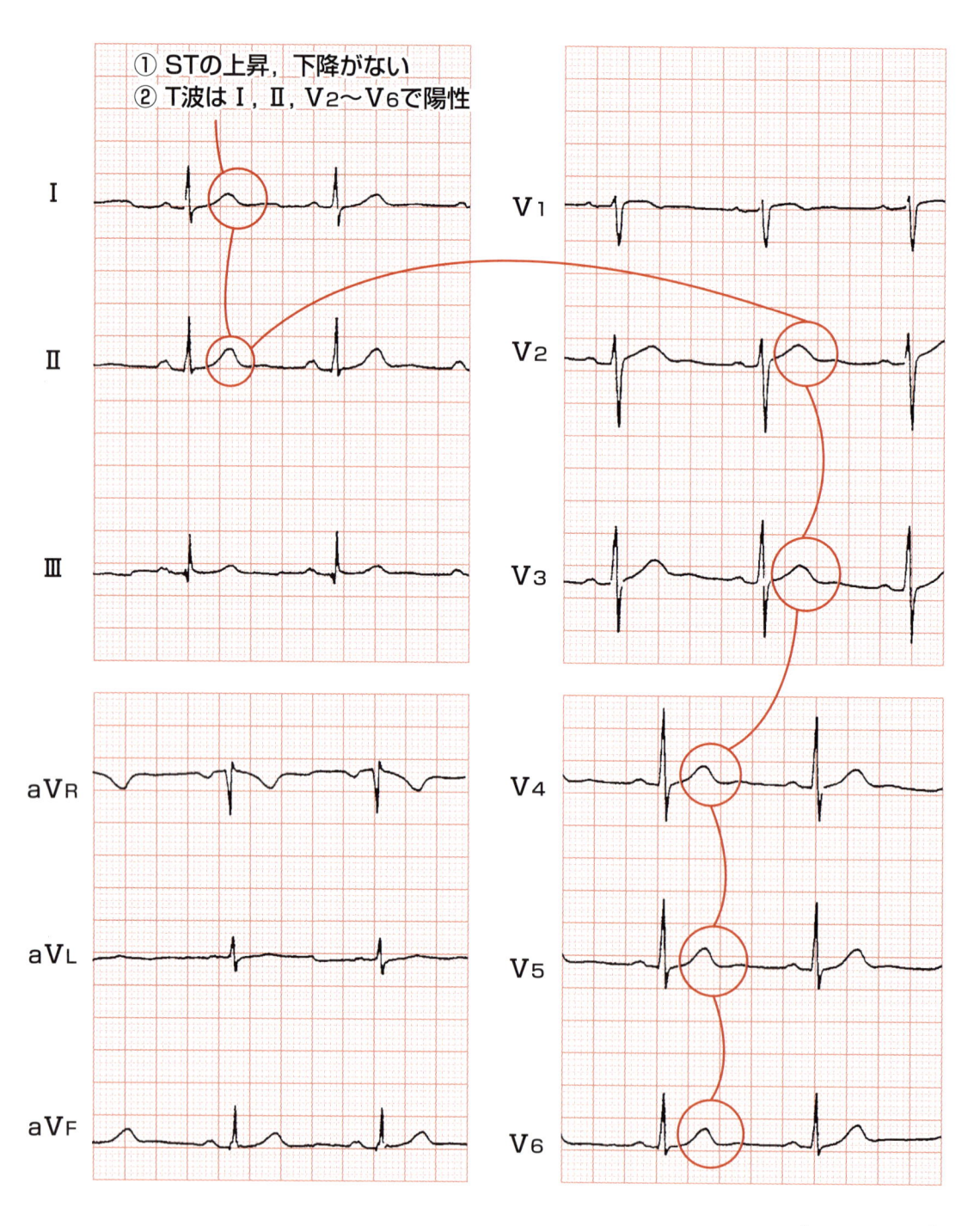

① STの上昇，下降がない
② T波はⅠ，Ⅱ，V₂〜V₆で陽性

(10 mm = 1 mV)

3 ST-Tのここをチェックしよう

チェック 6 ST-Tすなわち，STセグメント（ST segment）と T波（T wave）は正常か？

ST セグメント

STセグメント（ST）は心筋細胞の活動電位第2相に，T波は第3相に対応している．すなわちST-Tは心室筋の再分極過程を表現している（図9）．第2相において心筋細胞の電位はほとんど変化しないため，心電図のST部分はisoelectric（等電位）となる．心電図では連続するP波の立ち上がり部分を結んだ線が等電位線（isoelectric line）である．よって**STはこの等電位線に一致し，上昇も下降もしていないのが原則である**（図10）．

しかしいくつか例外がある．まず**V₁〜V₃などの右側胸部誘導では正常でも1〜3mm程度STが上昇していることが多い**．また，**早期再分極**（後述）では，前側壁誘導や下壁誘導でSTの上昇を呈するが病的意義はない．また，**Ⅲ，aVL，aVF，V₁など陰性T波がみられてもよい誘導においては軽度のST下降が単独でみられうる**．

ST上昇，下降の判定の基線は前述のようにisoelectric lineである．しかし心房の再分極波であるTa部分の存在に注意しなくてはならない．

ヒトにおいては正常な心房筋の再分極は脱分極の順序と同様に行われる．これは，心房においては刺激伝導系の発達が不良なため，興奮は心房筋を伝わって伝播し，再分極は脱分極を追いかけるように起こるためであり，再分極波の極性は脱分極波のそれと逆になる．すなわちP波が陽性である誘導において，心房の再分極波Ta部分は陰性である（これに対し心室においては緻密に発達したヒス・プルキンエ系の発達により，再分極波は脱分極波の方向と逆となる．後述）．このTa部分は心房に負荷のあるときあるいは頻脈のとき，著明となることが多い．Ta部分が著明となると，これによりST部分は下降して見えるため，isoelectric lineを基準としてSTを判定すると，正常なSTを下降していると誤って判定してしまうことになる（図11）．したがって，**ST判定の基準はQRSの立ち上がる直前のPQ部分とするのがよい**．

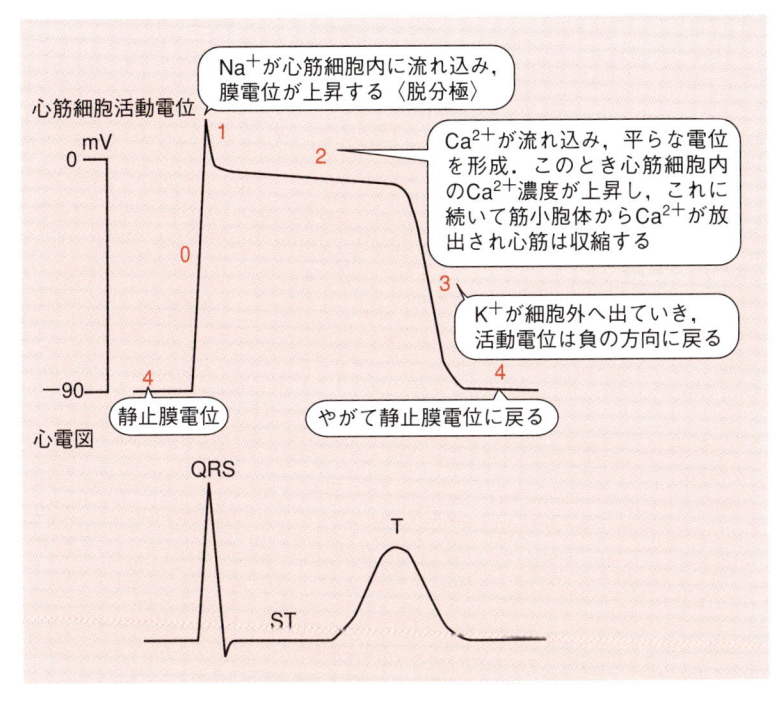

図9 ● 心筋細胞活動電位と心電図波形の関連
STは心筋細胞の活動電位第2相に，T波は第3相に対応しており，ST-Tは心室筋の再分極過程を表現している

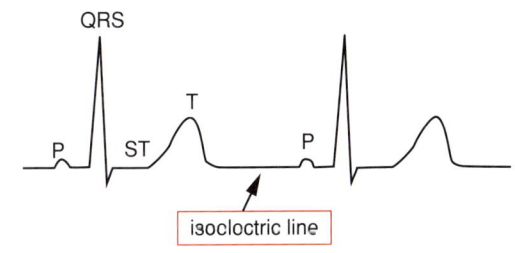

図10 ● isoelectric line
連続するP波の立ち上がり部分を結んだ線が等電位線（isoelectric line）であり，STはこの等電位線に一致し，上昇も下降もしていないのが原則

Chapter 1 正常心電図

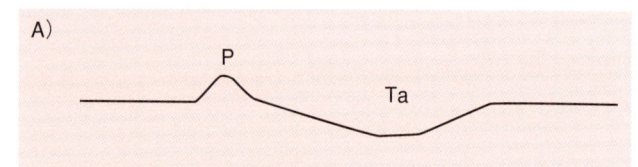

図 11 ● ST 判定の基線
A）QRS-T を取り去った場合の P 波と Ta 部分．心房の再分極波 Ta 部分は P 波の向きと逆である
B）Ta 部分が著明となると ST 部分は下降して見える．このため ST 判定の基線は isoelectric line ではなく，QRS の立ち上がる直前の PQ 部分とするのがよい

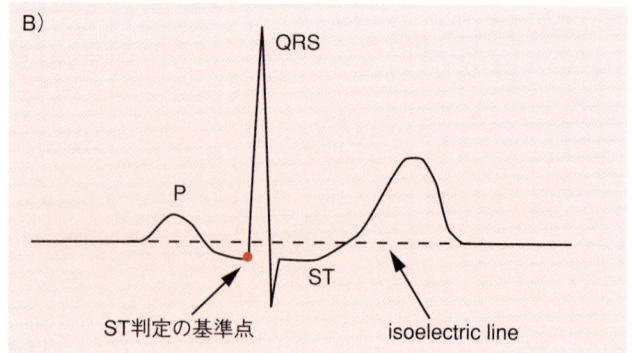

T 波

　心室筋の脱分極は，洞結節からの刺激が房室結節，ヒス束を通過し両脚に分かれた後，心室中隔の左室側，心基部前壁，心尖部後下壁の心内膜面にてほぼ同時に始まる．その直後には他の心室壁の心内膜面にも興奮がおよび，心室壁では心内膜側から心外膜側に向かって脱分極が進む（図12）．最初に心外膜面に脱分極が到達するのは心尖部付近の右室前壁であり，最後に脱分極する部分は左室後基部，肺動脈円錐部および心室中隔最上部である．

　正常な心室筋の再分極の方向は，脱分極のそれと逆である．すなわち脱分極は心内膜下から始まり心外膜側に進むのに対し，再分極は心外膜下側から始まり心内膜側に進む．これが，正常心電図において QRS 振幅和が正である誘導において T 波も正となる理由である（図13）．心室筋において再分極が脱分極と逆になる理由は明確ではないが，左室壁層にうける圧力の差により心内膜下側の興奮時間が延長し，そのため再分極が心外膜下側から始まるのではないかと考えられている．いずれにしても，収縮は心内膜下側から，弛緩は心外膜下側からという順序は，収縮期に心筋内を灌流した静脈血を心外膜側の冠静脈側に絞り出し，新たな動脈血を同じく心外膜側の冠動脈より招き入れるのに合目的的である．

　T 波は，aVR で陰性であり，Ⅰ，Ⅱ，V2～V6 では陽性であり，かつ高さは 12 mm 未満，かつ R 波の 1/10 以上であるのが正常である．Ⅲ，aVL，aVF，V1 では，T 波は陰性でもよい．

　新生児の胸部誘導の T 波は，右側胸部誘導では 75％で，左側胸部誘導では 50％で陰性である．生後 4 日以内に左側胸部誘導の T 波は陽性となるが，右側胸部誘導の T 波が陽性となるのは 16 歳以降である．したがって，**若年成人の一部では，V2，V3 に陰性 T 波がみられうる．（若年T 波，juvenile T wave）**．

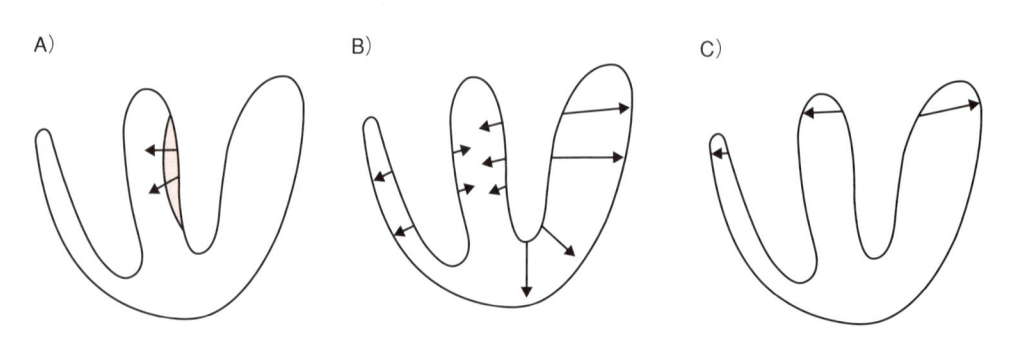

図 12 ● 心室筋の脱分極伝播過性
心室でははじめに心室中隔中央が左室側から右室側に脱分極が進み（A），次にいっせいに心内膜側から心外膜側へ進んでいく（B → C）

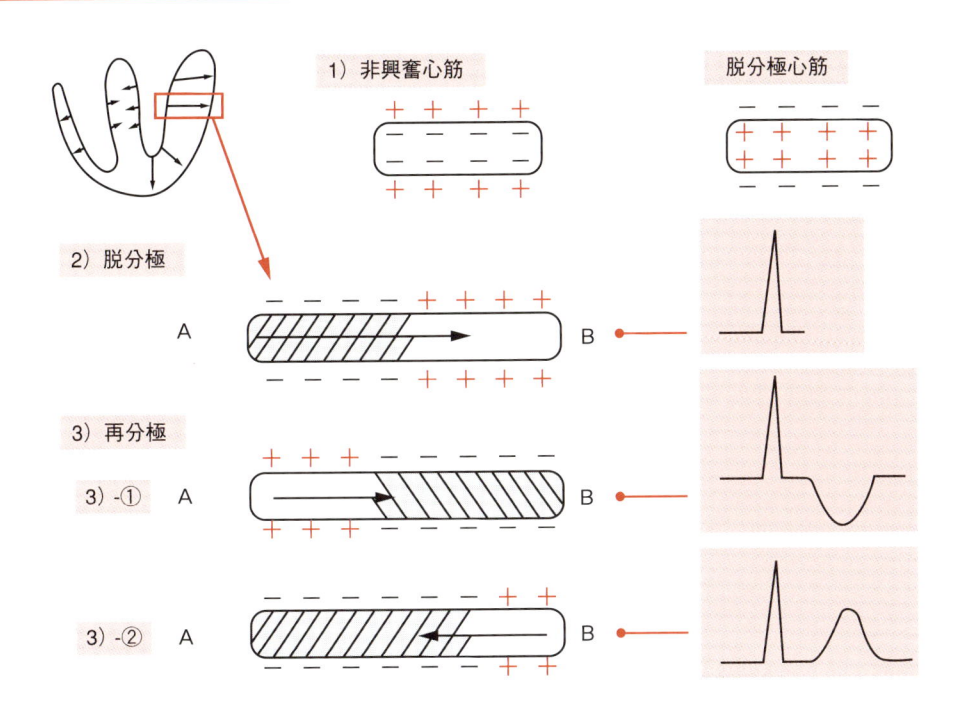

図13 ● T波の成り立ち

1) 静止状態の心筋細胞はその外側が＋, 内側が−の静止膜電位を有する. これは細胞の集合体である心筋切片でも同様である
2) いま, 脱分極が心筋切片のA点からB点方向へ進むと切片表面の＋荷電が次々に−荷電に変化していく. この切片を囲む媒体内で電流は＋側から−側に流れるので, B点からみるとA点からの脱分極のはじめには弱い, そして脱分極がB点に至る直前にもっとも強い電流の沸きだしがB点に生じ心電計の針は陽性に振れる. そして, 脱分極がB点側に至りすべての心筋切片が脱分極を完了すると, もはや荷電の差はなくなり電流は消失し心電計の振れは基線に戻る
3)-① もし再分極が脱分極と同様にA点からB点方向へ進むと, 切片表面の−荷電がA点からB点方向に向かって次々に＋荷電に変化していく. B点からみるとA点からの再分極のはじめには弱い, そして脱分極がB点に至る直前にもっとも強い電流の吸い込みがB点に生じ, 心電計の針は陰性に振れる
3)-② 一方, 再分極が脱分極と逆にB点からA点方向へ進むと, 切片表面の−荷電がB点からA点方向へ＋荷電に変化していく. B点では, 電流の沸き出しが生じ心電計の針は陽性に振れる. 3)-②が心室筋の正常な再分極過程でありQRS波とT波が同じ向きとなる. 一方, 心室期外収縮や脚ブロックなど正常な刺激伝導系を通過していない時や, 心室の肥大の時などでは再分極過程は異常となり3)-①のようになるためT波が逆転する

> **ここがポイント！**
>
> STは結局,
> ① 等電位線あるいはPQ部分に一致し, 上昇も下降もしていないのが正常. ただし, 右側胸部誘導や早期再分極例では正常でもSTの上昇がみられうる
>
> また, T波は
> ② aVRで陰性であり, Ⅰ, Ⅱ, V2〜V6で陽性で, 高さは12 mm未満かつR波の1/10以上であるのが正常である.
> Ⅲ, aVL, aVF, V1では, T波は陰性でもよい. さらに, 若年成人では正常でも, V2, V3に陰性T波がみられうる

4 QT間隔，U波のここをチェックしよう

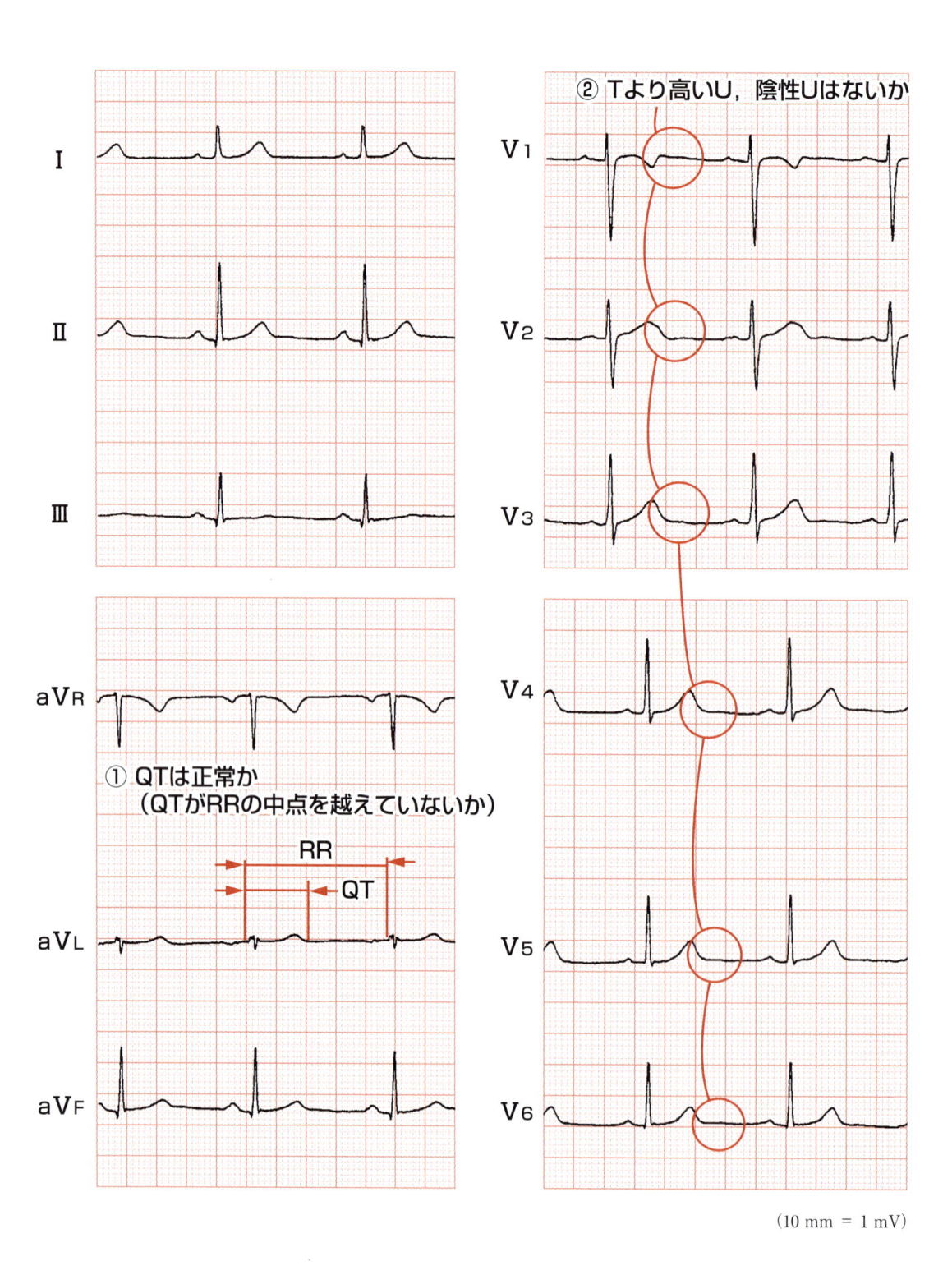

② Tより高いU，陰性Uはないか

① QTは正常か
（QTがRRの中点を越えていないか）

（10 mm = 1 mV）

4 QT間隔，U波のここをチェックしよう

チェック 7 QT時間（QT interval）は正常か？

1 QT時間の測定

QT時間（QT interval）は，QRSの始まりからT波の終わりまでの時間で，心筋の収縮時間を示す．QT時間の測定にはQRSの開始点とT波の終了点を同定する必要がある．QRSの開始点はQRSが小さなq波を有する誘導（Ⅰ，Ⅱ，aVL，V5，V6）において容易に同定できる．一方，T波の終了点はU波とT波の融合によりしばしば確定困難である．U波は，前胸部誘導（V2～V4）において著明であり，これに対し肢誘導においてはその振幅は小さく，その中では第Ⅱ誘導において最も大きい．すなわち，U波のベクトルは60°付近にあることが多い．したがって第Ⅱ誘導と直交する方向から心電位を観察しているaVLには，ほとんど全くU波は記録されない．したがって，T波の終了点はaVL（または第Ⅰ誘導）において最も同定が容易である．以上から，**QT時間の測定はaVL（または第Ⅰ誘導）において行うのがよい**．

2 QT時間の補正とQT延長

QT時間は徐脈では長く，頻脈で短い．すなわち，QT時間の長さは心拍数，具体的には**先行RR間隔に依存して決定されている**．したがって**QT時間はRR間隔により補正する必要がある**．

補正QT時間（QTc）はBazettの式：$QTc = QT/\sqrt{RR}$ により求める．QTcは，心拍数60/分（すなわちRR=1秒）に補正したQT時間であり，0.35～0.44が正常である．QT時間が1/2×RRに等しいとき，すなわちT波がRR間隔の中点で終わるとき，心拍数60～80においてQTcは0.43～0.50である（図14）．したがって，QT時間がRRの1/2を越えていれば，すなわち，**T波の終点がRRの中点を越えていれば明らかにQTの延長である**．

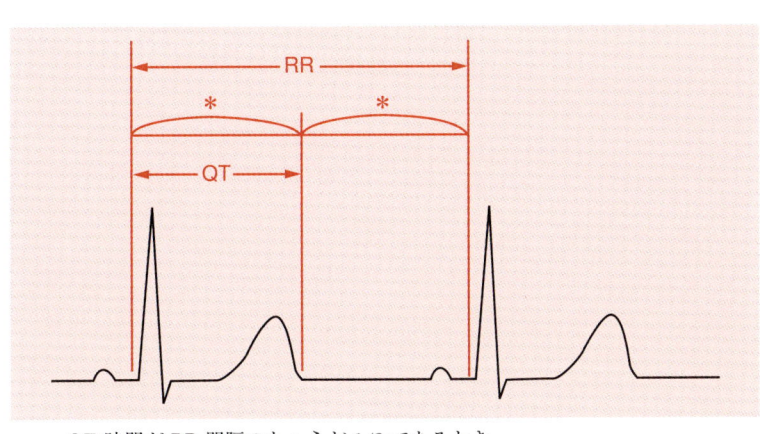

図14 ● QT時間がRR間隔の1/2以上であれば，QTは延長している

QT時間がRR間隔のちょうど1/2であるとき，
HR=60なら，RR=1.0で，　　QTは0.50なので，$QTc = QT/\sqrt{RR} = 0.50$
HR=70なら，RR=0.857で，　QTは0.429なので，$QTc = QT/\sqrt{RR} = 0.46$
HR=80なら，RR=0.750で，　QTは0.375なので，$QTc = QT/\sqrt{RR} = 0.43$
HR=90なら，RR=0.667で，　QTは0.333なので，$QTc = QT/\sqrt{RR} = 0.41$
すなわち，（心拍数が80/分以下である時，）QT時間がRRの1/2以上であれば，すなわち，T波の終点がRRの中点を越えていれば明らかにQTの延長である

ここがポイント！

① QT時間は結局，
$QTc = QT/\sqrt{RR} = 0.35～0.44$ が正常．
T波の終点がRR間隔の1/2を越えていれば明らかにQTの延長である

Chapter 1 正常心電図

チェック ⑧ U波（U wave）は正常か？

　U波の成因は未だに不明であるが，プルキンエ線維の再分極に由来する，あるいは心室の拡張などの機械的な要因によるものと考えられている．

　正常U波は（aVR以外で）常に陽性であり，高さはT波の高さの5～50％の範囲である．一般にU波が最も高いのはV2およびV3である．U波の高さはT波の高さとある程度の相関を示し，T波が高い誘導ではU波も高い傾向にある．**T波より高いU波と陰性U波は異常である．**

ここがポイント！

② U波は結局，

　陽性でありT波の高さの5～50％の範囲内が正常で，

　T波より高いU波や陰性U波は異常である．

体験談　3時になったら帰ります

　人は自らの命が尽きる時がわかるらしい，ってよく言われます．

　私が研修医2年目の時，担当のA君は白血病と闘っていました．彼は肺炎を併発してしまい，呼吸困難の続く状況は徐々に悪化していきました．ある日の昼頃，その日はそんなに状況は悪くなかったのですが，「もう僕は帰ることにした．3時になったら帰る」と言うのです．「まあその気持ちはわかるけど，今帰るのは無理だからもうちょっとがんばろうよ」と話し，その場は何とかおさまりました．そのことはすっかり忘れていた．同日の夜半，A君の呼吸状態は突然悪化し呼吸停止となりました．関係の医師もみんな集まり必死の蘇生によりいったん呼吸は回復しました．しかし，まもなく再び呼吸停止となり家族の見守るなか，心停止となりました．私は，心肺および瞳孔に生命兆候が消失したことを確認し，そして時計をみて言いました．「午前3時0分，ご臨終です」

（渡辺重行）

まとめ

心電図判定の仕方

心電図を以下の順にチェックすれば，所見の見逃しがない．

1 調律（rhythm）は何か？

P-QRS-T，P-QRS-T，P-QRS-T，…と唱えながら記録波形を追いかけ，正しくP波とQRSが対応していることを確認する（ⅡやV₁誘導はP波がとらえやすい）．

2 心拍数は？

5 mmごとの線に一致しているQRSを探し，次のQRSまでの間隔を300，150，100，75，60，50，…と数えて心拍数を決定する．正常は60〜100/分．

3 P波（P wave）は正常か？

P波は，Ⅰ，Ⅱで正で，Ⅱで幅3 mm未満，高さ2.5 mm未満，V₁で高さ2 mm未満，P terminal force（絶対値）が0.04 mm・秒未満であればよい．

4 PQ間隔（PQ interval）は正常か？

3 mm（0.12秒）以上5 mm（0.20秒）未満であればよい．

5 QRS群（QRS complex）は正常か？

肢誘導において：
　1）QRS平均電気軸が正常（＝Ⅰ，Ⅱの振幅和が0以上）で，
　2）ⅢとaV_L以外に異常Q波がなく，
　3）QRS時間が2.5 mm未満であり，

胸部誘導において：
　4）R波の増高（r progression）が正常で
　5）V₁以外に異常Q波がなく，
　6）QRS電位が正常（SV₁＋RV₅ or V₆ < 35 mm，RV₅ or V₆ < 26 mm）
　　であればよい．

6 ST-Tは正常か？

STは，右側胸部誘導や早期再分極例を除き，等電位線あるいはPQ部分に一致し，上昇も下降もしていないのが正常で，T波は，aV_Rで陰性，Ⅰ，Ⅱ，V₂〜V₆で陽性で，高さは12 mm未満かつR波の1/10以上であればよい．Ⅲ，aV_L，aV_F，V₁では，T波は陰性でもよい．さらに，若年成人では正常でも，V₂，V₃に陰性T波がみられうる．

7 QT間隔（QT interval）は正常か？

$QTc = QT / \sqrt{RR} = 0.35 〜 0.44$ が正常．T波の終点がRR間隔の1/2を越えていれば明らかにQTの延長である．

8 U波（U wave）は正常か？

陽性でありT波の高さの5〜50％の範囲内が正常で，T波より高いU波や陰性U波は異常である．

Let's try

Question 1

64歳の男性．特に症状はない．健診でとられた心電図である．所見は何か？

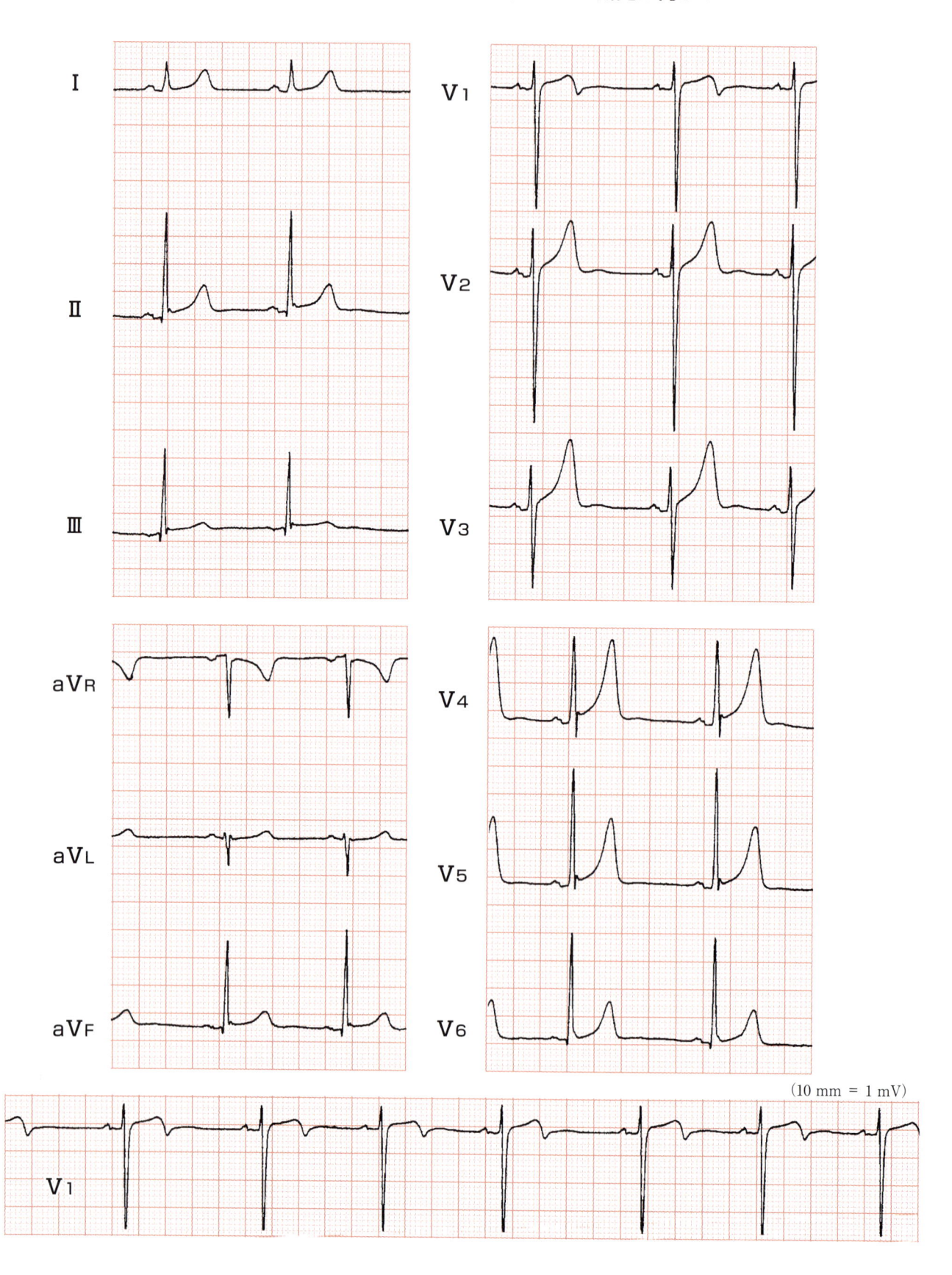

(10 mm = 1 mV)

Answer 1 早期再分極症候群 (early repolarization syndrome)

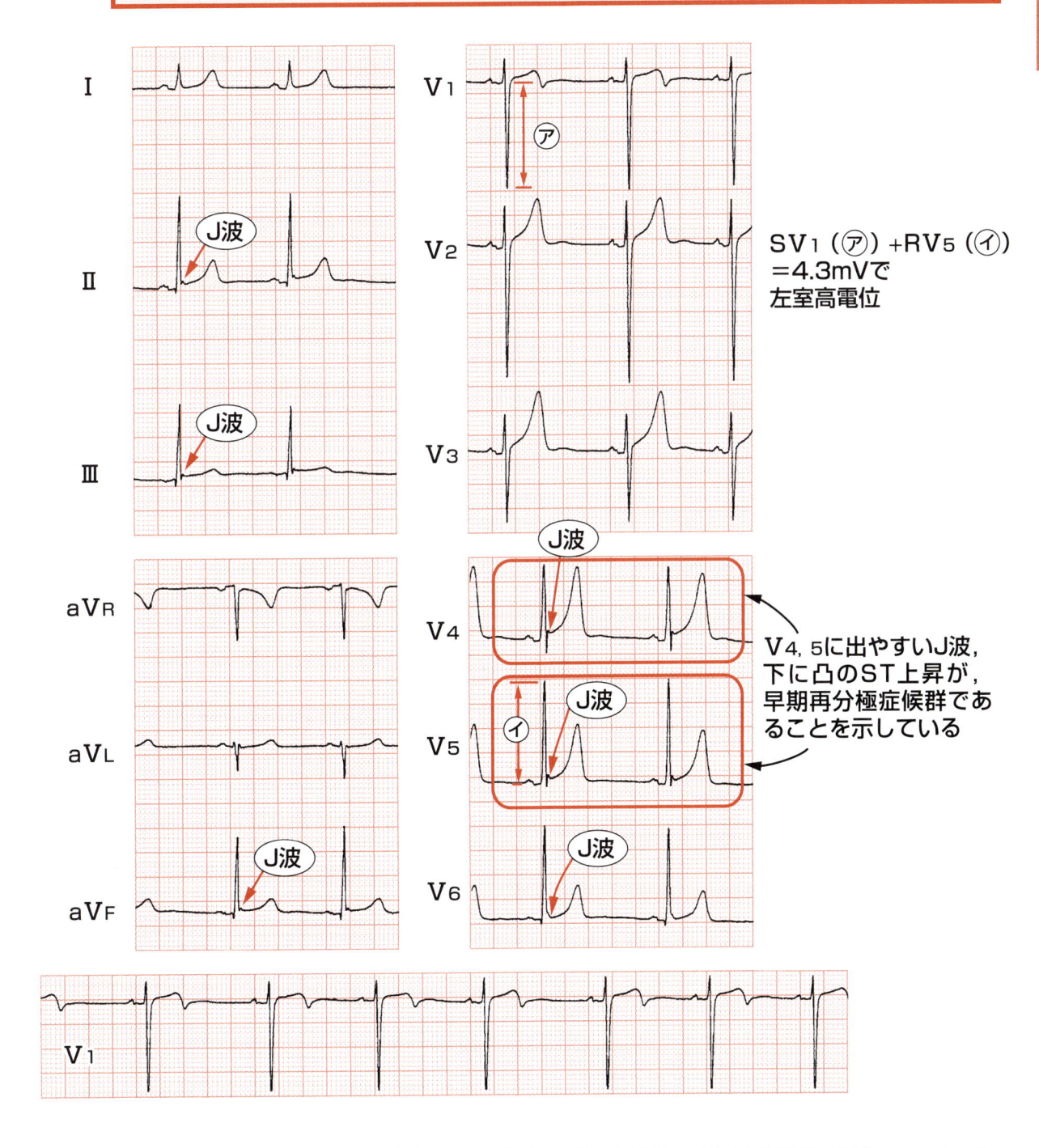

SV1（ア）+RV5（イ）
＝4.3mVで
左室高電位

V4, 5に出やすいJ波，下に凸のST上昇が，早期再分極症候群であることを示している

本例の心電図は，aVR，aVLを除くすべての誘導でSTが上昇している点が特異である．しかし，II，III，aVF，V4からV6にJ波（J wave）（図15）がみられ，本例は早期再分極症候群であるとわかる．本例はこのほかに，SV1 + RV5 = 2.2 + 2.1 = 4.3 mVと左室高電位を示し，さらに，胸部誘導のT波が高く，V3からV5では12 mm以上であるが，これらも，早期再分極症候群によくある組合わせである（正常）．

Let's try

〈 早期再分極症候群の心電図所見 〉

早期再分極症候群は比較的よくある「normal variant（正常の亜型）」（→メモ，p47 参照）であり，1951 年，Grant らにより名づけられた．彼らは J 波が早期の再分極開始を示していると考えてそのように命名したが，実際に J 波が早期の再分極開始を示しているか否かは明らかにされていない．早期再分極症候群は副交感神経の亢進に関連する．早期再分極症候群の心電図所見には以下のような特徴がある．

1） J 波があること
　　J 波は QRS と ST の接合部（junctional point：J 点）に存在するのでその名がある．J 波は QRS の下降脚または終末部に存在するスラーまたはノッチで（図 15），通常 V4 または V5 において最大である．

2） 下に凸の ST 上昇
　　ST の上昇は，多くは 2.0 mm 以内であるが，早期再分極症候群では 0.5 から 5.0 mm に及ぶ．ST の上昇は広範な誘導に及ぶが，V4 から V6 に多く，移行帯のすぐ左の誘導すなわち V4 において最大であることが多い．

3） T 波の増高
　　ST の上昇は高く尖った T 波に連続する．T 波は完全ではないが通常より左右対称の形態を示す．

4） 左側胸部誘導（V4 から V6）における R 波の増高

5） 徐脈またはその傾向
　　早期再分極症候群は副交感神経の亢進と関連し，徐脈のときにその所見は強調されるので，その心電図は徐脈またはその傾向を示すことが多い．また，運動負荷により副交感神経を抑制させると，J 波や ST の上昇は消失する．

> 早期再分極症候群は，よくある normal variant で，J 波，広範な誘導の ST 上昇が特徴である．このほかに，T 波の増高，左側胸部誘導の R 波増高，徐脈またはその傾向などの所見を伴うことが多い．

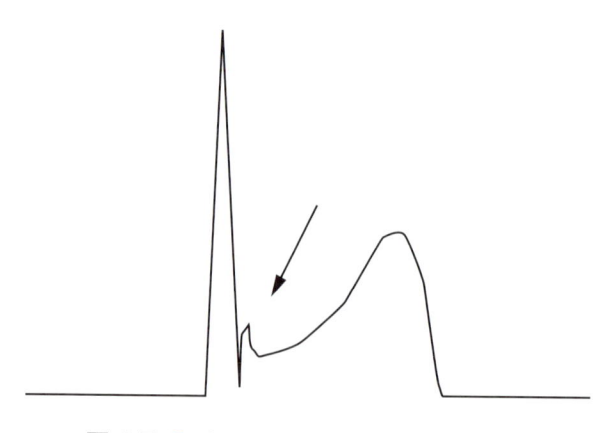

図 15 ● J wave
QRS と ST の接合部（junctional point：J 点）にあるノッチを J wave という

Let's try

Question 2

25歳の男性．時に胸がちくちくするとのことで来院した．心電図所見は何か？

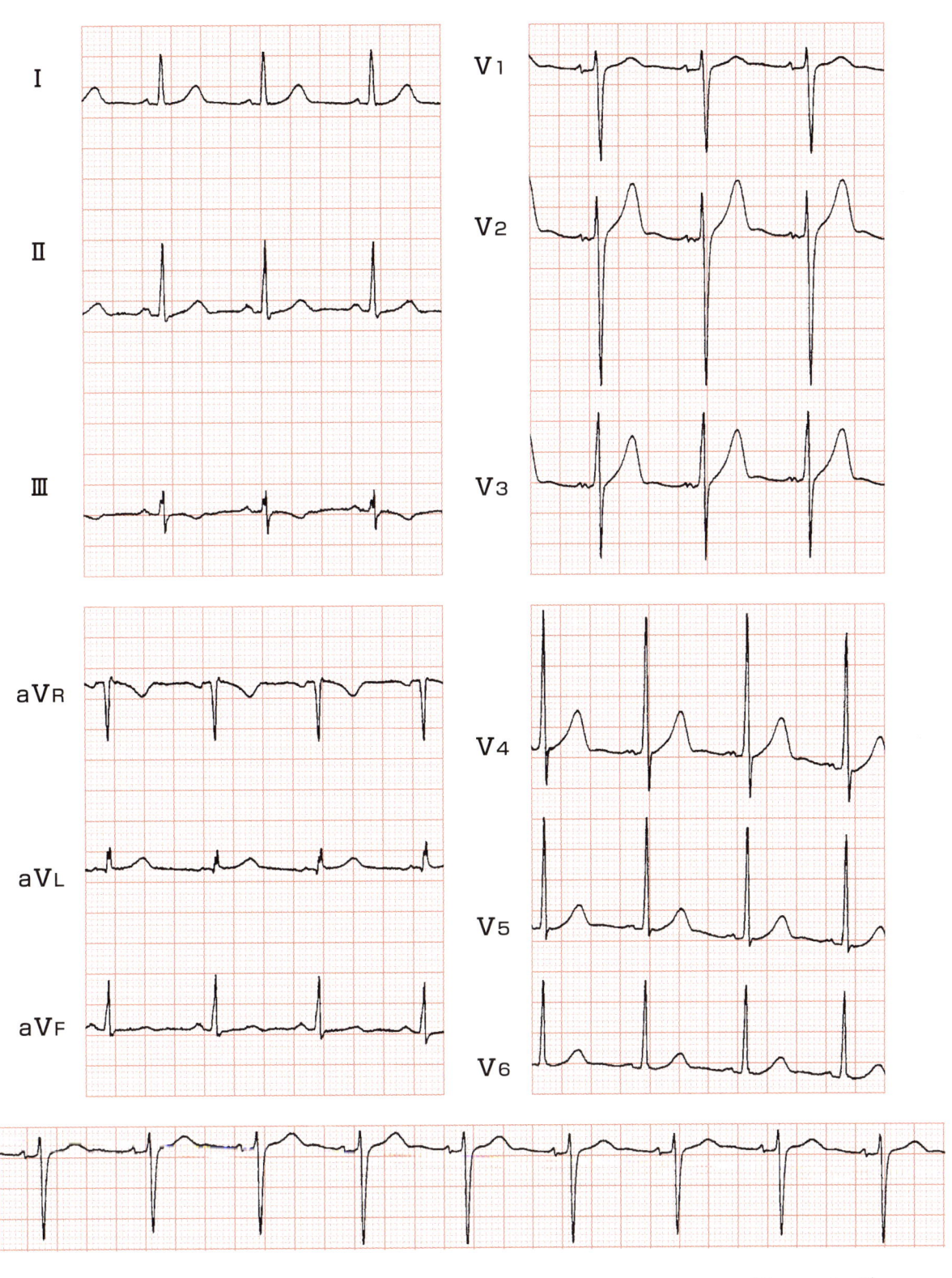

（10 mm = 1 mV）

Let's try

Answer 2　Ⅲ，aVLのQRSに分裂がみられるが，正常

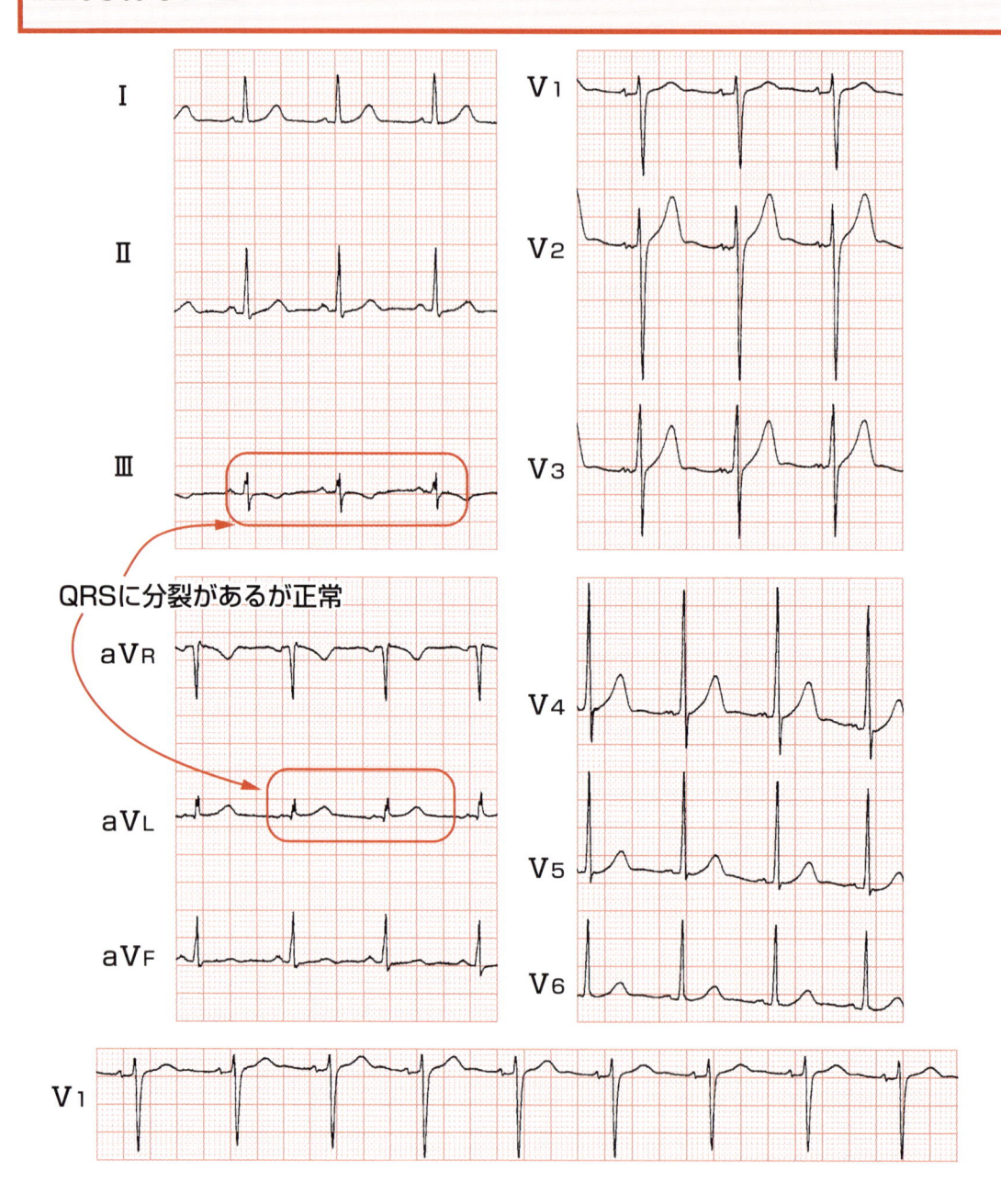

QRSに分裂があるが正常

正常なQRSはスムーズな「脚」を有し，図16のようなノッチやスラー，分裂はないのが普通である．しかし，心臓の電気的興奮ベクトルを直角に近い方向からみている誘導（肢誘導ではⅢやaVL，胸部誘導では移行帯にあたるV3）においては，電気的興奮が心室に伝播する過程のわずかな電気ベクトルの振れが，それらの誘導における正から負への，あるいは負から正の電流の変化を生じさせるため（図17），QRSにノッチやスラー，分裂などの変形が生じる．したがって，これらの誘導のQRSにノッチやスラー，分裂がみられても病的意義はない．実際に，QRSのノッチやスラー，分裂が診断的意義を有するのは，脚ブロック，早期再分極症候群など限定的である．

> まとめ　Ⅲ，aVL，V3などにみられるQRS時間の延長を伴わないQRSのノッチ，分裂には病的意義はない．

A）ノッチ　　B）スラー　　C）分裂

図16 ● QRSのノッチ，スラー，分裂

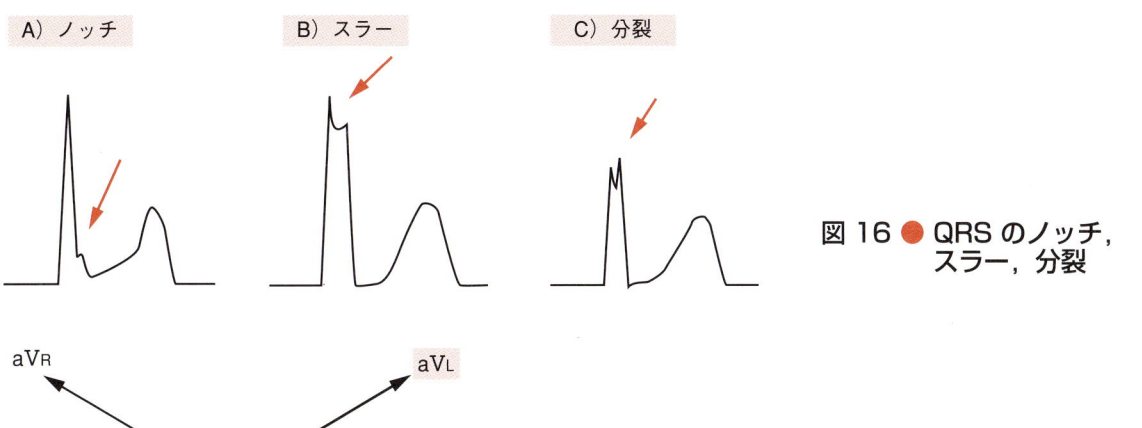

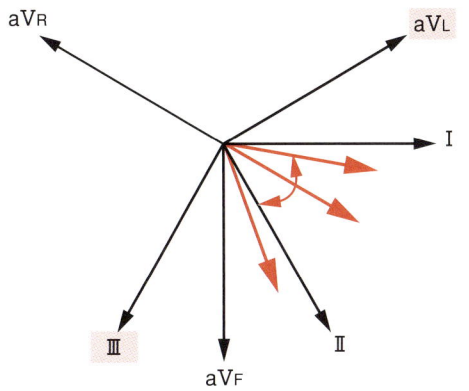

図17 ● QRSのノッチ，スラー，分裂の成因

ⅢやaV_Lは心臓の電気的興奮ベクトルを直角に近い方向からみているので，電気的興奮が心室に伝播する過程のわずかな電気ベクトルの振れが，それらの誘導における正から負への，あるいは負から正の電流の変化を生じさせるため，QRSにノッチやスラー，分裂などの変形が生じやすい

ひとくちメモ：心電図の normal variant

本章で述べた正常心電図所見から逸脱しているが，病的意義はなく正常と判定してよい，いわゆる正常の亜型 normal variant には以下のようなものがある．

1）若年T波（juvenile T wave）（p36）

2）早期再分極症候群
これらは前述した（p44）．

3）T波の増高（12 mm以上）が，特に若年男性にみられることがある．こういう例ではそれなりにQRS振幅も大であり，QRSとT波のプロポーションとしては正常である．

4）移行帯の右側あるいは左側への偏位　これらはそれぞれ，心臓の反時計方向回転（参照 chapter9-1, p152），時計方向回転（参照 chapter8-3, p145）と呼ばれている．移行帯は V_{2/3} から V_{4/5} の間にあれば正常としてよい．

5）不完全右脚ブロックパターン（参照 chapter9-4, p158）

QRS時間が 2.5 mm 以内で正常にもかかわらずQRSの形態が右脚ブロックパターンを示しているもの．成因としては右脚の伝導速度の相対的低下によるとみなされるが，QRS時間が正常のため不完全右脚ブロックの範疇には入らず，正常と判定される．

6）S_ⅠS_ⅡS_Ⅲ症候群

第Ⅰ誘導，第Ⅱ誘導，第Ⅲ誘導ともに深いS波を有する症例であるが，このうち右心系の負荷をきたす病態や前壁梗塞の所見がなければ，これも normal variant である．本例では右室流出路の電気的ベクトルが大きく，電気軸が矢状面に主に向いているため，肢誘導（前額面）ではどの誘導をみてもQRS波形の陽性波と陰性波の大きさが等しく，前額面でのQRS平均軸の決定が不可能である．

7）非特異的ST-T変化（non-specific ST-T change）

T波の平低化や陰転あるいはSTの低下のうち病的意義の不明なものを指す．しかし，どれが病的でどれが正常かとの判断は実質的には不可能である．これは心電図という単一の検査での限界と心得るべきであり，患者の年齢，バックグランド，受診理由などから判定しなくてはならない．例えば，T波の平低化のみの場合，患者が閉経前の女性で冠危険因子がないかあっても軽度の時には精査の必要はない．一方，胸痛を主訴とする例においては重要な所見ととらえるべきである．ただし，T波変化のみであっても，**5 mm 以上の深い陰性T波は全例要精査**である．

非特異的なT波変化は，不安，恐れ，起立，食後，過呼吸などによっても生じる．

Chapter 2 正常な P-QRS 関係がみられない
基本調律の異常（頻脈を除く）

河野 了／西 功

1 心房細動 〈atrial fibrillation ： AF〉

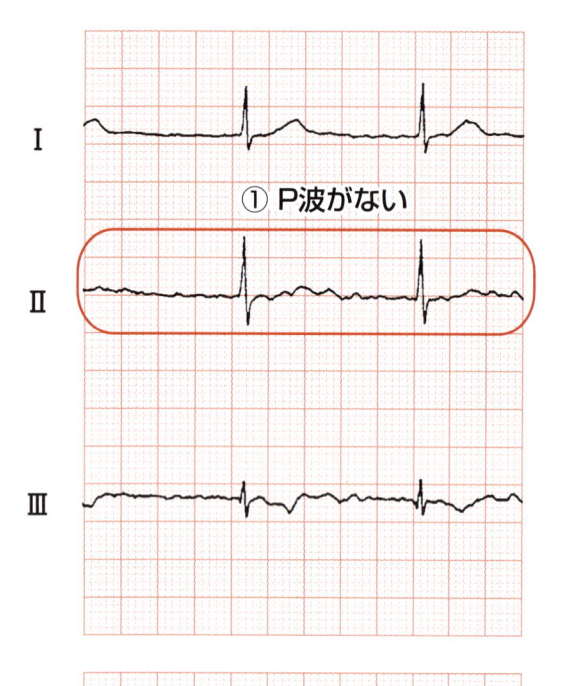

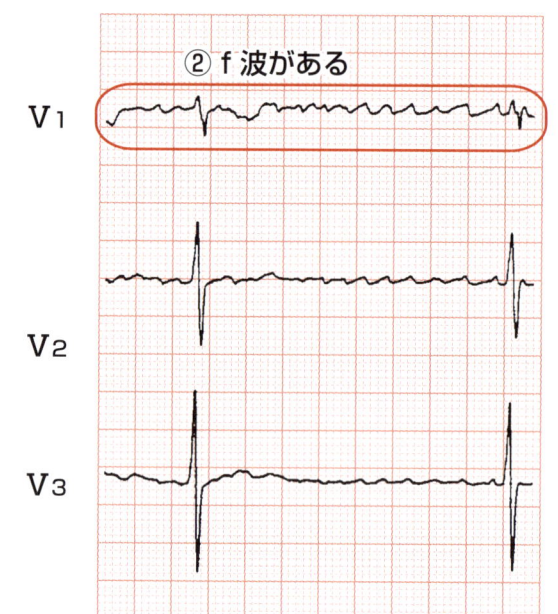

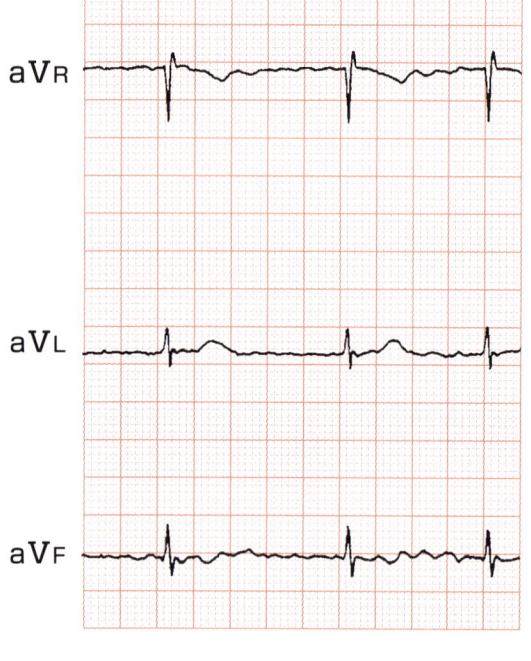

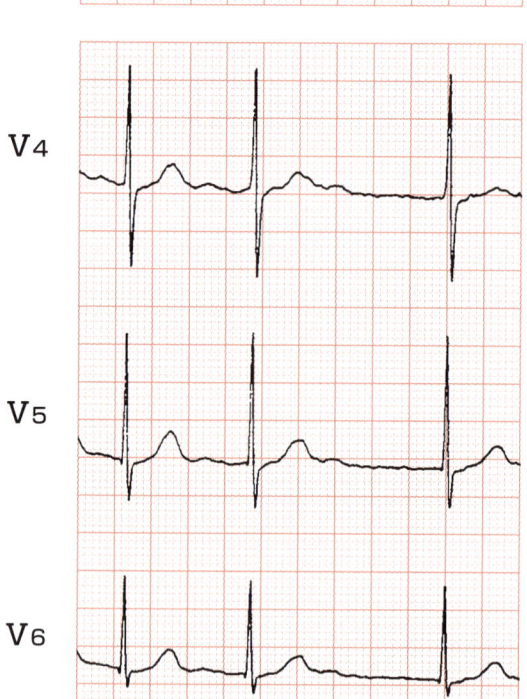

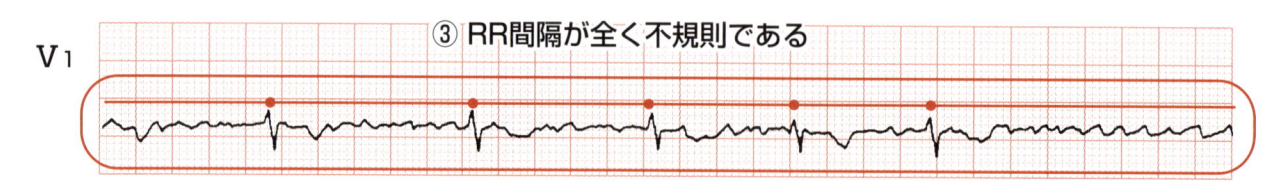

① P波がない

② f 波がある

③ RR間隔が全く不規則である

(10 mm = 1 mV)

心房細動の機序と心電図

　心房細動は心房に非常に多数のマイクロ・リエントリ（micro-reentry）または興奮発生部位が生じることにより発生する不整脈である．これにより心房全体の規則正しい興奮が失われ，心房筋が細かく震え，まさに心房が細動する状態となる．この無秩序な心房電位は基線の動揺，すなわちf波として記録され，頻度は350〜700/分に至る．正常洞調律の場合，洞結節から出た興奮は房室結節へと左下に向かうので，P波は第Ⅱ誘導で最も大きく観察される．一方，f波は形態，振幅，ベクトルが一定しない波形の集合のため，第Ⅱ誘導ではなく，右心房に最も近い誘導であるV_1で最も大きく記録されることが多い．逆にそのほかの誘導ではf波が明らかでないことも多く，モニタ心電図として用いられるCM_5（V_5に似る）ではほとんどf波が認識されない．このような場合には12誘導心電図による確認が必須である．

　350〜700/分にも達する心房興奮（f波）はすべて心室に伝わるわけではない．非常に多くの電気的興奮が房室結節に殺到すると，その大部分をブロックして数回に1回の割合で心室に伝える．しかし，f波を規則正しく間引いて伝導させることはできないため，心室の興奮（心室応答）は不均等となり，RR間隔は全く不規則となる．これを**absolute irregular**と形容し，心房細動は**絶対性不整脈**（**absolute arrhythmia**）と称される．RR間隔が全く不規則であることは心房細動の重要な特徴である．

　未治療の心房細動ではQRSは150〜200/分であることが多いが，高齢になると房室伝導が減少するため，100/分以下となることも少なくない．

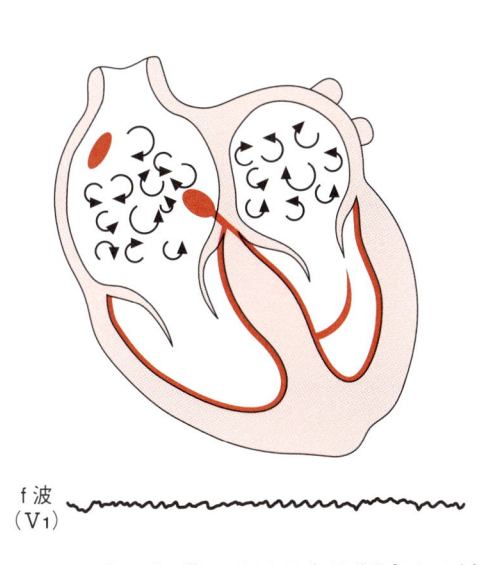

図1● 心房細動における心房興奮とf波

ここがポイント！

結局，心房細動は
　① P波がなく
　② f波があり（V_1でよくみえる）
　③ RR間隔が全く不規則である

　　ことで診断される．f波は確認できないこともあるが，①と③がそろえば心房細動である

Chapter 2 正常な P-QRS 関係がみられない

2 心房粗動〈atrial flutter ： AFL〉

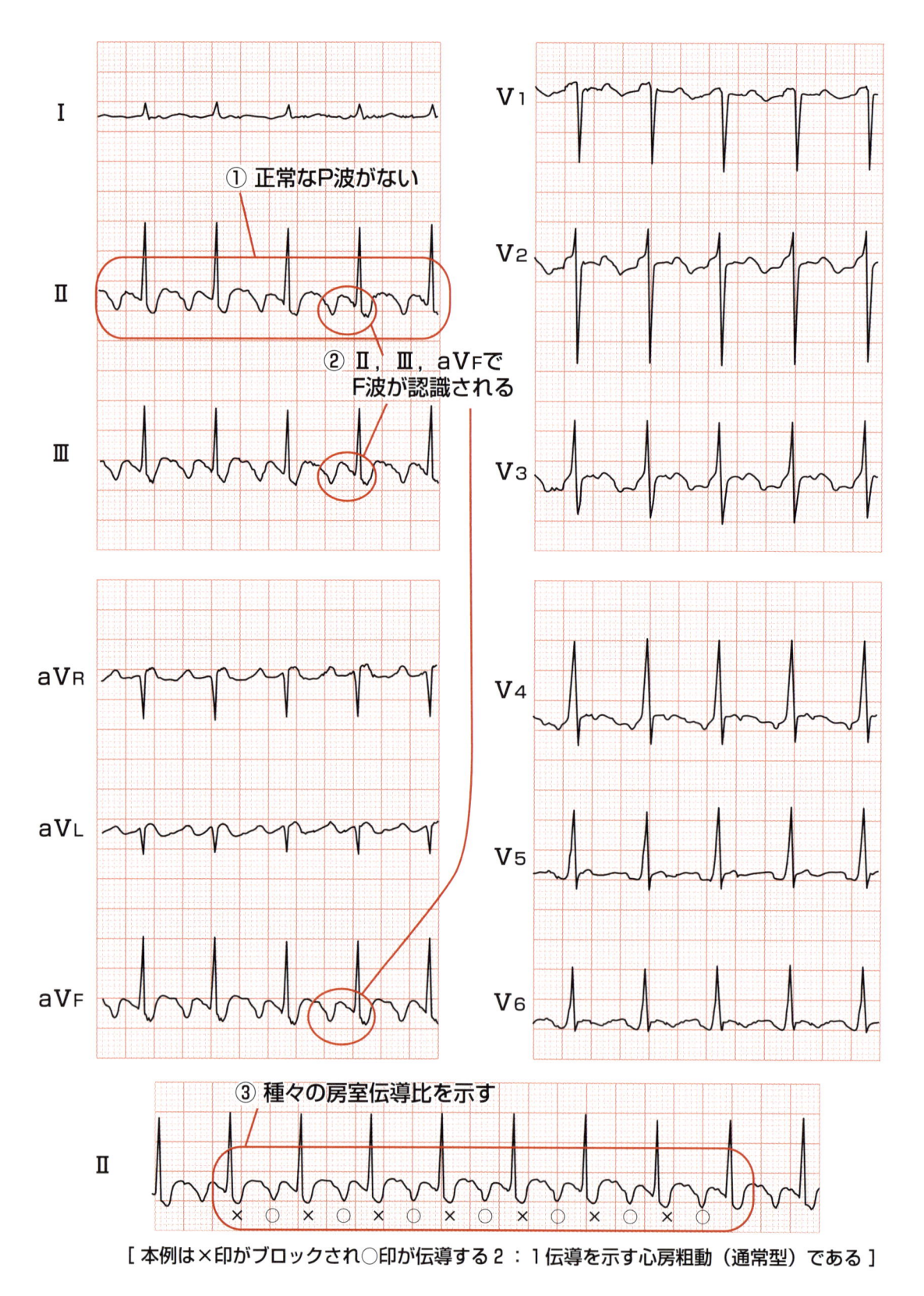

① 正常なP波がない

② Ⅱ，Ⅲ，aVFでF波が認識される

③ 種々の房室伝導比を示す

[本例は×印がブロックされ○印が伝導する 2：1 伝導を示す心房粗動（通常型）である]

(10 mm ＝ 1 mV)

心房粗動の機序と心電図

心房粗動の機序は，右房中隔・右房自由壁・下大静脈 − 三尖弁輪間右房峡部を含むマクロ・リエントリ（macro-reentry）であり，**通常，興奮は反時計方向に旋回する**（通常型心房粗動：common type，図2A）．この心房興奮は心電図上，**規則正しい心房電位として記録され**，通常その数は約 220 〜 350/分である．正常成人の房室結節はこのような速い心房刺激を伝導できないので，種々の程度の房室ブロックを生じ，通常は 2 : 1 もしくは 4 : 1 伝導を呈する（4 回の心房興奮のうち 1 回が心室に伝わるとき 4 : 1 伝導という）．

心電図上の特徴は，右房中隔・右房自由壁・下大静脈 − 三尖弁輪間右房峡部を含むマクロ・リエントリであるため，正常洞調律の場合の心房興奮とは異なり，**心房興奮が鋸歯状の基線のゆれ（粗動波：F 波）として認められること**である（図2B）．従って**粗動波と粗動波との間に等電位線を認めない**．通常型心房粗動では，粗動波はⅡ，Ⅲ，aVF で最も明瞭に認められる．通常型心房粗動の右房内興奮旋回と右房内各点（図中の①〜⑧）の F 波上における興奮時相を示す（図2）．ときに時計方向に興奮は旋回し，これは reverse common type といわれている．いずれの場合も冠状静脈洞入口部，下大静脈入口部および三尖弁輪により囲まれた領域が，興奮旋回路の解剖学的峡部になる．QRS 波は心室内変行伝導を伴わない限り，洞調律時の波形と同一となる．心室興奮頻度は房室伝導状態により決定される．**心房粗動で房室伝導比が 2 : 1 の場合には粗動波は T 波と重なり，粗動波の同定が困難で一見発作性上室頻拍のようにみえる**．この場合には，副交感神経を刺激する頸動脈洞マッサージや ATP，ベラパミルの静脈投与を行うと房室伝導が抑制され，粗動波の同定が容易になる．これは，とくに変行伝導や脚ブロックを伴なった 2 : 1 伝導の心房粗動と心室頻拍との鑑別に有用である．なお，心房粗動が 1 : 1 伝導すると心室拍数は F 波周期と等しい頻拍となり，多くの場合変行伝導を呈し，心室頻拍様になる．

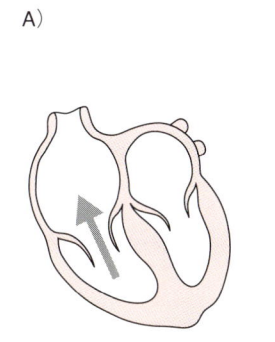

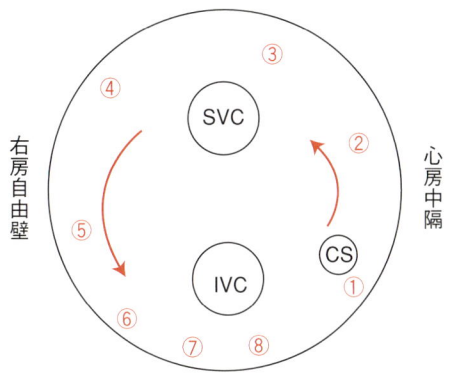

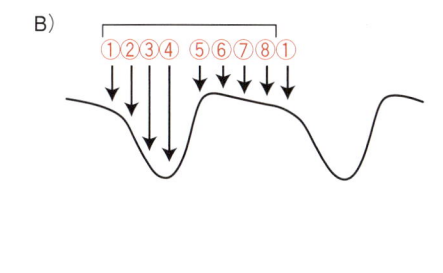

図2 ● 心房粗動における心房興奮と F 波の成因
A）右室から三尖弁を介して右房をのぞいたイメージ．SVC：上大静脈，IVC：下大静脈，CS：冠状静脈洞
B）Ⅱ，Ⅲ，aVF における F 波は通常型心房粗動においてはマクロ・リエントリが反時計方向回転のため，陰性波を示す
（岩佐 篤, 樋熊拓未, 奥村 謙：臨床医, 25 (11)：1986-1989, 1999 より引用一部改変）

ここがポイント！

結局，心房粗動は

① 正常 P 波を認めず

② Ⅱ，Ⅲ，aVF で明瞭で規則的な，等電位線がない鋸歯状の粗動波（F 波）を呈し

③ 種々の程度の房室伝導比（通常は 2 : 1 もしくは 4 : 1 伝導）を呈する

　　ことで診断される．F 波周期は通常 220 〜 350/分である

Chapter 2 正常な P-QRS 関係がみられない

3 房室接合部調律〈 atrioventricular (AV) junctional rhythm 〉と 促進性房室接合部調律〈 accelerated AV junctional rhythm 〉

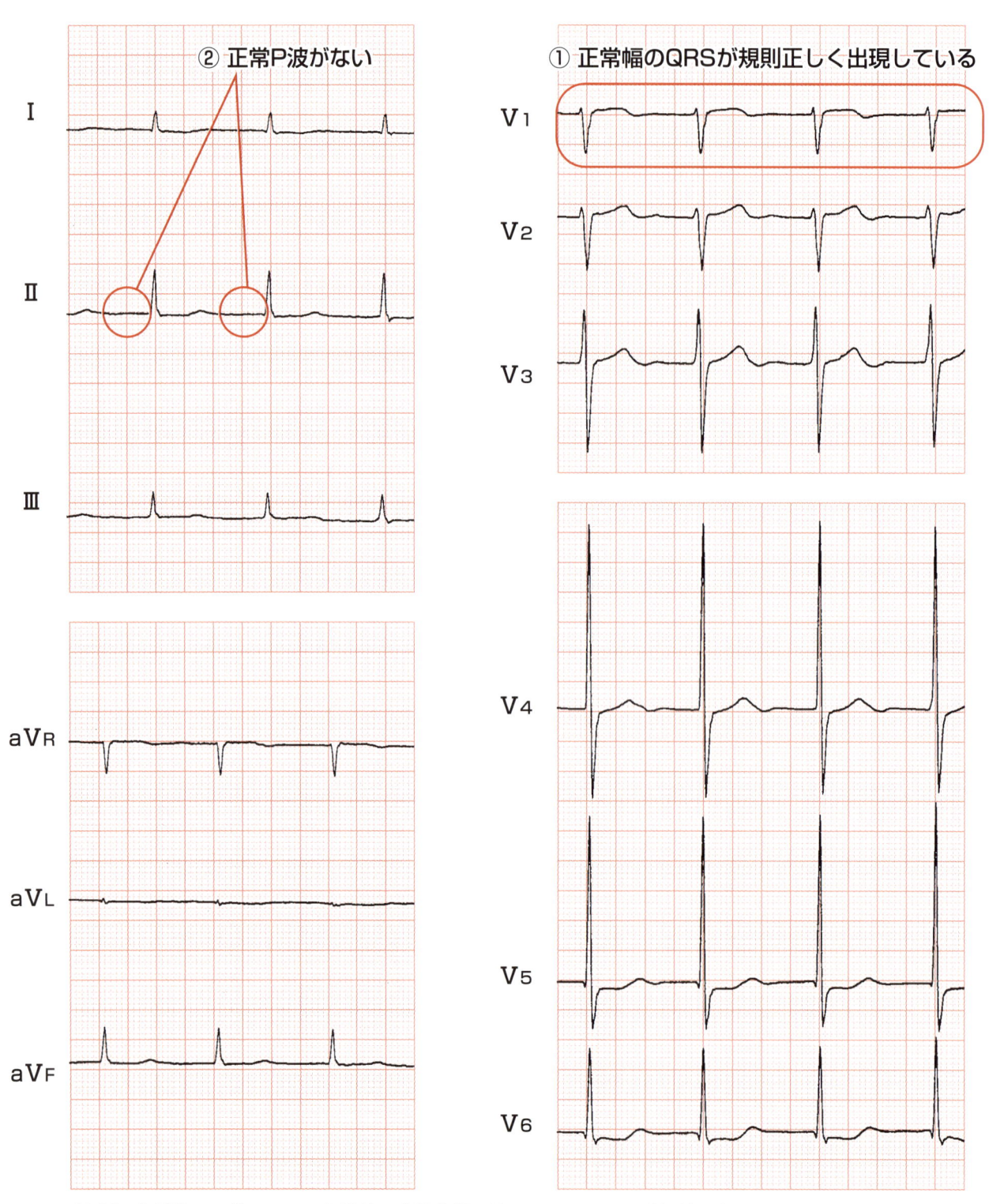

② 正常P波がない

① 正常幅のQRSが規則正しく出現している

（本例は心拍数75/分であり，促進性房室接合部調律である．また，逆行性P波はQRSに埋没していて認識できない）

（10 mm = 1 mV）

3 房室接合部調律〈atrioventricular (AV) junctional rhythm〉と促進性房室接合部調律〈accelerated AV junctional rhythm〉

房室接合部調律の機序と心電図

　洞徐脈や洞停止，洞房ブロック，房室ブロックなど何らかの理由で房室結節以下に伝わる刺激頻度が減少すると下位中枢による補充調律（escape rhythm）となり，通常は房室結節の近辺が調律を刻むようになる．これは，正常な一種の生理的安全機構であり，**房室接合部調律**と称される．房室接合部とは，心房線維が房室結節に入る部位，および房室結節とヒス束間をさす．**房室接合部から出現した電気的興奮は心房には逆行性に，心室には順行性に伝播する．** したがって，この場合の **QRS は洞調律のときの QRS と同じ形である**．一方，P 波は，心房を通常とは逆方向に伝播する興奮により形成され（**逆行性 P 波**），QRS の後ろに形成されることが多いが，その起源の部位と伝導速度により P 波が QRS の直前に見られたり，QRS の中に埋没して隠れてしまうこともある（図3）．**逆行性 P 波のベクトルは右上方に向かうため，第Ⅱ，第Ⅲ，aVF 誘導で陰性**となる．

　房室接合部調律は補充調律の一種であるので，通常，洞調律よりも心拍数が少なく 40〜60/分でしかない．ところが，房室接合部調律が 60〜100/分に至ることがあり，この場合は**促進性房室接合部調律**（accelerated AV junctional rhythm）と称する．この調律は房室接合部の自動能の亢進が原因であり，基礎に急性心筋梗塞（とくに下壁梗塞），ジギタリス中毒，電解質異常などの疾患を基礎とすることが多い．

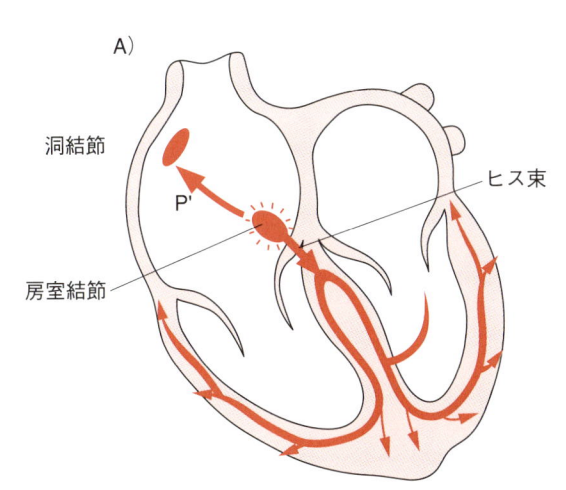

図3 ● 房室接合部調律における逆行性 P 波と QRS の位置関係

A) 逆行性 P（P'）は心房の下から上方への興奮なのでⅡ，Ⅲ，aVF で陰性である

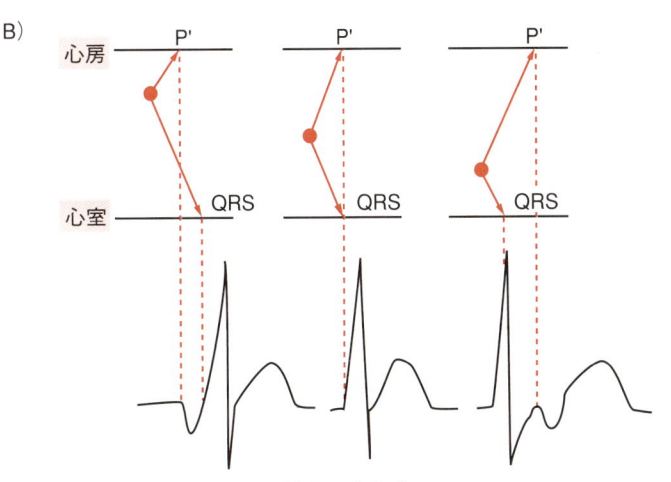

B) 逆行性 P は房室接合部の刺激発生部位により，QRS の直前や直後に出現したり，あるいは完全に QRS に重なる場合とがある

ここがポイント！

結局，房室接合部調律は

① 正常幅の QRS（< 0.12 秒）が規則正しく出現しているが

② 正常 P 波がないもので

③ 逆行性 P 波は QRS の前後に近接して出現するが，QRS に埋没してみえないこともあることで診断される

④ 心拍数により房室接合部調律（< 60/分）と促進性房室接合部調律（60〜100/分）に分類される

Chapter 2 正常な P-QRS 関係がみられない

4 心室固有調律〈 idioventricular rhythm 〉と
促進性心室固有調律〈 accelerated idioventricular rhythm：AIVR 〉

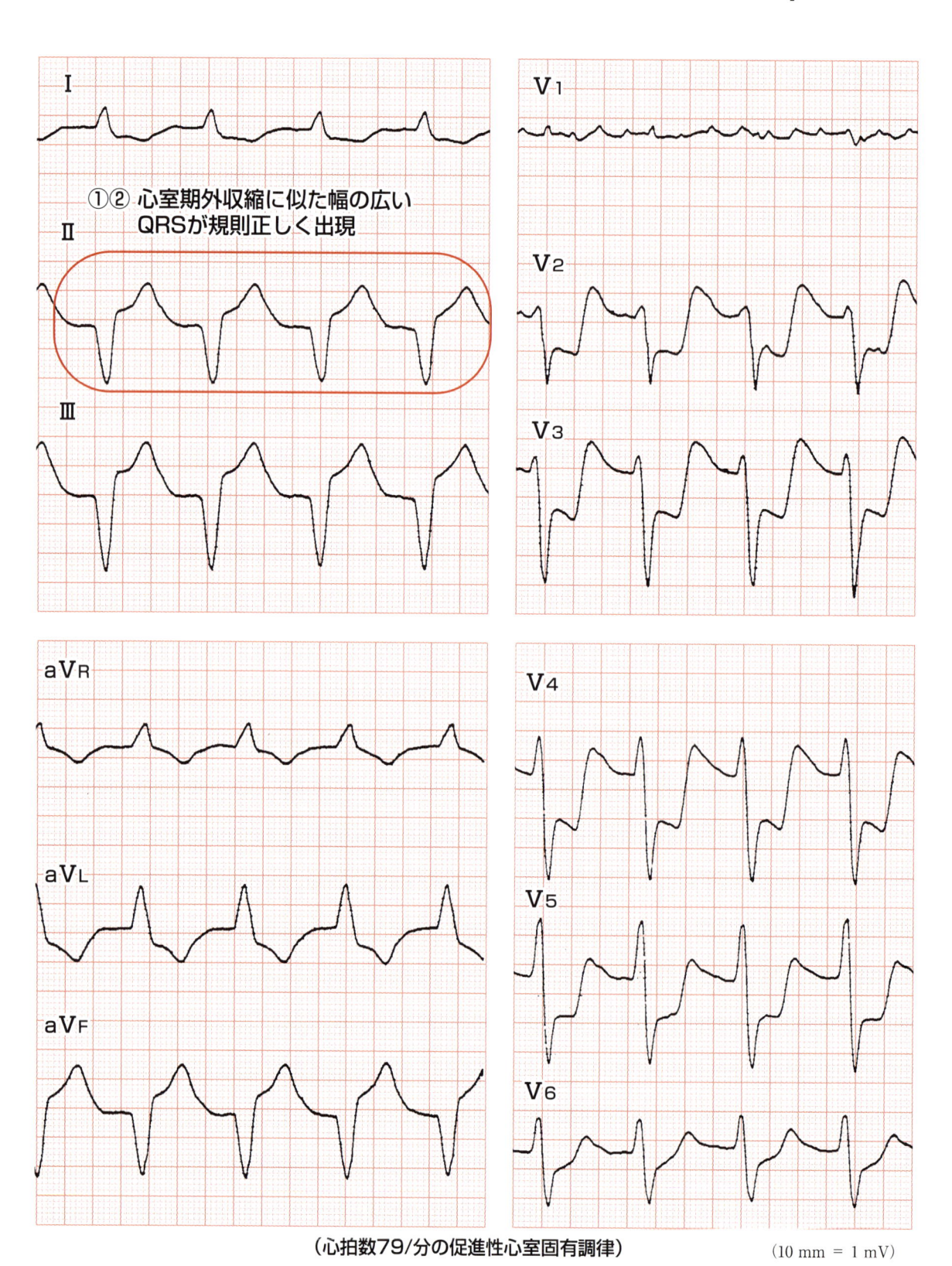

①② 心室期外収縮に似た幅の広い
QRSが規則正しく出現

（心拍数79/分の促進性心室固有調律）　　　（10 mm = 1 mV）

心室固有調律の機序と心電図

心室固有調律は心室由来の補充調律である．洞結節からの刺激頻度が減少したとき出現する補充調律は，通常，ひとつ下位の自動能である房室接合部からの調律となる．しかしヒス束以下の部位で刺激伝導系が途絶した状態では房室接合部からの調律も心室に到達しえず，心室からの補充調律となる．従って心室固有調律は房室ブロックで見られることが多い（図4）．また房室接合部が通常出すべき補充調律を出せないという潜在性房室接合部機能障害を有する例における洞徐脈，洞房ブロック，洞停止，徐脈性心房細動でも心室固有調律がみられる．心室固有調律は心室期外収縮に似た幅広いQRSが比較的規則正しく連続して出現するのが特徴である（参照 chapter15-1「心室期外収縮」p240）．本来生理的に心室が有する自動能は20～40/分でしかないので，心室固有調律は著しい徐脈となる．したがってほとんどの症例では体外ペーシングなどの治療を要する．

一方，促進性心室固有調律（accelerated idioventricular rhythm：AIVR）とは，心室の自動能が促進され心室固有調律が60～100/分に至ったものである（100/分以上になれば心室頻拍という）．促進性心室固有調律は洞調律に近い心拍数で出現することが多い．先行洞調律が徐々に遅くなって開始することが多く，徐々にAIVRのRR間隔が短縮して（warm up）いく．停止する際は徐々にAIVRのRR間隔が延長して（cool down）洞調律に切り替わる場合と，AIVRが突然停止する場合がある．すなわち，AIVRは洞調律と心室固有調律の"綱引き"であり，その両者が拮抗した状態，すなわち，AIVRの最初と最後の心拍で融合収縮（fusion beats）を認めることがある．AIVRが最もよくみられるのは心筋梗塞の急性期であり，とくに血栓溶解療法やPTCAによる再灌流の直後に出現することが多いため，再灌流が得られたという指標にもなりえる．血行動態の悪化を見ることは稀であり，原則的に治療を必要としない．

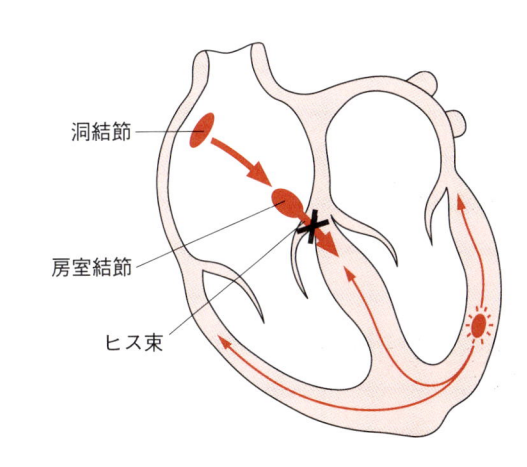

図4 ● ヒス束以下で房室伝導が途絶えた房室ブロックでは心室固有調律となる

ここがポイント！

結局，心室調律は

① 心室期外収縮に似た幅の広いQRS（＞0.12秒）が

② P波と関係なく規則正しく出現している

　ことで診断される

③ 正常の調律メカニズムの障害が原因となって出てくる"遅い"心室からの補充調律が心室固有調律（＜60/分）で，

④ 心室の自動能の亢進が原因で出てくる"速い"心室由来の調律が促進性心室固有調律（60～100/分）

Chapter 2 正常な P-QRS 関係がみられない

5 心房停止〈 atrial standstill ： AS 〉/ 洞室調律〈 sinoventricular rhythm 〉

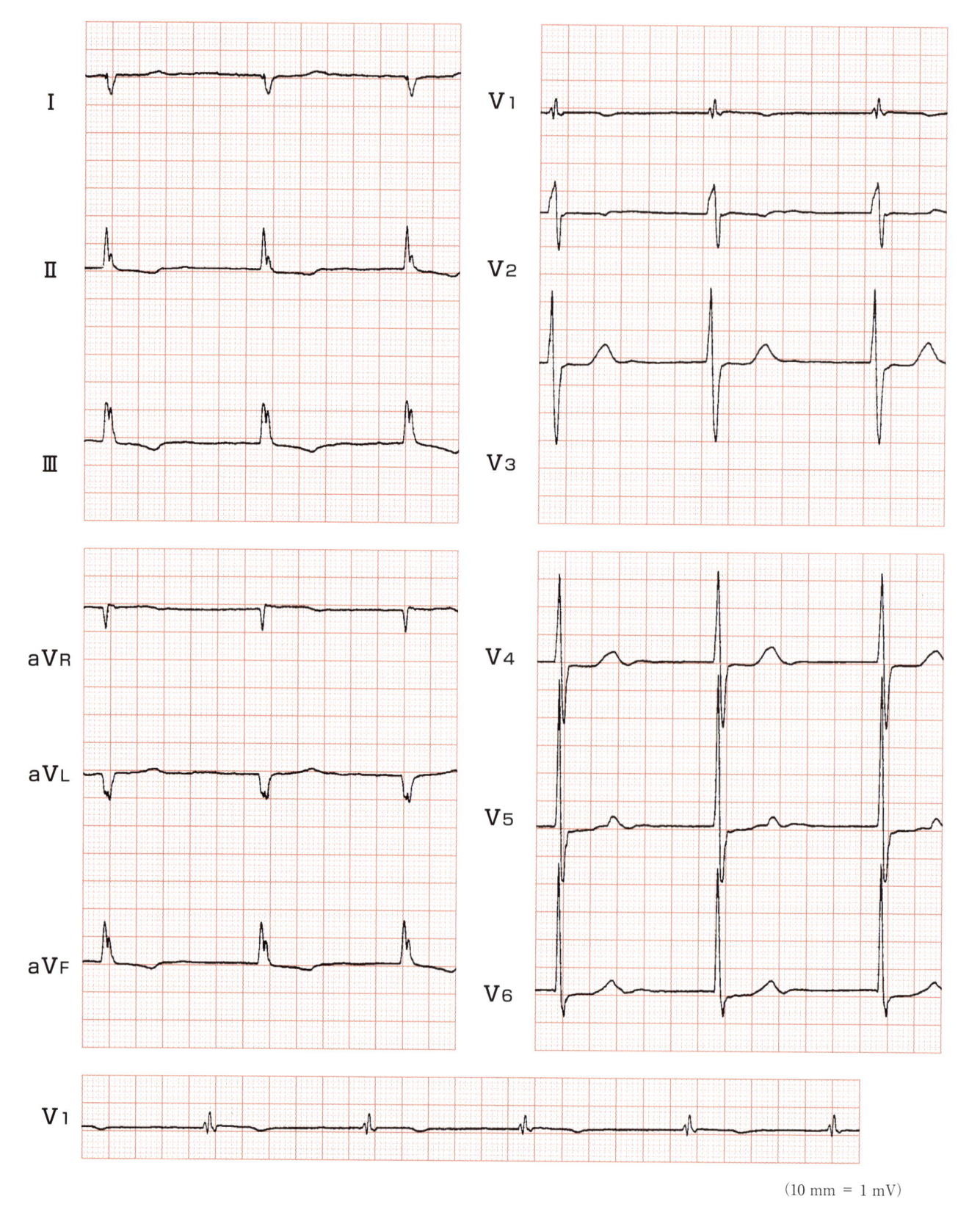

(10 mm = 1 mV)

5 心房停止〈atrial standstill：AS〉/ 洞室調律〈sinoventricular rhythm〉

心房停止の機序と心電図

　心房停止は，心房の一部または全部に電気的および機械的活動を認めない状態をいう．電気的興奮性が両心房内の多点でのマッピング（通常左房は冠状静脈洞で代用）により，すべての部位で消失している場合を全心房停止（total AS），一部にのみ認められた場合を**部分的心房停止（partial AS）**という．また，一般に数時間から数日持続する可逆性の心房停止を一過性心房停止（transient AS）といい，長期間にわたって持続している場合を**持続性心房停止（persistent AS）**とよんでいる．一過性心房停止はジギタリスをはじめとする薬物や電解質異常などが原因となることが多い．持続性心房停止は心房筋の器質的障害に起因するものと考えられており，心房細動を経て心房停止に至る症例が多い．

　左頁に示した心電図は60歳女性で心不全加療目的にて入院した症例において記録されたものである．12誘導心電図ではf波およびP波を認めず，QRS波形は52/分で規則正しく，房室接合部調律を示していた．心エコーでは，心房収縮を認めず，また右房圧波でも心房収縮による圧波形のa波は記録されなかった．心房マッピングでは心房電位は記録されず，ペーシングでも心房の反応はみられなかった．以上より，持続性全心房停止と診断された．

　このように心房停止では**心電図上P波もf波もF波も認めず房室接合部調律となることが多い．**

洞室調律の機序と心電図

　同様にP波もf波もF波も認めず房室接合部調律様にみえるものに**洞室調律**がある．洞室調律は，**高カリウム血症**のときにみられる．心房筋の興奮は高カリウム血症に弱くP波は消失するが，洞結節および心房内の刺激伝導線維は高カリウム血症に強く，P波の消失を伴うような高カリウム血症でも洞性刺激は心室に潜行性に伝えられる．このように**高カリウム血症に伴い，P波が消失した調律を洞室調律**とよぶが，調律は洞結節に制御されており心拍数が保たれている点で，房室接合部調律もしくは心室調律と異なる．またテント状T波やQRS時間の延長などの**高カリウム血症に特徴的なQRS-T波形**を示すことからも鑑別できる（参照➡ chapter11-1「高カリウム血症」，p194）．

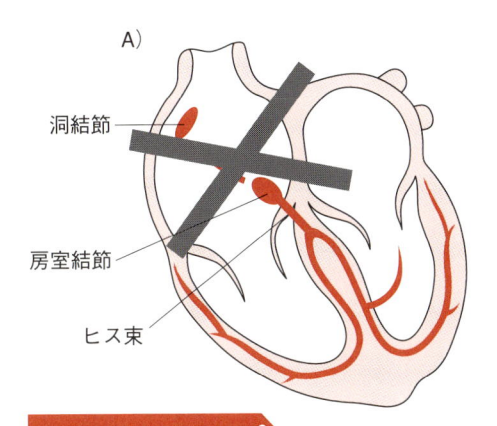

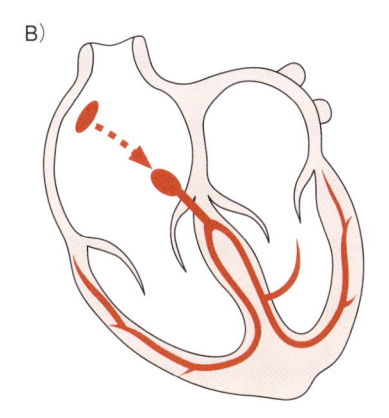

図5● 心房停止（A）と洞室調律（B）
心房停止は心房の電気的興奮が失われ房室接合部調律となる．洞室調律は心房の電気的興奮は記録されないが洞性刺激が心室に伝わっている

ここがポイント！

結局，心房停止は
　① 心電図のいかなる誘導でもP波，f波，F波を認めず
　② 上室性のQRS波形を呈する（房室接合部調律）
また，洞室調律は，同じく①②を示す上に，
　③ 心拍数が保たれ，
　④ テント状T波などの高カリウム血症のQRS-T波形を示す

Chapter 2 まとめ

「正常な P-QRS 関係がみられない，基本調律が異常」な心電図の読み方

本章では，基本的な調律が，正常な洞結節の興奮すなわち洞調律ではない心電図の解釈を扱った（洞室調律は洞調律の一種）．

まず，P が確認しやすい I，II，V1 で洞性 P がないこと，あっても正常な P-QRS 関係が成り立っていないことを確認する．これでもし頻脈なら，頻拍発作であるので（参照➡ 「頻脈」chapter18, 19, 20）へ

1 頻脈でないなら，まず心房細動か心房粗動ではないかをみる．頻脈でないときには f 波や F 波が比較的容易に確認できるので診断は簡単であるが，この両者では心拍数が 150/分を超えることも多く，この場合は診断がときに難しい．それでも，RR 間隔が不均一，すなわち絶対性不整脈の特徴を有していれば心房細動といえる．2：1 伝導の心房粗動が疑われた場合には，Valsalva 手技などの副交感神経の刺激手技やジギタリス，ジルチアゼム，ベラパミルの投与により房室伝導を抑制すると判定が容易になる．

2 正常 P があるが，それが伝導して QRS を形成していないなら，2：1 または完全房室ブロック．

3 正常ではない形の異所性 P'波があって，それに続いて QRS があるなら，異所性心房調律（参照➡ chapter3-3, p72）．

4 P が全く見えない QRS 直後に逆行性 P を伴う正常幅の QRS（narrow QRS）リズムなら，房室接合部調律または促進性房室接合部調律が最も疑わしい．QRS 直前に逆行性 P がみられることもあるが，この場合は異所性心房調律と鑑別が困難である．

5 QRS 幅が広い（wide QRS）なら脚ブロックを合併した**1**〜**4**か，基礎に脚ブロックがないのであれば，心室調律または促進性心室調律．なお，正常 P があって，これより速い頻度で房室接合部調律や心室調律が競合する形で出現することもあり，これを房室干渉解離という．

6 **4**，**5**のときのように P，異所性 P'，逆行性 P など心房の興奮が確認できないときには心房停止，洞室調律も鑑別にあがる．

	正常 P	異所性 P'	逆行性 P	まとめ
1．心房細動	−	f 波がある	−	P，異所性 P'，逆行性 P ともなく f 波がある
1．心房粗動	−	F 波がある	−	P，異所性 P'，逆行性 P ともなく F 波がある
2．2：1 または完全房室ブロック	ある	−	（完全房室ブロックのときありうる）	P があるがそれに続く QRS が脱落する
3．異所性心房調律	−	ある	−	異所性 P'がある
4．（促進性）房室接合部調律	（房室干渉解離のとき）ある	−	ありうる	正常 P があって房室干渉解離となるか，逆行性 P が出現するか，P は QRS に重なり全くみえないかのいずれか
5．（促進性）心室固有調律	〃	−	ありうる	〃
6．心房停止	−	−	−	P，異所性 P'，逆行性 P ともない
6．洞室調律	−	−	−	〃（高カリウム血症の QRS-T 波形）

Let's try

Question 1

65歳男性．他院で不整脈の治療中であったが，全身倦怠感と食思不振を主訴に来院した．心電図診断は何か？

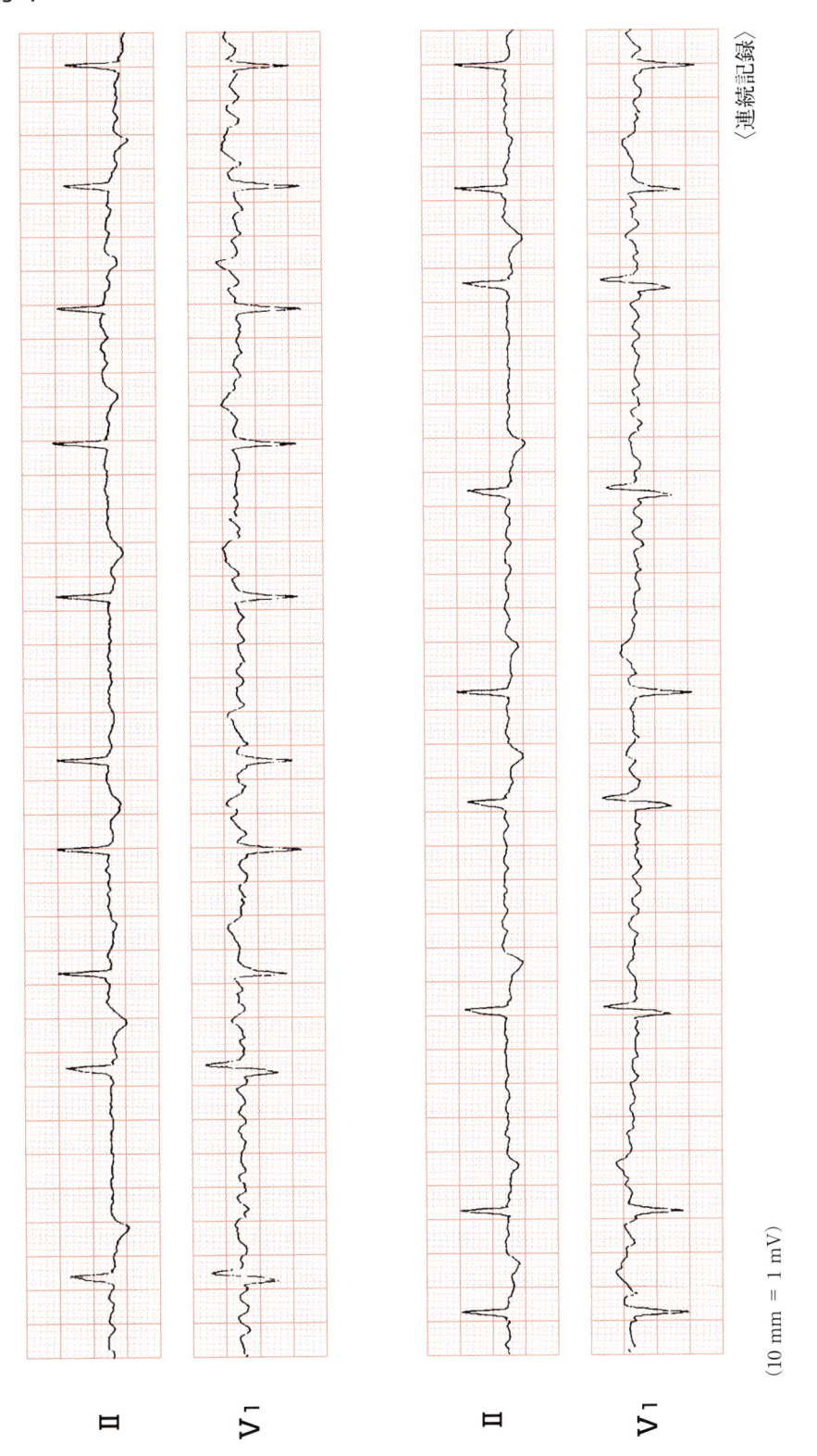

〈連続記録〉

II　V1　II　V1

(10 mm = 1 mV)

Let's try

Answer 1 心室補充収縮を伴う心房細動

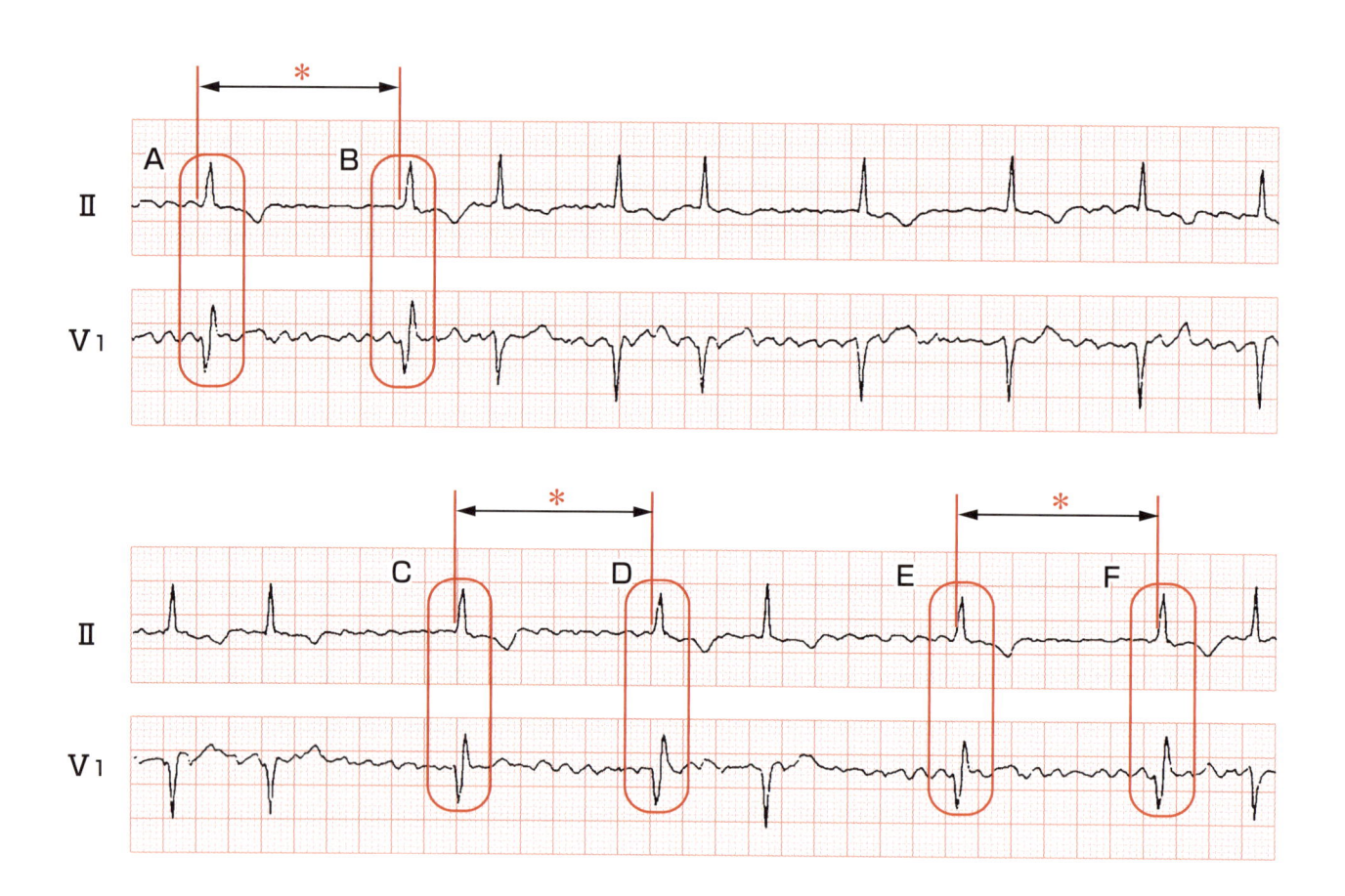

① P波がない

② V₁にf波がある

③ RR間隔が不規則である

ことから基本調律は心房細動と診断される．

◎ しかし，よくみると図のA～FのQRSは他のQRSと形が異なりQRS幅が広い．また，図のA–B，C–D，E–FのRR間隔（＊）はほぼ等しい．さらにCとEの先行するRR間隔が延長している．つまり，A～Fはf波が伝わって生じたQRSではなく，下位の調律によるQRSである可能性が高い．QRS幅が広く形が他のQRSと異なることから，これは心室補充収縮と考えられる．

◎ この症例は心房細動に対して投与されていたジギタリスが過量で，房室伝導が抑制され徐脈となり，心室から補充収縮が出現したものと考えられる．食思不振はジギタリス過量による症状である．心房細動例にはジギタリスが投与されていることが多く，本例のごとく過量となることがまれでないので，症状や心電図所見に注意したい．

Let's try

Question 2

77歳女性．居間でテレビを見ていたときに突然意識が消失し，救急車で搬送された．
心電図診断は何か？

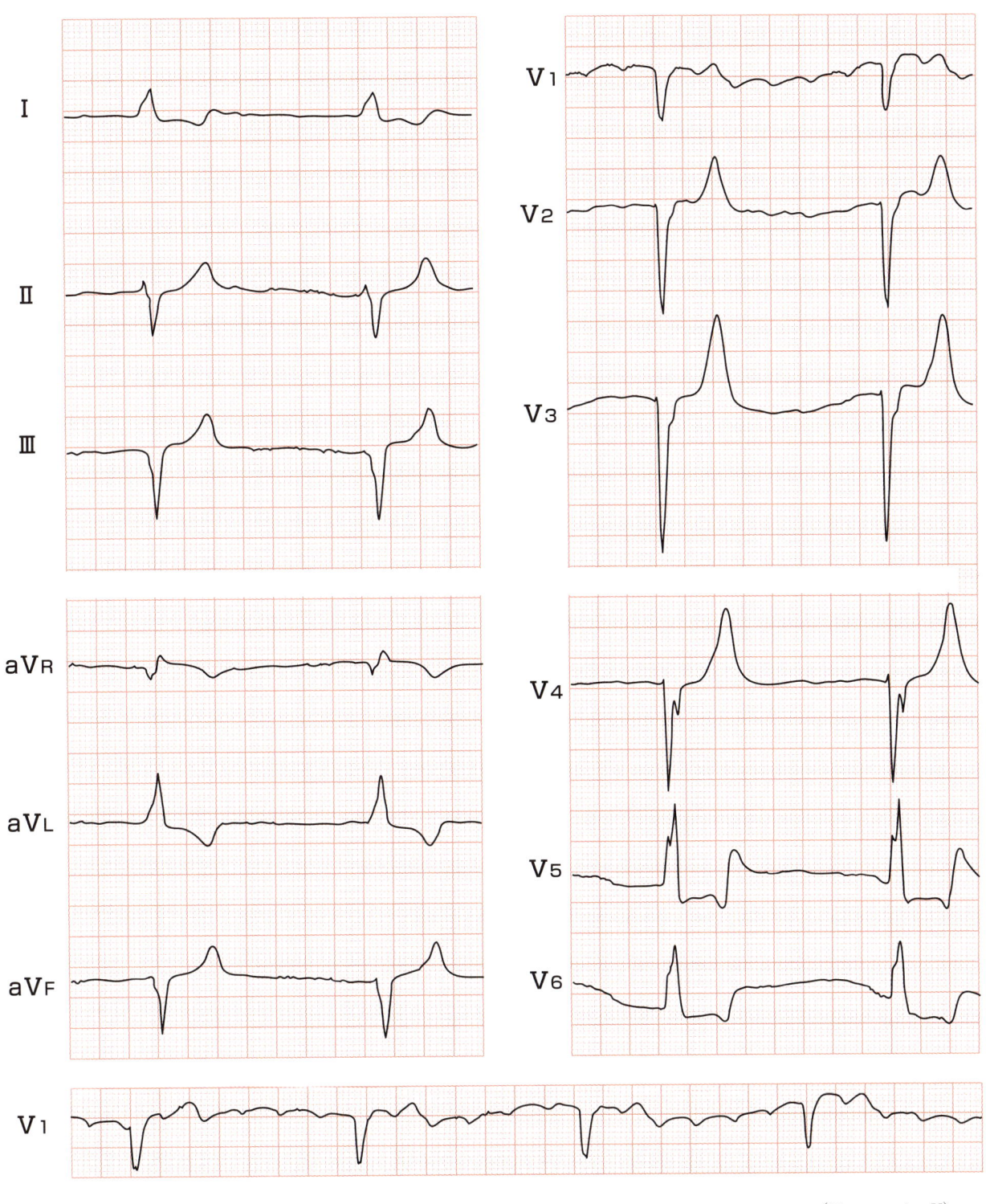

(10 mm = 1 mV)

Let's try

Answer 2　完全房室ブロックを伴う心房細動

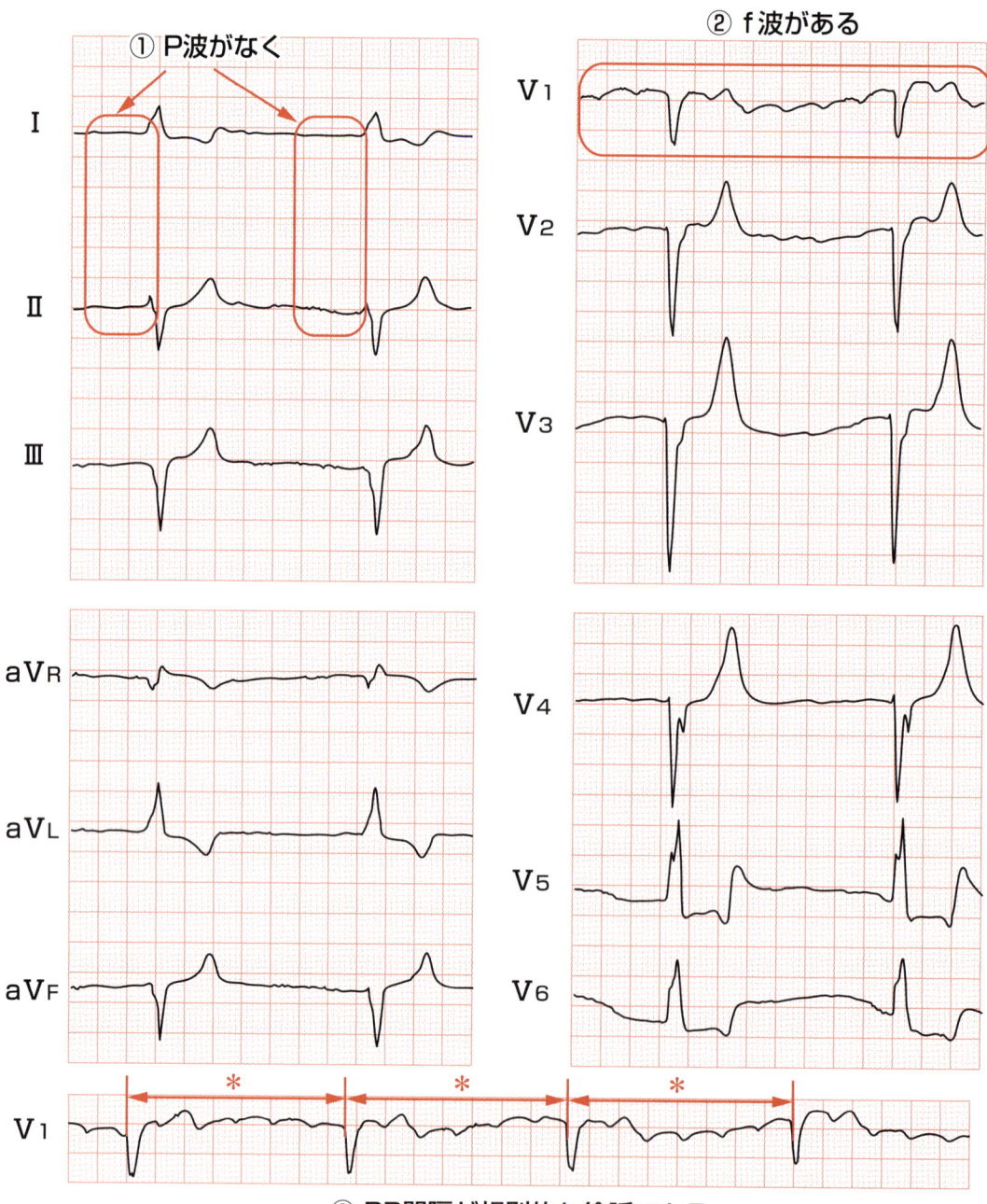

① P波がなく
② f波がある
③ RR間隔が規則的な徐脈である

① P波がない
② V1にf波がある　ことより心房細動が疑われるが，通常の心房細動とは異なり，
③ RR間隔は規則的でかつ著しい徐脈（40/分）で，さらにQRS幅が広い

これは完全房室ブロックを伴う心房細動であり，心室補充調律となっている（完全房室ブロックに関しては，参照 chapter17-6, p288）．このように**P波がなくf波があり心房細動と考えられるのにRR間隔が規則的な徐脈のときは，心房細動＋完全房室ブロックである**．心房細動例はジギタリスを投与されていることが多いので，これが過量となり，完全房室ブロックとなることは稀ではない．ジギタリスを中止すれば回復することが多い．

Let's try

Question 3

61歳男性．数時間前から生じた動悸を主訴に来院した．心電図診断は何か？

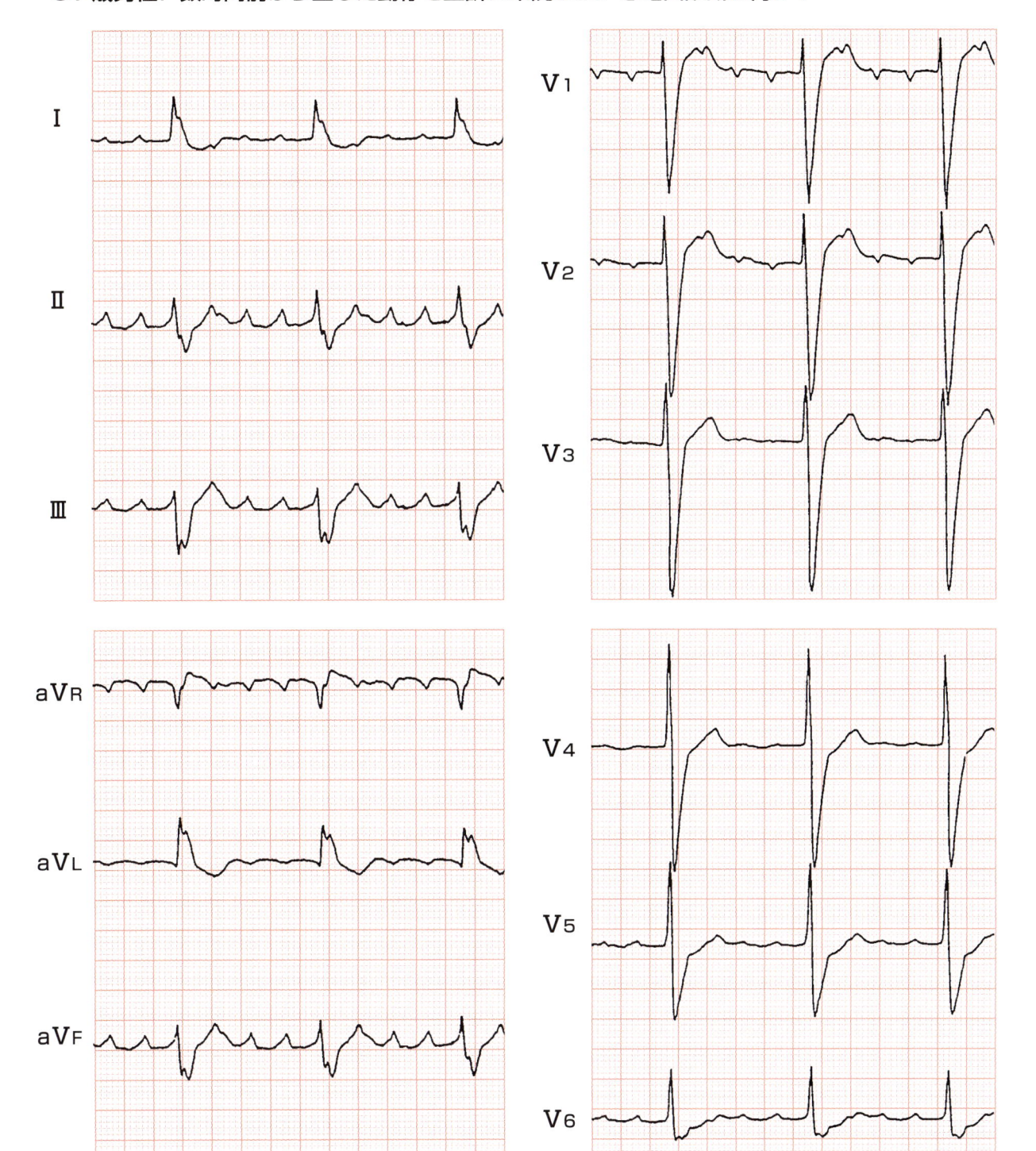

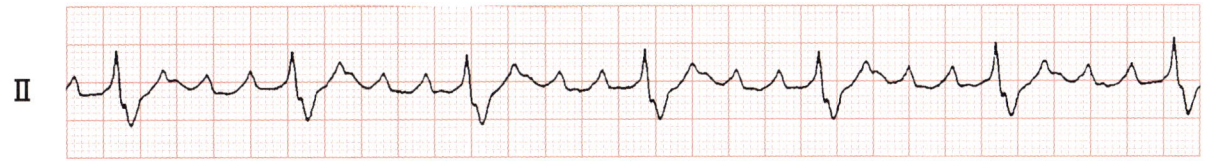

(10 mm = 1 mV)

Answer 3　心房粗動（非通常型）

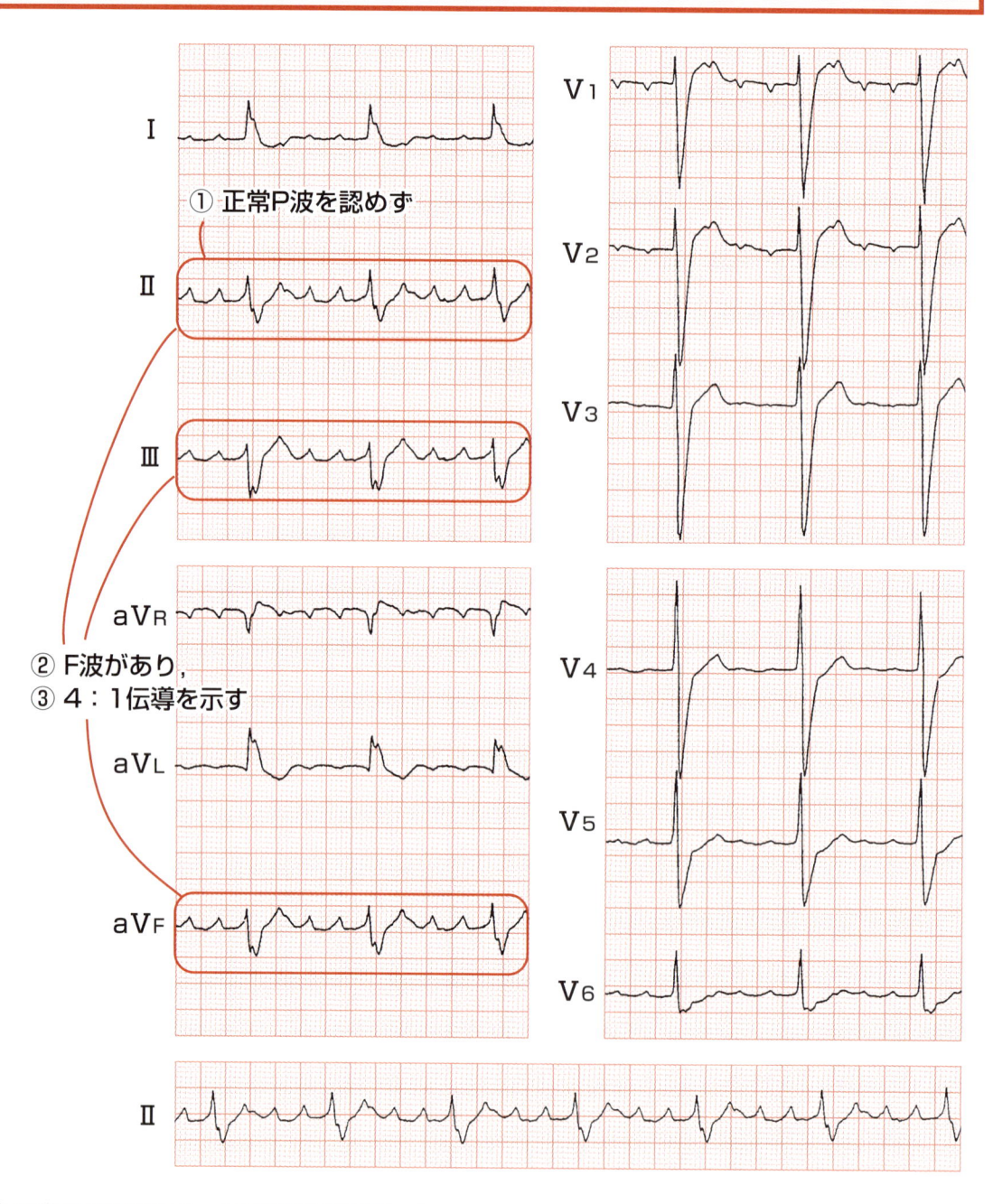

① 正常P波を認めず

② F波があり，
③ 4：1伝導を示す

① 正常 P 波を認めず，心房興奮は規則正しく，

② Ⅱ，Ⅲ，aVF で明瞭な上向きの粗動波（F 波，約 280/分）を呈し，

③ 4：1 伝導を呈する

ことより，心房粗動と診断される．通常型の心房粗動はⅡ，Ⅲ，aVF で明瞭な下向きの鋸歯状波を呈する．しかし，時に本例のように粗動波が上向きに鋭い振れを形成することがあり，これを非通常型心房粗動という（参照 chapter2-2, p51）．本例は 4：1 伝導を示す reverse common type AFL である．本例は QRS 幅が広く，非特異的心室内伝導障害（参照 chapter5-3, p96）を合併している．

Let's try

Question 4

60歳男性．拡張型心筋症および慢性心房細動のため外来通院中である．経過観察のため心電図を記録した．心電図所見は？

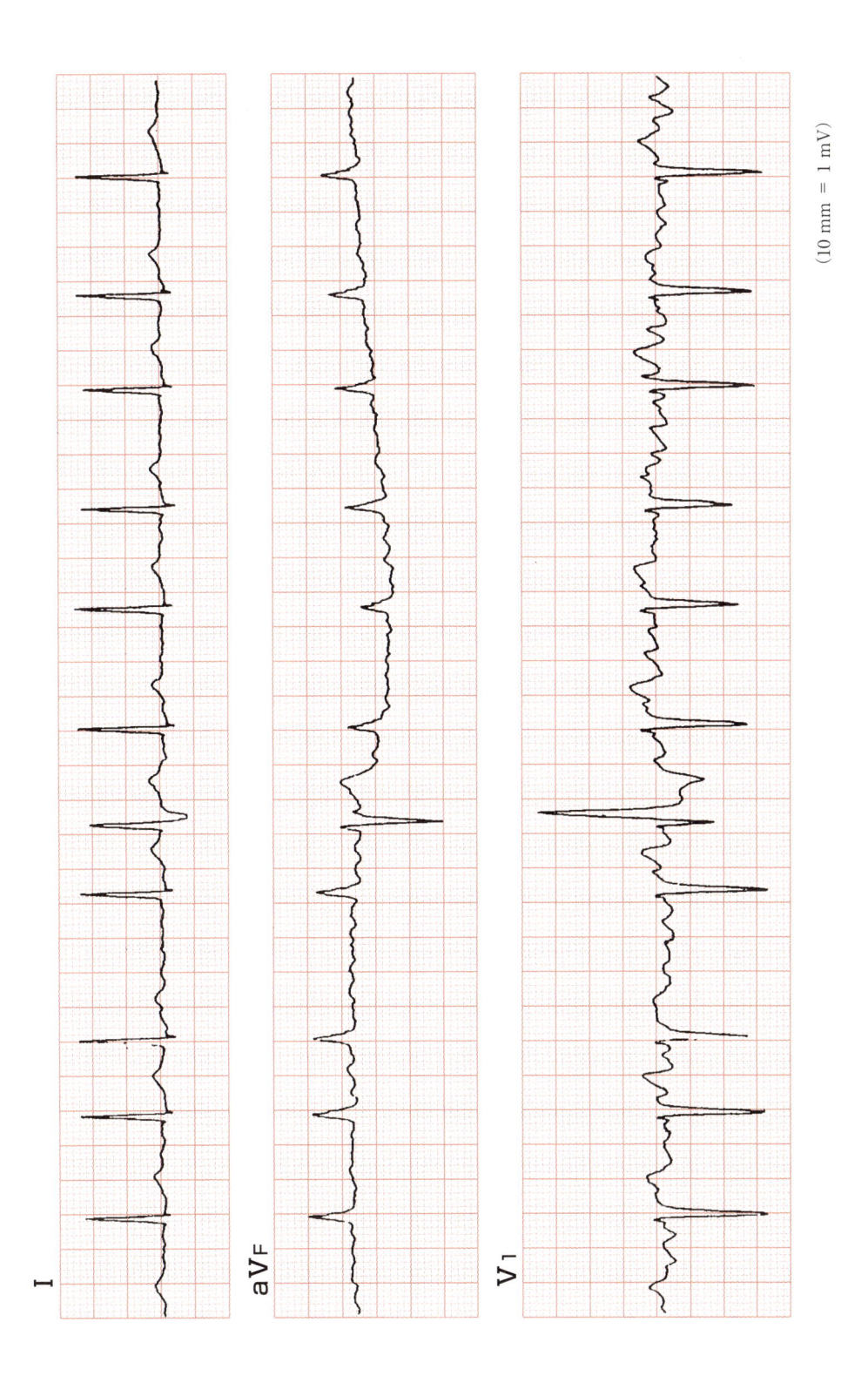

(10 mm = 1 mV)

I　aVF　V₁

正常なP-QRS関係がみられない

Chapter 2 Let's try

Answer 4　変行伝導を伴う心房細動

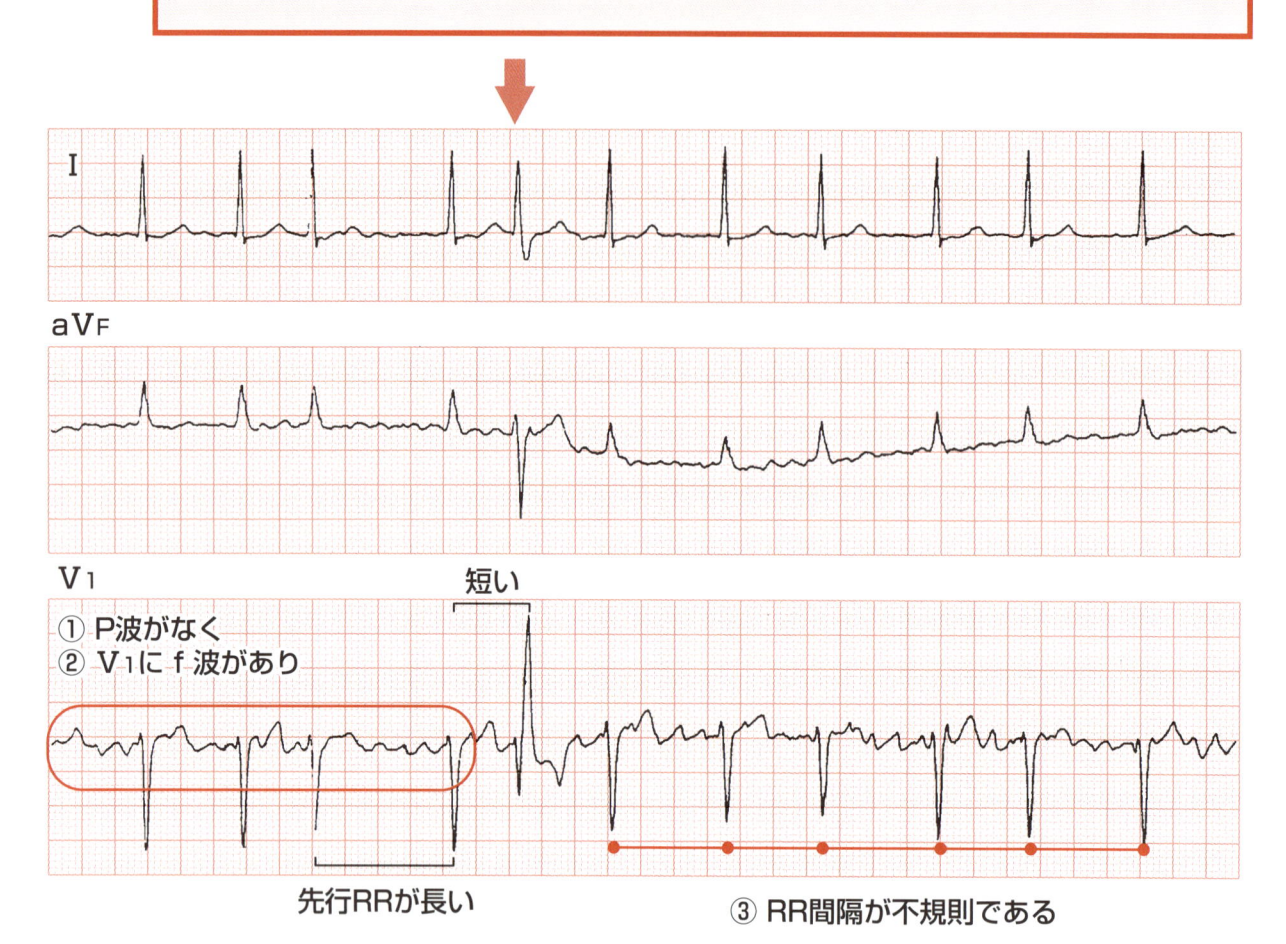

I

aVF

V1

短い

① P波がなく
② V1にf波があり

先行RRが長い

③ RR間隔が不規則である

① P波がなく，

② V1でf波があり，

③ RR間隔が不規則である

ことより，心房細動と診断される．

◎ 矢印（↓）で示した変形したQRSは何であろうか．心室内変行伝導によるQRSの変形か心室期外収縮のどちらかである．

◎ 心室内変行伝導は，刺激が伝導系の生理的不応期に遭遇したために生じる機能的な伝導障害である．一般に右脚が心室内伝導系の線維束のうちで最も不応期が長いため，変行伝導は右脚ブロック形を呈することが多い．また，先行RR間隔が延長すると不応期が延長する特性より，先行RR間隔が増し不応期が延長した際に，その次に入った早期収縮が変行伝導して右脚ブロックパターンを呈することが多い（右脚ブロックに関しては，参照 chapter5-1, p92）．本例の心電図所見も先行RR間隔が延長し，不応期が延長した直後の早期の波形が，V1にrSR'型の幅広いQRS波形を呈しており，変行伝導を伴う心房細動と診断される（参照 ひとくちメモ，次頁）．

ひとくちメモ／体験談

ひとくちメモ：変行伝導（aberrant conduction）

　心室内変行伝導（aberrant intraventricular conduction）は，上室性不整脈に伴ってみられる1拍もしくは数拍持続する幅広いQRS群である．その形態から心室期外収縮と間違って判定されることも少なくないが，これは本来，刺激が伝導系の生理的不応期に遭遇したために生じる機能的な伝導障害である．

　心室内伝導系の不応期*の持続時間は右脚＞左脚前枝＞左脚後枝の順に長く，心室全体で均一ではない．このため，電気的興奮が心室に伝わった時点でもなお，伝導系の一部がその一拍前の心周期の電気的興奮から回復しきれずにまだ不応期にあることがある．この場合，十分に回復している部分は通常の反応を示すが，不応期にある部分では心室内の興奮の伝播が異常に遅延し，心室内の伝導が不均一になる．そのためQRS群は脚ブロックに似た形態となり，これを心室内変行伝導という．

　心筋の不応期の持続時間は，先行する興奮の周期に比例して延長するため，先行RR間隔が増すと不応期が延長する．心房細動などの上室性不整脈により先行RR間隔が延長した直後には，心室内伝導系の線維束のうちで最も不応期が長い右脚の不応期がさらに延長する．その時点で上室部から刺激が再び伝わると前述の機序によりV1にrSR'型の幅広いQRS波形が認められる．つまり，**長いRR間隔の直後に早いタイミングで右脚ブロックパターンのQRSが出現している場合には，心室期外収縮よりもむしろ心室内変行伝導である可能性が高い．** ほかに器質的心疾患がある場合には，伝導遅延は右脚以外の線維束でも生じることがあるので一層注意深い解析が必要である．洞調律のときにも上室期外収縮が変行伝導することがあり，このときも心室期外収縮との鑑別が問題となるが，先行するP'波が認められれば変行伝導を伴う上室期外収縮が確定的である．

　また**心室内変行伝導は，上室から房室結節を介して心室に伝わったものであるのでQRSの初期ベクトル（initial vector）がほぼすべての誘導で正常QRSと同一であるという特徴を有する．** 初期ベクトルが同一とは，「正常QRSの立ち上がりが陽性の誘導では変行伝導したQRSの立ち上がりも陽性，陰性なら陰性」ということである．これが逆のときは変行伝導より，心室期外収縮の方が考えやすい．

　結局，心室内変行伝導は，

> 1．長いRRの次に早いタイミングで入ったQRSに生じやすく
> 2．多くは右脚ブロック型であり
> 3．初期ベクトルが同一である

という特徴を有する．

＊不応期：心筋の再分極過程で新たな刺激に反応して興奮できない時期

体験談　循環器内科医の悩み

　心房細動の主な合併症は心不全と脳塞栓症であることはあまりにも有名である．慢性心房細動症例における年間の脳塞栓発生率は4.5％/年もあると報告されており，つまりは患者さんと10年間付き合うとその半数近くが大なり小なり脳塞栓症を経験するという計算になる．そしてその予防には抗血小板薬の単独投与では効果が少なく，ワルファリンの投与が必要である．ところが，適切な管理のためには頻回に採血を行いPT-INRを計測する必要がある．抗生物質など他の薬物により効果が大きく変動する，納豆や緑黄色野菜など摂取を控えるべき食物があり食べたいものが食べられないなど，それぞれは小さいけれども無視できない問題が多数あり，特に高齢者ではワルファリンの使用を逡巡することも少なくない．一方で，脳血管障害は高齢者のQOLを決定する最大の要因であるので，患者さんに何度も時間をかけて説明し，幾多の困難を乗り越えても投与を維持すべきとも考える．患者さんの後のQOLを決定する責任の重大さに悩むことも少なくない．

（河野　了）

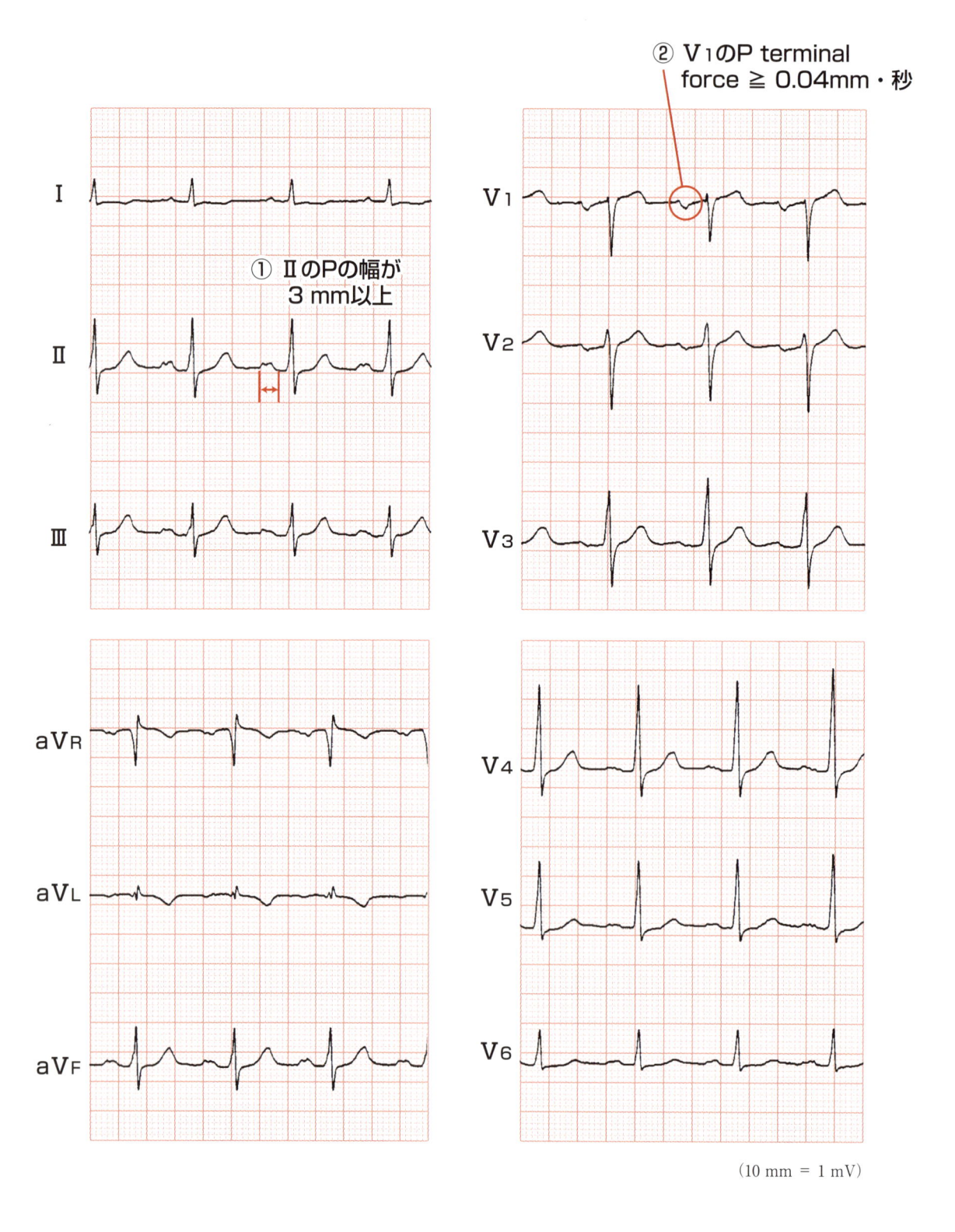

Chapter 3 P波の形，大きさがおかしい

山﨑 明

1 左房拡大 〈 left atrial enlargement 〉

① ⅡのPの幅が3mm以上

② V₁のP terminal force ≧ 0.04mm・秒

(10 mm = 1 mV)

1 左房拡大 〈left atrial enlargement〉

左房拡大とP波

P波がⅡで3 mm以上の幅（僧帽性P）をもつ，あるいはV₁の陰性部分の幅（mm）×深さ（mm）が1以上，すなわちP terminal force（= Morris指数，**Morris index**）（参照 chapter1-1, p27）の絶対値が0.04mm・秒以上（左心性P）のとき，左房拡大と診断する．

P波は図1のように，右房の成分と左房の成分の和であり，左房拡大では，左房の伝導時間の延長により，ⅡのP波は幅広く，2峰性となる．

また，左房の興奮は水平面（胸部誘導）上において左後方に向かうため，左房拡大のときV₁において後半の陰性部分が深くなる（図2）．

左房拡大がみられる疾患

臨床的には左房拡大は僧帽弁疾患（僧帽弁狭窄症，僧帽弁閉鎖不全症），高血圧による左室肥大，心筋症などを原因に2次性に生じる．また，慢性心房細動の際も左房が拡大するが，P波は消失するので，心電図での診断はできない．

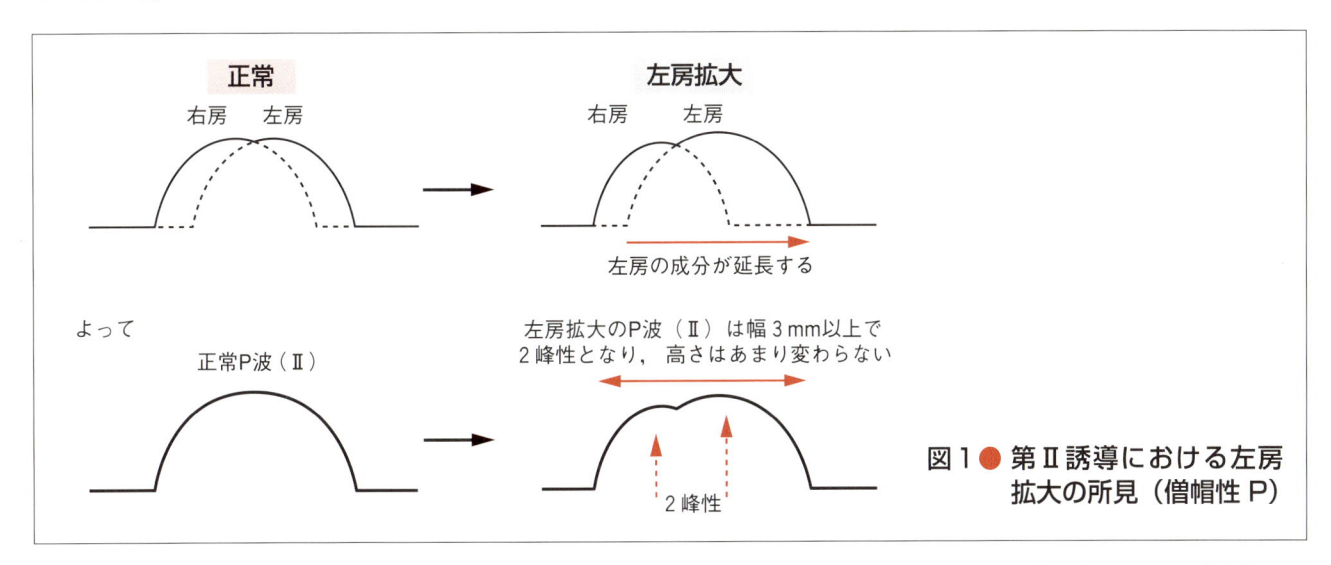

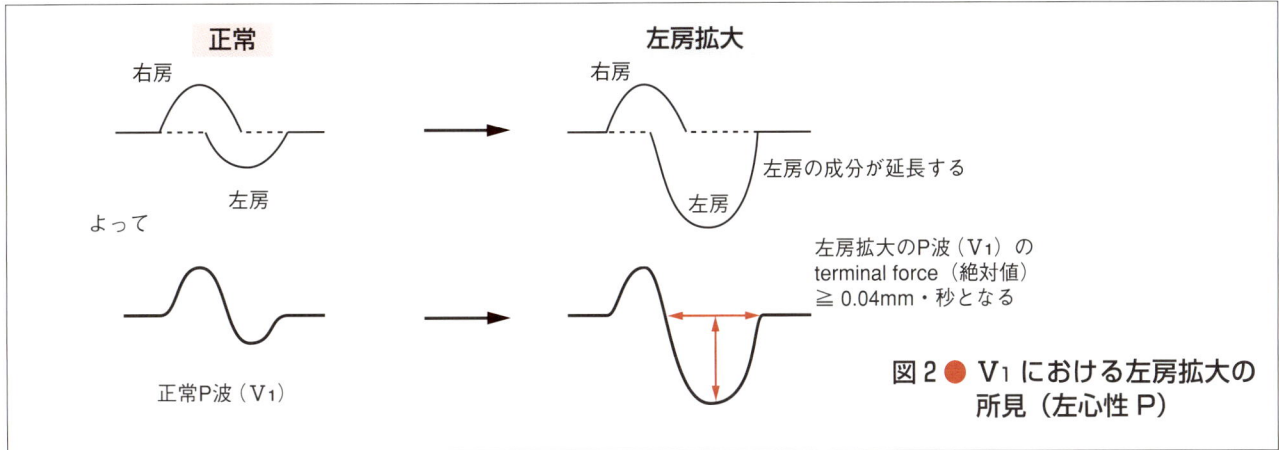

図1● 第Ⅱ誘導における左房拡大の所見（僧帽性P）

図2● V₁における左房拡大の所見（左心性P）

ここがポイント！

左房拡大は結局　① ⅡでPの幅が3 mm以上　または
　　　　　　　　② V₁のP terminal force（絶対値）≧ 0.04mm・秒（マス目が1マス以上）
のとき診断する

Chapter 3 P波の形，大きさがおかしい

2 右房拡大 〈 right atrial enlargement 〉

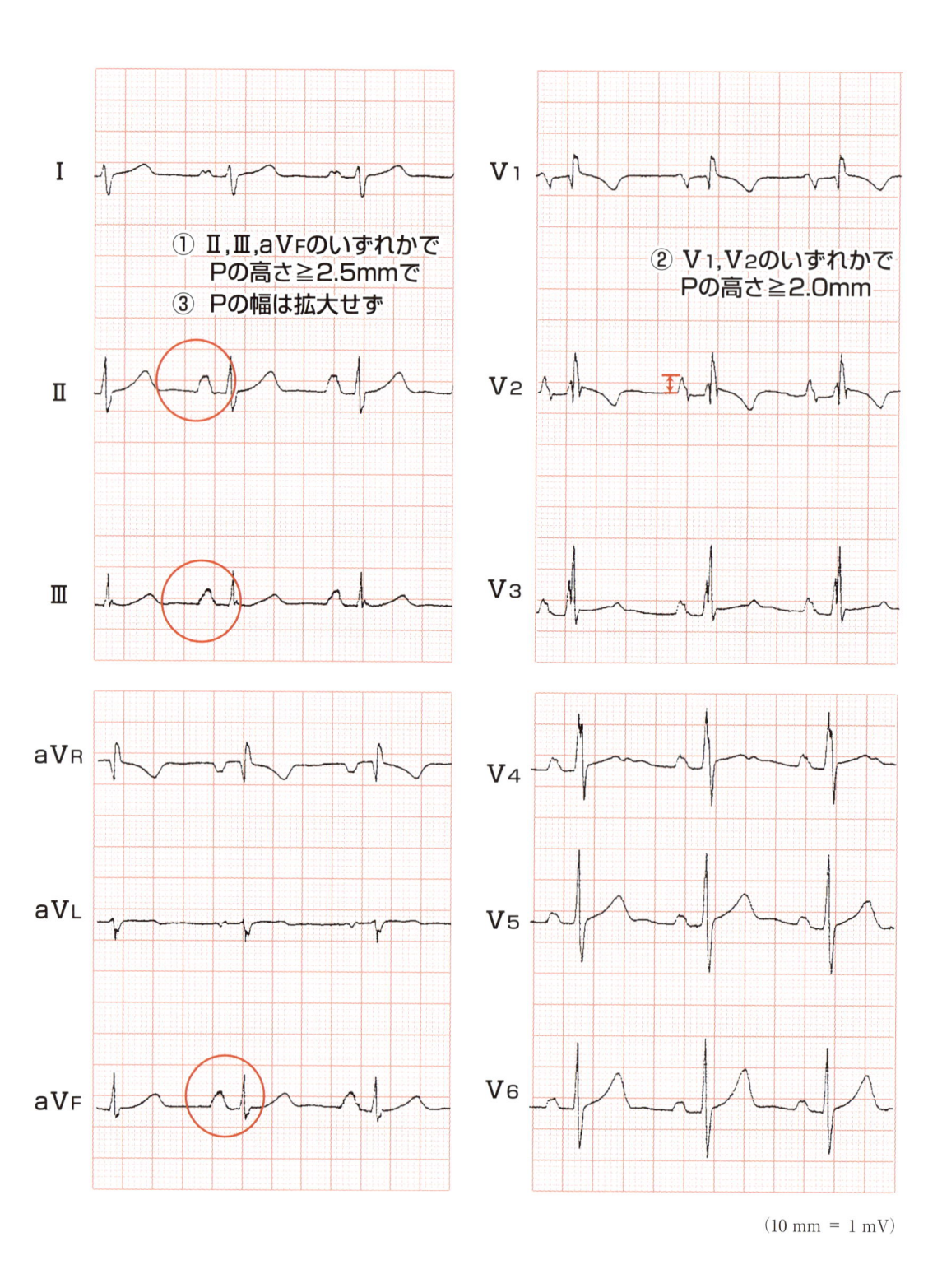

① Ⅱ,Ⅲ,aVFのいずれかで
Pの高さ≧2.5mmで
③ Pの幅は拡大せず

② V1,V2のいずれかで
Pの高さ≧2.0mm

(10 mm = 1 mV)

右房拡大とP波

P波がⅡ，Ⅲ，aVFのいずれかで2.5mm以上の高さ（肺性P）を示し，幅が狭く尖鋭であるとき，右房拡大と診断する．また，V1，V2でも2mm以上の尖鋭，増高したP波（右心性P）を認める．

右房の拡張により右房興奮のベクトルは前下方に偏位するため，心電位を下方より観察しているⅡ，Ⅲ，aVFにおいてP波が増高する．右房の興奮時間も延長するが右房は左房よりも早く興奮するため，右房の興奮の終了は左房よりも早く，幅が2.5mm以上となることはない（図3）．

右房の拡大はV1, 2においても尖鋭増高P（≧2mm）として観察される（図4A）．

右房拡大のみられる疾患

右房の拡大は，慢性肺疾患や弁膜症に続発する肺高血圧，右室拡大を呈する先天性心疾患，肺血栓塞栓症，原発性肺高血圧症のときなどにみられる．これらのうち，肺気腫などCOPD（chronic obstructive pulmonary disease，慢性閉塞性肺疾患）に伴う右房拡大のときは，V1, 2の尖鋭増高Pは欠如することが多い（図4B）．

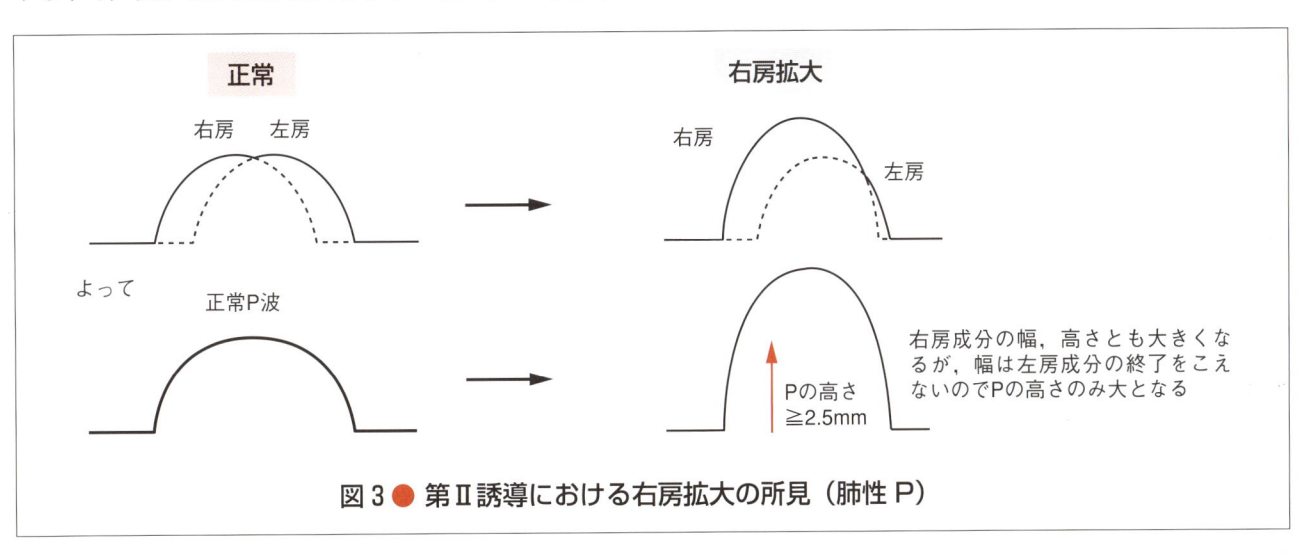

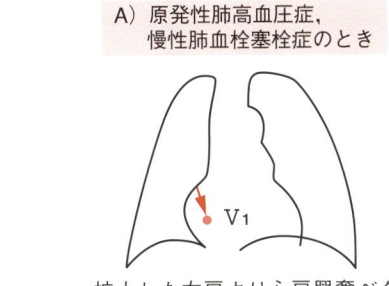

図3 ● 第Ⅱ誘導における右房拡大の所見（肺性P）

正常 / 右房拡大
右房 左房
よって 正常P波
Pの高さ ≧2.5mm
右房成分の幅，高さとも大きくなるが，幅は左房成分の終了をこえないのでPの高さのみ大となる

図4 ● V1における右房拡大（右心性P）

A）原発性肺高血圧症，慢性肺血栓塞栓症のとき
拡大した右房より心房興奮ベクトルは前下方に向きV1，V2でもPの高さ≧2.0mm（右心性P）となる

B）肺気腫のとき
右房は拡大していても横隔膜の下方偏位により右房がV1より低い位置となり，V1のPは増高しないばかりか，完全に陰性にもなりうる

ここがポイント！

右房拡大は結局，
① Ⅱ，Ⅲ，aVFのいずれかでPの高さ≧2.5mm または
② V1，V2のP波が尖鋭，増高（≧2mm）で，
③ P波の幅は2.5mm未満　の場合である

Chapter 3　P波の形，大きさがおかしい

3　異所性心房調律 〈 ectopic atrial rhythm 〉
（冠静脈洞調律／左房調律）

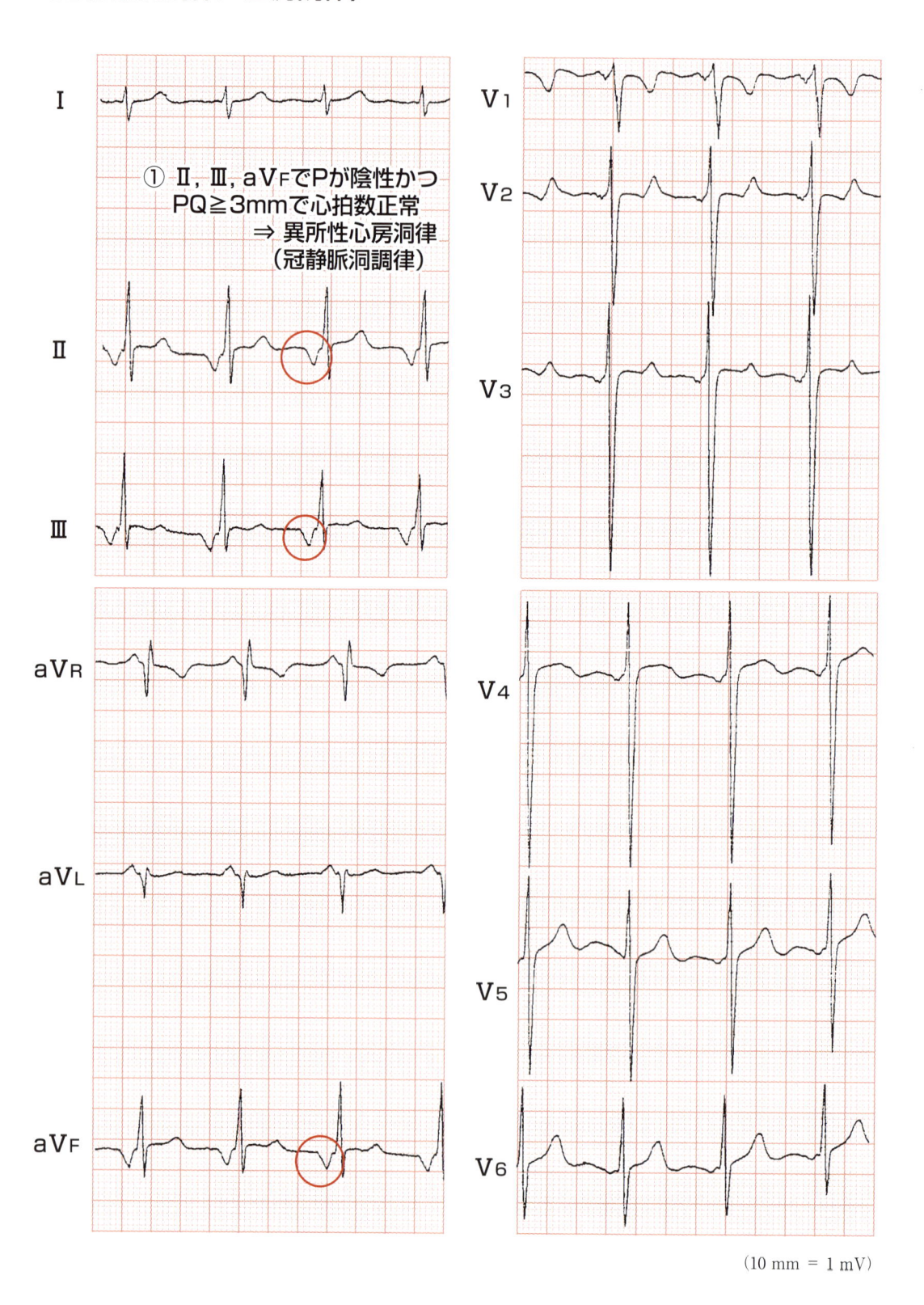

① Ⅱ, Ⅲ, aVFでPが陰性かつ
PQ≧3mmで心拍数正常
⇒ 異所性心房洞律
（冠静脈洞調律）

(10 mm = 1 mV)

異所性心房調律とP波

洞調律のP波はⅠ，Ⅱ，aVF，V2～V6で上向きである．しかし，ときに心房の洞結節以外の部位が調律をとることがある．この場合，P波の形が通常と異なる形になる．これを異所性心房調律（ectopic atrial rhythm）と呼び，冠静脈洞調律（coronary sinus rhythm），左房調律（left atrial rhythm）などが含まれる．心拍数は正常範囲である．

1 冠静脈洞調律

冠静脈洞調律は，刺激生成部位が冠静脈洞開口部または，その周辺にあると考えられているもので，心房は下から上方へ逆行性に興奮するため，下壁誘導であるⅡ，Ⅲ，aVF**誘導のすべてにおいてP波が陰性**となる．ただし，心房内の伝導のため，PQ時間は正常範囲である（房室接合部調律のときも心房は逆行性に興奮し，Ⅱ，Ⅲ，aVFでPは陰性となり，ときに逆行性PがQRSの直前にみられることがあるが，このときはPQ時間は3mm未満であることが多い）（参照 chapter2-3，p52）．

2 左房調律

左房調律は刺激生成部位が左房にあると考えられているもので，**V6のP波が陰性**であり，**ⅠのP波も陰性**のことが多い．やはりPQ時間は正常範囲にある．

この他の心房部位からも異所性心房調律を生じうるが，とくに右房上部から生じているときなど，洞調律と鑑別困難なこともある．

異所性心房調律の大部分は一過性で副交感神経の緊張亢進による機能的なもので，病的意義はない．

この調律が長年月持続している場合は，左上大静脈遺残や下大静脈欠損などの大静脈の先天的異常を伴うことがある．

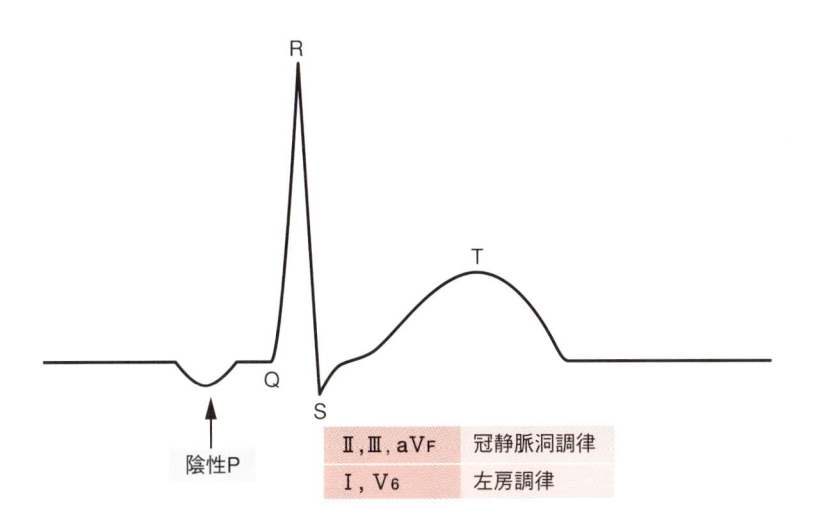

図5 ● 異所性心房調律

Ⅱ, Ⅲ, aVF	冠静脈洞調律
Ⅰ, V6	左房調律

ここがポイント！

異所性心房調律は結局，

① 冠静脈洞調律：Ⅱ，Ⅲ，aVFでP波が陰性かつPQ時間が3mm以上

② 左房調律：V6のP波が陰性であり，ⅠのP波も陰性のことが多い

　　など，正常と異なる極性のP波を伴う．心拍数，PQ時間が正常範囲にある調律である

Chapter 3 P波の形，大きさがおかしい

4 移動性ペースメーカ 〈 wandering pacemaker, pacemaker shift 〉

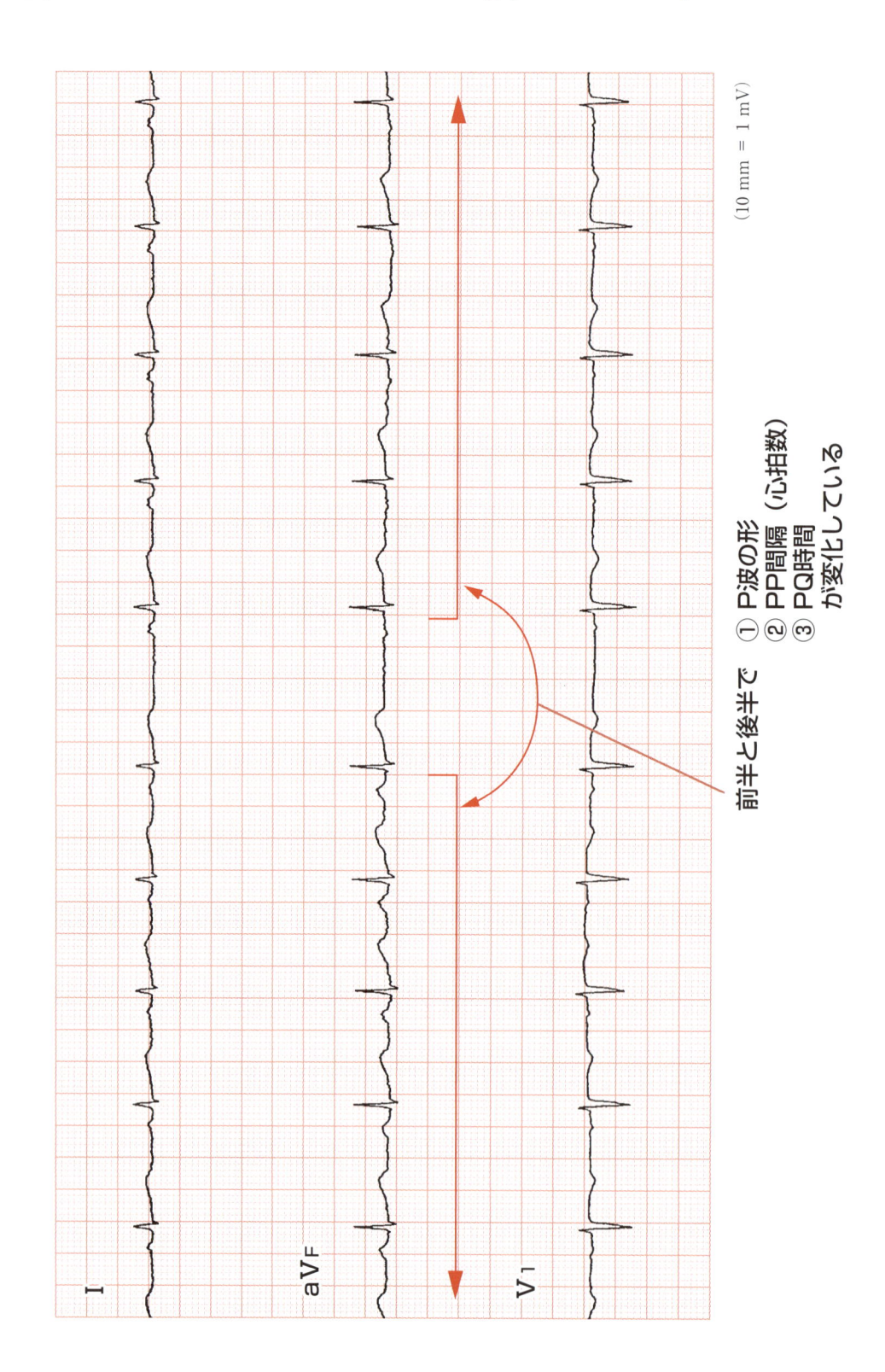

(10 mm = 1 mV)

前半と後半で ① P波の形
② PP間隔（心拍数）
③ PQ時間
が変化している

I
aVF
V1

4 移動性ペースメーカ
〈 wandering pacemaker, pacemaker shift 〉

移動性ペースメーカの機序

調律の刺激発生部位が，洞結節や心房の他の部位の間で，ときどきあるいは頻繁に入れ替わることがある．これを移動性ペースメーカ（wandering pacemaker, pacemaker shift）とよぶ．

刺激発生部位が移動するため，移動のたびに，①P波の形，②PP間隔（心拍数），③PQ時間が変化する．PQ時間が変わるのは，刺激発生部位から房室結節への距離が異なるためである．

どのような時にみられるか

この不整脈は正常人でも起こりうるもので病的意義はない．迷走神経緊張時や，ジギタリスが原因となることもある．また，器質的な心疾患やリウマチ熱罹患時にも起こることがある．

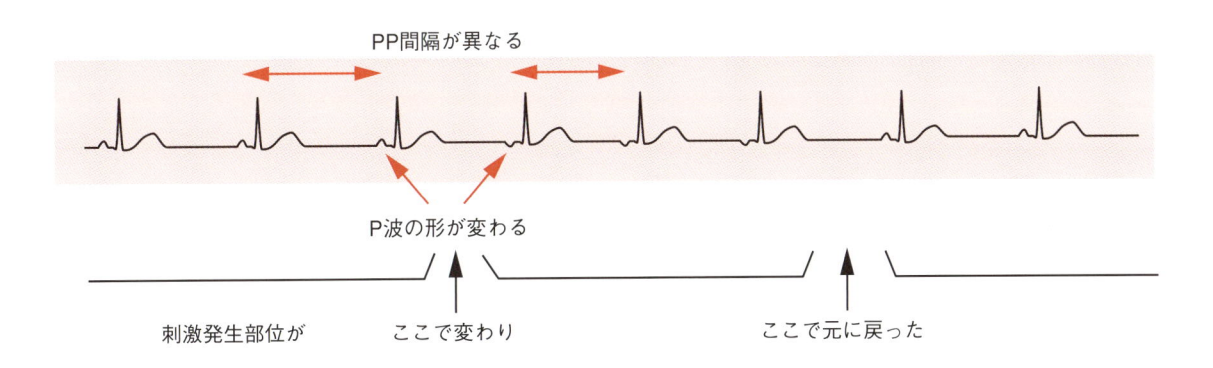

図6 ● 移動性ペースメーカの波形

ここがポイント！

移動性ペースメーカは結局，
心房内での刺激発生部位が移動するため
　　① P波の形
　　　　が変化するもので，
　　② PP間隔（心拍数）
　　③ PQ時間
　　　　も変化することが多い

まとめ

「P波の形，大きさがおかしい」心電図の読み方

本章では基本的にQRSに先行するP波がある場合の心電図の読み方を扱った．したがってP波がない場合，逆行性のP波が存在する場合は「正常なP-QRS関係がみられない（基本調律の異常）」の章（参照 chapter2，p48）を参照されたい．

まず，Ⅰ，ⅡでP波が正で幅3mm未満，高さ2.5mm未満，V_1で高さ2mm未満，P terminal force＜0.04 mm・秒ならば正常

そうでない場合，

1 ⅡでP波の幅が3mm以上またはV_1のP terminal forceが0.04mm・秒以上ならば**左房拡大**

2 Ⅱ，Ⅲ，aV$_F$のいずれかでPが2.5mm以上の高さ，またはV_1，V_2のPの高さが2mm以上ならば**右房拡大**

3 **1** **2** がともに認められるなら**両房拡大**

4 Ⅱ，Ⅲ，aV$_F$でP波が下向きならば**異所性心房調律（冠静脈洞調律）**

5 ⅠのP波が陰性のとき，**異所性心房調律（左房調律）**が考えられる．あるいは，右胸心や左右上肢の電極のつけちがえ（参照 chapter7-2，p132）のこともある

6 P波の形がときどき変化し，それに伴い心拍数やPQ時間が変化する場合は**移動性ペースメーカ**

7 1拍だけ，あるいは連発して，異所性のP波（P'波）が早期に出現しているものは**上室期外収縮**（参照 chapter15-5，p250）．

memo

Let's try

Question 1

健康診断で不整脈を指摘された58歳の男性．心房細動が認められ，電気的除細動により洞調律となった直後の心電図である．ST-T異常，左室高電位が認められる．P波の所見は何か？

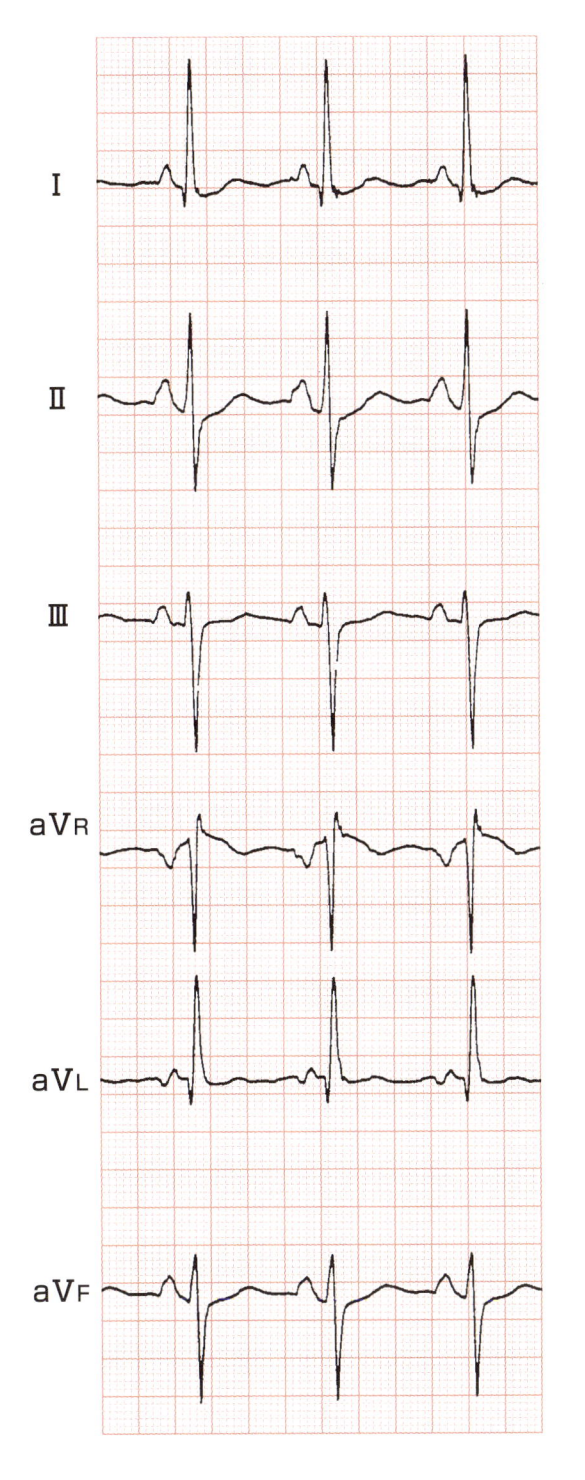

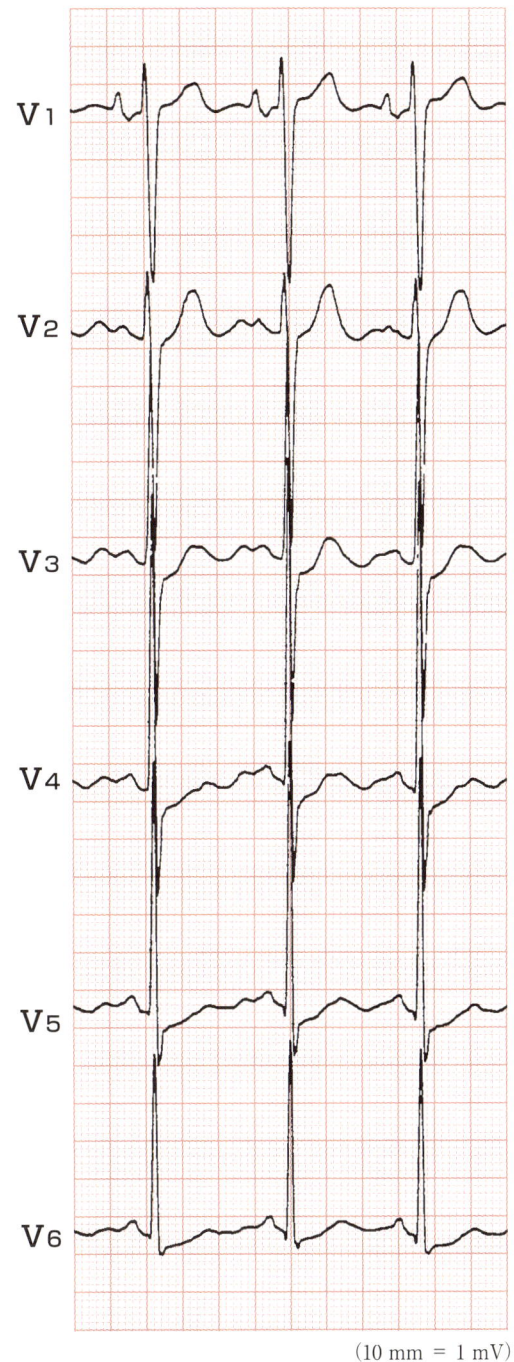

(10 mm = 1 mV)

Let's try

Answer 1 両房拡大

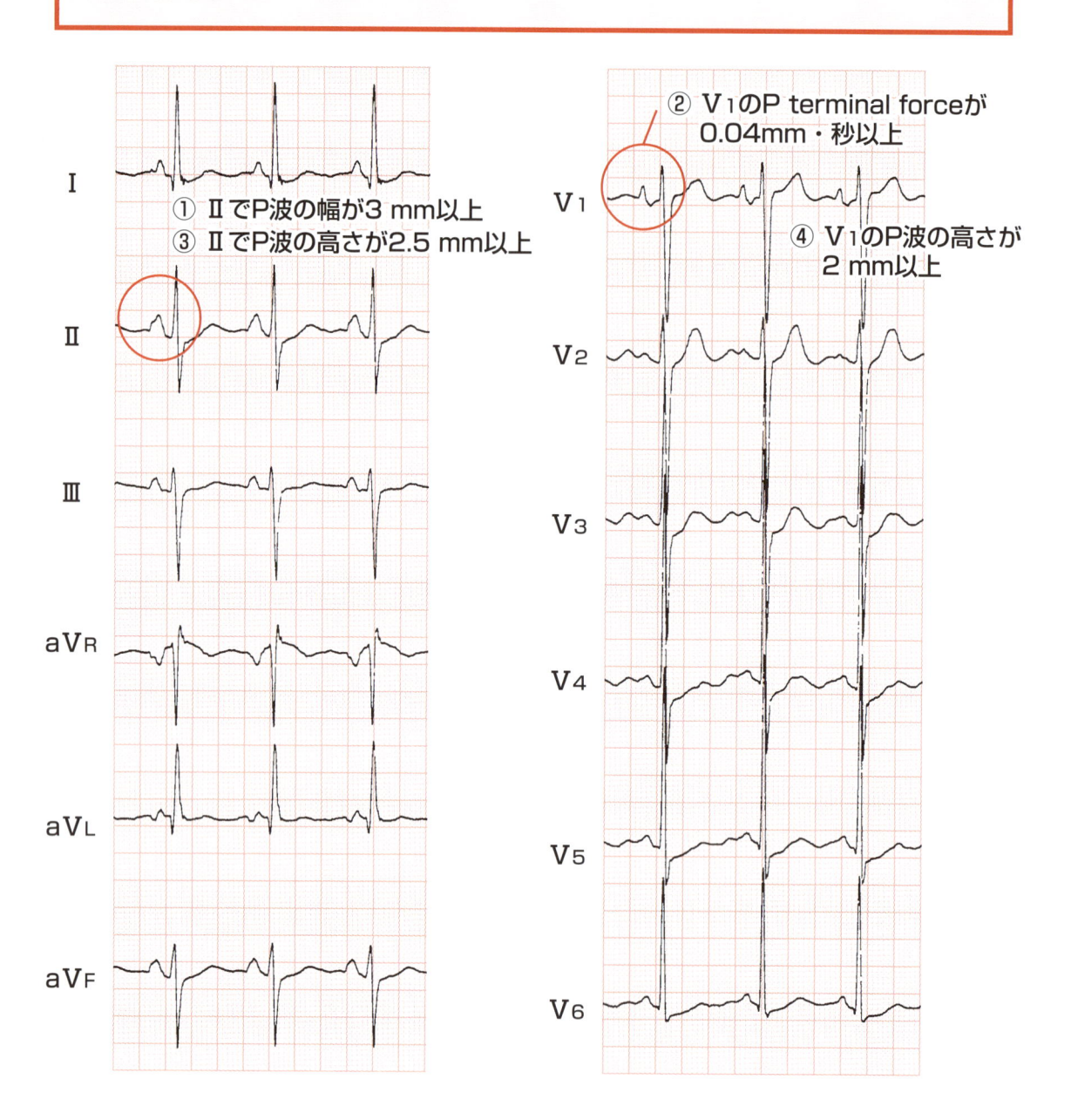

① ⅡでP波の幅が3 mm以上
② V₁のP terminal forceが0.04mm・秒以上
③ ⅡでP波の高さが2.5 mm以上
④ V₁のP波の高さが2 mm以上

① ⅡでP波の幅が3 mm以上
② V₁のP terminal forceが0.04 mm・秒以上
③ ⅡでP波の高さが2.5 mm以上
④ V₁のP波の高さが2 mm以上

　Chapter3-1で述べた左房拡大所見と，Chapter3-2で述べた右房拡大所見の両者を兼ね備えているのが両房拡大である．この患者は除細動直後は両房拡大の心電図所見であったが，数時間後には左房拡大，右房拡大の心電図所見は両方とも消失していた．心房細動がいかに心房負荷となっているかがわかる．

ひとくちメモ：ペースメーカの種類

ペースメーカモードは3文字の組み合わせで表現する．

第1文字はペーシング部位を表す．第2文字はセンシング部位を表す．また，第3文字はセンシング時の反応形式を表す．抑制型（I）は自己心拍をセンスした場合にペーシングをしない機能で，同期型は自己のP波をセンスした場合に同期して心室ペーシングをする機能である．例えばVVIモードのペースメーカは，心室（V）でペーシングし，心室（V）でセンシングし，自己心拍をセンスした場合はペーシングしない形式である．

モードとしては，AAI，VVI，VDD，DDDの4種類が多い．また，身体活動度に応じてペーシングレートを変化させる心拍変動機能を有するものもある．体動を感知し，ペーシングレートを上げる機能を持っているペースメーカであり，心機能の悪い患者などに使用されることがある．この機能を有するペースメーカは4文字目にRの文字を入れて表す（AAIR，VVIRなど）．

ペーシング部位	センシング部位	センシング時の反応形式
A 心房	A 心房	I 抑制型
V 心室	V 心室	T 同期型（トリガー）
D 心房＋心室	D 心房＋心室	D 抑制＋同期型

体験談　初心忘るべからず

50歳女性，1カ月前からの呼吸困難と数日前からの発熱を主訴に来院した．聴診で心尖部に全収縮期逆流性雑音，両下肺野に湿性ラ音を聴取し，僧帽弁閉鎖不全症によるうっ血性心不全，感染性心内膜炎の疑いで入院となった．心エコー図では腱索断裂によるⅣ°の僧帽弁閉鎖不全が認められた．弁にvegetationは認められず，頻回の血液培養でも細菌は検出されず，感染性心内膜炎ではないと判断した．入院時の心電図では著明な左房拡大の所見とV_5，V_6でSTの低下を伴う左室肥大の所見があった．

この時点ではこの左室肥大の所見は僧帽弁閉鎖不全による2次性のものと考えていた．心不全も順調に軽快し，僧帽弁閉鎖不全の手術適応と考えられたため，心臓カテーテル検査を施行したところ，なんと左前下行枝に川崎病様の巨大な冠動脈瘤がみつかった．右冠動脈と左回旋枝は完全に閉塞しており，左前下行枝も90％の狭窄を有した．右冠動脈と左回旋枝は左前下行枝からの側副血行のみで養われていた．

病歴をよく聞きなおしてみると，子供の頃のことは全く記憶になかったので川崎病であったかどうかはわからなかったが，最近，労作時の心窩部痛があり，胃が悪いと思っていたとのこと．健診の心電図を取り寄せてみると3年前から胸部誘導でのST低下が認められていた．心エコー図のビデオを見直してみたところ，しっかりと冠動脈瘤が記録されていた！　この患者さんはその後僧帽弁置換術と冠動脈バイパス術を受け元気に退院された．

病歴聴取の大切さ，以前の資料集めの大切さ，また，1つのことにとらわれないことの大切さを同時に実感させられた一例であった．

（山崎　明）

Chapter 4 PQ が短い，長い

久賀圭祐

1 WPW 症候群 〈Wolff-Parkinson-White syndrome〉

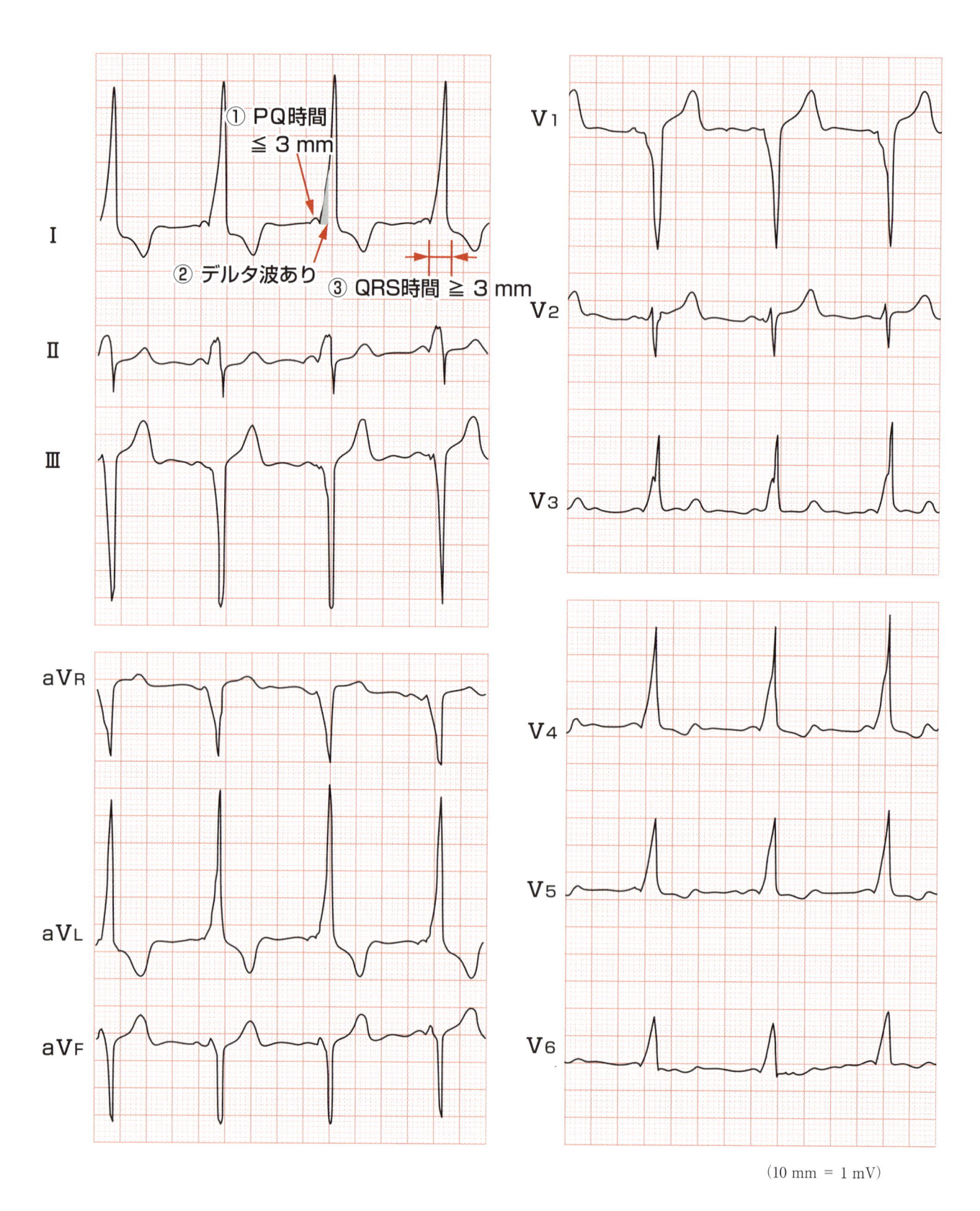

① PQ時間 ≦ 3 mm
② デルタ波あり
③ QRS時間 ≧ 3 mm

(10 mm = 1 mV)

WPW症候群の心電図

WPW症候群では，心房と心室の間にケント束（Kent bundle）と呼ばれる副伝導路があり，房室結節−ヒス・プルキンエ系（His-Purkinje system）を介する正常の心室興奮よりも早く副伝導路付着部の心室の興奮が生じる（図1）．このために心電図上，PQ時間が短縮［通常3mm（0.12秒）以内］し，QRS波はP波の直後から始まる緩徐な傾斜をなし（デルタ波），QRS時間が長くなる［通常3mm（0.12秒）以上］（図2）．

心室の脱分極，再分極過程が正常とは異なるためにST-TがQRSと逆方向に偏位して，ST-T異常が生じることがある．副伝導路の部位によってはデルタ波のベクトルの方向がR波と反対方向に向かうことがあり，異常Qを生じることもある（参照▷ ひとくちメモ「副伝導路の位置推定」，p91）．

WPW症候群では，房室間の経路が，房室結節とケント束の2つあるため，この2経路を通り房室間を大きく旋回する頻拍発作を起こすことがある（図3）．これを房室回帰性頻拍（atrioventricular reciprocating tachycardia：AVRT）といい，発作性上室性頻拍（paroxysmal supraventricular tachycardia：PSVT）の主要な原因のひとつである．（参照▷ chapter18-2，p296）

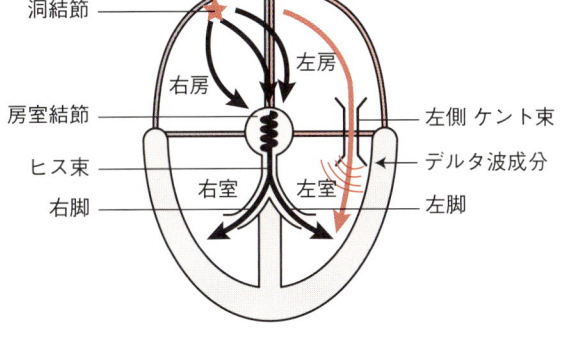

図1● WPW症候群（左側副伝導路）
WPW症候群においては，心室は房室結節を通る経路とケント束を通る経路の両方により興奮する

図2● WPW型伝導と正常伝導の心電図
WPW症候群のECG（赤実線）は正常のECG（波線）と異なり，①PQが短く，②デルタ波があり，③QRS時間が長く，しばしば④ST-T異常を伴う

図3● 房室回帰性頻拍
房室回帰性頻拍はWPW症候群に生じる．房室結節を順行伝導し，ケント束を逆行伝導する形がふつうである（orthodromic atrioventricular reciprocating tachycardia）（逆回転もありうるがきわめて稀）

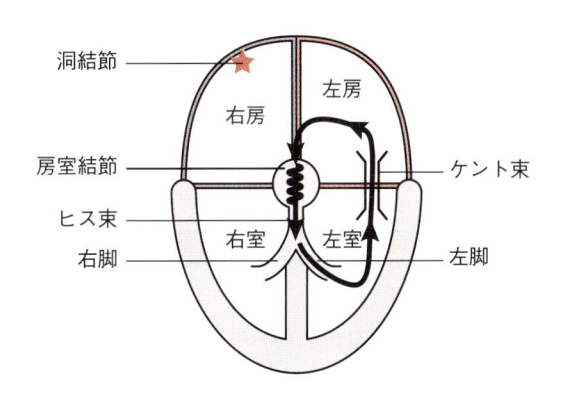

ここがポイント！

WPW症候群は，結局
① PQ時間が3mm（0.12秒）以内
② デルタ波が存在
③ QRS時間が3mm（0.12秒）以上　　　である

Chapter 4 PQ が短い，長い

2 LGL 症候群 〈Lown-Ganong-Levine syndrome〉

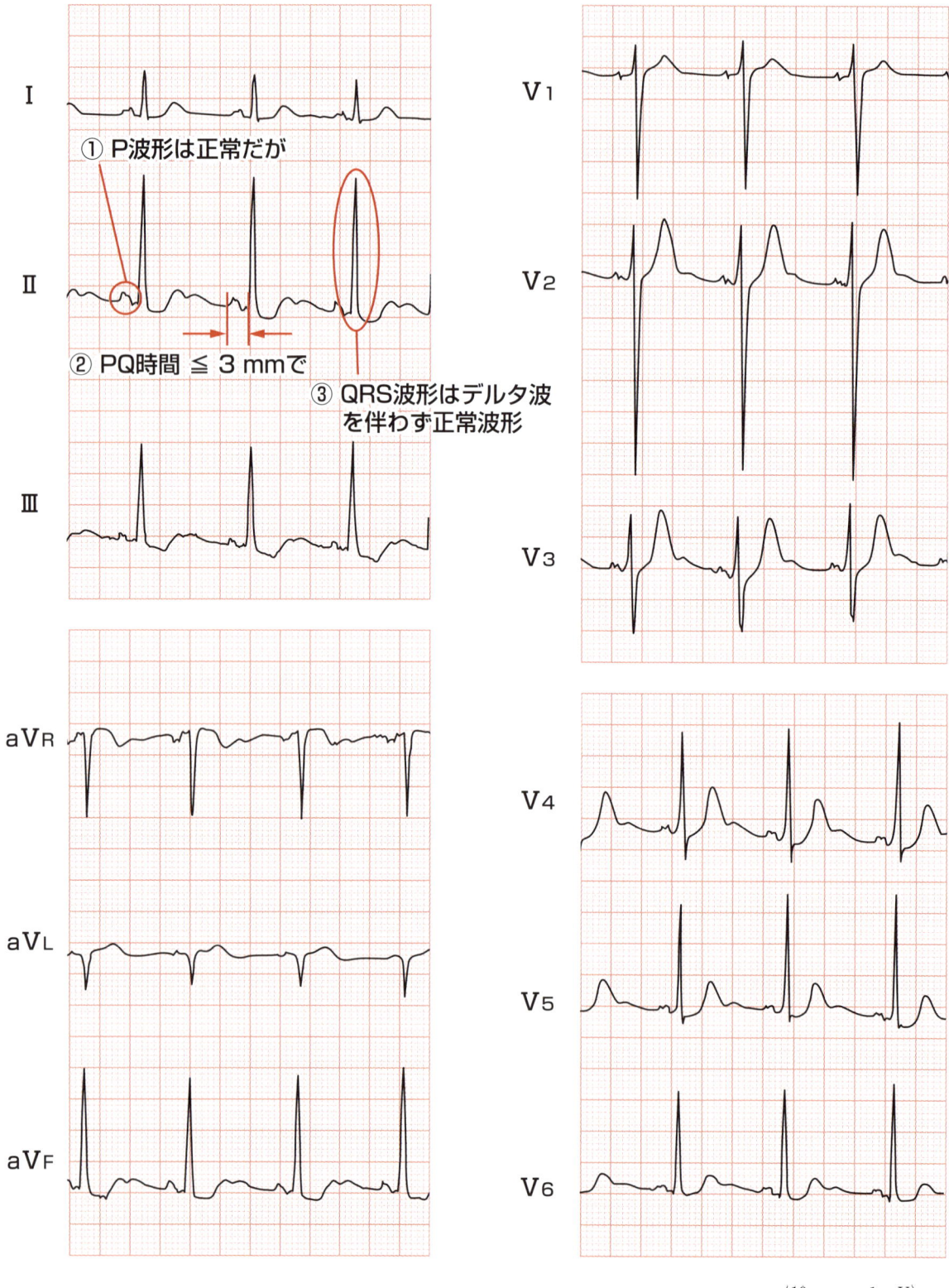

① P波形は正常だが

② PQ時間 ≦ 3 mmで

③ QRS波形はデルタ波を伴わず正常波形

（10 mm = 1 mV）

2 LGL症候群〈Lown-Ganong-Levine syndrome〉

LGL症候群の心電図

P波は正常で，PQ時間が短縮［3 mm（0.12秒）未満］しているが，WPW症候群と異なり，QRS波形は正常のものをLGL症候群と呼ぶ．

房室結節の伝導促進，あるいは房室結節の一部または全部をバイパスする副伝導路（ジェイムス線維：James fiberなど）が存在することによる．副伝導路を介する上室頻拍を生じることもある．異所性P波がQRSの直前にあるときもPQ時間が短縮してLGL症候群様にみえることがあるが，これはP波が洞性のP波と異なる形を示す点で鑑別することができる．

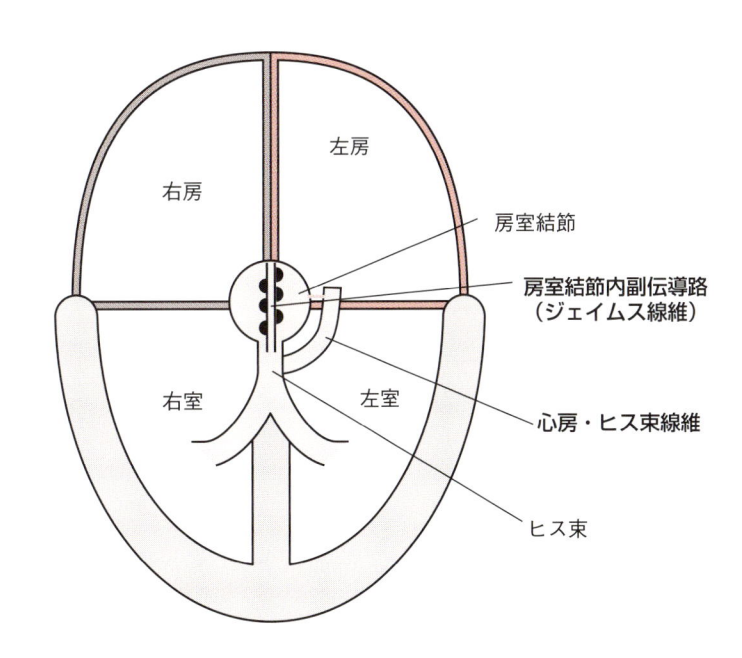

図4 ● LGL症候群
房室結節内副伝導路（ジェイムス線維）あるいは心房・ヒス束線維により，デルタ波やQRS時間の延長を伴わずにPQ時間が短縮するのがLGL症候群である

ここがポイント！

LGL症候群とは，結局
① P波は正常な洞調律と同一波形
② PQ時間は短縮 3 mm（0.12秒）未満
③ QRS波形は正常
である

Chapter 4 PQ が短い，長い

3 Ⅰ度房室ブロック 〈first-degree atrioventricular (AV) block〉

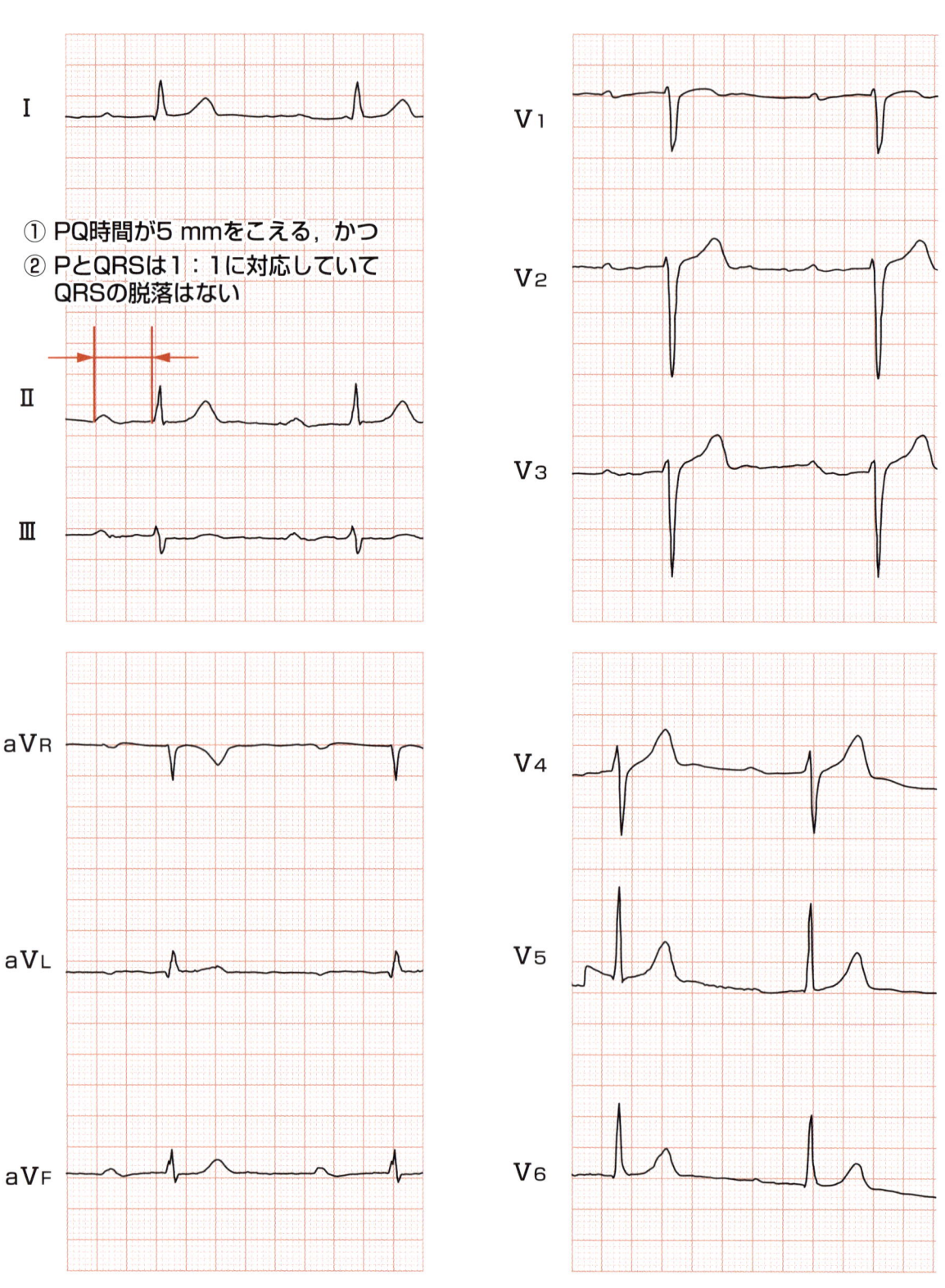

① PQ時間が5 mmをこえる，かつ
② PとQRSは1：1に対応していてQRSの脱落はない

(10 mm = 1 mV)

I度房室ブロックの心電図

心房の興奮の始まりから心室の興奮の始まりまでを**房室伝導時間**といい，**PQ**時間で表される．ヒス束心電図ではこの過程は2つの成分，すなわち「心房の脱分極（A波）から房室結節までの時間（**AH時間**）」と「興奮がヒス束から伝導し，心室の脱分極が始まるまでの時間（**HV時間**）」とからなる（図5）．通常AH時間は70〜120ミリ秒，HV時間は40〜55ミリ秒である．

I度房室ブロックはPQ時間が0.21秒以上に延長したもの（房室伝導の遅延）であり，すべてのP波がその後にQRSを伴う（すなわち，房室伝導の途絶を伴わない）ものである．I度房室ブロックはヒス束心電図では**AH時間の延長**によることが多く，治療を必要としない．ジギタリスやβ遮断薬の投与により生じることもある．

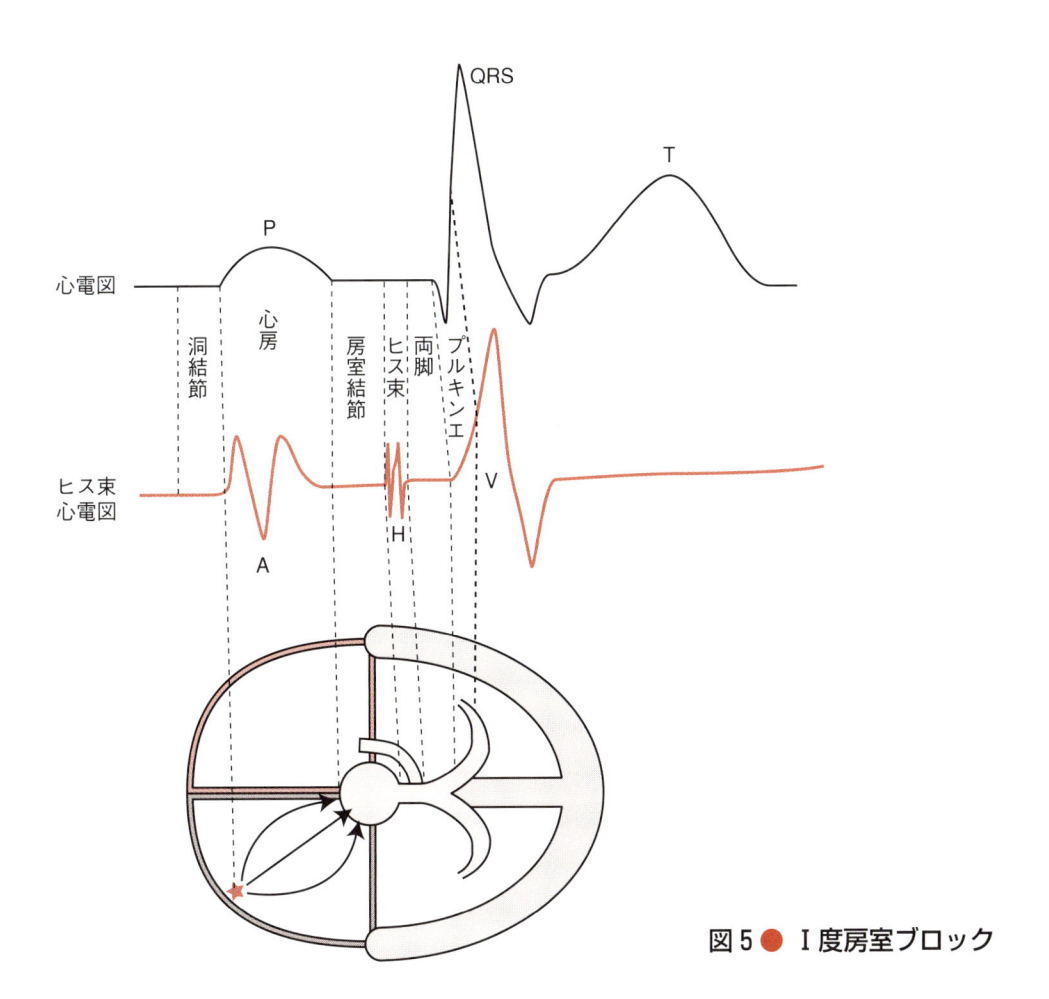

図5● I度房室ブロック

ここがポイント！

I度房室ブロックは，結局
① PQ時間が 5 mm を越え（0.21秒以上）[（5 mm）0.20秒までは正常範囲]，
② 房室伝導は 1：1 に保たれているもの
　　である

まとめ

「PQ が短い，長い」心電図の読み方

洞結節で生成された興奮は，洞結節 → 心房 → 房室結節 → ヒス束 → プルキンエ線維（右脚・左脚）→ 固有心室筋，の順に伝導する．

洞結節の興奮は心電図上には記録されず，QRS 波は固有心室筋の興奮によって生じる．したがって，PQ 時間は心房から固有心室筋までの伝導時間にあたる．これらの伝導過程に伝導遅延を生じると PQ 時間が延長する．

また，これらの伝導過程をバイパスして伝導する副伝導路が存在する場合には PQ 時間の短縮が生じる．WPW 症候群や LGL 症候群がこれで，総じて早期興奮症候群（preexcitation syndrome）という．

Ⅰ）PQ が短い [≦ 3 mm（0.12 秒）]

1 デルタ波があり，QRS ≧ 3 mm（0.12 秒）なら **WPW 症候群**

2 デルタ波などなく，QRS は正常で，P 波形も正常で PQ が短いだけなら **LGL 症候群**

3 P 波形が洞性 P と異なるときは，異所性 P'（異所性心房調律）か逆行性 P が考えられる．異所性 P' による異所性心房調律なら P'Q 時間は通常正常範囲にある．房室接合部調律のときは逆行性 P がⅡ，Ⅲ，aVF における陰性 P として生じ，QRS の直前または直後にみられるか，または QRS に全く重なってみえない．QRS の直前にある場合であっても PQ 時間は通常短い（≦ 3 mm）．

4 1 拍だけ，あるいは連発して異所性 P' が早期に出現しているときは上室期外収縮（SVPC）．このとき P'Q 時間は正常内のことも，短いことも，また（房室伝導の不応期にあたって）長いこともある．

Ⅱ）PQ が長い [> 5 mm（0.21 秒）]

1 PQ が長いが P–QRS がすべて 1：1 に対応しているときは **Ⅰ度房室ブロック**．

2 Ⅰ）–**4** に述べたように，SVPC で P'Q が > 5 mm となることもある．

Let's try

Question 1

40歳の男性．健診で心電図異常を指摘された．自覚症状はない．心電図所見は？

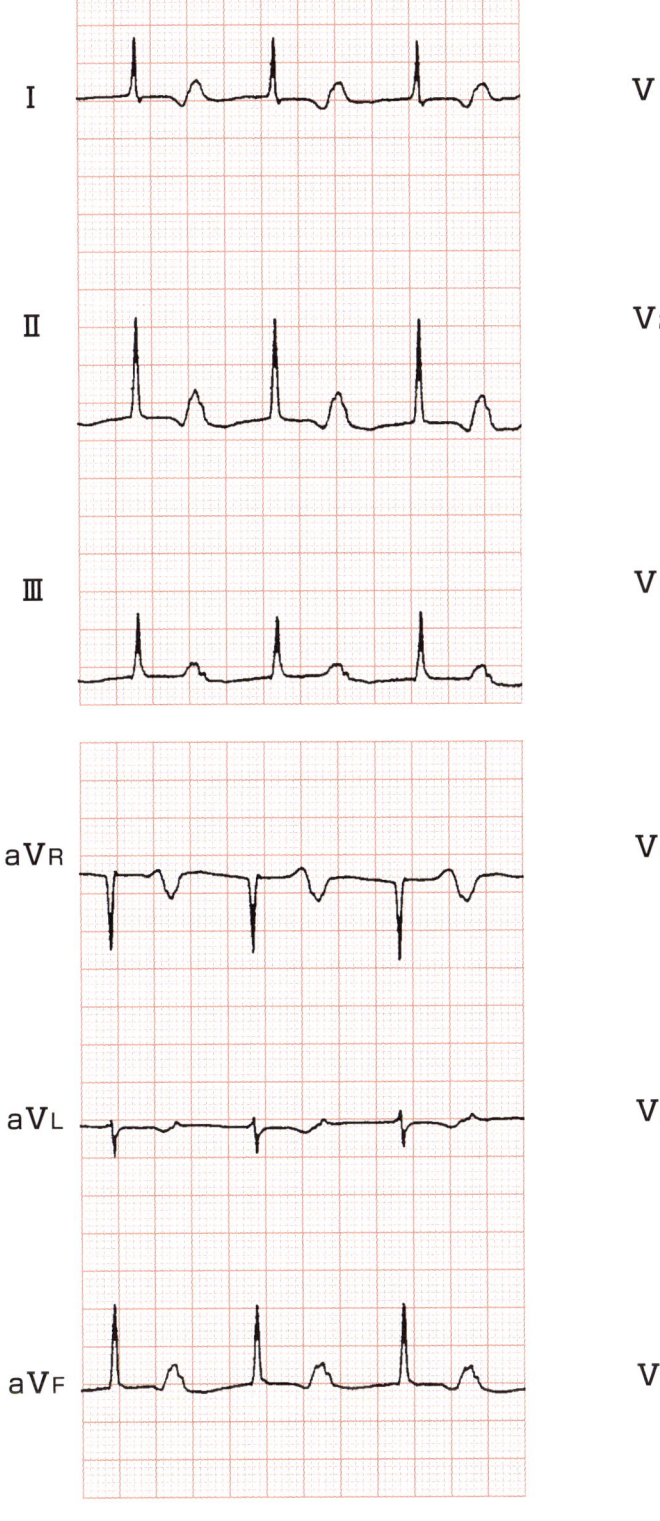

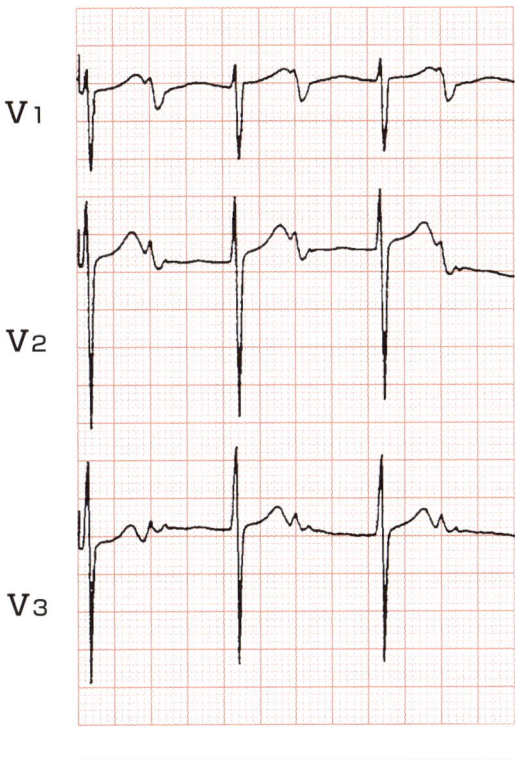

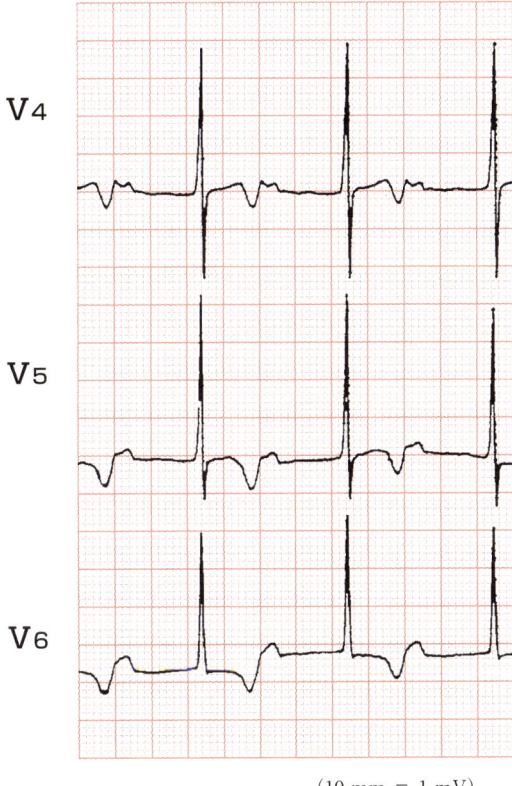

(10 mm = 1 mV)

Let's try

Answer 1　Ⅰ度房室ブロック

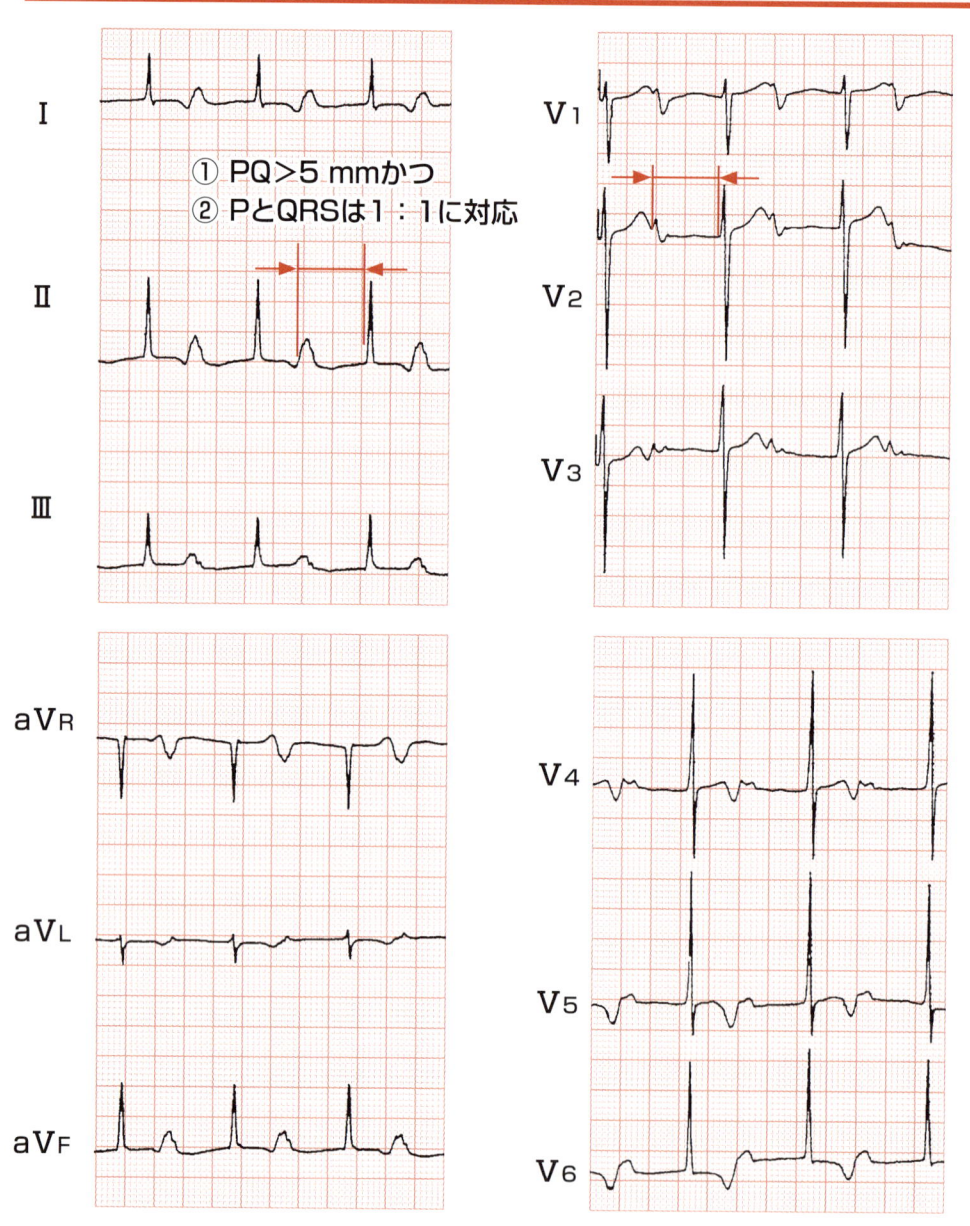

① PQ>5 mmかつ
② PとQRSは1：1に対応

◎ ① PQ時間＞5 mmと延長しているが，② PとQRSが1：1に対応していてQRSの脱落がないので，Ⅰ度房室ブロックである（QRSの脱落が記録されればⅡ度房室ブロック）．本例においては，PQ時間は11 mm（0.44秒）であり，正常の5 mm（0.20秒）以下に対し著明に延長している．そのためP波はその前のT波に重なり，一見P波がないようにみえる（本当にP波がないなら，促進性房室接合部調律との診断になる）．しかし，本例ではP波がT波に重なり存在することがV1〜V3をみればわかり，Ⅰ度房室ブロックとの診断が可能である．

◎ PやPQ時間は第Ⅱ誘導において認識されやすく，測定も第Ⅱ誘導において行うのが通常であるが，P波がよく認識できないときには，その次にP波がよくみえるV1〜V3を参照するとよい．

◎ 本例では，上記のほかに，Ⅰ，aVL，V4〜6に陰性Tを伴い，虚血を含む何らかの心筋障害も疑われる．

Let's try

Question 2

23歳の男性．突然生じる動悸発作が何度かあったとのことで，精査を希望し来院した．診断は何か？（12誘導心電図と下段のV1連続記録は同時記録）

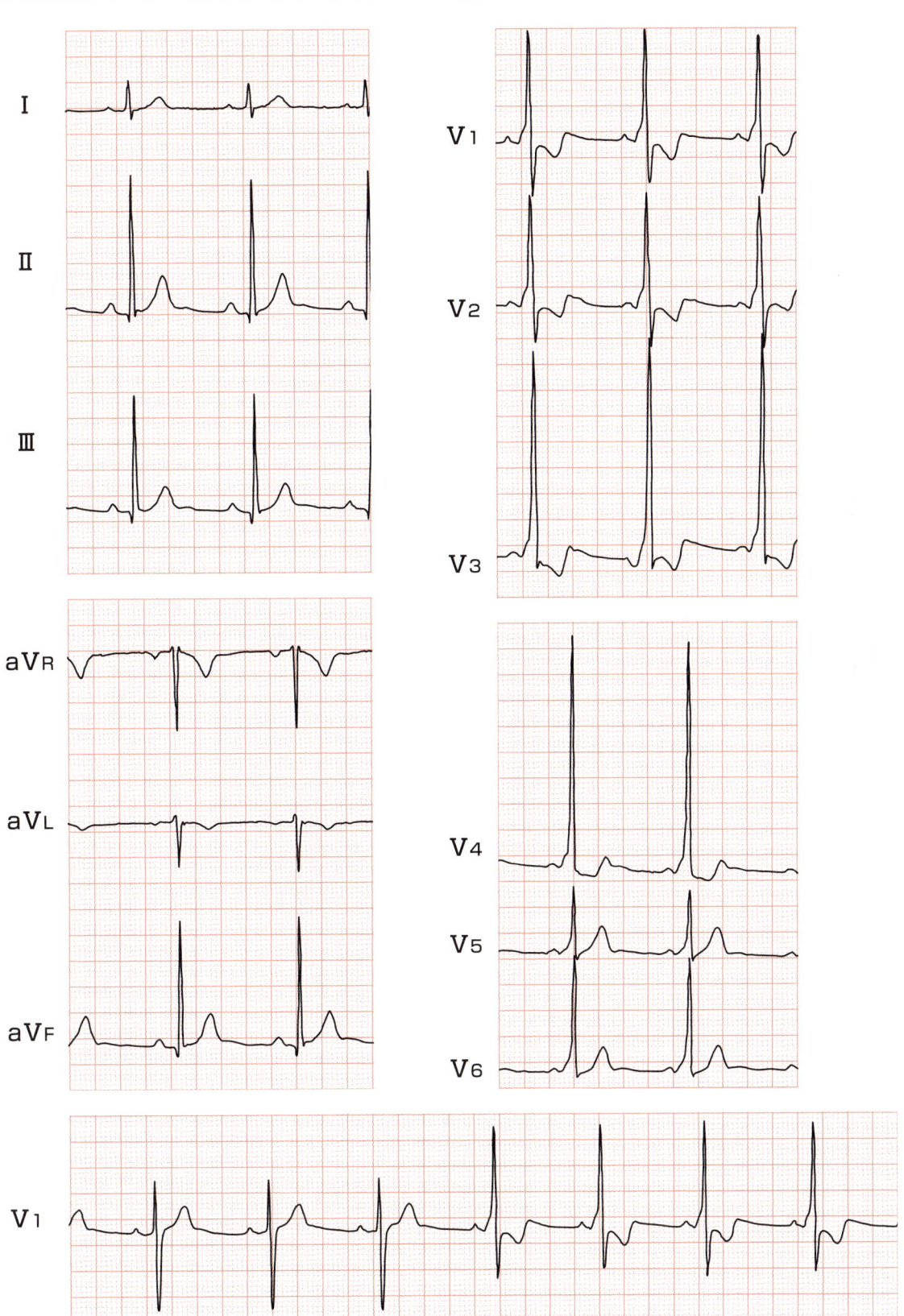

(10 mm = 1 mV)

Let's try

Answer 2　間歇性 WPW 症候群

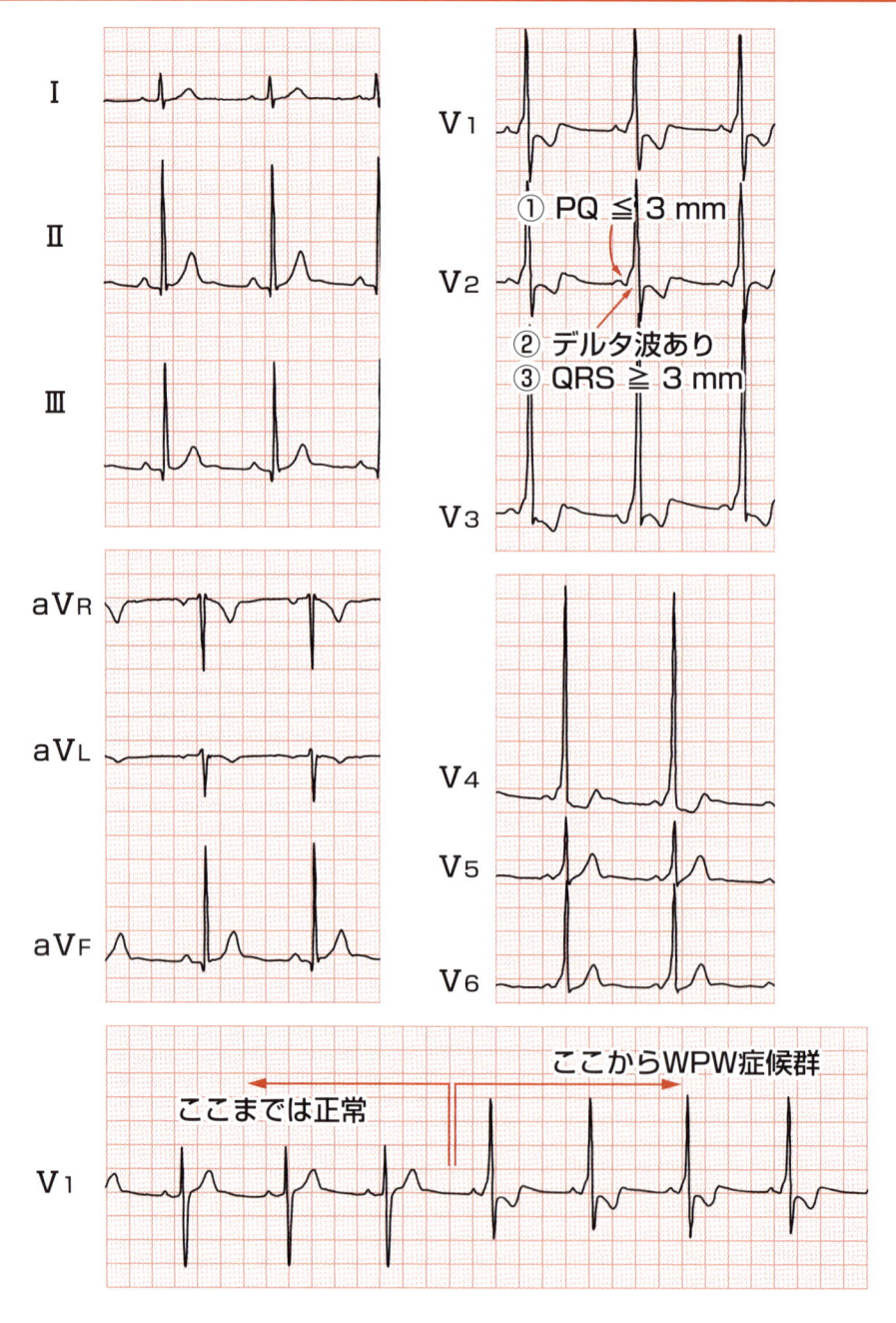

（心電図）
① PQ ≦ 3 mm
② デルタ波あり
③ QRS ≧ 3 mm

ここまでは正常 ← → ここからWPW症候群

◎ 前半の記録は，P，PQ 時間，QRS 時間のいずれも正常である．しかし後半の記録は，P 波形や P 波の周期は変わらず同じ洞調律であるが，① PQ が短縮し（≦ 3 mm），②デルタ波が出現，③ QRS 時間が延長（≧ 3 mm）して，WPW 症候群であることを示している．

◎ 副伝導路（ケント束）は，順行（心房→心室），逆行（心室→心房）方向の伝導性をもっている．常に順行伝導のあるものは，いつも WPW 症候群の心電図所見を有し，顕性 WPW 症候群と呼ばれる．一方，本例のように時に順行方向の伝導が消失するものもあり，間歇性 WPW 症候群と呼ばれる．このほかに，順行伝導はなく逆行伝導のみのもの（潜在性 WPW 症候群）もある．潜在性 WPW 症候群は房室回帰性頻拍を生じうるが，非発作時の心電図ではデルタ波は存在せず，PQ 時間も正常であるので，WPW 症候群の診断ができない．

ひとくちメモ：WPW 症候群と不整脈

　WPW 症候群が最初に報告されたときには，頻拍が合併しやすいことがあげられていた．実際，WPW 症候群では，心房あるいは心室期外収縮をトリガーにして，心房 → 房室結節 → 心室 → 副伝導路を逆行 → 心房 → …のように興奮旋回する，房室回帰性頻拍を生じやすい．さらに，発作性心房細動を約 3 割に合併するとされ，偽性心室頻拍（pseudoventricular tachycardia）と呼ばれる心電図所見を呈し，突然死の原因となることがある（参照 chapter20-3, p336）．

ひとくちメモ：副伝導路の位置推定

　Gallagher らは，外科的に副伝導路切断を行った症例の心電図におけるデルタ波の初期 40 ミリ秒の極性に基づき，副伝導路の存在部位が診断可能であることを示した（図 6）．さらに Arruda らは，デルタ波の初期 20 ミリ秒の極性から副伝導路の存在部位を診断するフローチャートを提唱した（図 7）．

図6 ● WPW 症候群における心電図的分類（Gallagher らによる）

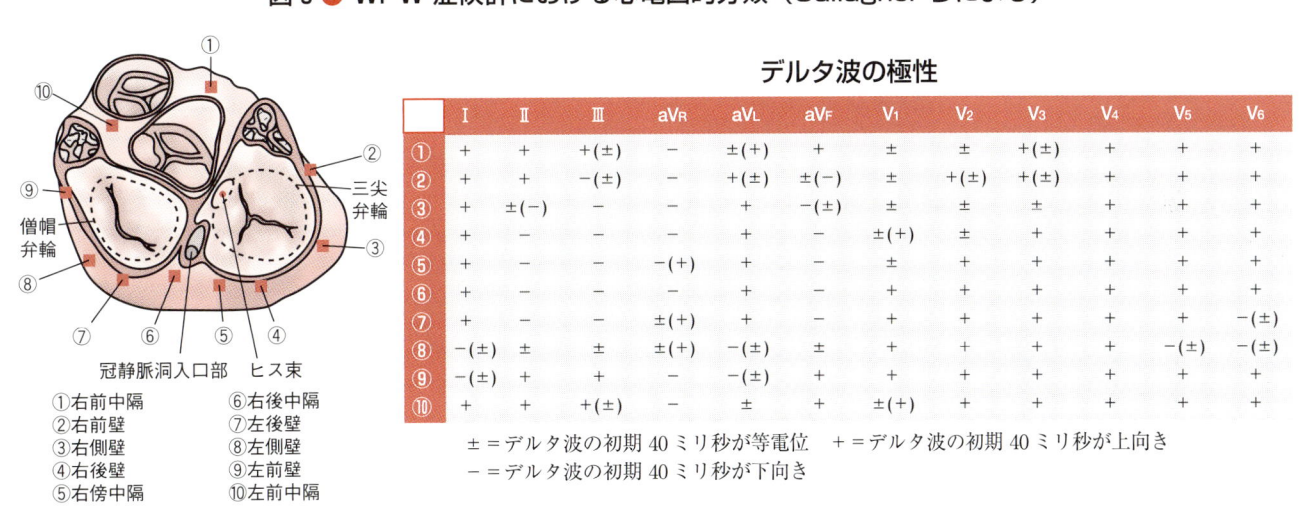

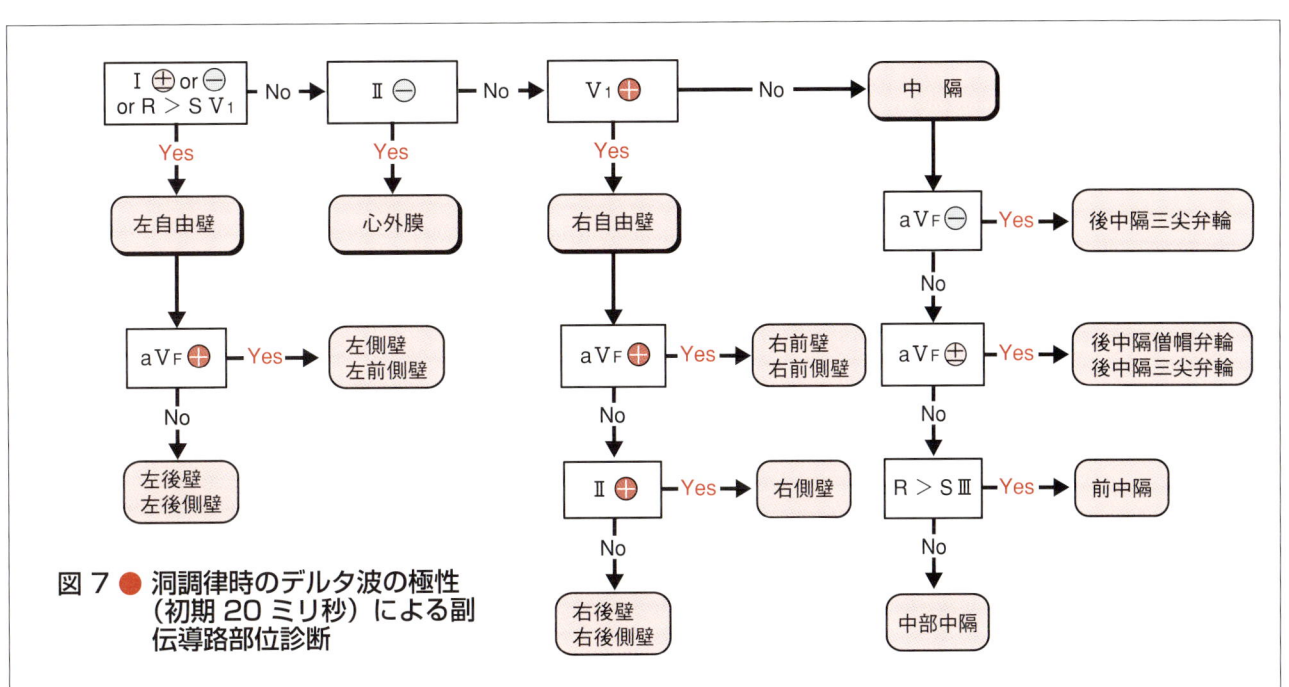

デルタ波の極性

	I	II	III	aVR	aVL	aVF	V1	V2	V3	V4	V5	V6
①	+	+	+(±)	−	±(+)	+	±	±	+(±)	+	+	+
②	+	+	−(±)	−	+(±)	±(−)	±	+(±)	+(±)	+	+	+
③	+	±(−)	−	−	+	−(±)	±	±	+	+	+	+
④	+	−	−	−	+	−	±(+)	±	+	+	+	+
⑤	+	−	−(+)	−	+	−	+	+	+	+	+	+
⑥	+	−	−	−	+	−	+	+	+	+	+	+
⑦	+	−	−	±(+)	+	−	+	+	+	+	+	−(±)
⑧	−(±)	±	±	±(+)	−(±)	±	+	+	+	+	−(±)	−(±)
⑨	−(±)	±	+	−	−(±)	+	+	+	+	+	+	+
⑩	+	+	+(±)	−	±	+	±(+)	+	+	+	+	+

± ＝デルタ波の初期 40 ミリ秒が等電位　＋＝デルタ波の初期 40 ミリ秒が上向き
− ＝デルタ波の初期 40 ミリ秒が下向き

①右前中隔　⑥右後中隔
②右前壁　　⑦左後壁
③右側壁　　⑧左側壁
④右後壁　　⑨左前壁
⑤右傍中隔　⑩左前中隔

冠静脈洞入口部　ヒス束　僧帽弁輪　三尖弁輪

図7 ● 洞調律時のデルタ波の極性（初期 20 ミリ秒）による副伝導路部位診断

I ⊕ or ⊖ or R＞S V1
- Yes → 左自由壁 → aVF ⊕
  - Yes → 左側壁／左前側壁
  - No → 左後壁／左後側壁
- No → II ⊖
  - Yes → 心外膜
  - No → V1 ⊕
    - Yes → 右自由壁 → aVF ⊕
      - Yes → 右前壁／右前側壁
      - No → II ⊕
        - Yes → 右側壁
        - No → 右後壁／右後側壁
    - No → 中隔 → aVF ⊖
      - Yes → 後中隔三尖弁輪
      - No → aVF ⊕
        - Yes → 後中隔僧帽弁輪／後中隔三尖弁輪
        - No → R＞S III
          - Yes → 前中隔
          - No → 中部中隔

Chapter 5 QRS 幅が広い（QRS 時間の延長），QRS 平均電気軸が異常

武安法之

1 右脚ブロック 〈right bundle branch block : RBBB〉

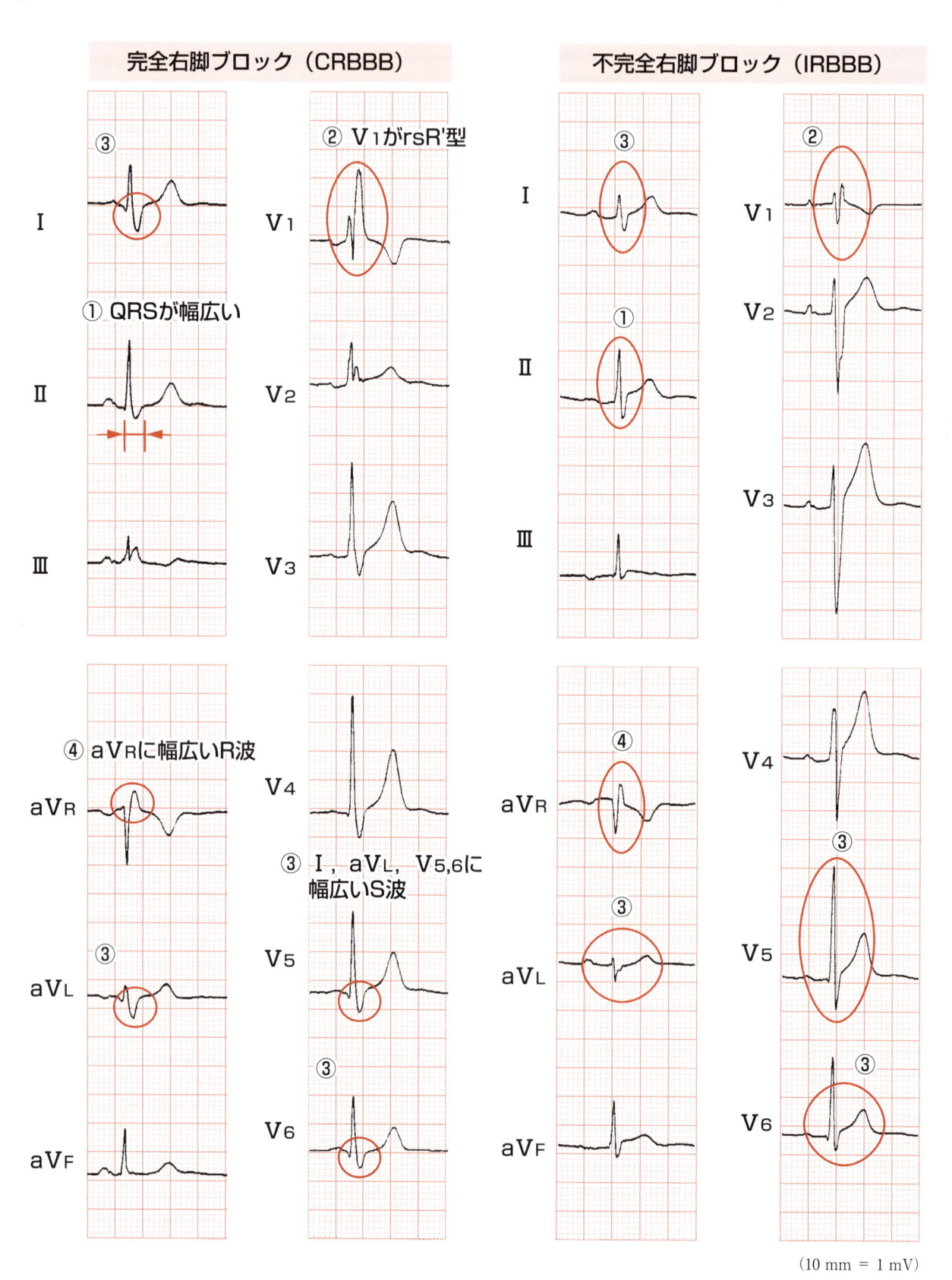

完全右脚ブロック（CRBBB）

- ① QRSが幅広い
- ② V₁がrsR'型
- ③ I, aV_L, V₅,₆に幅広いS波
- ④ aV_Rに幅広いR波

不完全右脚ブロック（IRBBB）

(10 mm = 1 mV)

1 右脚ブロック〈right bundle branch block：RBBB〉

右脚ブロックの機序

心室内の刺激伝導は，房室結節からヒス束を経て右脚，左脚前枝，左脚後枝（左脚中隔枝）から末梢プルキンエ線維へと伝わり，それぞれ右室，左室へと興奮が伝導していく．**右脚ブロックとは，ヒス束までの興奮伝導は正常であるが，右脚本幹またはその分枝に障害があって心室内伝導障害が起こるもので，右室の興奮に遅れが生じる．**

QRS 時間が 3 mm（0.12 秒）以上あるものを完全右脚ブロック（complete right bundle branch block：CRBBB），2.5 mm（0.10 秒）以上 3 mm（0.12 秒）未満のものを不完全右脚ブロック（incomplete right bundle branch block：IRBBB）という．

分類と主な疾患

伝導障害の持続時間により一過性，間歇性（心拍数依存性ブロックなど）や恒久性に，また，右脚の障害部位により末梢性と中枢性に分類される．

虚血性疾患，高血圧性心疾患などあらゆる型の心疾患で認められるが，もっとも多いのは基礎疾患が明らかでない場合である．容量負荷による右室負荷では，IRBBB が出現しやすい．

右脚ブロックの心電図の特徴

RBBB の心電図所見は，右脚がブロックされているため右室が遅れて興奮することに起因する．すなわち，① V_1 が rSR'型．R 波が右室の興奮を示し，高く幅広い．② I, aV_L, $V_{5, 6}$ に幅広い S 波．S 波が右室の興奮を示し，深くはないが幅広い．③ aV_R が QR 型．R 波が右室の興奮を示し，幅広い．

chapter1-3（p36）で述べたように，正常の心室では脱分極と再分極の方向が逆であり，QRS と T 波が同じ向きになる．これに対し正常の伝導路を通らないときには再分極は脱分極のあとを追いかけ両者は同じ方向に向かうので，T 波は QRS と逆の向きになる．右脚ブロックのときの右室の興奮もこれと同様であり，右室の脱分極を示す QRS の最後の振れと T 波は逆向きとなる．従って"正常な"右脚ブロックでは，T 波は V_1, aV_R では陰性．I, aV_L, $V_{5, 6}$ では陽性となる．

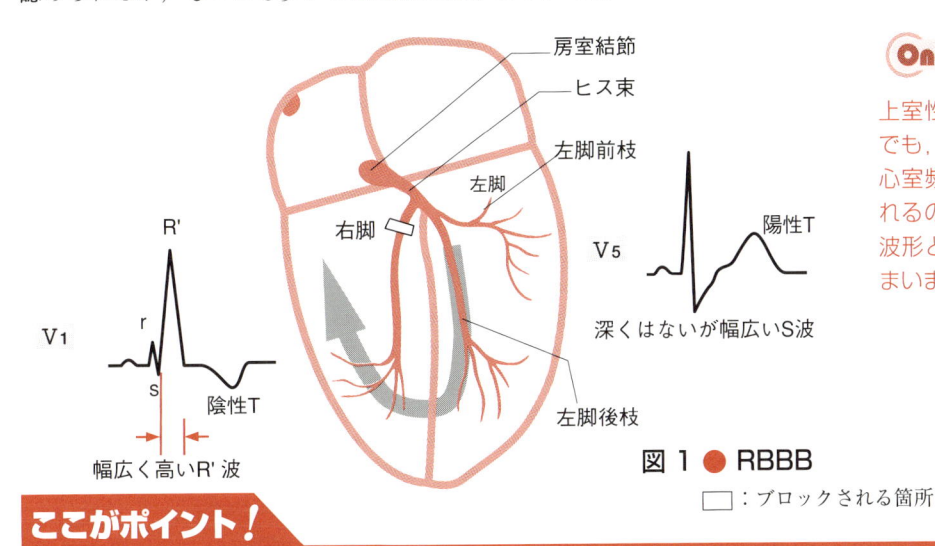

図 1 ● RBBB
□：ブロックされる箇所

One point !

上室性調律ではない心室頻拍などの場合でも，QRS 波形によって右脚ブロック型心室頻拍というような表現がよく用いられるので，chapter5-2 の左脚ブロック波形とともにぜひ波形を丸ごと覚えてしまいましょう．

ここがポイント！

右脚ブロックは結局，
① QRS が幅広く ［CRBBB：3 mm（0.12 秒）以上，
　　　　　　　　 IRBBB：2.5 mm（0.10 秒）以上 3 mm（0.12 秒）未満］
② V_1 が分裂し rsR'型で，T は陰性
③ I，aV_L，V_5，V_6 の S が幅広く，T が陽性
④ aV_R に幅広い R 波がある，　　　　　となる

Chapter 5 QRS 幅が広い（QRS 時間の延長），QRS 平均電気軸が異常

2 左脚ブロック〈left bundle branch block : LBBB〉

完全左脚ブロック（CLBBB）

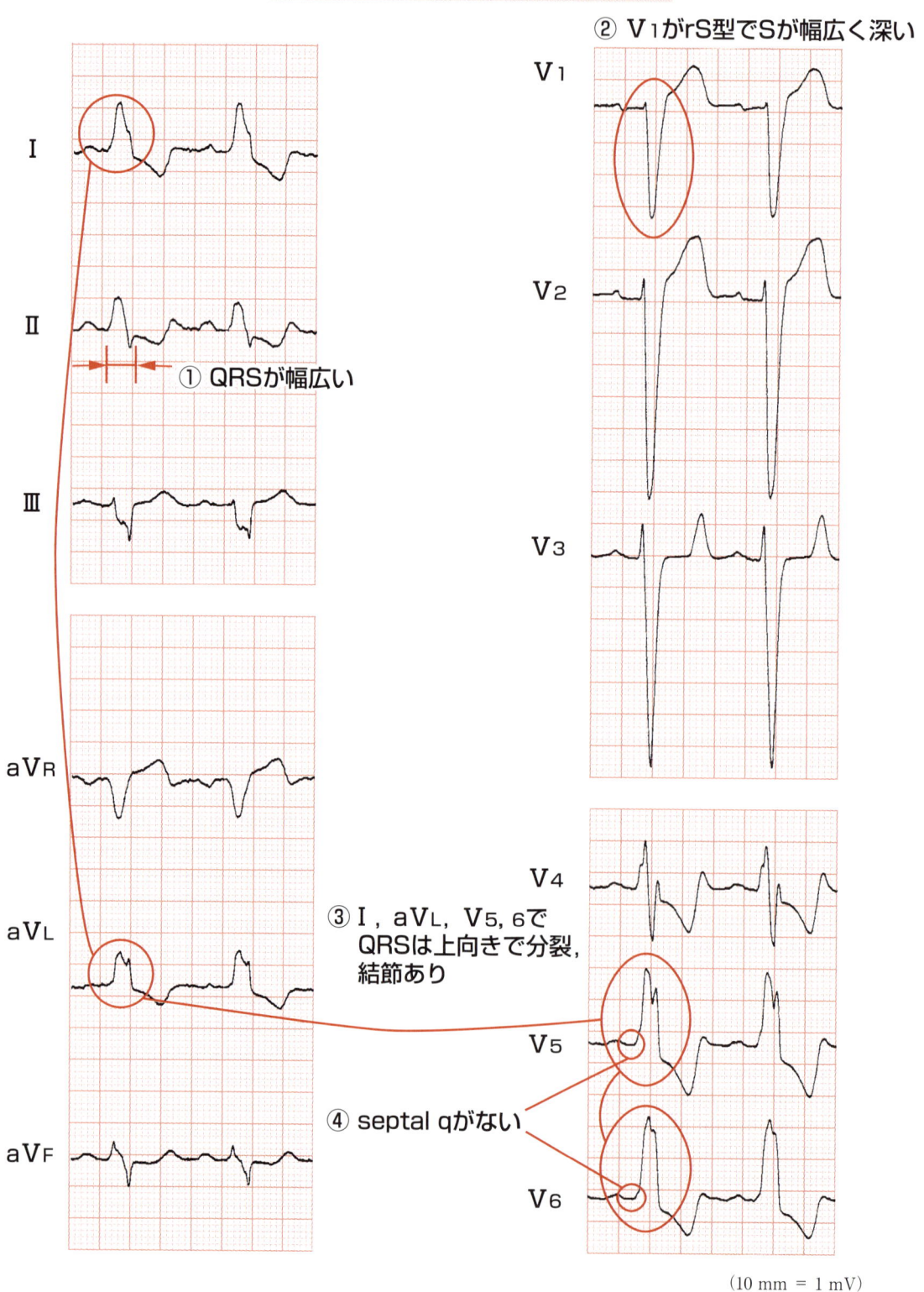

① QRSが幅広い

② V₁がrS型でSが幅広く深い

③ Ⅰ，aVL，V5, 6で QRSは上向きで分裂，結節あり

④ septal qがない

（10 mm = 1 mV）

2 左脚ブロック〈left bundle branch block : LBBB〉

左脚ブロックの機序

心室内刺激伝導系はヒス束より右脚，左脚に分枝し，そのうち左脚は大動脈弁右冠尖および無冠尖近傍を走行し，前枝と後枝（と中隔枝）に分かれたのち，左室心内膜下を扇状に広がる．この左脚の本幹あるいは前枝・後枝が同時に障害されて心室内伝導障害をきたしたものを左脚ブロックという．

QRS時間が3mm（0.12秒）以上を完全左脚ブロック（complete left bundle branch block : CLBBB），2.5mm（0.10秒）以上3mm（0.12秒）未満を不完全左脚ブロック（incomplete left bundle branch block : ILBBB）という．通常は3mm以上でCLBBBである．

分類と主な疾患

伝導障害の持続時間で一過性，間歇性（心拍数依存性ブロックなど）や恒久性に分類される．

虚血性心疾患，心筋炎，強い大動脈弁石灰化，サルコイドーシス，左室肥大を伴う高血圧性心疾患など心筋障害が広範囲に及ぶ疾患に多いが，健康診断などで偶然発見される器質的疾患の認められない例もある．

左脚ブロックの心電図の特徴

LBBBの心電図所見は，左脚がブロックされているため左室が遅れて興奮することに起因する．すなわち，① V1はrS型．S波が左室の興奮を示し，深くかつ幅広い，② I, aVL, V5, 6のQRSは上向きでRは幅広く分裂または結節を有する，③ I, aVL, V5, 6にq波がない．I, aVL, V5, 6に正常ではみられるq波は，心室筋において最も早く心室中隔が左脚を介し左室側から右室側に興奮するため生じる波であり，中隔性q波（septal q wave）と呼ばれる．LBBBではしたがって，このseptal q waveは生じえず，逆にseptal q waveが存在するときLBBBとはいえない．また左室の再分極は脱分極と同じ方向となるため"正常な"LBBBではT波はV1で上向き，I, aVL, V5, 6で下向きとなる．

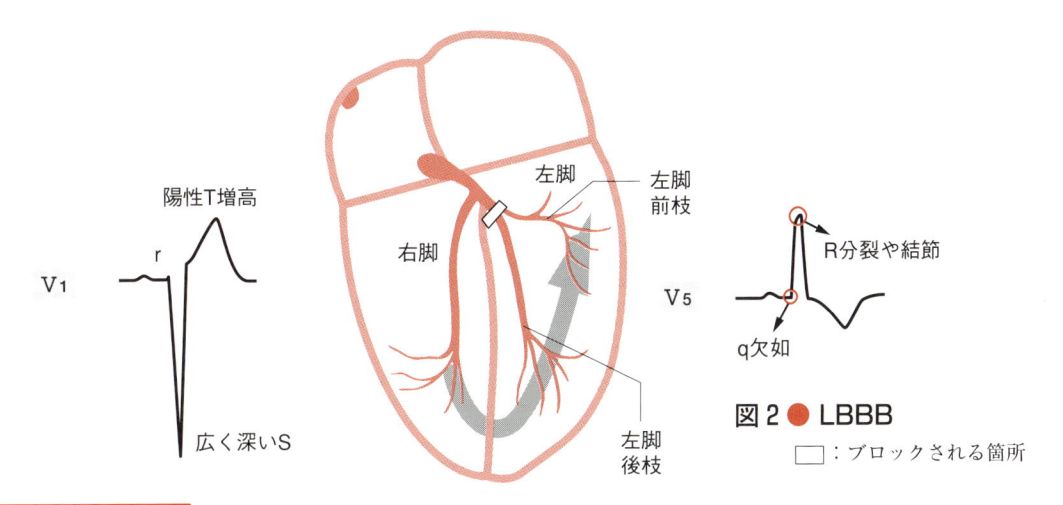

図2 ● LBBB
□：ブロックされる箇所

ここがポイント！

左脚ブロックは結局，
① QRSが幅広く［通常3mm（0.12秒）以上でCLBBB］
② V1のrは小さく，Sが幅広く深い．T波は陽性で，増高
③ I, aVL, V5, V6のQRSは上向きで，Rは幅広く分裂または結節を認め，
④ I, aVL, V5, V6のseptal q waveがない
　　となる

Chapter 5 QRS幅が広い（QRS時間の延長），QRS平均電気軸が異常

3 非特異的心室内伝導障害
〈nonspecific intraventricular conduction disturbance : nonspecific IVCD〉

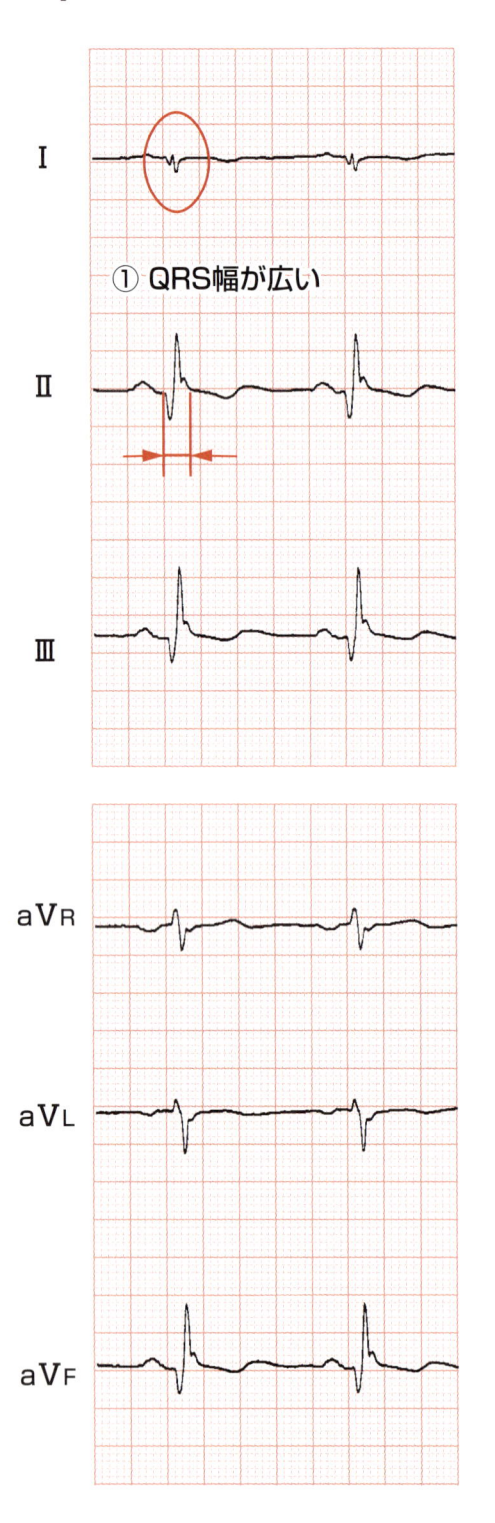

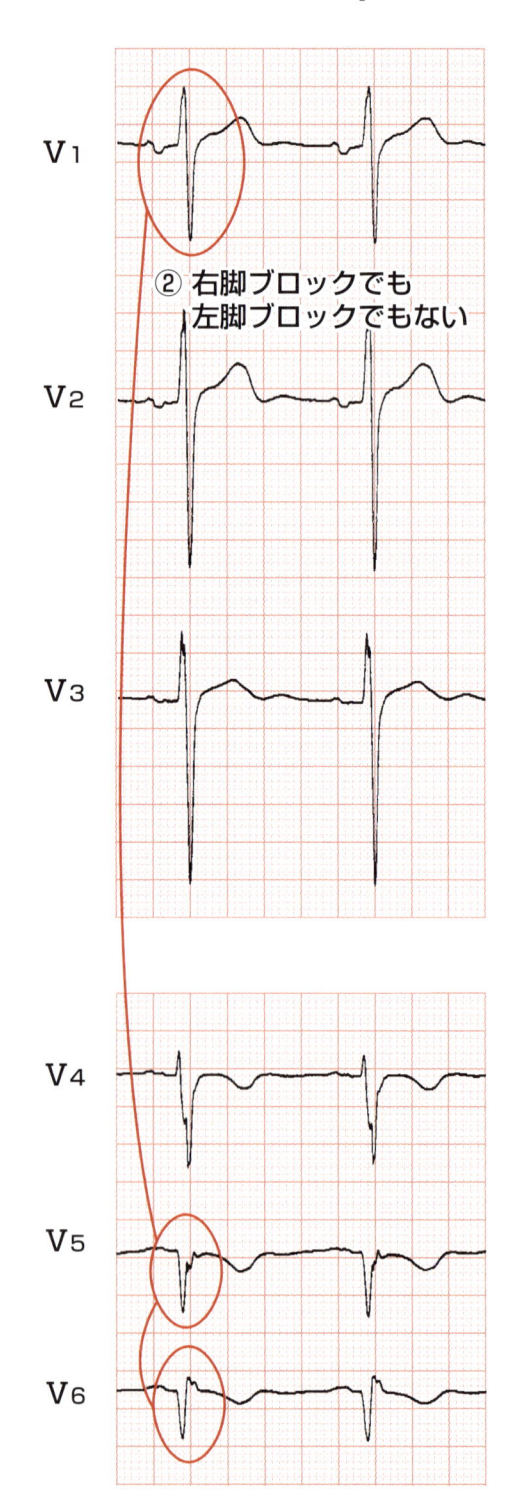

① QRS幅が広い

② 右脚ブロックでも左脚ブロックでもない

(10 mm = 1 mV)

3 非特異的心室内伝導障害
⟨nonspecific intraventricular conduction disturbance：nonspecific IVCD⟩

非特異的心室内伝導障害の機序

QRS 幅は広いが，右脚ブロックとも左脚ブロックとも診断されない伝導障害が認められる．そのような場合は心室内伝導障害の不定型，非特異的心室内伝導障害と診断される．これは，右脚や左脚などの心室内伝導路以外，つまり**プルキンエ線維（Purkinje's fiber）や心室筋レベルでの広範なブロック**などで生じる．

どのようなときにみられるか

虚血性心疾患，心筋症，弁膜症による高度の心拡大など心筋障害の強い例にみられることが多い．また強い左室肥大のとき左室肥大所見とともにみられることがある．一過性には高 K 血症，抗不整脈薬，三環系抗うつ薬の投与で生じることがある．

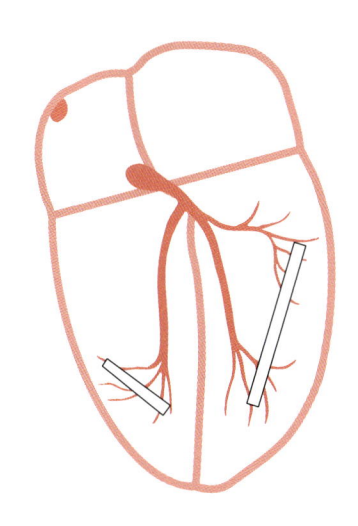

図 3 ● IVCD
非特異的心室内伝導障害は脚より末梢の広汎な伝導障害による　□：ブロックされる箇所

←左ページの心電図は，54 歳，男性，大動脈弁・僧帽弁閉鎖不全症に 2 弁置換術施行後の症例．
心電図では，下側壁心筋梗塞を合併している可能性がある．

ここがポイント！

非特異的心室内伝導障害は，結局

① QRS が幅広い [2.5 mm（0.10 秒）以上] が，

② いずれの脚ブロックの特徴も示さない

　　ものである

Chapter 5 QRS 幅が広い（QRS 時間の延長），QRS 平均電気軸が異常

4 左脚前枝ブロック〈left anterior hemiblock ： LAH〉

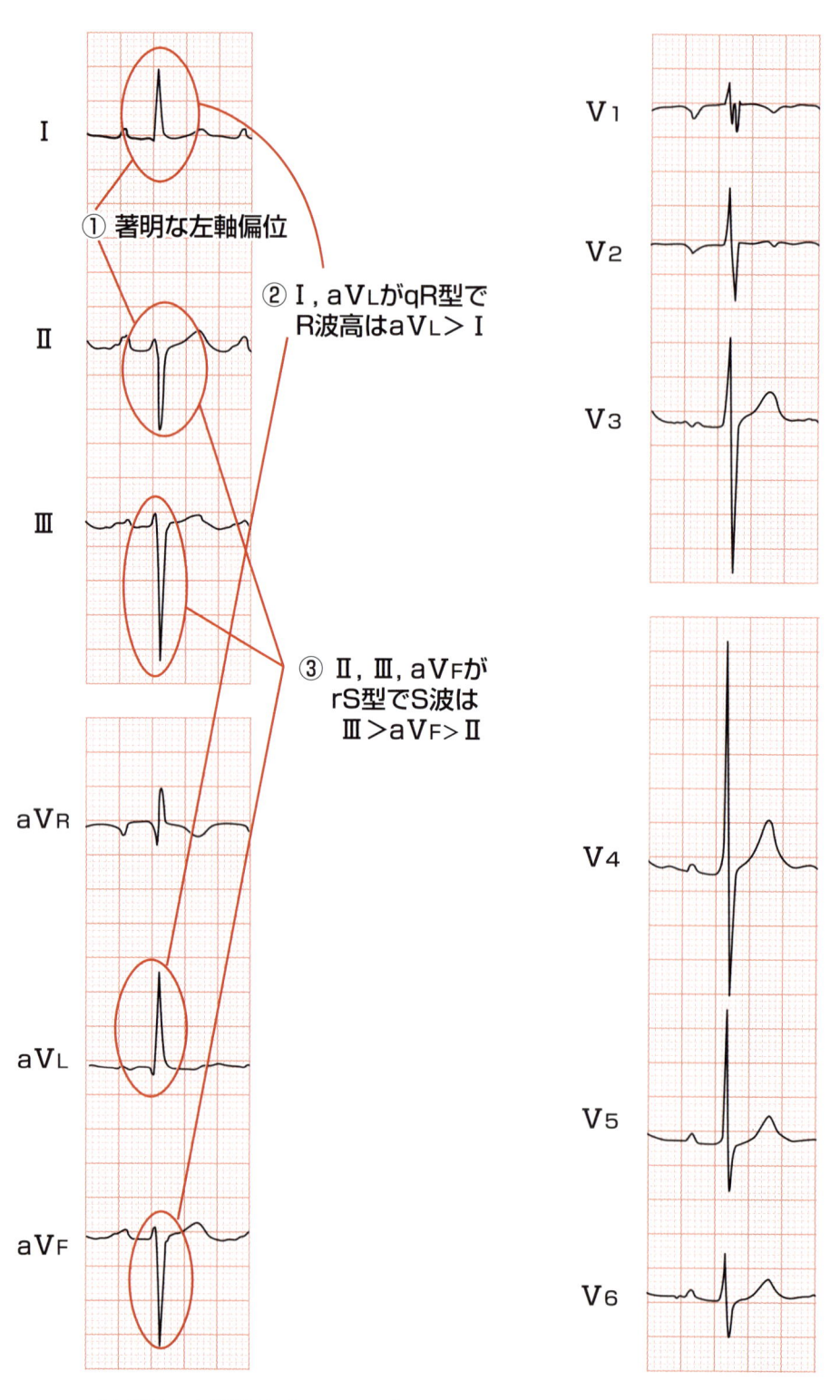

① 著明な左軸偏位

② Ⅰ，aVLがqR型で
R波高はaVL＞Ⅰ

③ Ⅱ，Ⅲ，aVFが
rS型でS波は
Ⅲ＞aVF＞Ⅱ

（本例は，左脚前枝ブロックの他にⅠ度房室ブロックを伴っている）

(10 mm = 1 mV)

4 左脚前枝ブロック ⟨left anterior hemiblock : LAH⟩

左脚前枝ブロックと後枝ブロック

　心室内刺激伝導路の左脚は前枝と後枝に分かれている．左脚前枝は左室前壁を左方に向かい，左脚後枝は後側壁を下方に向かう．それぞれの先端はプルキンエ線維で結合している．**左脚前枝に伝導障害が生じたものを左脚前枝ブロック，左脚後枝のそれを左脚後枝ブロック，あわせて束枝ブロック（fascicular block）という．**後枝に比べて前枝は長く細く，また大動脈弁近くを走行するため，硬化性病変にまき込まれやすく，**前枝の方が障害されやすい．**さらに後枝が左冠動脈回旋枝と右冠動脈とに栄養されているのに対し，前枝はもっぱら左冠動脈前下行枝のみから血流を得ている．以上より**左脚前枝ブロックは比較的しばしばみられるが，左脚後枝ブロックはきわめて稀である．**

左脚前枝ブロックの心電図の特徴

　左脚前枝ブロックのとき，興奮は後枝を下りその後に前枝を逆行性に左上方に伝達する．このためQRS時間はほとんど延長せずQRSベクトルは初期下方，後半左上方に向き，平均ベクトルは−30°〜−80°の著明な左軸偏位となる．Ⅱ，Ⅲ，aVFでは初期の下方ベクトルによりr波が形成され後半の左上方ベクトルにより深いS波がつくられrS型をなす．このベクトルは第Ⅲ誘導に最も並行な方向のためSⅢ＞SaVF＞SⅡである．同様にⅠ，aVLではqR型となり，通常RaVL＞RⅠである．

　正常なQRSは左室および右室の電気的興奮が互いに打ち消しあった後の平均ベクトルの軌跡として形成されているが，束枝ブロックのとき，左室は後枝，前枝と順次別々に興奮するため，QRS振幅は束枝ブロックがないときより大きくなるのが普通である．

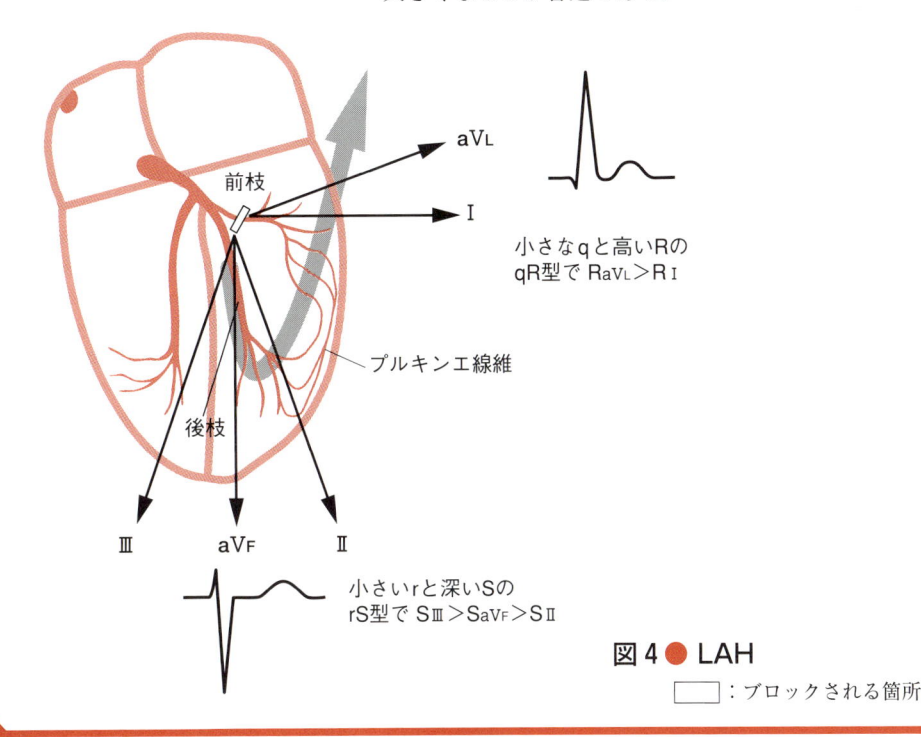

図4 ● LAH
☐：ブロックされる箇所

小さなqと高いRのqR型でRaVL＞RⅠ

小さいrと深いSのrS型でSⅢ＞SaVF＞SⅡ

ここがポイント！

左脚前枝ブロックは結局，
① 著明な左軸偏位で
② Ⅰ，aVL が qR 型（普通 RaVL＞RⅠ）
③ Ⅱ，Ⅲ，aVF が rS 型（SⅢ＞SaVF＞SⅡ）
を満たすものである

Chapter 5 QRS 幅が広い（QRS 時間の延長），QRS 平均電気軸が異常

5 左脚後枝ブロック〈 left posterior hemiblock ： LPH 〉

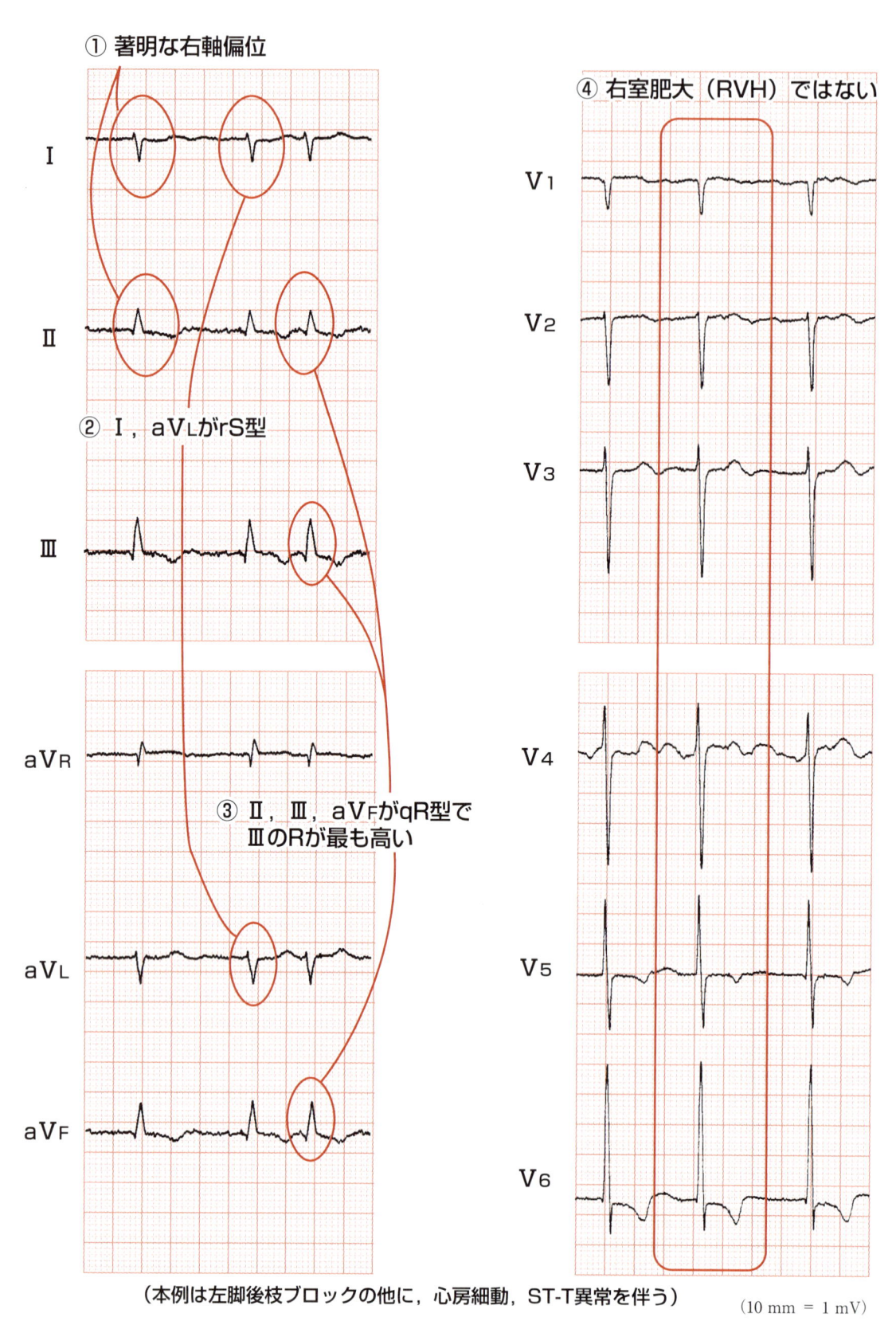

① 著明な右軸偏位

② Ⅰ，aV_LがrS型

③ Ⅱ，Ⅲ，aV_FがqR型で
ⅢのRが最も高い

④ 右室肥大（RVH）ではない

（本例は左脚後枝ブロックの他に，心房細動，ST-T異常を伴う）

（10 mm = 1 mV）

5 左脚後枝ブロック〈left posterior hemiblock : LPH〉

左脚後枝ブロックの機序

　左脚後枝に伝導障害が生じたものを左脚後枝ブロックという．左脚後枝は，厚い構造をしており，心室中隔から後乳頭筋に向かい，さらに左室心内膜下に広がる．血液供給は，右冠動脈房室枝，左回旋枝後下行枝と左右両冠動脈より受けている．したがって左脚後枝ブロックは前枝ブロックよりずっと稀である．

左脚後枝ブロックの心電図の特徴

　左脚後枝ブロックのとき興奮は前枝を左方に走り，その後，後枝を逆行性に右下方に向かう．このため QRS 時間はほとんど延長せず QRS ベクトルは初期左方，後半右下方に向き，平均ベクトルは＋110°以上の右軸偏位となる．Ⅱ，Ⅲ，aVF では初期の左方ベクトルのため q 波が形成され，後半の右下方ベクトルにより高い R 波が形成され qR 型となり，この R 波ベクトルは第Ⅲ誘導とより平行なため R Ⅲ＞RaVF＞R Ⅱである．また I，aVL では rS 型となり SaVL＞S I である．左脚後枝ブロックの診断は右室肥大（RVH）を除外してなされる（右室肥大があるとき LPH 様にみえる）．

図5 ● LPH
▢：ブロックされる箇所

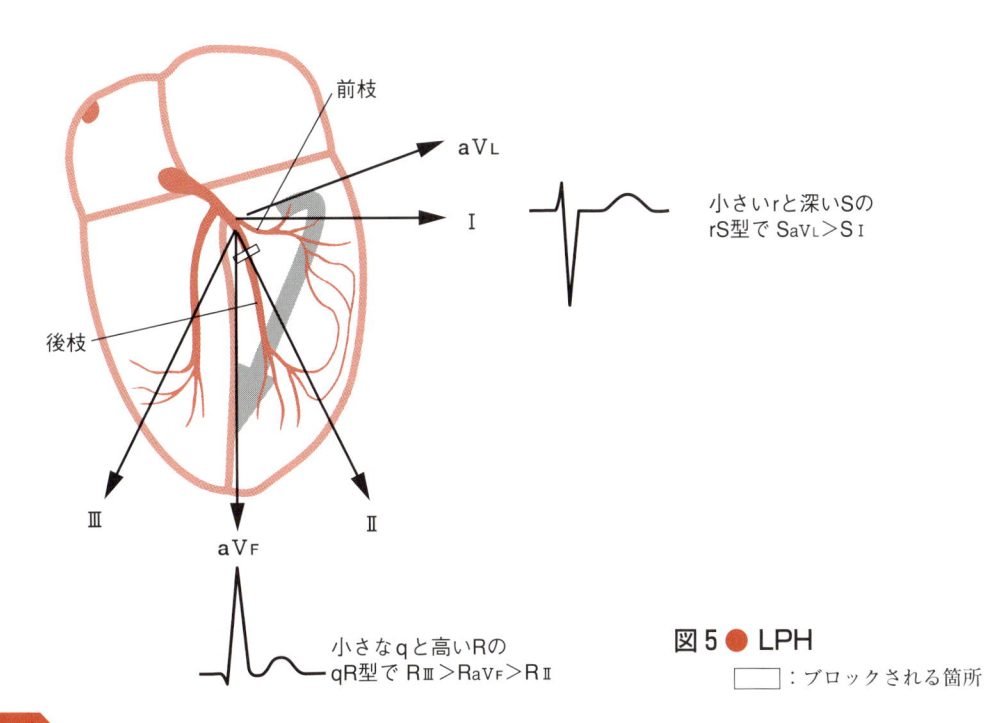

ここがポイント！

左脚後枝ブロックは結局，
①　電気軸が＋110°以上の著明な右軸偏位で
②　I，aVL が rS 型（SaVL＞S I）
③　Ⅱ，Ⅲ，aVF が qR 型（R Ⅲ＞RaVF＞R Ⅱ）で
④　右室肥大（RVH）ではない
　　を満たすものである

Chapter 5

QRS 幅が広い（QRS 時間の延長），QRS 平均電気軸が異常

6 2枝ブロック〈bifascicular block〉と 3枝ブロック〈trifascicular block〉

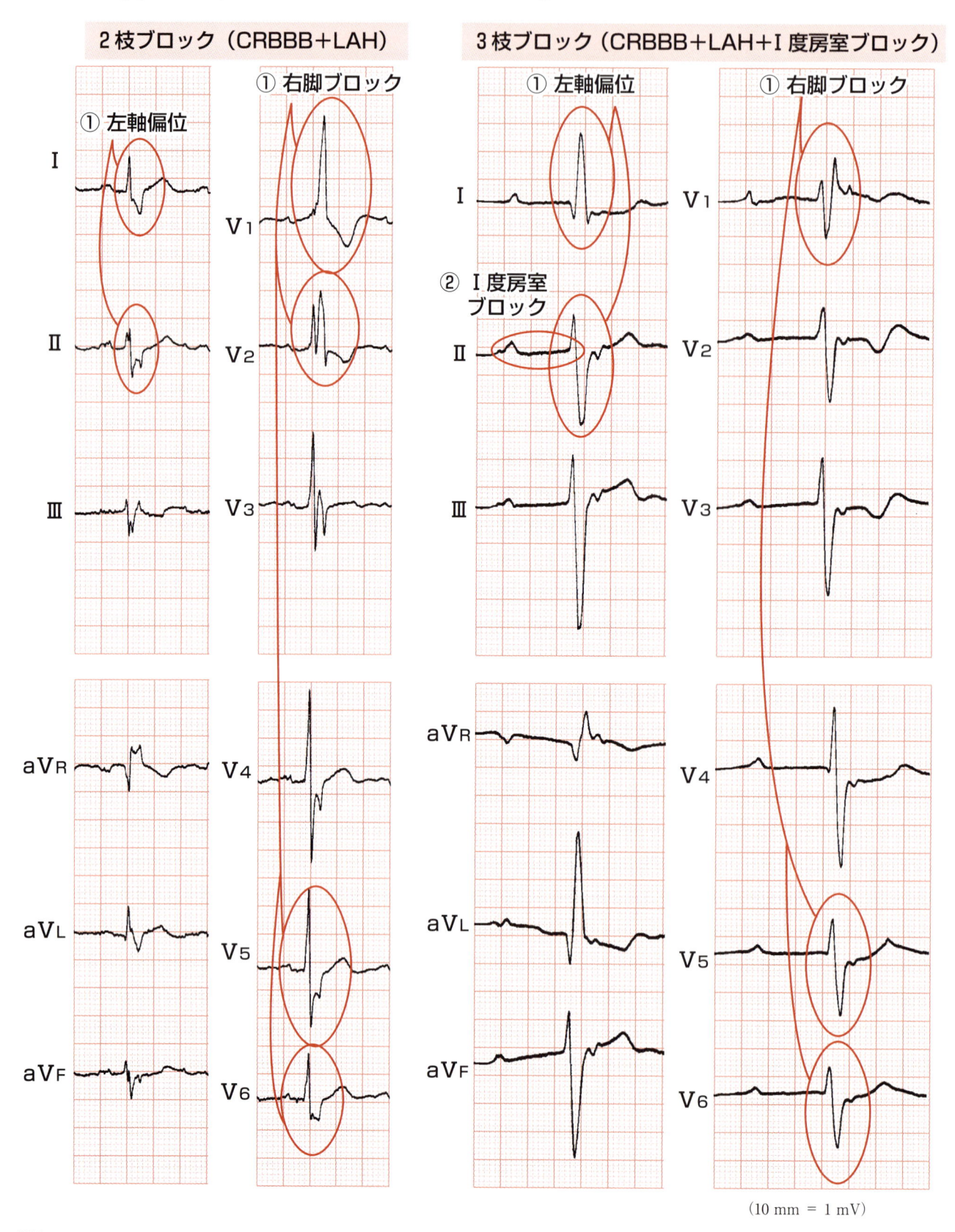

2枝ブロック（CRBBB＋LAH）

① 左軸偏位
① 右脚ブロック

3枝ブロック（CRBBB＋LAH＋Ⅰ度房室ブロック）

① 左軸偏位
② Ⅰ度房室ブロック
① 右脚ブロック

（10 mm ＝ 1 mV）

102　心電図の読み方パーフェクトマニュアル

2枝ブロックと3枝ブロックの心電図

心室内刺激伝導路は右脚，左脚前枝，そして左脚後枝の3枝より成り立つが，このうち2枝の伝導障害が合併して起きた場合を2枝ブロック，3枝が同時に障害された場合を3枝ブロックという．

つまり，2枝ブロックは

（1）CRBBB（完全右脚ブロック）＋ LAH（左脚前枝ブロック）
（2）CRBBB ＋ LPH（左脚後枝ブロック）
（3）LAH ＋ LPH（→この場合は左脚ブロックと区別できない）の3通り．

また，3枝ブロックの中では

（1）CRBBB ＋ LAH ＋Ⅰ度あるいはⅡ度房室ブロック
（2）CRBBB ＋ LPH ＋Ⅰ度あるいはⅡ度房室ブロック
（3）CLBBB（完全左脚ブロック）＋Ⅰ度あるいはⅡ度房室ブロック（実際は房室ブロックの部位を確認する必要がある）

が心電図上判読可能である．

実際には左脚後枝が解剖学的理由から最も障害を受けにくいことから，いずれも（1）の場合がほとんどである．また逆に（2）の場合，（1）の場合に比し完全房室ブロックへの移行がより高率であると考えられる．

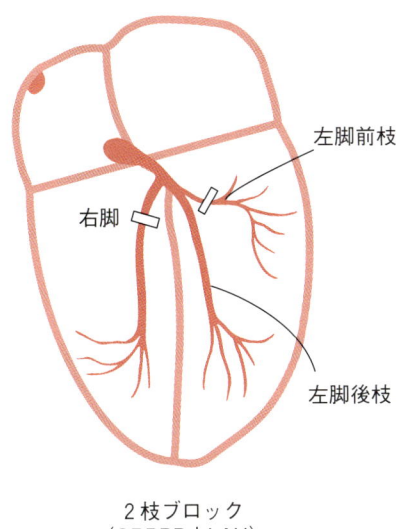

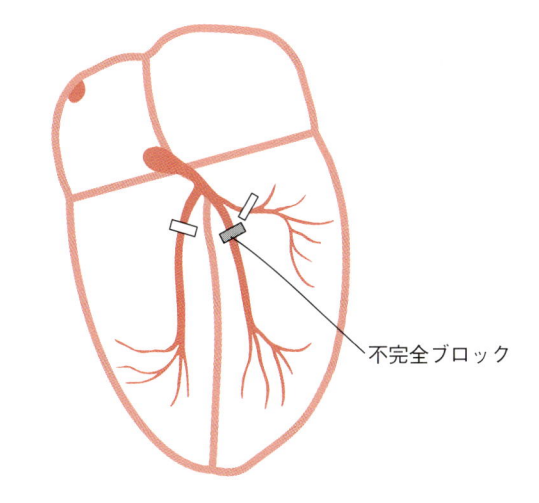

図6● 2枝ブロックと3枝ブロック
□：ブロックされる箇所

ここがポイント！

2枝ブロック（CRBBB ＋ LAH または CRBBB ＋ LPH），3枝ブロックは結局，

① CRBBB に加えて，著明な左軸偏位（LAH）または右軸偏位（LPH）を伴う
② 3枝ブロックはこれに加えてさらに房室ブロックがある

Chapter 5
QRS 幅が広い（QRS 時間の延長），QRS 平均電気軸が異常

7 両脚ブロック〈bilateral bundle branch block〉, 交代性脚ブロック〈alternating bundle branch block〉

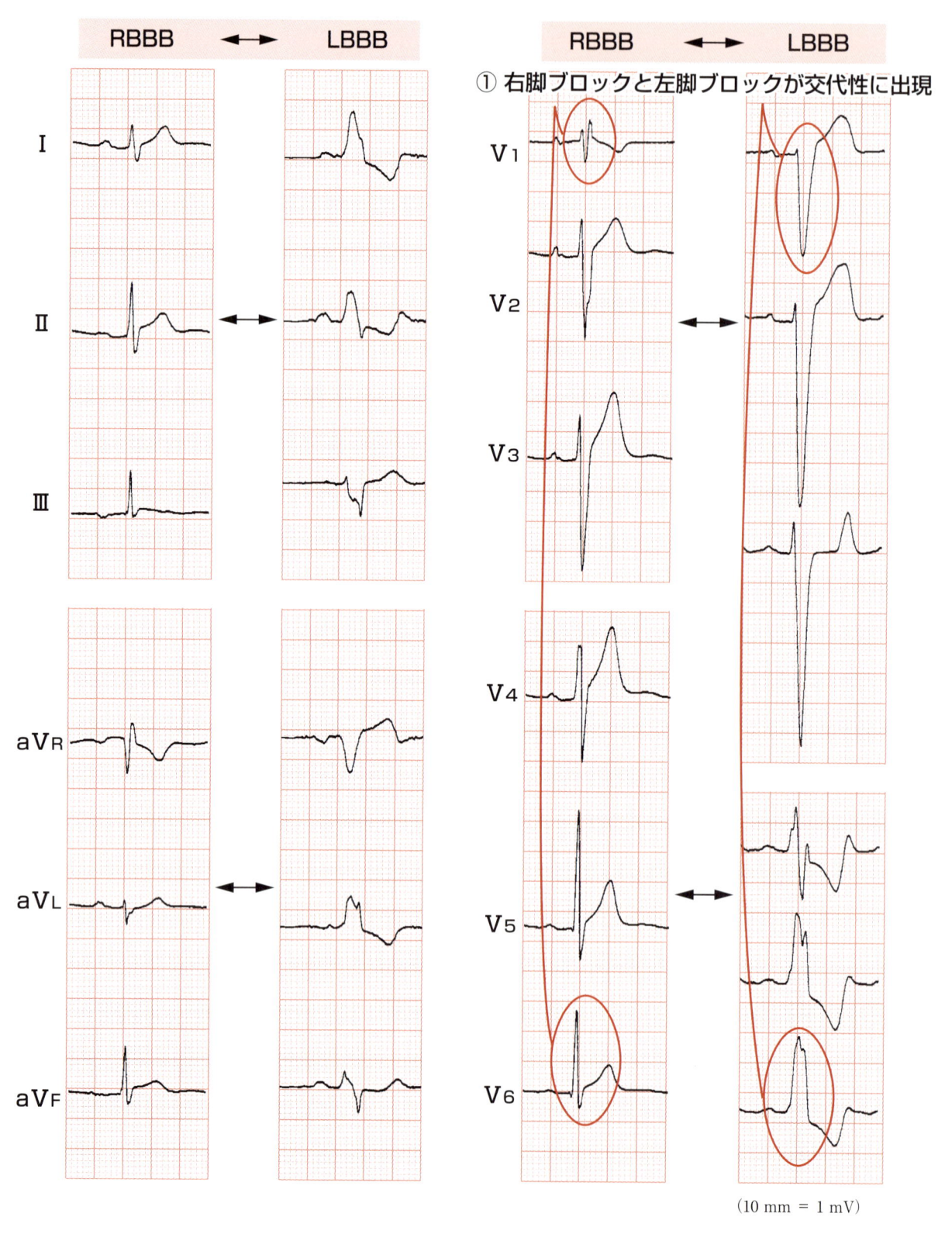

① 右脚ブロックと左脚ブロックが交代性に出現

(10 mm = 1 mV)

7 両脚ブロック〈bilateral bundle branch block〉,交代性脚ブロック〈alternating bundle branch block〉

両脚ブロックと交代性脚ブロック

両脚ブロックあるいは交代性脚ブロックとは，数分あるいは数日の間に，右脚ブロックと左脚ブロックが交互に出現する現象で，臨床的には稀な心室内伝導障害である．これは，左右両脚を含む広範囲の不安定な伝導障害を意味し，薬物中毒など可逆的因子による場合を除いて，**多くが高度房室ブロックに移行する．予後不良の前兆であり，恒久的ペースメーカ植込みの適応**である．

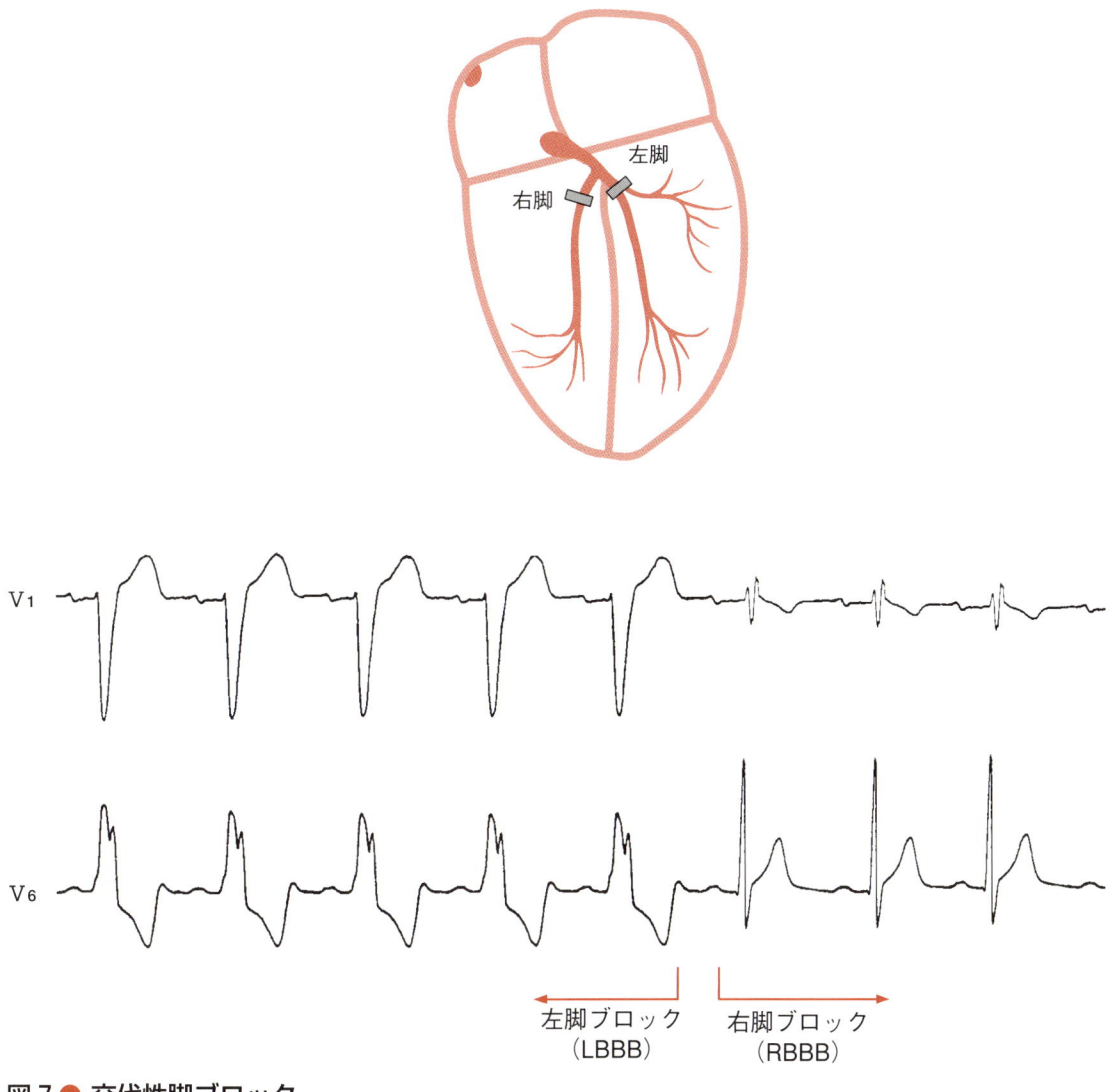

図7 ● 交代性脚ブロック

ここがポイント！

両脚ブロックまたは交代性脚ブロックは，結局

① 右脚ブロックと左脚ブロックが交互に出現するものである

Chapter 5 まとめ

「QRS 幅が広い（QRS 時間の延長），QRS 平均電気軸が異常」な心電図の読み方

　本章では，基本的な調律が，上室性調律（ヒス束より上位）である心電図の読み方を扱った．従って，基本的調律が上室性調律でない場合は「洞室調律，心室調律，促進性心室固有調律」（参照➡ chapter2-4,5）を，また洞調律であるが PQ が短い WPW 症候群などは「PQ が短い，長い」（参照➡ chapter4-1）を参照されたい．

《 QRS 幅が広いとき》
まず，上室性調律であることを確認．心房細動や上室性頻拍でもかまわない

1 上室性調律でない場合は，心室調律，促進性心室固有調律，洞室調律 ［参照➡ chapter2-4,5（p54，56）］ を鑑別．

2 洞調律で PQ 時間が短いあるいはデルタ波がある場合は，WPW 症候群（参照➡ chapter4-1, p80）へ．

3 QRS 時間をはかり，波形を V_1 と V_5 でチェック．
　（1）V_1 の QRS が rsR' で，T 陰性，V_5 の S が広く，T が陽性 → RBBB（右脚ブロック）
　（2）V_1 の r 小さく，S が幅広く深い．T は陽性で増高．V_5 の R は幅広く分裂，septal q が欠如（QRS 時間延長を伴った左室肥大と鑑別）→ LBBB（左脚ブロック）
　（3）QRS 幅は広いが，いずれの波形にもあてはまらない → nonspecific IVCD（非特異的心室内伝導障害）

《 QRS 平均電気軸が異常のとき 》

4 QRS 平均電気軸を I，II，aV_R 誘導でみる．
　（1）異常 Q 波があれば，心筋梗塞など異常 Q 波の鑑別を（参照➡ chapter7-1, p130）．
　（2）**左軸偏位**があれば，**電気軸を正確に決定し**，I，aV_L が qR，II，III，aV_F が rS なら → LAH（**左脚前枝ブロック**）
　（3）**右軸偏位**があり，I，aV_L が rS，II，III，aV_F が qR で，**右室肥大を除外できれば** → LPH（**左脚後枝ブロック**）
　（4）（1）〜（3）でないとき，RVH，LVH による軸偏位などを鑑別

5 上記組み合わせにより，2 枝ブロック，3 枝ブロックあるいは両脚ブロックを判断する．

Let's try

Question 1

29歳女性．めまいを主訴に来院した．9歳のとき，心臓手術の既往がある．
心電図所見は何か？

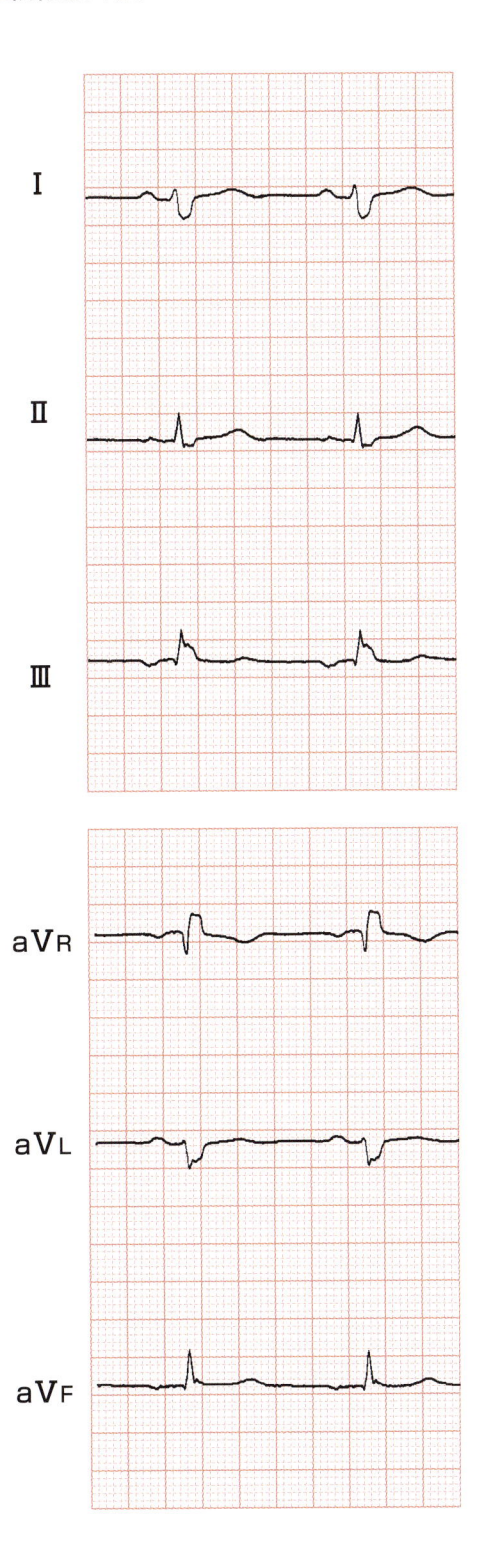

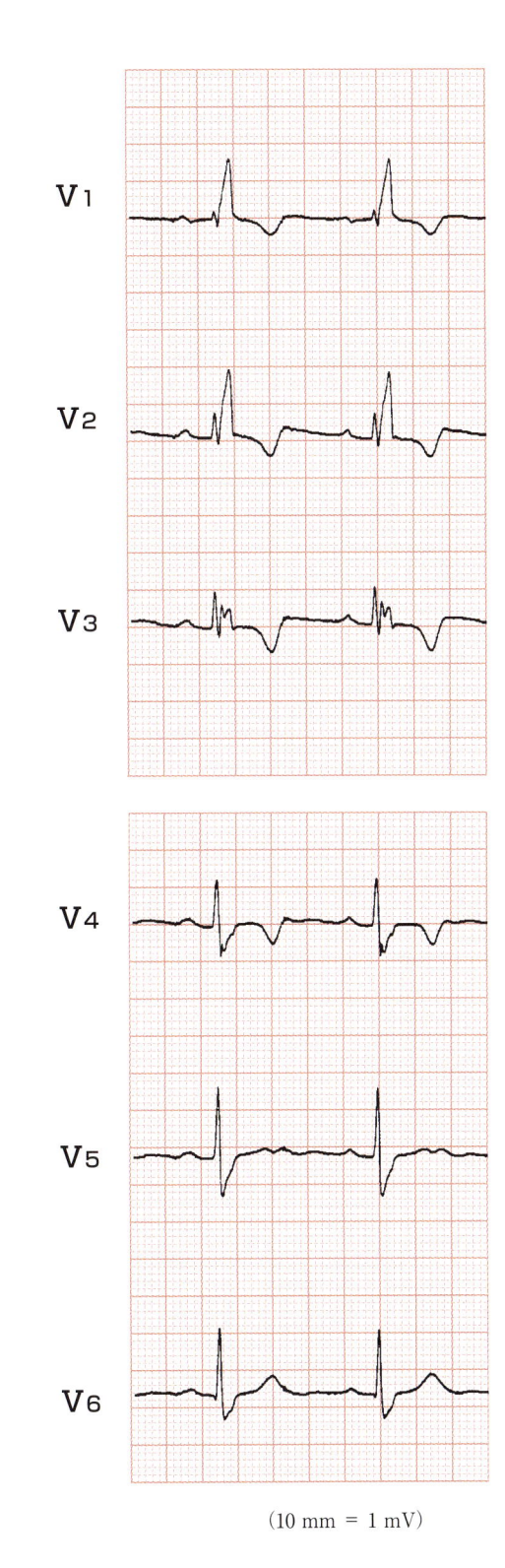

(10 mm = 1 mV)

Let's try

Answer 1　2枝ブロック（CRBBB + LPH）

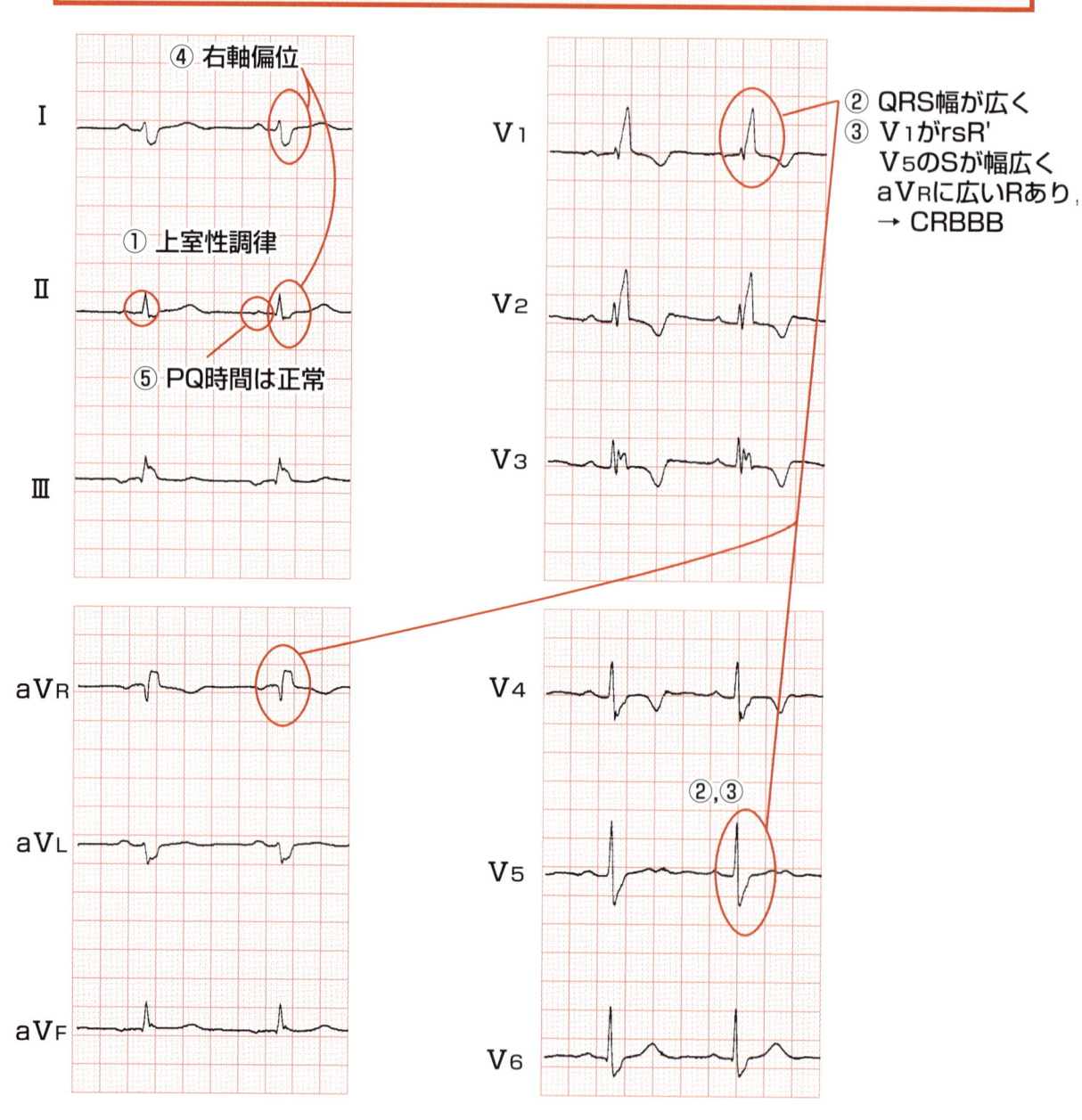

（心電図上の注釈）
- ④ 右軸偏位
- ① 上室性調律
- ⑤ PQ時間は正常
- ② QRS幅が広く
- ③ V1がrsR' V5のSが幅広く aVRに広いRあり, → CRBBB
- ②,③

① 上室性調律である

② QRS が幅広い

③ V1 の QRS が分裂し rsR' の形であり，V5 の S が広く，aVR に幅の広い R がある
　　→ CRBBB

④ 電気軸が＋121 度で著明な右軸偏位を示し，Ⅰ，aVL が rS，Ⅱ，Ⅲ，aVF が qR パターンを示す → LPH

⑤ PQ 時間は正常

より，完全右脚ブロックに著明な右軸偏位つまり，左脚後枝ブロックを合併したものと診断される．左脚後枝ブロックは稀で単独でみることは少なく，この形でみることが多い．

本例は心室中隔欠損症手術後である．

Let's try

Question 2

60歳男性．呼吸困難を主訴に来院した．高血圧があり，心臓弁膜症といわれたことがある．心電図所見は何か？

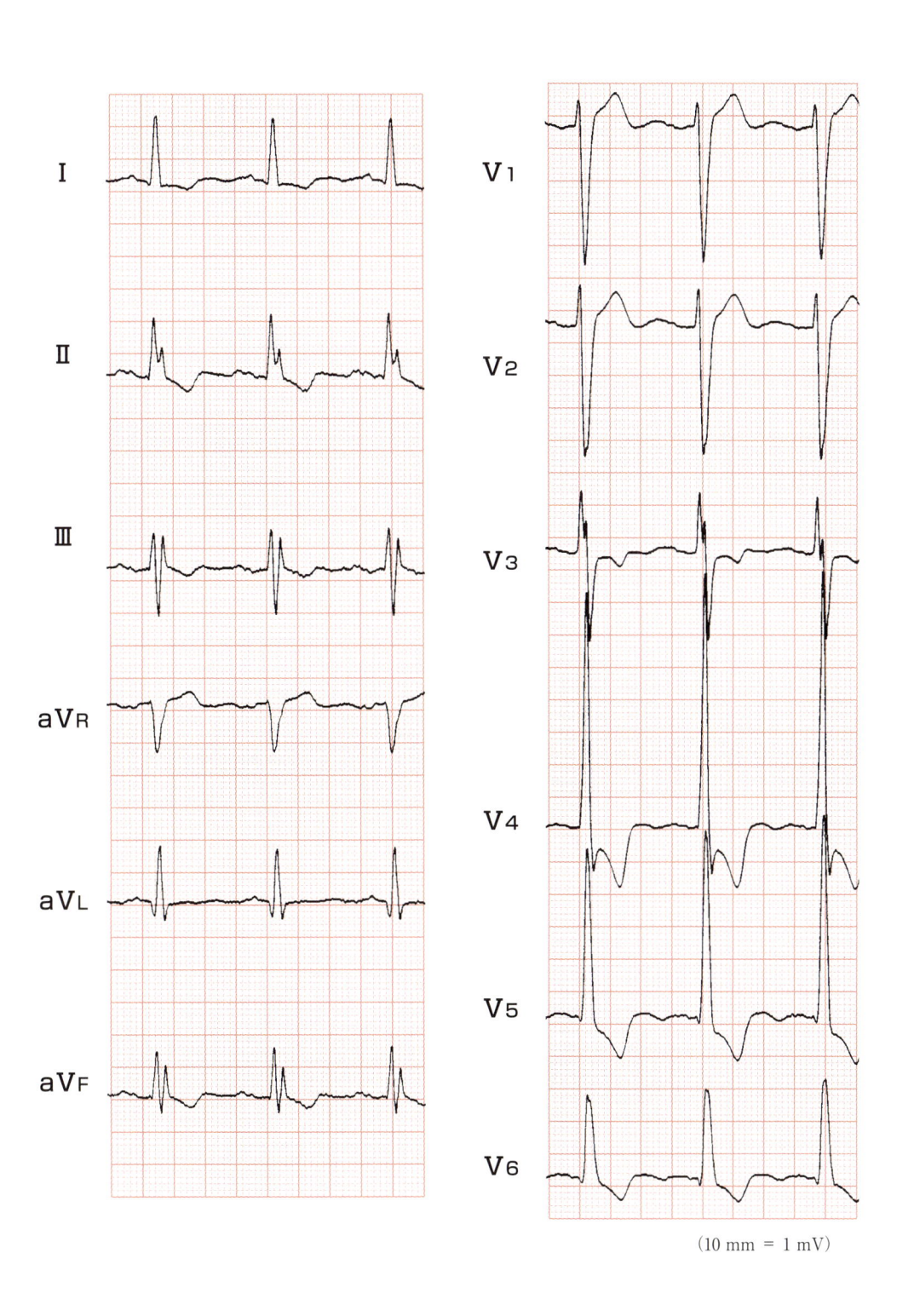

(10 mm = 1 mV)

Answer 2　QRS 時間の延長を伴う左室肥大

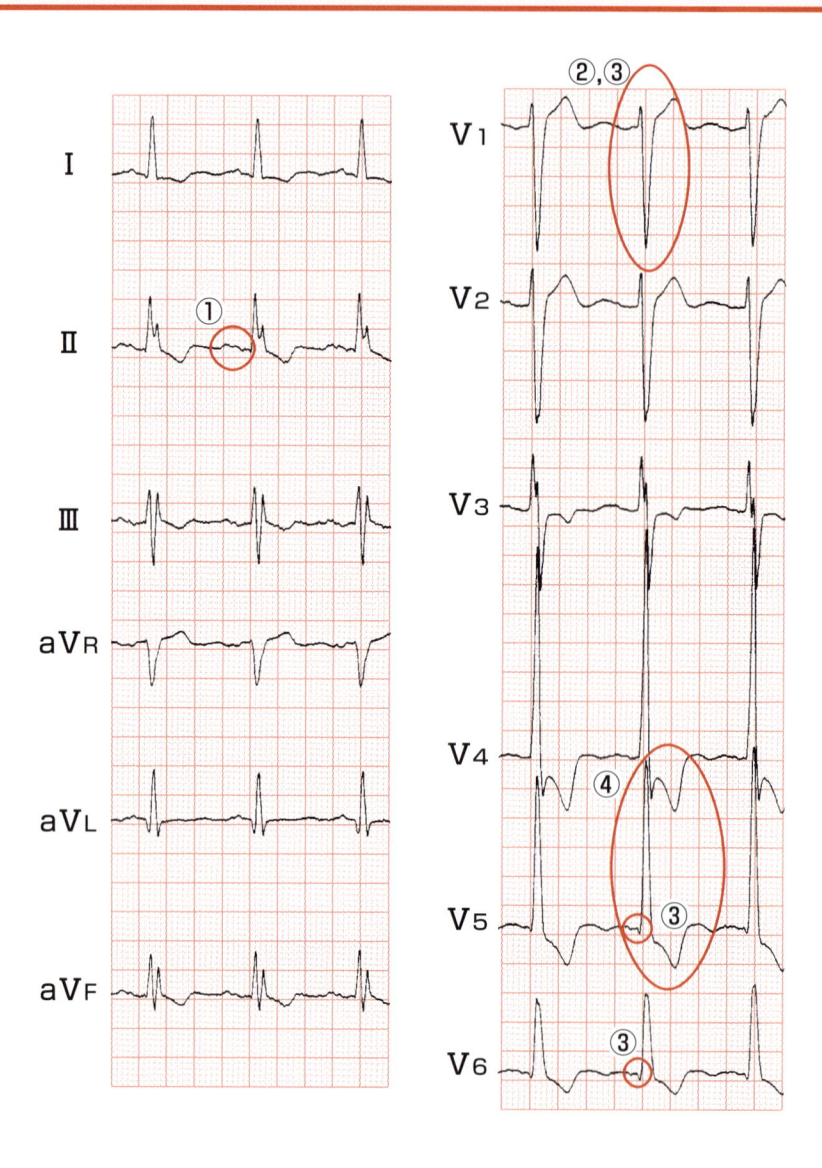

① 上室性調律である

② QRS が幅広い

③ いずれの脚ブロックでもない

　左脚ブロック波形に似ているが，V5, 6 には septal q 波が認められる．

④ $Sv_1 + Rv_5$ は 5.5 mV で，Ⅰ，V5, 6 でストレイン型の ST-T 変化を認める．

より，QRS 幅の延長（非特異的心室内伝導障害）を伴う左室肥大と診断される．V5～6 では陰性 U 波も認められる．

本例は大動脈弁狭窄兼閉鎖不全症の例である．本例のように左室肥大所見に非特異的心室内伝導障害を伴う例は，左室肥大や心筋障害が強いことが多い．

ひとくちメモ：ペースメーカ植込みの適応

日常診療においては，ACC/AHA のガイドラインに沿って適応決定していることが多い．本章に関連する部位の抜粋をあげる．なお，ペースメーカ植込みのガイドライン（2002 改訂）をはじめ，さまざまな心疾患についての ACC/AHA ガイドラインは，AHA ホームページで入手できる．

Class Ⅰ （絶対適応）	房室ブロック	1．Ⅲ度および高度Ⅱ度房室ブロックで次のいずれかの状態 　①ブロックによると思われる症状（心不全を含む）を伴う徐脈 　②症候性徐脈に陥る薬物を使用せざるを得ない 　③無症状だが覚醒時3秒以上の心停止または補充収縮の心拍数が40/分未満 　④房室接合部アブレーション後や心臓手術後で回復が見込めない 　⑤筋緊張性ジストロフィなどの神経筋疾患に伴うもの 2．障害の部位にかかわらず症候性徐脈を伴うⅡ度房室ブロック
	2枝または 3枝ブロック	1．間欠性Ⅲ度房室ブロック 2．MobitzⅡ型Ⅱ度房室ブロック 3．交代性脚ブロック
Class Ⅱa （相対適応）	房室ブロック	1．覚醒時心拍数が40/分以上の無症候性Ⅲ度房室ブロック，特に心拡大または左室機能不全がある場合 2．幅の狭いQRS波を伴う無症候性MobitzⅡ型Ⅱ度房室ブロック 3．電気生理学的検査で発見されたヒス束内またはヒス束下の無症候性 Wenckebach 型Ⅱ度房室ブロック 4．ペースメーカ症候群と同様の症状があるⅠ度またはⅡ度房室ブロック
	2枝または 3枝ブロック	1．房室ブロックが原因であると示されてはいないが，他に考えられる原因（心室頻拍など）が除外された場合の失神 2．無症候性患者の電気生理学的検査で発見された著明な HV 時間延長（100ミリ秒以上） 3．電気生理学的検査で発見された非生理学的ペーシング誘発性ヒス束下ブロック
Class Ⅱb （相対適応）	房室ブロック	1．うっ血性心不全のある左室機能不全患者における0.3秒以上のⅠ度房室ブロックで AV 時間短縮により血行動態の改善がみられる 2．筋緊張性ジストロフィなどの神経筋疾患に伴う房室ブロック（Ⅰ度房室ブロックを含む）
	2枝または 3枝ブロック	1．筋緊張性ジストロフィなどの神経筋疾患に伴うもの
Class Ⅲ （非適応）	房室ブロック	1．無症候性Ⅰ度房室ブロック 2．ヒス束内あるいはヒス束以下の障害ではない無症候性 Wenckebach 型Ⅱ度房室ブロック 3．消退することが予想され，再発しないと思われる（薬物，睡眠時無呼吸症候群に伴う低酸素血症など）房室ブロック
	2枝または 3枝ブロック	1．房室ブロックや症状のない分枝ブロック 2．症状のないⅠ度房室ブロックを伴う分枝ブロック

体験談　風邪で発熱，動悸がする !?

　研修医の頃，当直勤務で「19歳男性，昨日から発熱があり動悸がひどいそうです」と呼ばれた．「風邪で熱高いんでしょうから，動悸ぐらいするでしょうねぇ」と，聴診すると本当に心拍が150もある．心電図は wide QRS の規則正しい頻脈．屈強そうな若者で，もちろん基礎疾患は否定．「変行伝導を伴う上室性頻拍？ WPW なのかなぁ？，まだ午後7時だから誰かいるだろう」と病棟で不整脈専門の先輩をつかまえた．「VT だね」「えっ…?!」「右脚ブロック左軸偏位型のね」（平気な顔）「入院ですね」（慌てる私）

たしかに，よくみるとところどころに P らしい波があって房室解離があるようだ．「これやってみましょうか」と病室に持ってこられたベラパミル 1A ＋生食をいわれるがままにゆっくり静注，そしたらすぐに止まった．ベラパミル感受性の特発性心室頻拍であったのです．

　VT なんか心筋梗塞とかでしかみないと思っていた私は，びっくりしました．歩いてくる VT も稀にいますよ．

（武安法之）

Chapter 6 左室電位が高い，低い

増見智子／飯田啓治

1 左室高電位 ⟨ left ventricular high voltage ⟩

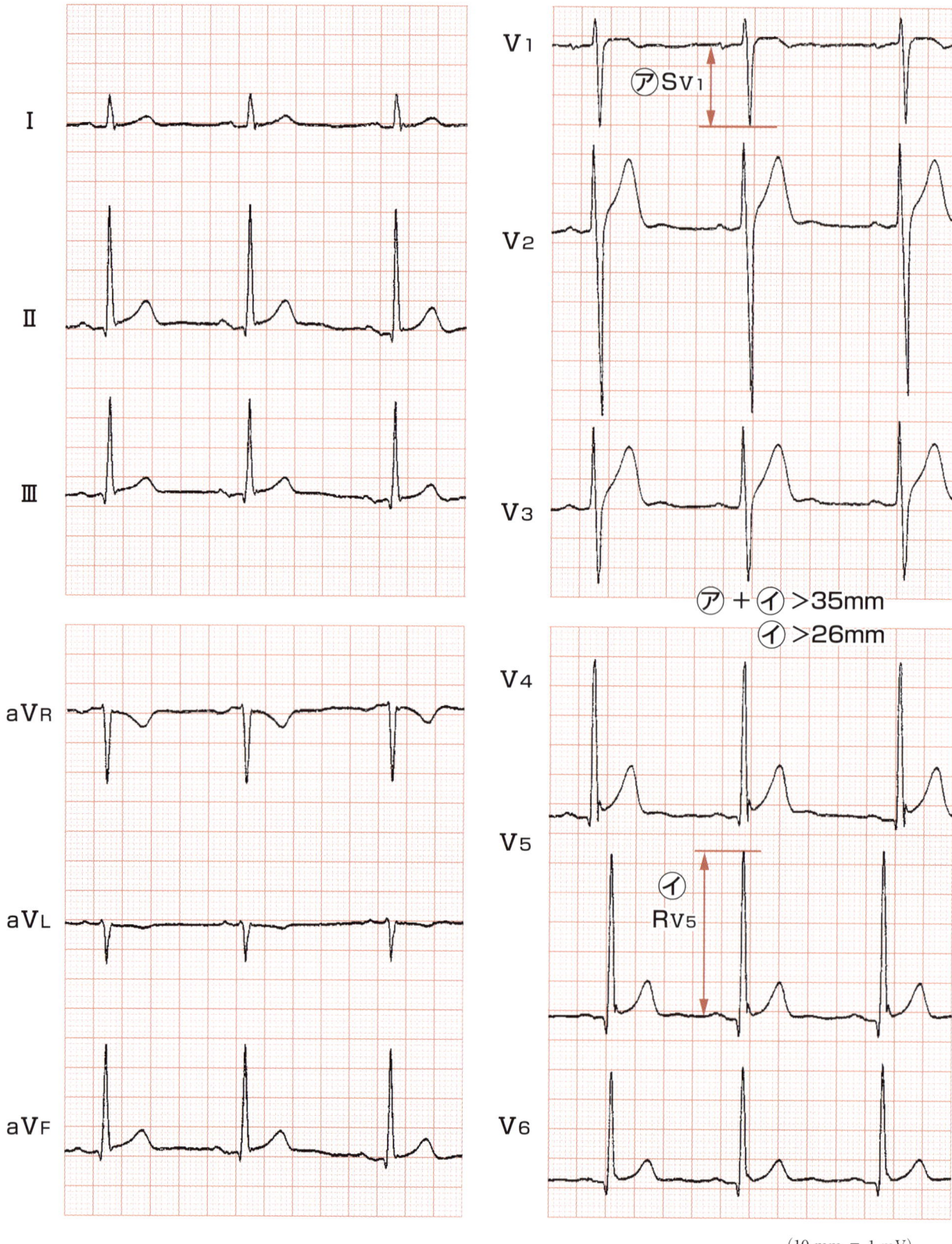

ア Sv₁ → Sv_1

ア + イ > 35mm
イ > 26mm

イ Rv₅ → Rv_5

(10 mm = 1 mV)

1 左室高電位 〈left ventricular high voltage〉

QRSの高さとは？

心電図における各誘導のQRSの高さ（振幅）は，誘導する2点間の電位差により生じる．R波に影響する因子は，心臓起電力の大きさ，誘導2点の立体角の差，心臓周囲組織の電伝導度などであり，人種，性別，年齢，体型などによっても影響される．とくに日本人は欧米人に比べて胸壁が薄いためか，R波が高い傾向がある．左室肥大は左室高電位を呈する代表的な疾患であるが，脚ブロック，心室期外収縮でもR波が高くなることがある．

左室高電位とは左室側誘導（I, aVL, V5, V6）のR波増高をいう．臨床上よく使われる診断基準であるミネソタコードでは，高いR波の基準を，V5，V6のR＞26 mm，またはI，II，III，aVFのR＞20 mm，またはaVLのR＞12 mm，またはSV_1＋RV_5（V_6）＞35 mmとし（若年者はSV_1＋RV_5（V_6）＞42 mmを基準とすることもある）．これらの判定基準を満たす場合を左室高電位という．臨床上よく混同されているが，**左室高電位が即，左室肥大であると診断してはならない**．左室高電位に加え，次頁（chapter6-2）に述べるQRS時間の延長，ST-T変化などを伴うとき左室肥大という．

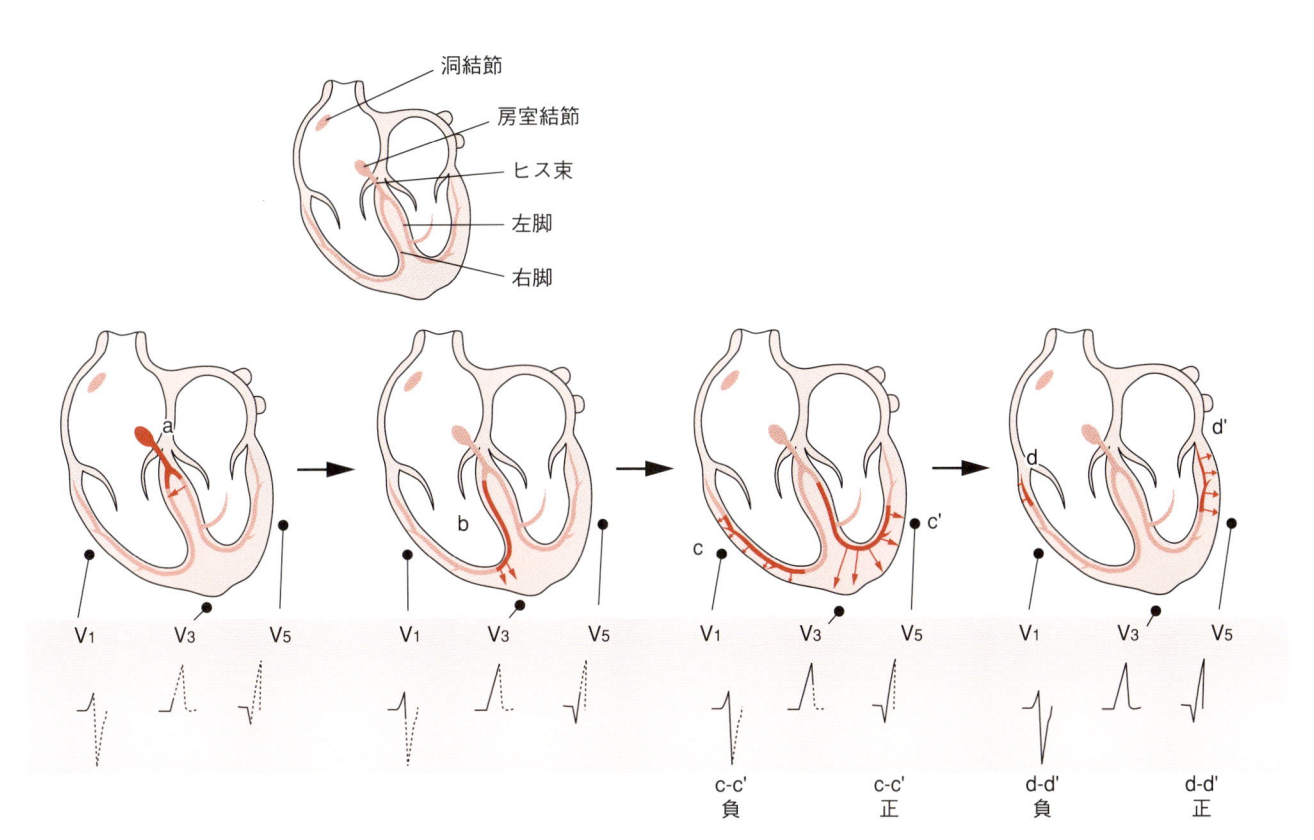

図1● 正常な心室の興奮過程
正常な心室内での興奮伝達系は，ヒス束から右左の脚を介してa → b → c-c' → d-d'の順に心筋の脱分極が進む．心筋の拡がり，厚さ，伝導しやすさにより，それぞれの誘導のQRSが形成される．cとc'，dとd'は同時に進行するので，互いに打ち消し合い，優勢な左室側の電位が記録される．Rv_1, q$v_{5,6}$が中隔の，Sv_1, Rv_5が左室の興奮を示す

ここがポイント！

左室高電位は結局，

　Rv_5（v_6）（ ④ ）＞26 mm

　またはSv_1＋Rv_5（v_6）（ ⑦＋④ ）＞35 mm

※ 左室高電位のみでは，必ずしも左室肥大といえない

2 左室肥大 ⟨ left ventricular hypertrophy ： LVH ⟩

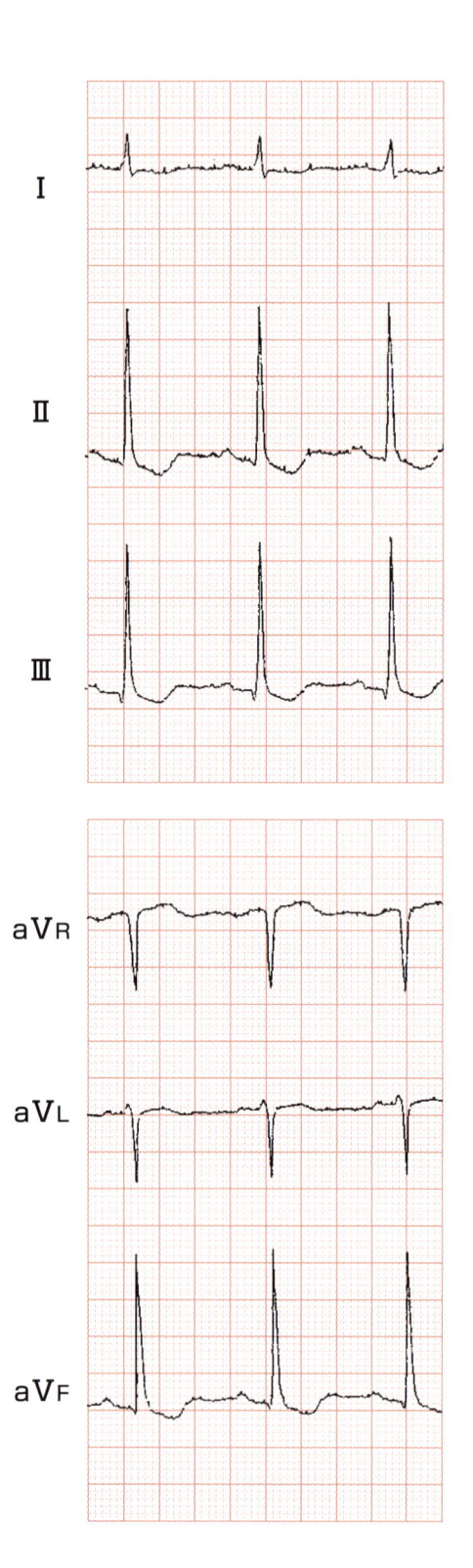

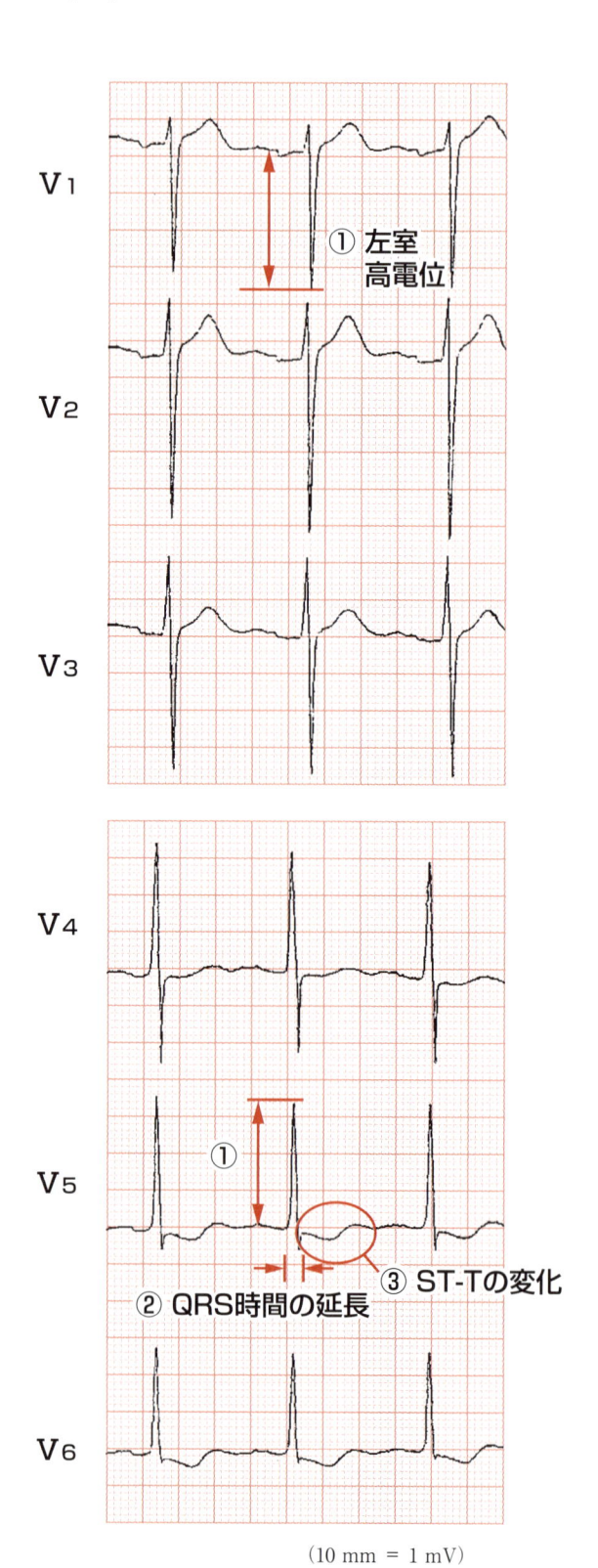

① 左室高電位

② QRS時間の延長

③ ST-Tの変化

（10 mm ＝ 1 mV）

2 左室肥大 〈left ventricular hypertrophy : LVH〉

心肥大の成因

　心肥大とは心筋の肥大による心重量の増加を示すが，解剖学的には心臓の各心房心室の壁肥厚や重量（心筋以外の成分によるものであっても）の増加した状態である．肥大心では拡張能の低下がみられ，相対的心筋虚血や間質の線維化を伴うことが多い．慢性の圧容量負荷に対する代償機能と考えられている古典的な心肥大だけではなく，代謝疾患や肥大型心筋症などの心筋異常による肥大や，心筋梗塞後のリモデリングによる心肥大などもあり，成因は多種で病態も複雑である．

　代償性の左室肥大は，高血圧や大動脈弁狭窄症などの心室内圧の上昇（圧負荷）による求心性肥大（concentric hypertrophy）と，大動脈弁閉鎖不全症や心室中隔欠損症などの心室容量増大（容量負荷）による遠心性肥大（eccentric hypertrophy）に分けられる．

心電図上の心肥大の特徴

　左室肥大の特徴的な心電図所見として，①R波の増高，②QRS時間の延長，③ST-T変化の3つがあげられる．①左室側誘導（I, aV_L, V_5, V_6）のR波増高つまり**左室高電位**のことで，左室肥大の診断基準のひとつSokolow-Lyonの基準，R V_5（V_6）＞26 mm，R aV_L＞11 mm，S V_1＋R V_5（V_6）＞35 mmを用いることが多い．②QRS時間は 0.10 秒程度に軽度延長し，とくに左室側誘導での**心室興奮時間**（ventricular activation time：VAT）（図2）が 0.04～0.06 秒と遅延する．③左室側誘導でのSTの下降とT波の平低化や陰性化などのST-Tの変化も重要である．正常な心室の再分極過程は脱分極過程と逆で，心外膜側から心内膜側へ向かうのに対し，**肥大心では，脱分極方向と同じ方向となるのが，ST-T異常の原因**のひとつと考えられている．心筋壁厚の増大，相対的毛細血管減少による虚血，プルキンエ線維と心筋細胞との結合の相対的減少などがその原因である．LVHが進行するにつれて，1）**T波平低化，**2）**ST下降，**3）**T波陰転化（ストレイン型：strain pattern）**が現れ，**ストレイン型ST-T異常がLVHの典型的変化**である．ストレイン型とは，上に凸のST下降を伴い，前半がなだらかで後半が急な左右非対称の陰性T波である（図3）．ふつうI, aV_L, V_4～6 にみられ，立位心などではI, aV_L のかわりにII, III, aV_F にみられることもある．

　左室肥大の所見として①～③以外には，QRS電気軸が左軸偏位をとることが多く，左室側誘導での陰性U波や，左房負荷の所見を伴うこともある．

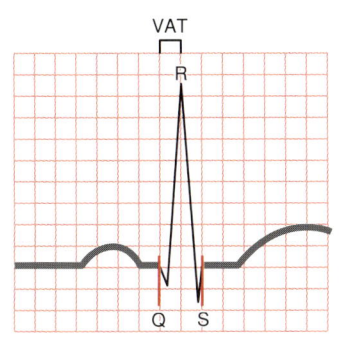

図2 ● 心室興奮時間（VAT）

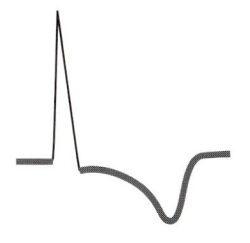

図3 ● ストレイン型の陰性T波

ここがポイント！

左室肥大は結局，
　① 左室高電位
　② QRS時間の延長，とくにVATの延長
　③ ST-Tの変化（ST下降とT波の陰転化）
　　を示すもの

Chapter 6 左室電位が高い，低い

3 左室容量負荷 ⟨ left ventricular volume overload ⟩

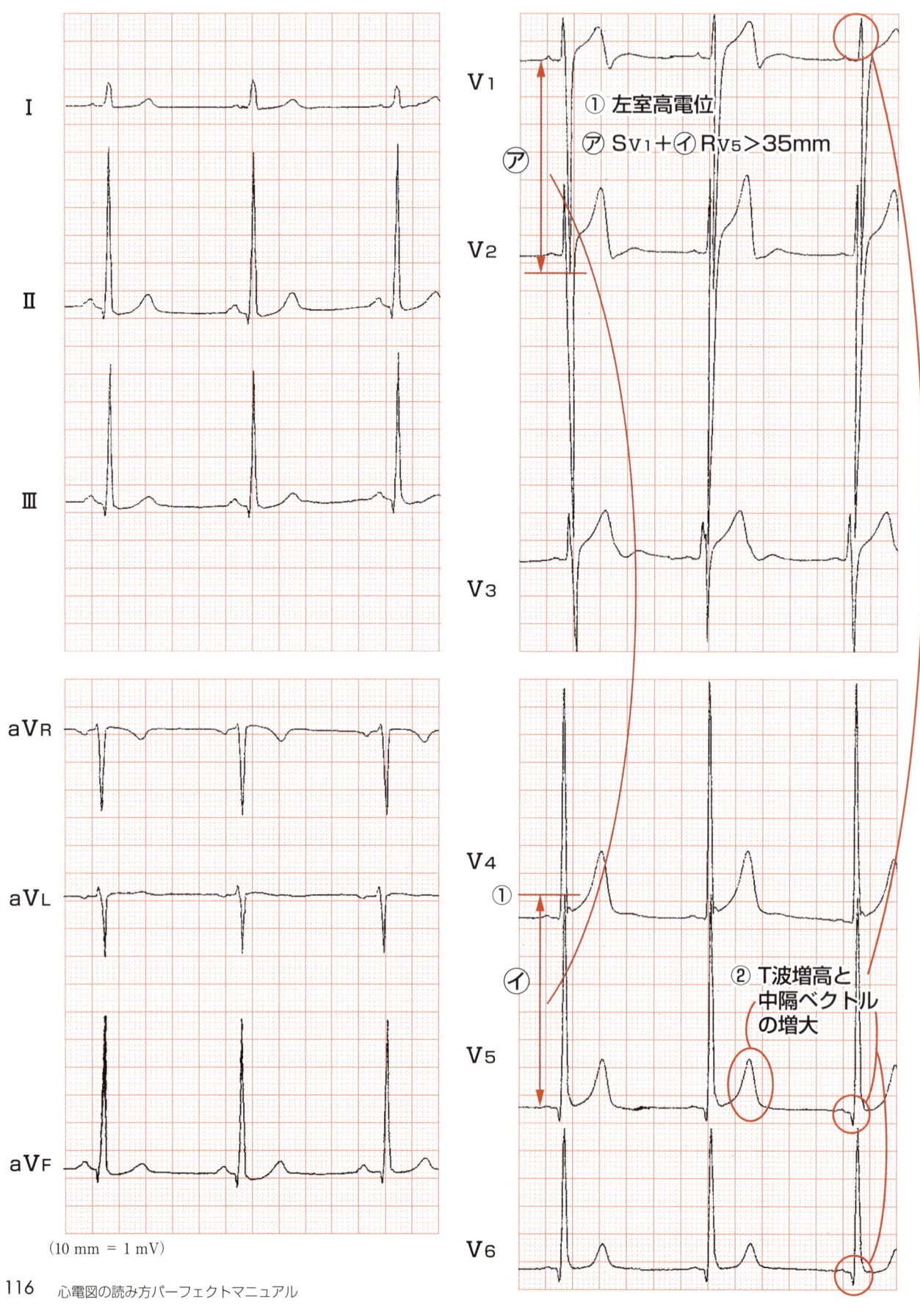

① 左室高電位
　㋐ S_{V1} ＋ ㋑ R_{V5} ＞35mm

② T波増高と中隔ベクトルの増大

(10 mm = 1 mV)

3 左室容量負荷 〈left ventricular volume overload〉

左室容量負荷と遠心性肥大

左室容量負荷が心電図に及ぼす影響については，Brody効果が知られている．Brody効果とは，心室腔内血液量の増加が，心室壁面に対し放射状の起電力を増大させ，接線方向の起電力を減少させる効果のことで，左室拡張末期の左室内腔血液量が増加すると左室壁厚の増加がなくても，R波が増高するという理論である．しかし心エコー図や左室造影の所見との検討では，左室内腔血液量とR波高の相関は低いとの報告が多い．

圧負荷と容量負荷の違い

圧負荷（pressure overload）による求心性肥大（concentric hypertrophy）と，容量負荷（volume overload）による遠心性肥大（eccentric hypertrophy）の心電図上の特徴をあげる．

両方に共通するのは，**左室高電位**であるが，R波の違いとして**圧負荷では，中隔ベクトル（V_1, V_2のr波，V_5,V_6のq波）の減少ないしは消失**がみられ，容量負荷では中隔ベクトルが増大する．容量負荷の中隔ベクトルの増大とは，$V_{5,6}$のseptal q waveが2〜4 mmと大きくなり（深くなり），V_1, V_2のr波も増大する所見で，中隔基部の肥大によるといわれている．またST-T変化にも特徴がある．圧負荷では，ST下降とT波陰転すなわちストレイン型が特徴であるが，**容量負荷では，ST部分が1〜2 mm程度上昇し，V_5, V_6のT波が増高**し，特に左右対称なT波になるのが特徴的である．

さらにVATの延長は圧負荷でみられやすく，陰性U波は容量負荷でみられやすい（特に大動脈弁閉鎖不全症）といわれている．

しかし臨床的には圧負荷や容量負荷の病態を呈する疾患は，病期や程度が様々であり，圧負荷による左室肥大が軽度であればT波は陽性であるし，容量負荷でも心筋障害が進行するとST-Tの降下がみられる．また心筋虚血や障害，治療に用いる薬剤など，ST-Tに影響を及ぼす要素が多く，上述のような典型例は少ないため，圧負荷と容量負荷を心電図だけで判断するのには限界がある．

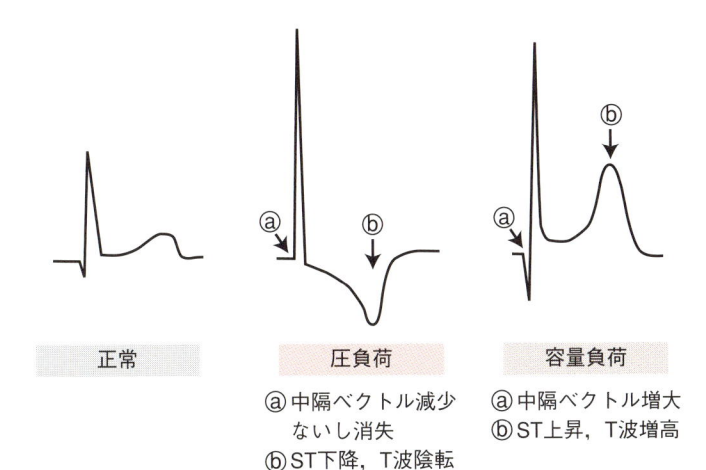

正常　　　圧負荷　　　容量負荷
ⓐ中隔ベクトル減少ないし消失
ⓑST下降，T波陰転

ⓐ中隔ベクトル増大
ⓑST上昇，T波増高

図4 ● V_5誘導での圧負荷と容量負荷の違い

ここがポイント！

左室容量負荷は結局，
① 左室高電位
② $V_{5,6}$のT波の増高
で，$V_{5,6}$のST上昇や中隔ベクトル（septal q wave）の増大，陰性U波（$V_{4,5}$）の出現が特徴的

4 肥大型心筋症 〈 hypertrophic cardiomyopathy ： HCM 〉

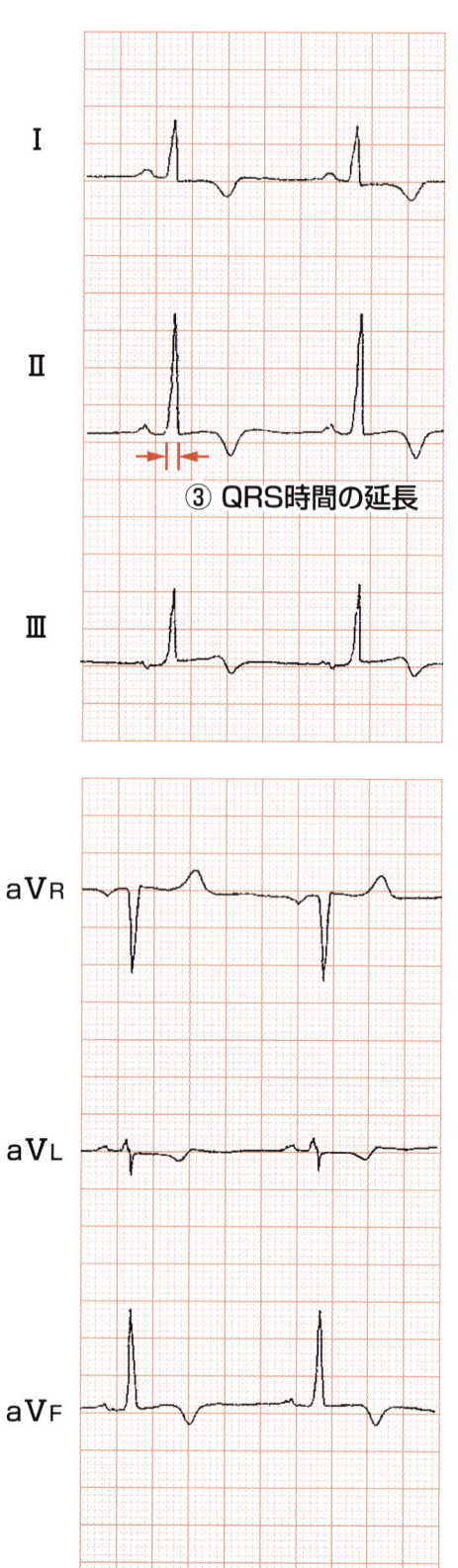

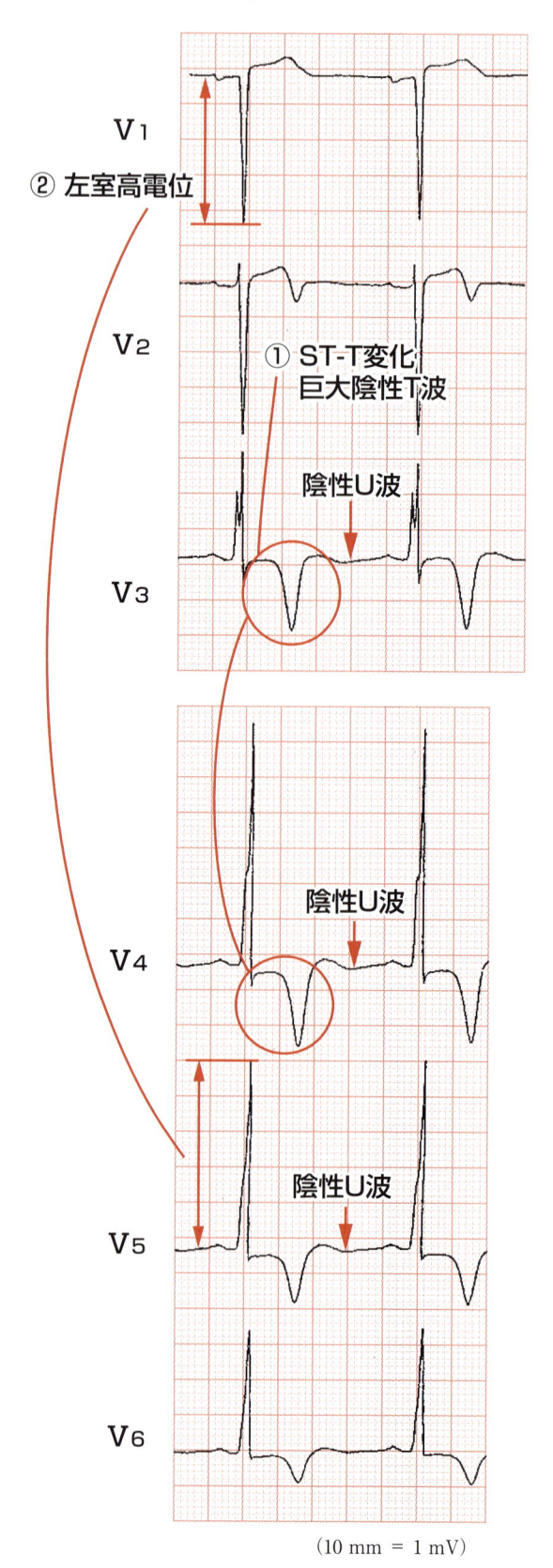

③ QRS時間の延長

② 左室高電位

① ST-T変化
巨大陰性T波

陰性U波

陰性U波

陰性U波

（10 mm ＝ 1 mV）

肥大型心筋症とは

肥大型心筋症（HCM）は心筋肥大を特徴とする心筋疾患で，左室流出路の狭窄がある**閉塞性肥大型心筋症**（hypertrophic obstructive cardiomyopathy：HOCM）と，狭窄のない非閉塞性肥大型心筋症（hypertrophic nonobstructive cardiomyopathy：HNCM）に分類される．診断の際には，心筋肥大を呈する2次性心筋症（Friedreich失調症，アミロイドーシスなど）との鑑別が必要である．

心電図の特徴

心電図の特徴はST-T変化と左室肥大であるが，多彩な変化を呈し，経過中に変化する症例もある．**最もよくみられる心電図所見はST-T変化で，ST下降やT波の陰転化**がみられる．とくにV₃〜V₅にみられる−10 mm（1.0 mV）以上の巨大陰性T波（giant negative T wave：GNT）は心尖部に肥大の著しい**心尖部肥大型心筋症**（apical hypertrophy：APH）に特徴的である．HCMでは他に，**左室高電位，QRS時間の延長，Q波異常（異常Q波**あるいはq波の消失），心室期外収縮，心室頻拍，心房細動などの不整脈，脚ブロック，V₄,₅を中心に**陰性U波**を認めることもある（左ページの心電図：V₃〜V₅の矢印）．

HCMに出現する**異常Q波**は心室中隔の肥大を反映していることが多く，Ⅰ，aVL，V₄〜6またはⅡ，Ⅲ，aVF，V₄〜6に出現する．この他にも心筋の脱落，線維化により異常Q波を生じることもある．HCMの経過中に異常Q波やR波の変化が出現した場合は，左室内径の拡大，壁の菲薄化，壁運動の低下をきたす**拡張相肥大型心筋症**（dilated phase of hypertrophic cadiomyopathy：d-HCM）への移行を念頭に精査を必要とする．

ひとくちメモ：左室肥大と再分極過程の異常

正常心筋では脱分極は心内膜側から始まるが，活動電位持続時間は心外膜側より心内膜側のほうが長いため，再分極は心外膜側から始まる．この電位差が陽性T波を形成する．何らかの原因で心外膜の再分極が心内膜側より相対的に遅延すると，電位差の勾配が逆となり陰性T波が形成されると考えられている．とくに心尖部肥大型心筋症（APH）では肥大が心尖部に限局しているため，再分極時の電位差勾配の向きが心基部に向かうため巨大陰性T波が形成されると考えられている．

◆◆◆

HCMの形態による心電図の特徴を下にまとめた．ただしこれは"典型例"の場合である．

	QRS	ST-T
"ふつう"のHCM（左室全周性の肥大）	SV₁, RV₅の増大	V₄〜6にストレイン型
APH（心尖部肥大型心筋症）	RV₃〜5の増大	V₄を中心に巨大陰性T
ASH（非対称性中隔肥大）	Ⅰ, aVLやⅡ, Ⅲ, aVFそしてV₄〜6に異常Q　V₁〜V₃のR波増高	不定

ASH：asymmetric septal hypertrophy

ここがポイント！

肥大型心筋症は結局，

① ST-T変化，心尖部肥大型心筋症では**巨大陰性T波**

② **左室高電位**

③ **QRS時間の延長**

④ **Q波異常**（左ページ心電図ではq波の消失）

が特徴的であるが，肥大の様式や程度の診断には心エコー図などが必要である

Chapter 6
左室電位が高い，低い

5 低電位差 〈 low voltage 〉

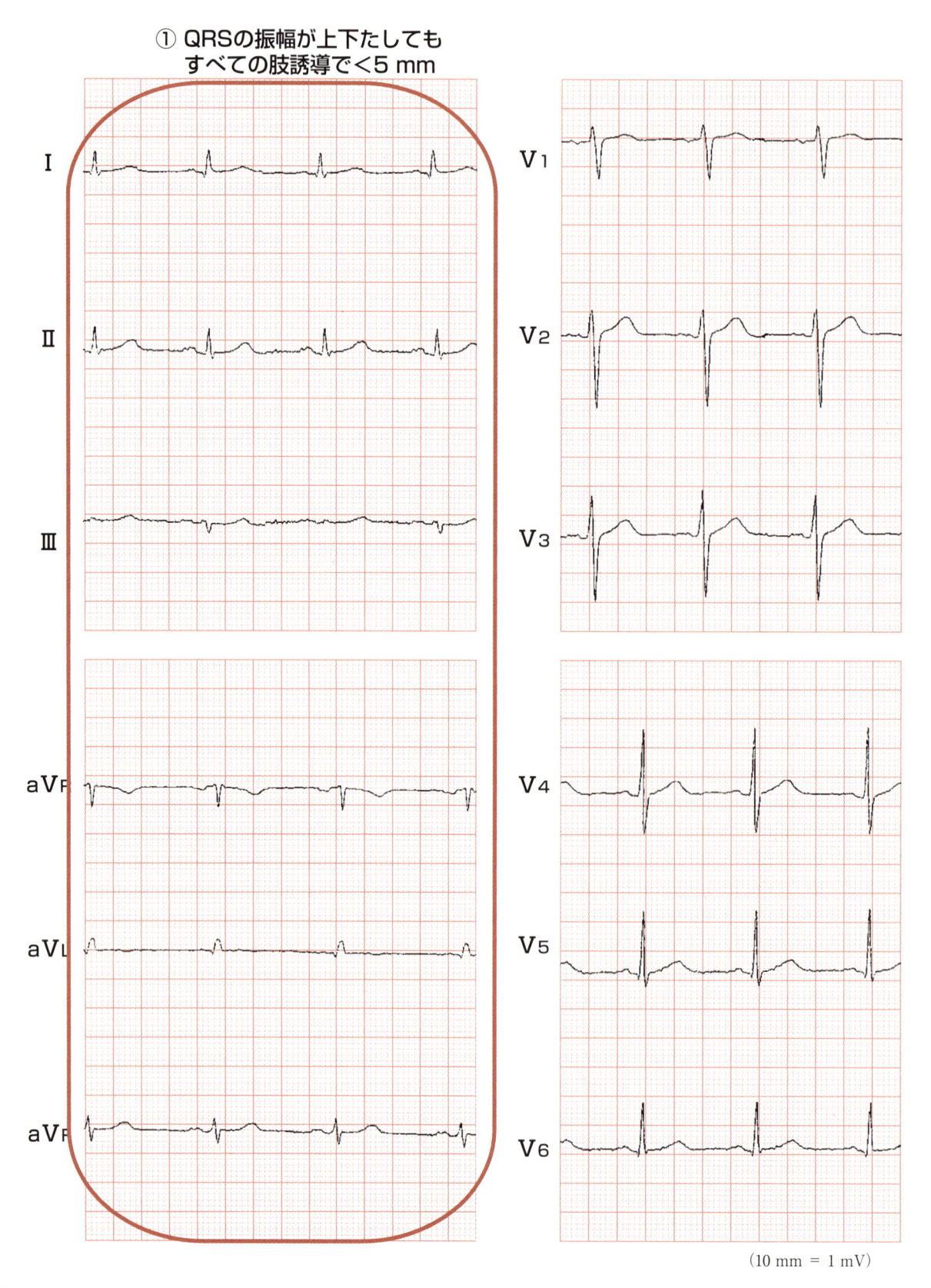

① QRSの振幅が上下たしても
すべての肢誘導で＜5 mm

（10 mm ＝ 1 mV）

低電位差の基準と成因

心電図上 QRS の高さ（振幅）が異常に低下しているものを低電位差（low voltage）という．

判定基準は，

- QRS の振幅の上下の和が肢誘導すべてにおいて＜ 5 mm（0.5 mV）のとき肢誘導の低電位差，
- 胸部誘導すべてにおいて＜ 10 mm（1.0 mV）のとき胸部誘導の低電位差とする，である．

QRS の振幅を規定する因子には心臓の起電力の大きさ，周囲組織の電気的伝導性，誘導 2 点間の立体角，左右心室の興奮伝導様式などがある．QRS ベクトルの前後の傾きが大きい場合（図 5 B），肢誘導における誘導 2 点間の立体角の差が小さくなるため，肢誘導の低電位差となる．これは健常例でみられることがあり，病的とはいえず，この場合胸部誘導では低電位差とはならない．

低電位差をきたす疾患

病的な状態で低電位差をきたす主な原因として，**心筋梗塞や心筋炎などの心筋の起電力の低下，粘液水腫，心嚢液，ネフローゼ症候群など心筋間質や心嚢の浮腫や液体の貯留，肺気腫，悪液質，肥満など胸腔や全身の電気伝導度の減少**があげられる．心筋障害による低電位差では，肢誘導のみならず胸部誘導でも低電位差となる．全身の浮腫においては肢誘導のみにおいて低電位差となることが多い．

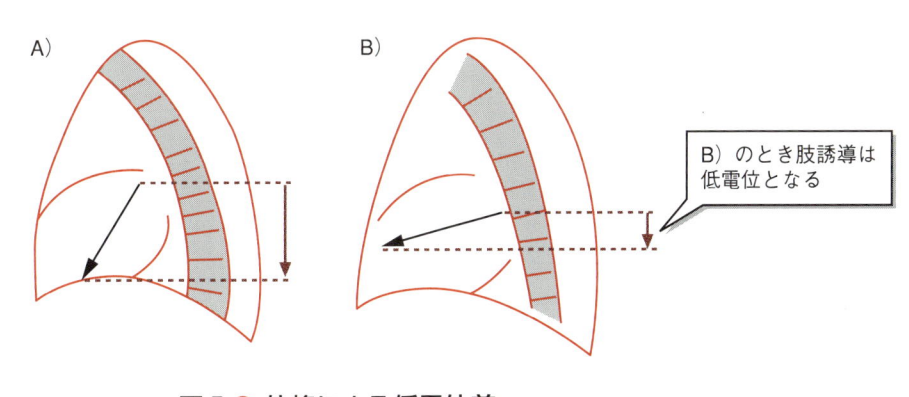

図 5 ● 体格による低電位差

ここがポイント！

低電位差は結局，

① QRS の振幅の上下の和が肢誘導すべてで＜ 5 mm（0.5 mV）のとき肢誘導の低電位差，

② QRS の振幅の上下の和が胸部誘導すべてで＜ 10 mm（1.0 mV）のとき胸部誘導の低電位差　という

Chapter 6 まとめ

「左室電位が高い，低い」を示す心電図の読み方

1 R波に影響する因子は，心臓起電力の大きさ，誘導2点の立体角の差，心臓周囲組織の電気伝導度があり，人種，性別，年齢，体型などでも変化が生じる．

2 左室高電位の判定は R $V_{5(6)}$ > 26 mm，または S V_1 ＋ R V_5（V_6）> 35 mm である［若年者は S V_1 ＋ R V_5（V_6）> 42 mm を基準とすることもある］．

3 低電位差の判定は，QRS が肢誘導すべてで < 5 mm（0.5 mV），または胸部誘導すべてで < 10 mm（1.0 mV）である．

4 左室肥大の心電図の基準は次の3つである．すなわち

① 上述の**左室高電位**を認めること

② QRS 時間が軽度延長（0.10 秒程度）し，とくに左室側誘導での **VAT が 0.04 ～ 0.06 秒**に延長すること

③ **ST 下降と T 波の陰転化**，とくに**ストレイン型（strain pattern）の ST-T の下降**

である．

5 肥大型心筋症も心肥大を呈する重要な疾患であり，心電図の特徴は **ST-T 変化と左室肥大**である．とくに V_3 ～ V_5 にみられる −10 mm（1.0 mV）以上の**巨大陰性 T 波**は心尖部に肥大の著しい**心尖部肥大型心筋症（apical hypertrophy：APH）**に特徴的である．心筋症の心電図は，肥大型心筋症のみならず，拡張型心筋症や特定心筋疾患などでも多彩な変化を呈し，経過中に変化を示す場合が多い．

6 また QRS 電気軸は**左軸偏位**をとることが多く，左室側誘導で陰性 U 波がみられることもあり，**左房負荷**の所見を伴うこともある．

7 圧負荷では，**左室高電位，中隔ベクトル（V_1，V_2 の r 波，V_5，V_6 の q 波）の減少とストレイン型の ST-T 変化**が特徴的であり，容量負荷では，**左室高電位，中隔ベクトルの増大と T 波の増高**が特徴的である．

Let's try

Question 1

63歳の男性．56歳時に心雑音を指摘され，心臓弁膜症と診断され，加療を受けていた．心電図所見と考えられる診断名は？

心電図 A

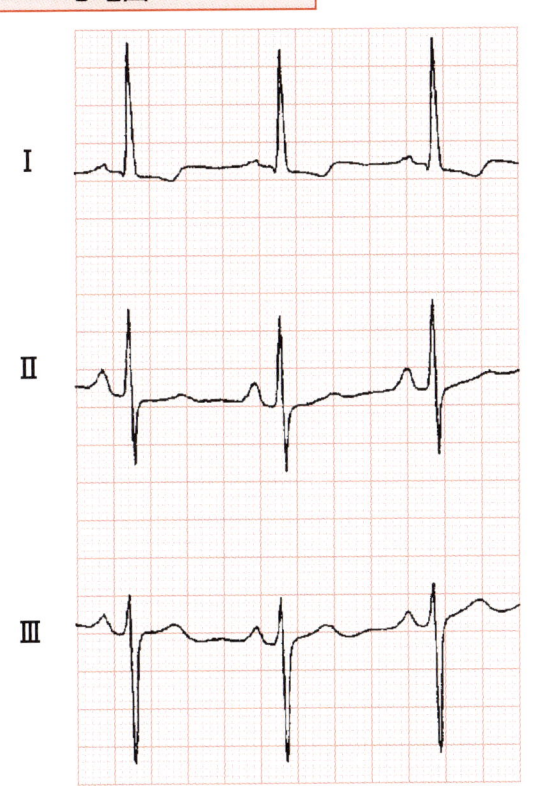

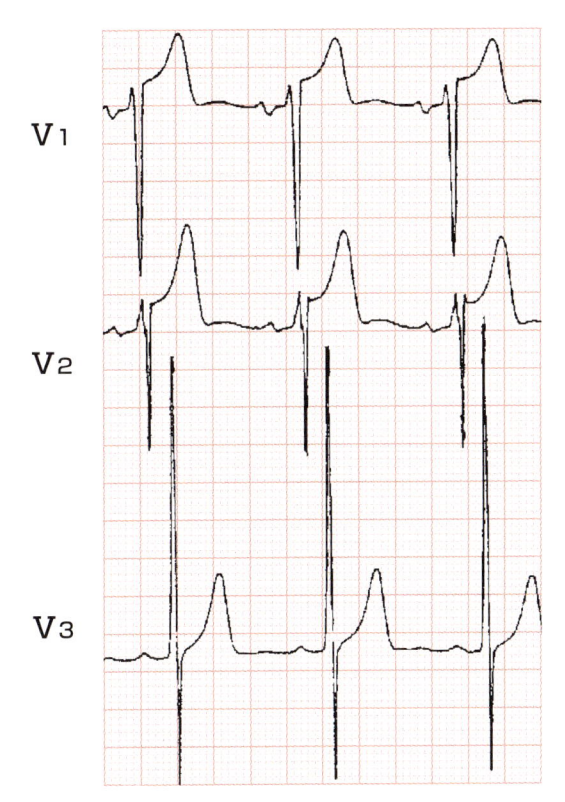

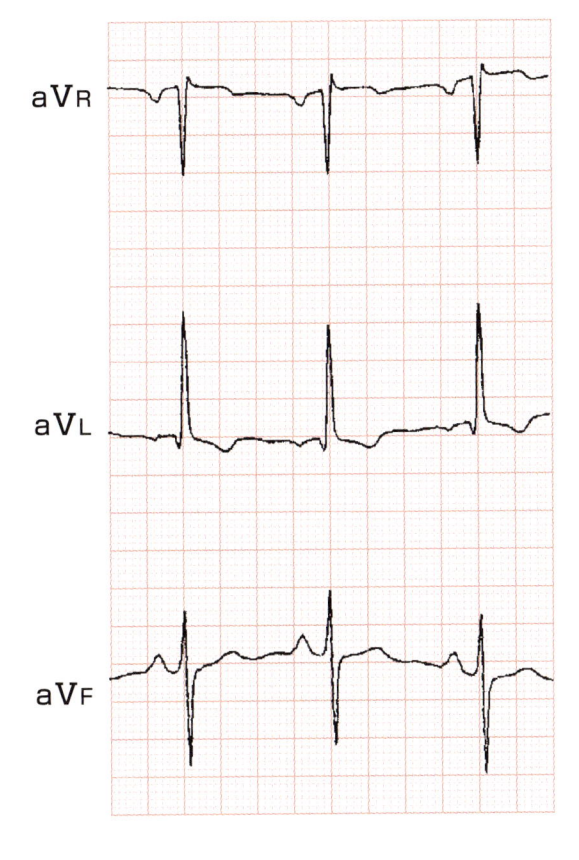

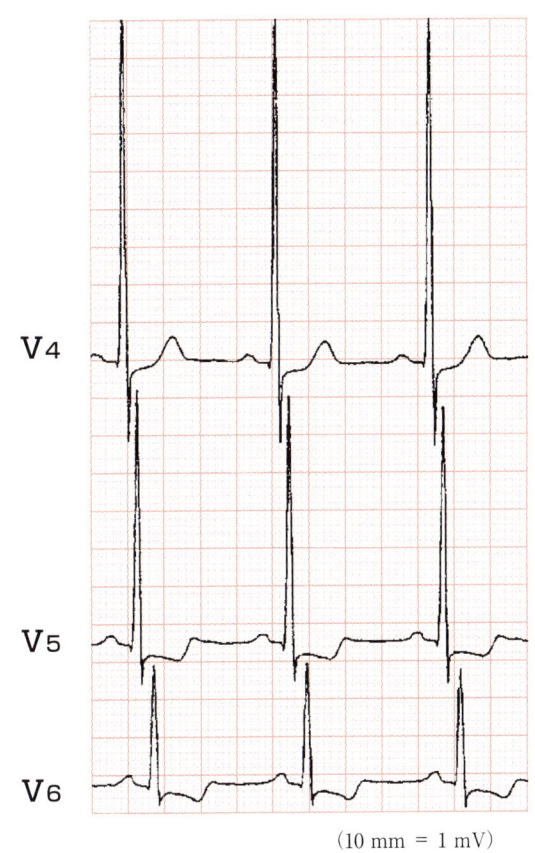

(10 mm = 1 mV)

Let's try

Answer 1　圧負荷による左室肥大，大動脈弁狭窄症

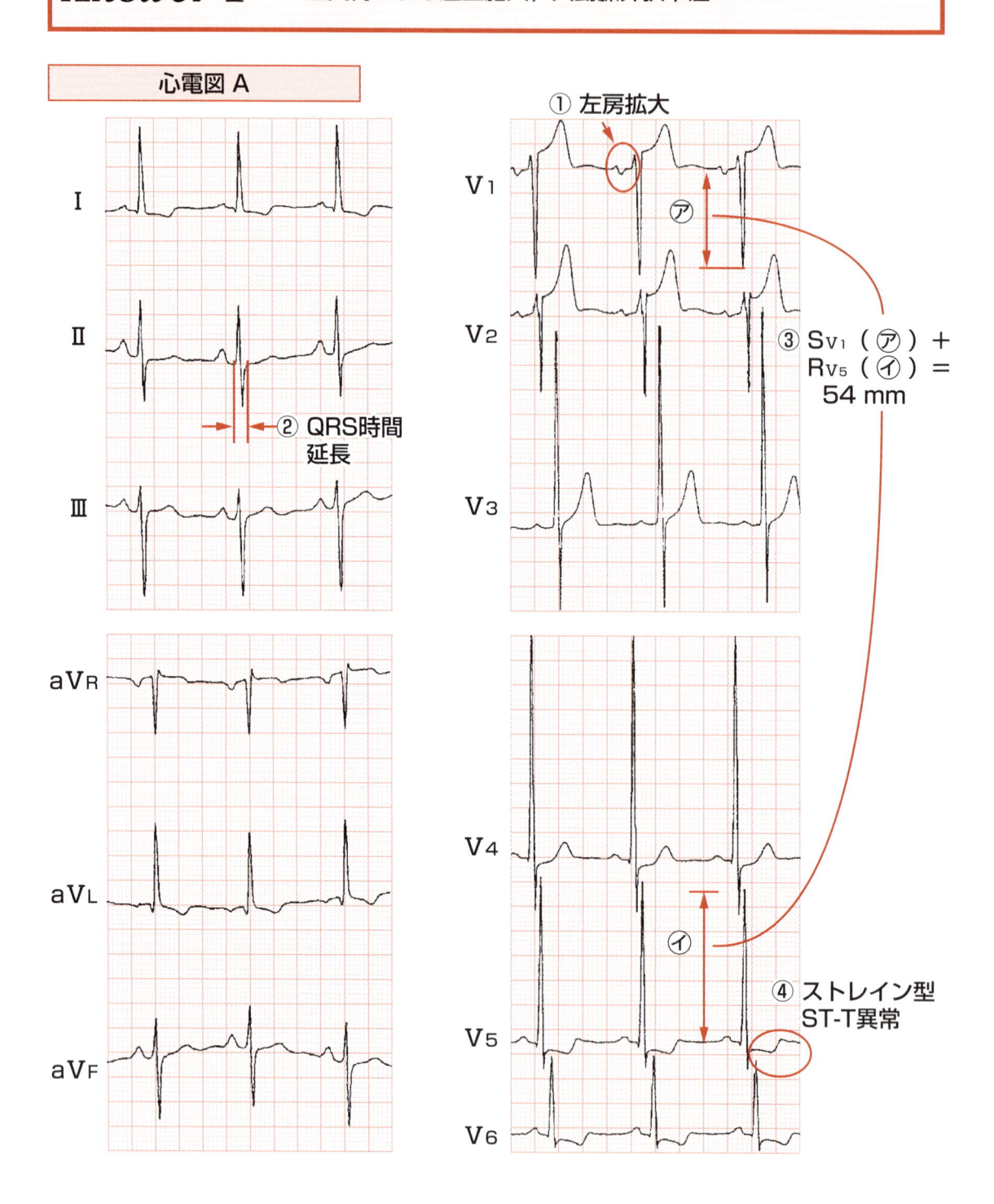

心電図 A

① 左房拡大
② QRS時間延長
③ S_{V_1} (ア) + R_{V_5} (イ) = 54 mm
④ ストレイン型 ST-T異常

◎ 心電図 A は，①左房拡大，② QRS 時間 0.10 秒と延長，③左室高電位 S_{V_1} + R_{V_5} = 54 mm（5.4 mV）と，④ストレイン型の ST-T 変化がみられ，左室肥大，とくに圧負荷の心電図所見である．よって弁膜症は大動脈弁狭窄症と考えられる．心エコー図および心臓カテーテル検査で中等度の左室肥大と大動脈弁圧較差 100 mmHg と診断され，大動脈弁置換術を受けた．

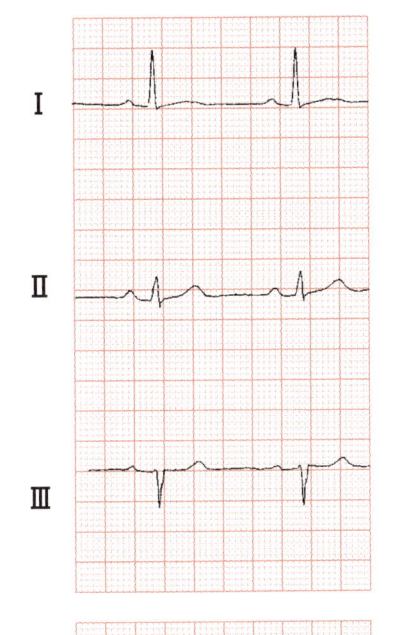

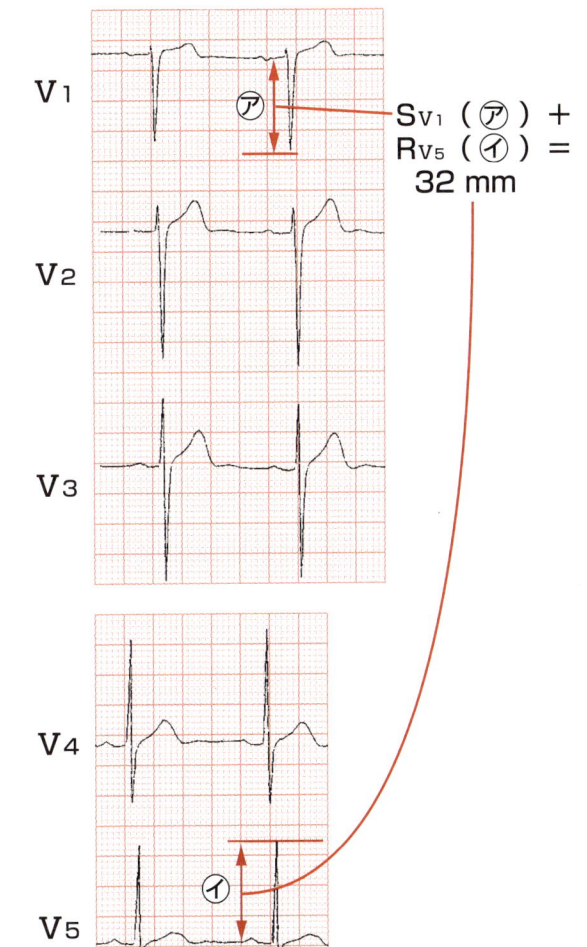

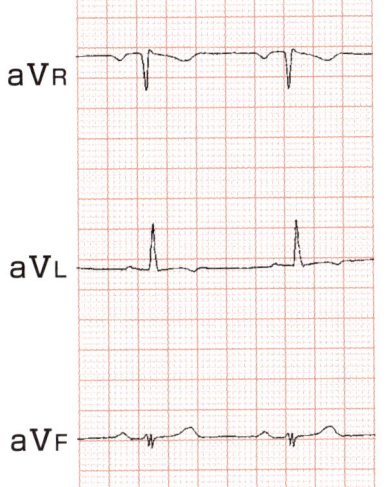

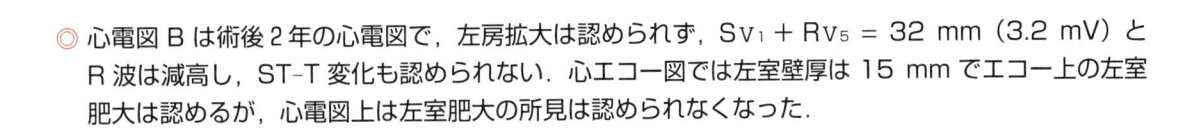

Let's try

心電図 B 〈術後 2 年〉

S_{V_1}（㋐）+ R_{V_5}（㋑）= 32 mm

◎ 心電図 B は術後 2 年の心電図で，左房拡大は認められず，S_{V_1} + R_{V_5} = 32 mm（3.2 mV）と R 波は減高し，ST-T 変化も認められない．心エコー図では左室壁厚は 15 mm でエコー上の左室肥大は認めるが，心電図上は左室肥大の所見は認められなくなった．

Chapter 6 Let's try

Question 2

38歳男性．心電図異常のため来院した．症状はなく，糖尿病，高血圧，高脂血症の既往もない．母と母方の姉妹3人に心疾患があり，その1人は突然死している．考えられる診断名は？

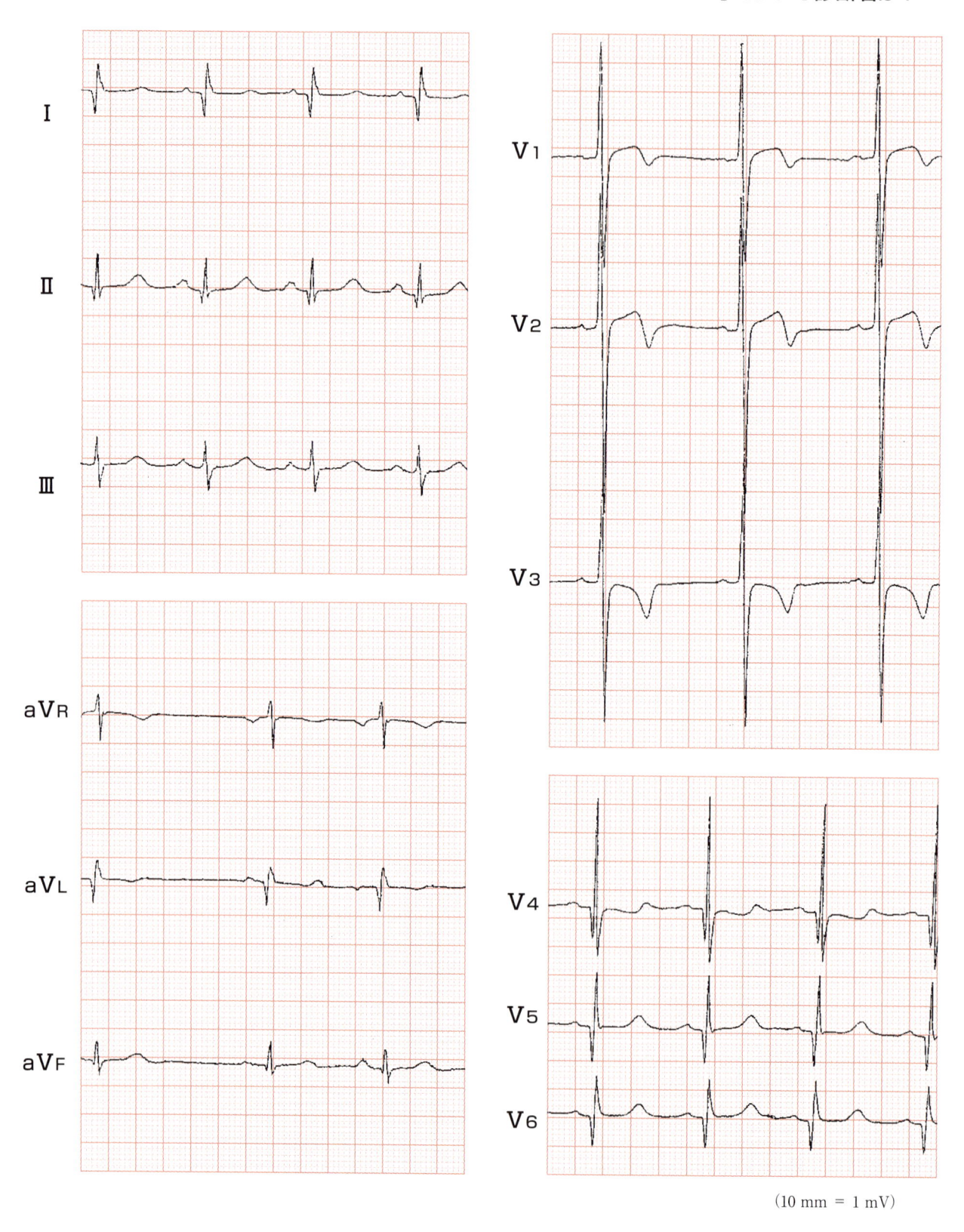

(10 mm = 1 mV)

Answer 2 肥大型心筋症，とくに非対称性中隔肥大（ASH）

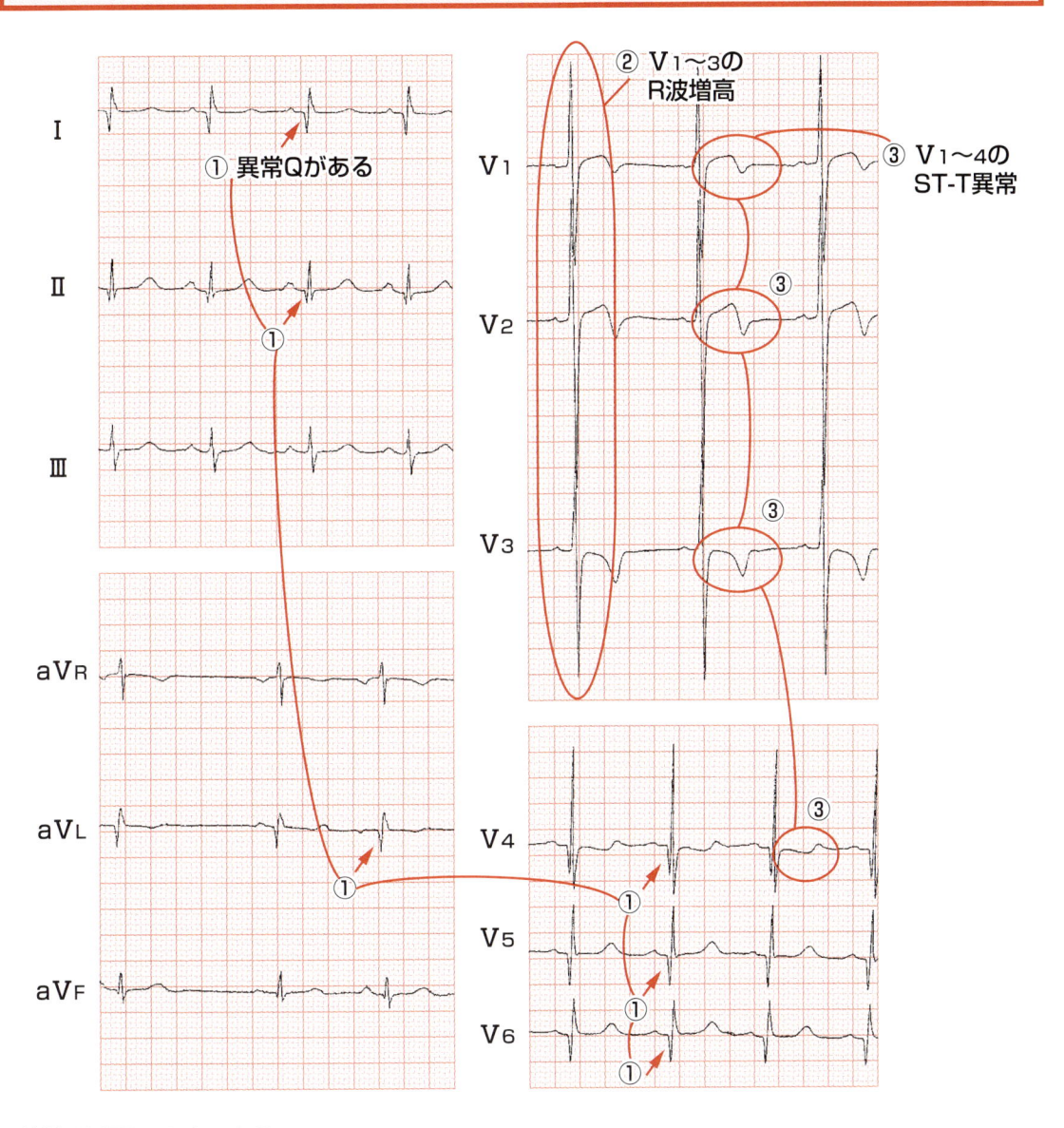

本例のECGの特徴は以下の3点である．

①Ⅰ，Ⅱ，aVL，V4〜V6の異常Q波　②V1〜V3のR波の高電位　③V1〜V4のST-T変化

◎ 異常Q波は頻度的には心筋梗塞を示すことが多く，本例も側壁梗塞を否定できない．またV1〜3のR波増高は後壁梗塞の合併も考えさせ，後側壁梗塞との心電図診断がなされうる．しかし一般に後壁梗塞ではV1〜3のTは陰性ではなく，増高Tとなるはずであり，またⅠ，Ⅱ，aVL，V4〜6のように異常Qのある誘導では陰性T（冠性T）を伴うはずであり，後側壁梗塞としては不一致な点が多い．

◎ 非対称性中隔肥大（asymmetric septal hypertrophy：ASH）における心電図の特徴は，中隔ベクトルの増大，すなわち

1）Ⅰ，aVLまたはⅡ，Ⅲ，aVFの異常Q波，2）V4〜6の異常Q波，3）V1〜3のR波増高である．本例はこれに一致する．また本例では左室起電力を示すV1のS，V5,6のRは大きくなく，左室自由壁の肥大はなく，中隔の肥大優勢であると考えられる．

◎ 心エコー図では左室拡張終期径50 mm，左室内径短縮率40％で心機能は良好で，心室中隔厚20 mm，心室後壁厚10 mmのASHを認めた．冠動脈造影で冠動脈に有意狭窄は認めず，肥大型心筋症と診断された．肥大型心筋症は遺伝傾向を示すが，本症例の母親も精査により肥大型心筋症と診断された．

ひとくちメモ：拡張型心筋症（dilated cardiomyopathy ： DCM）

　拡張型心筋症は原因不明の心筋疾患で，心室の拡大と心機能低下をきたす．診断は除外診断が重要であるが，現在のところウイルス性心筋炎，アルコール性心筋症，産褥性心筋症などの終末像を除外できず，症候群的な疾患概念となっている．低心拍出量症候群やうっ血性心不全，多彩な不整脈を呈し，予後は不良である．

　心電図所見としては，心筋障害によるST-T変化，心室期外収縮，P波異常，異常Q波，低電位差，左室高電位，そのほかにQRS時間の延長，脚ブロック，心房細動，心室頻拍，房室ブロックなどがある．

[症例1] 51歳女性．心電図所見は非特異的なST-T変化（V5, 6の平低T波，Ⅱ, Ⅲ, aVFの陰性T波）と左室高電位である．心エコー図所見は左室拡

[症例1] 心電図1

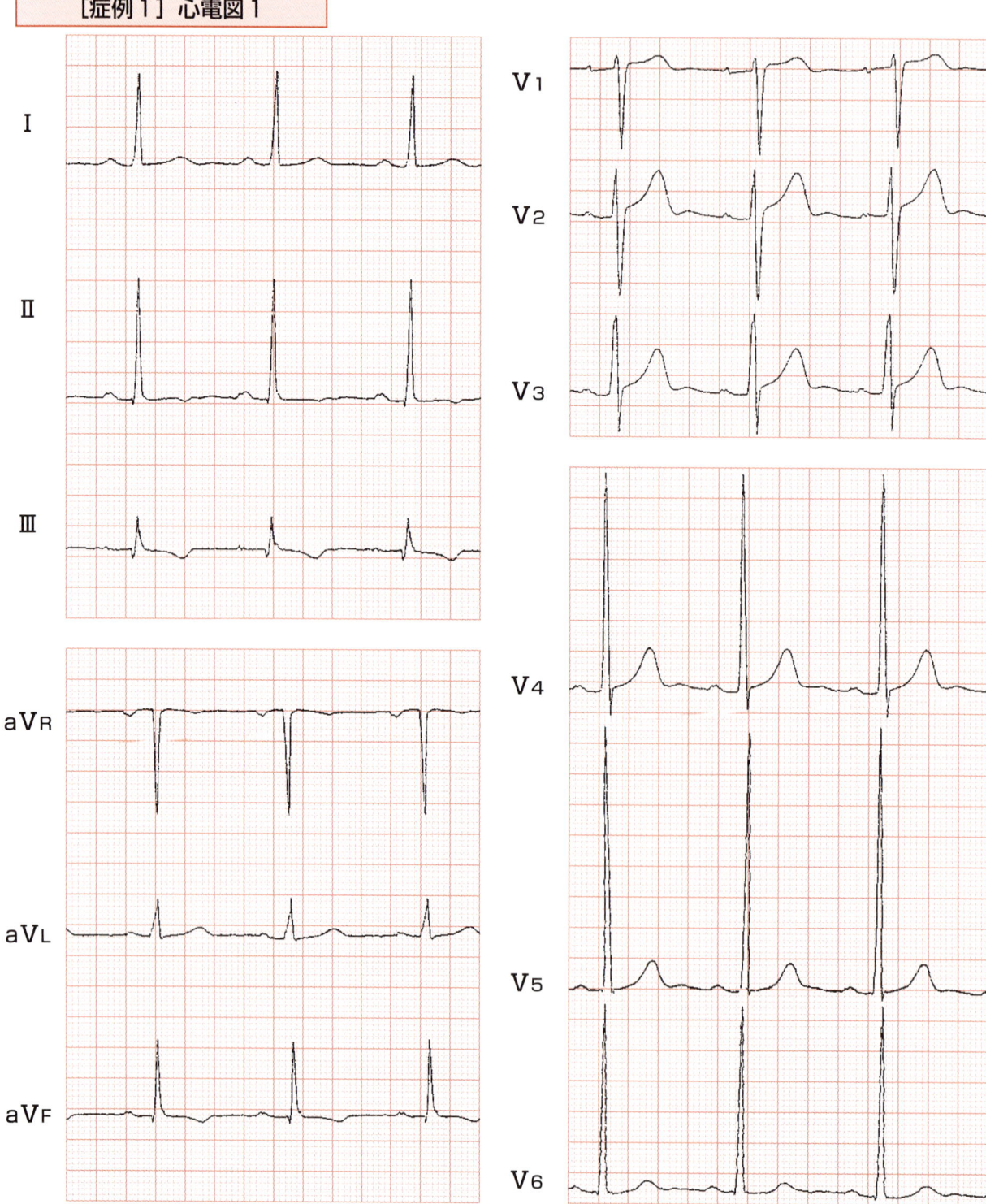

(10 mm = 1 mV)

張終期径が 57 mm と拡大し，左室内径短縮率 21％ と左室の全汎的な収縮力低下を呈し，心臓カテーテル検査，心筋生検などで拡張型心筋症と診断された．経過中，心拡大・心機能低下が進行したが，β遮断薬治療の開始により効果がみられた．

［症例2］ 47歳の男性の心電図で，左脚ブロックパターンの心室内伝導障害で QRS 時間が延長している．12年前にうっ血性心不全にて発症し，拡張型心筋症と診断され加療を受けていた．心エコー図所見は左室拡張終期径 95 mm と著明に拡大し，左室内径短縮率 8％ と心機能が著しく低下していた．この心電図検査後約1カ月で心不全が増悪し死亡した．

使用薬剤などにも影響を受けるが，拡張型心筋症でも経過中に心電図変化がみられる．症例2の診断時における心電図は，症例1の心電図に似た所見で，QRS の延長もなく，ST-T 変化は軽度であったが，経時的に心電図が変化した．

［症例2］心電図2

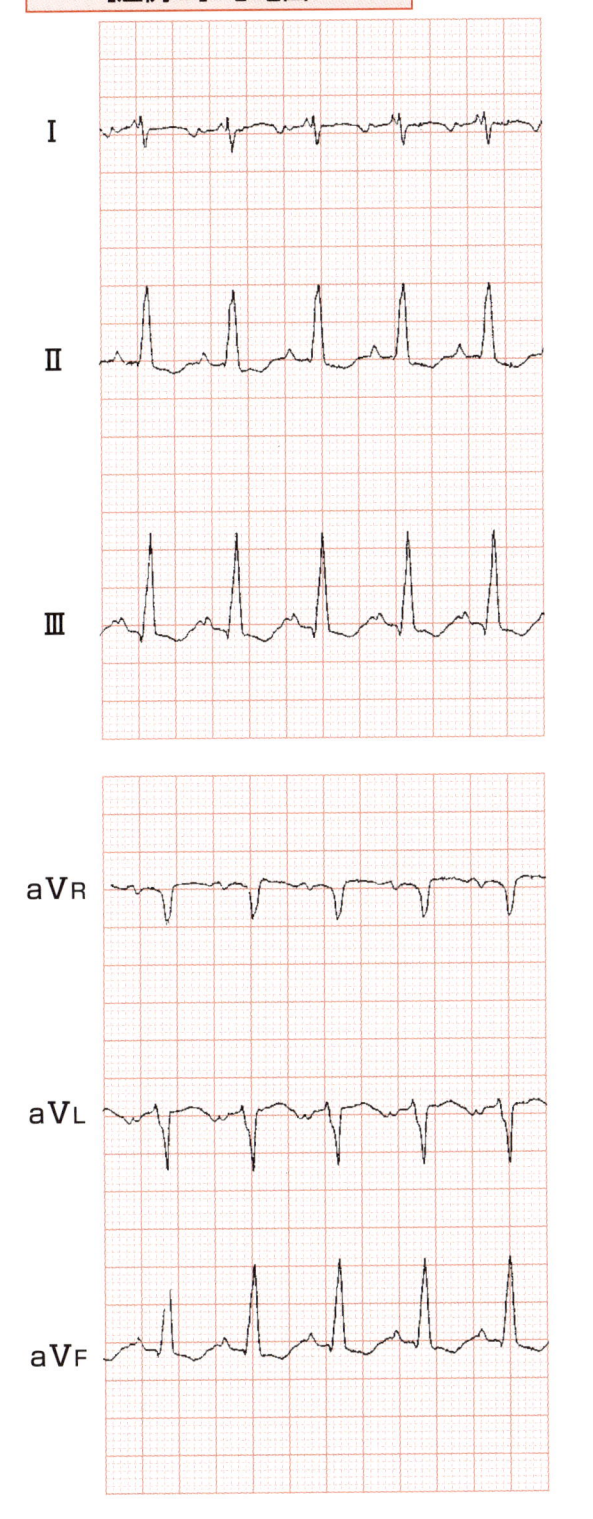

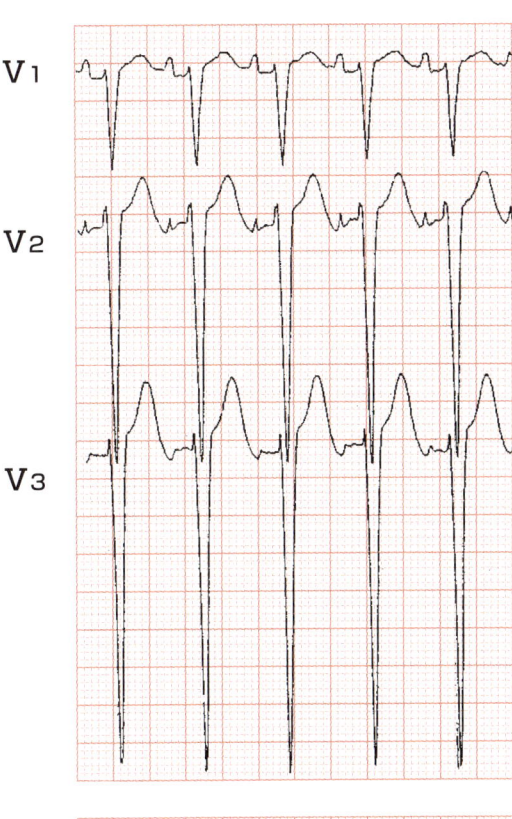

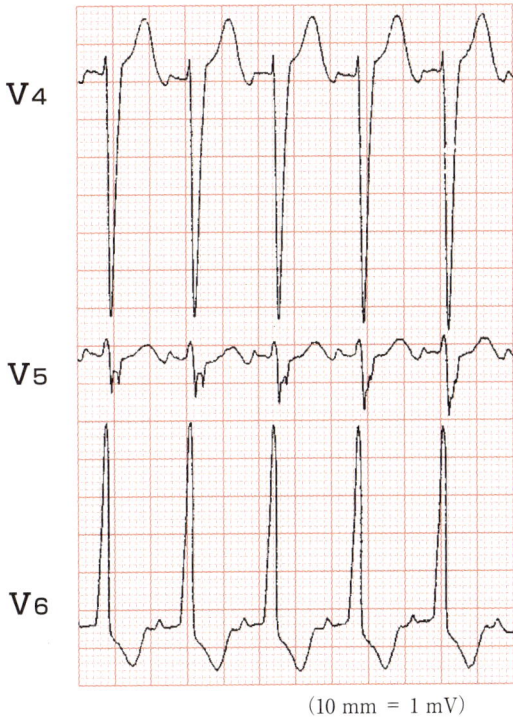

(10 mm = 1 mV)

Chapter 7 異常Q波

前田裕史

1 心筋梗塞 〈 myocardial infarction ： MI 〉

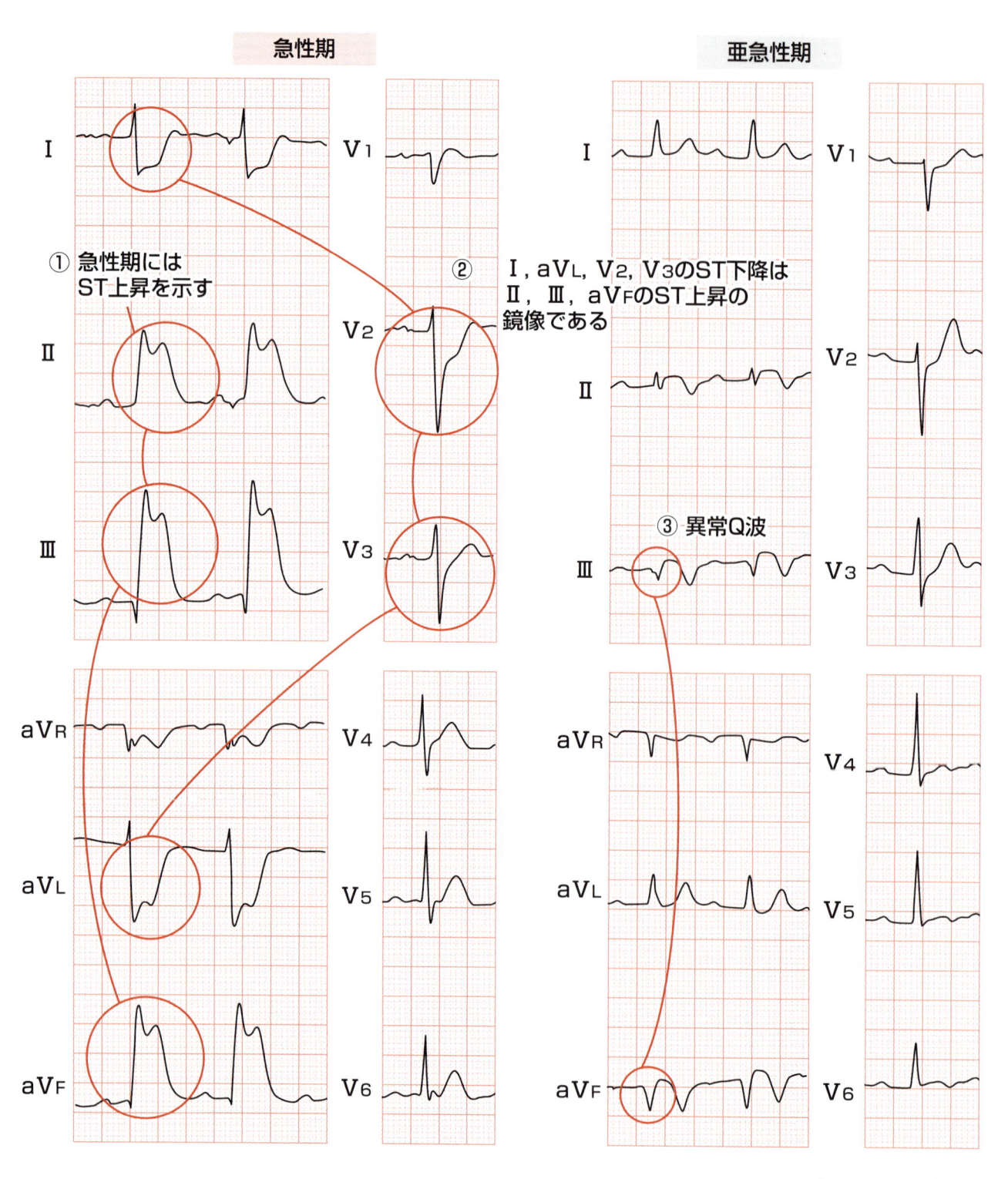

急性期

亜急性期

① 急性期には ST上昇を示す

② Ⅰ, aVL, V2, V3のST下降は Ⅱ, Ⅲ, aVFのST上昇の 鏡像である

③ 異常Q波

(10 mm = 1 mV)

1 心筋梗塞〈myocardial infarction：MI〉

異常 Q 波とその発生機序

誘導によっては健常者でも小さな q 波は見られる．
異常 Q 波とは，

幅が 0.04 秒（＝ 1 mm）以上，深さがその誘導の R 波高の 25％以上の絶対値を有するもの

である．

心筋に広範囲に高度の器質的変化，特に壊死や傷害が加わった際に，QRS 波高は減少する．心筋梗塞や心筋組織が線維組織に置きかわった心筋症などはこの理由による．

貫壁性の心筋梗塞が発生すると数時間以内に，異常 Q 波が出現してくる．非貫壁性でも壁厚の 2/3 に梗塞がおよぶと 50％に異常 Q 波がみられるという．

異常 Q 波の発生機序は，壊死に陥った心筋の起電力の消失による．壊死に陥った領域では心起電力がなくなるだけでなく，その領域と反対側の心室壁の起電力が優勢となり，壊死に陥った領域に面した誘導では，起電力は総合して遠ざかる方向に向くため，下向きの電位すなわち異常 Q 波が認められる（window theory）．したがって 12 誘導心電図において異常 Q 波が検出される位置に梗塞壊死部が存在することになる．

しかし非貫壁性の心内膜下梗塞や，貫壁性であっても後壁梗塞では，12 誘導心電図では異常 Q 波はみられない（表 1 参照）．

異常 Q 波の消失

梗塞に基づく異常 Q 波は長期間残存するが，ときには消失することもある．その機序として梗塞部位の縮小化，新たな梗塞の発生や脚ブロックによる Q 波の打ち消し効果が考えられる．

近年は，早期の再灌流療法が行われることが通常であり，心筋梗塞の時間的変化の様子も変わってきている．そのひとつが早期の異常 Q 波の消失である．Q 波は，長期にわたり残ると前述したが，急性心筋梗塞発症後に出現した異常 Q 波が再灌流後，数時間から数日の間に消失する例がある．これは，異常 Q 波が，心筋細胞の壊死ではなく，一過性で可逆的な電気的休止状態（electorical stunning）になったために出現したと考えられている．

その他の心電図の特徴

心筋梗塞の診断で，異常 Q 波以外に判断の基準となるものに，胸部誘導での r 波の振れがある．**r 波が，V₁ から V₂，V₃ へと次第に小さくなるとき（reversed r progression）（p143）は，心筋梗塞が疑われる**．しかし，この所見は左室肥大，肺気腫，拡張型心筋症（参照➡ chapter6-4，p118）でもみられるので，心エコーなど他の所見を参考にし判断する必要がある．

表 1 ● 心筋梗塞部位と異常 Q 波のみられる誘導

梗塞部位＼誘導	I	II	III	aVR	aVL	aVF	V₁	V₂	V₃	V₄	V₅	V₆
前壁									○	○		
前壁中隔							○	○	○	▲		
前壁側壁	○				○				▲	○	○	○
広範前壁	○				○		○	○	○	○	○	▲
高位側壁	○				○							
側壁	○				○						○	○
下壁側壁	○	○	○		○	○					○	○
下壁		○	○			○						
後壁							☆	☆				

○：異常 Q 波の出現する誘導
▲：異常 Q 波がみられることもある誘導
☆：異常 Q 波ではないが梗塞の鏡像としてR波の増高がみられる

ここがポイント！

異常 Q 波とは，

　幅が 1 mm（0.04 秒）以上，深さが R 波の 1/4 以上の Q 波　である（③）
　心筋梗塞では発症数時間で出現する心筋の壊死を示す所見であるが，心筋梗塞以外の疾患でもみられる

Chapter 7 異常Q波

2 左右電極のつけ間違い

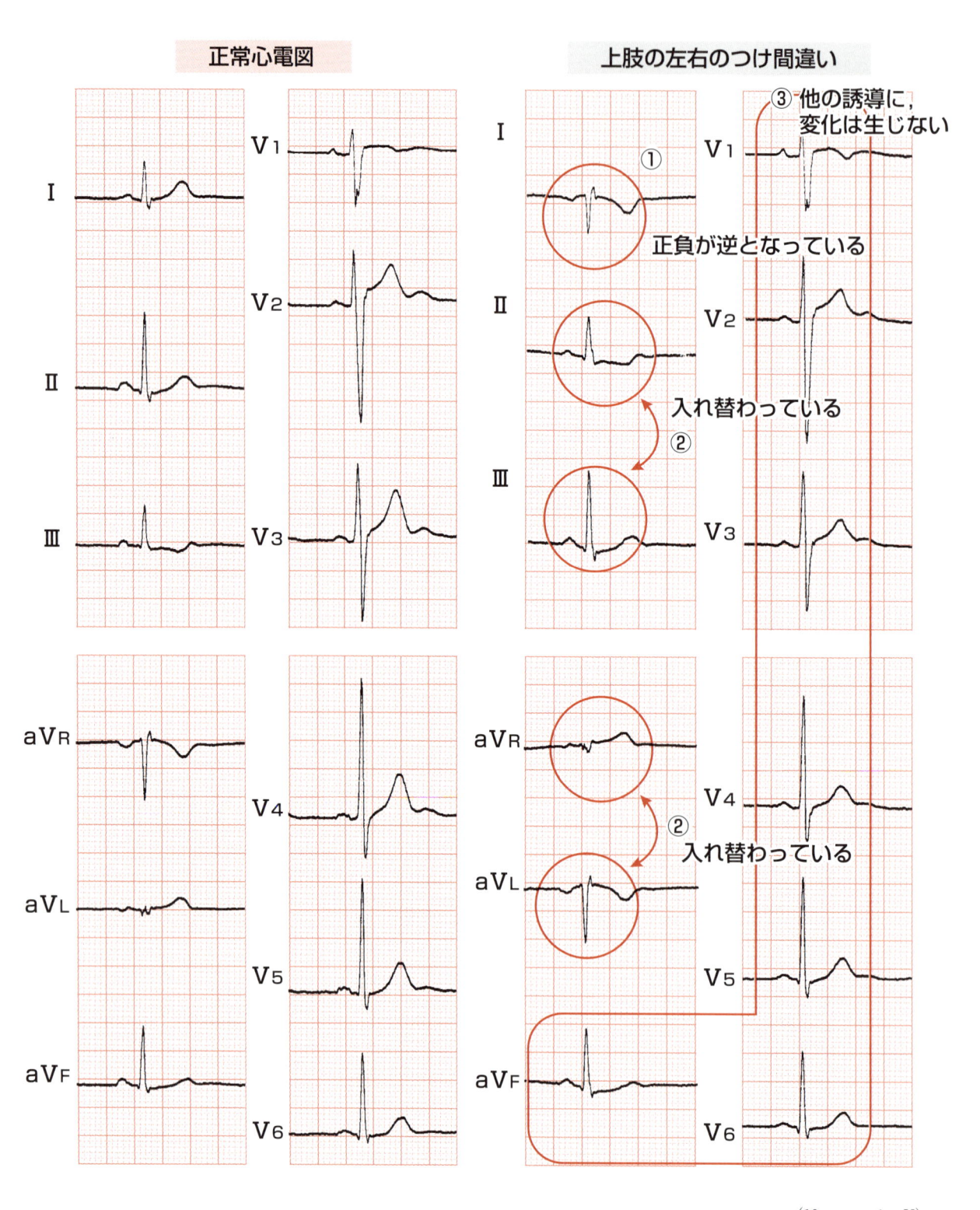

正常心電図

上肢の左右のつけ間違い

① 正負が逆となっている

② 入れ替わっている

③ 他の誘導に変化は生じない

(10 mm = 1 mV)

左右電極をつけ間違えた際の心電図の特徴

電極のつけ違い，特に左右の上肢の電極を入れ替えてつけてしまった心電図をみることがときにある．左右上肢の電極が入れ替わると双極誘導であるⅠ，Ⅱ，Ⅲは，Ⅰが正負が逆となり，Ⅱ，Ⅲが入れ替わる形となる（図1）．

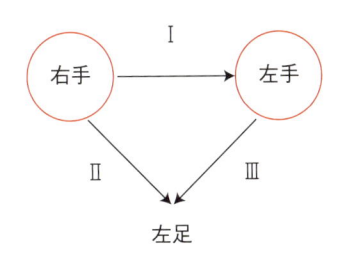

図1● 心電図におけるⅠ，Ⅱ，Ⅲ誘導
図は"正常な"心電図におけるⅠ，Ⅱ，Ⅲ誘導を示している．今，右手と左手の電極が入れかわると，Ⅰは正負逆になり，ⅡがⅢに，ⅢがⅡの形となることが理解できる

ⅠではQRSやT波が下向きとなるのみならずP波まで**陰性**となるため，何か記録上おかしいことに気付く．

単極誘導であるaVR，aVL，aVF，V1〜V6は"Wilsonの不関電極"に対するそれぞれ，右上肢，左上肢，左下肢，V1〜V6における電位である．"Wilsonの不関電極"とは左右上肢と左下肢の電極を抵抗を介して1つにまとめたものであるから，左右上肢の電極を入れかえても変化は生じない．よって，aVFとV1〜V6の波形は左右の上肢の電極が入れ替わっても変化しない．一方，aVRとaVLは互いに入れかわることになる．

なお，左右の下肢の電極を入れ替えてつけてしまったときには，Ⅰ以外のすべての誘導に変化を生ずるが，変化は小さいため気付かれにくい．

ここがポイント！

左右上肢の電極のつけ違いは結局，
　①Ⅰが，P波を含めて正負逆となり
　②ⅡとⅢ，aVRとaVL誘導がそれぞれ入れ替わり
　③他の誘導の波形に変化はない
　　となる

Chapter 7 異常Q波

3 右胸心 〈 dextrocardia 〉

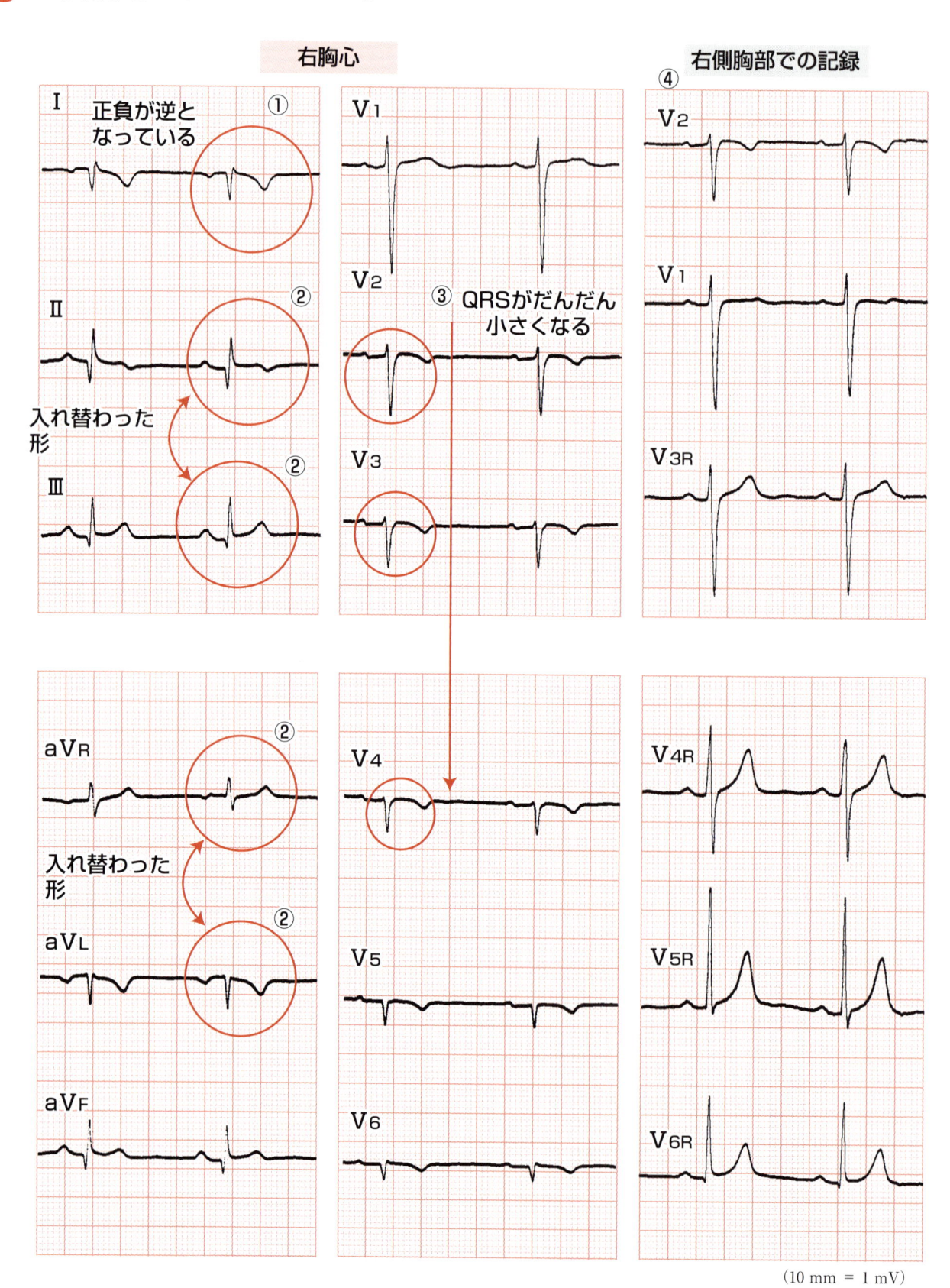

右胸心

① 正負が逆となっている（I）
② 入れ替わった形（II と III、aVR と aVL）
③ QRSがだんだん小さくなる（V2〜V4）

右側胸部での記録

④ V2, V1, V3R, V4R, V5R, V6R

(10 mm = 1 mV)

3 右胸心 〈dextrocardia〉

心臓が主として右胸郭内にあるものを右胸心と呼ぶ.

第Ⅰ型右胸心, 第Ⅱ型右胸心

第Ⅰ型右胸心は全内臓逆位を伴う右胸心で, 心臓は右側にあり全臓器が逆位になっている. 発現頻度は最も多い (前頁心電図). 第Ⅱ型右胸心は内臓逆位は伴わない右胸心. 頻度は少ないが, 先天性の心奇形のことが多い. 第Ⅰおよび第Ⅱ型右胸心では, 心臓が正常のときに対し左右対称に入れ替わっている. 従って心電図は正常な人において左右の上肢および下肢の電極を入れかえ, V1～V6を左右逆につけた形に相当する.

心電図所見

① 第Ⅰ誘導：P, QRS, T波がすべて下向き
② 第Ⅱ誘導と第Ⅲ誘導, aVR誘導とaVL誘導, V1誘導とV2誘導はそれぞれ入れ替わった形
③ 胸部誘導は通常の誘導部位ではV1からV6に向かうにつれQRS波が小さくなる
④ 右胸側 (V2, V1, V3R～V6R) での記録が, 正常人の左胸側誘導と同じ形となる (図2)

第Ⅲ型右胸心

右旋心ともいわれ, 心臓は右側にあるが, 左心と右心の位置は逆転していない. 重症心奇形を合併することが多い.

心電図所見

① 第Ⅰ誘導：P, QRS, T波の逆転はない
② 第Ⅱ誘導と第Ⅲ誘導で深いQ波が見られることがある
③ 胸部誘導ではV3からV6誘導に向かい低電位となる
④ 移行帯はV3RまたはV4R
⑤ V5RおよびV6R誘導は, rSパターン

右位心

後天的に心臓が右側に偏位したもの. 右肺切除術後などの場合である. 特徴的所見はない.

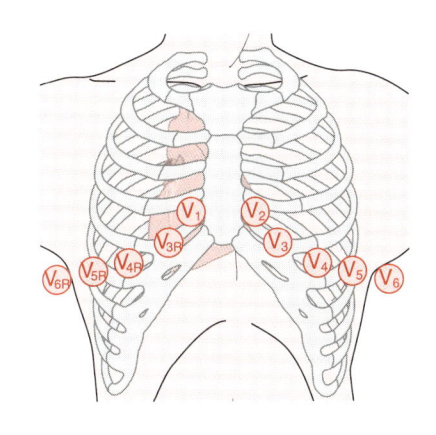

図2 ● 右胸心と胸部誘導
右胸心ではV2, V1, V3R → V6Rの順に正常のV1～V6の形となる

ここがポイント！

結局, 右胸心は
① ⅠがP波を含めて正負が逆となり
② ⅡとⅢ, aVRとaVLがそれぞれ入れ替わり
③ V1からV6へ向かうにつれQRSが小さくなり
④ 右側胸部での記録が, 正常人の左側胸部誘導と同じ形となる

Chapter 7 まとめ

「異常 Q 波」のある心電図の読み方

幅が 1 mm 以上，深さが R 波の 1/4 以上の Q 波を異常 Q 波という．

1 まず，ⅢまたはaVLまたはV1の単独のQ波は病的意義がない点に留意する（参照➡ chapter1-2，p32）．

2 次に心筋梗塞を鑑別にあげる．急性期であればSTの上昇を伴っているかもしれない．また，陳旧期であれば冠性Tを有するかもしれない．

3 さらに，肥大型心筋症，拡張型心筋症（参照➡ chapter6-4，p118）を鑑別すべきである．またアミロイドーシスをはじめとする2次性心筋症にもQ波をしばしば認める．左室肥大（参照➡ chapter6-2，p114）においてもV1～V3のr波が非常に小となり（poor r progression）ときにQSパターンとなることがある．

4 この他に異常Q波を呈しうるものとして，
- 左脚ブロック（参照➡ chapter5-2，p94）
- WPW症候群（参照➡ chapter4-1，p80）
- 急性肺性心（参照➡ chapter9-5，p160）
- 肺気腫
- 右胸心（参照➡ chapter7-3，p134）
- 左右電極のつけ違い（参照➡ chapter7-2，p132）
- 右室肥大（参照➡ chapter9-3，p156）

などがある．

体験談　運動負荷検査は怖い

虚血性心疾患の検査として一般的に行われているトレッドミル運動負荷検査でのできごとである．私がレジデント3年目のとき，労作時胸痛の患者に，いつものように負荷検査を行っていた．心電図変化はみられなかったが，患者が胸痛を自覚したため負荷を中止しベッドに戻るように指示した．しかし，患者は歩行器の枠を握りしめたまま，仁王立ちで返事がない．心電図はあたかも電極がはずれたような波形となっていた．心室細動だったのである．直ちに患者をかついでベットに寝かせ電気除細動をかけたところ，幸いにも一発で洞調律にもどり，患者は何事もなかったようにしゃべり始めた．すぐさま入院となり，冠動脈造影検査を行い3枝病変であることがわかりバイパス手術となった．

運動負荷検査は，侵襲的検査であるので，救急蘇生のセット，除細動器は常に脇に置いて行っているが，これまでの経験からは，年に2回出番があるかないかである．この症例は，3枝病変で，虚血が左室全体に均一に生じたため心電図変化に乏しかったものと考えられる．

最近は冠動脈造影検査も安全に行えるようになり，本当に狭心症が疑われる症例では運動負荷よりも造影検査を早期に行ったほうが良いと考えている．

（前田裕史）

Let's try

Question 1

58歳男性，早朝に胸痛を訴え来院した．心電図での異常を指摘せよ．

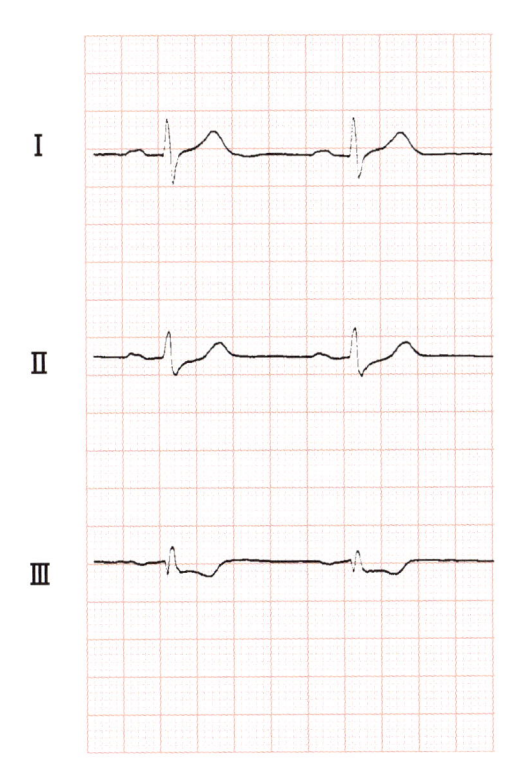

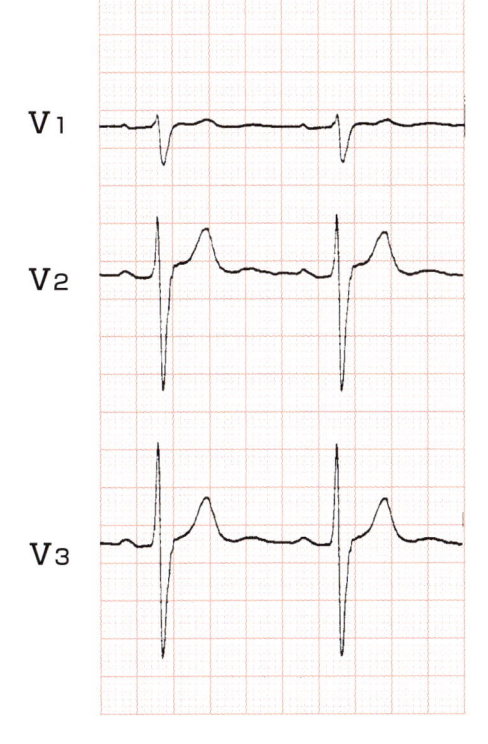

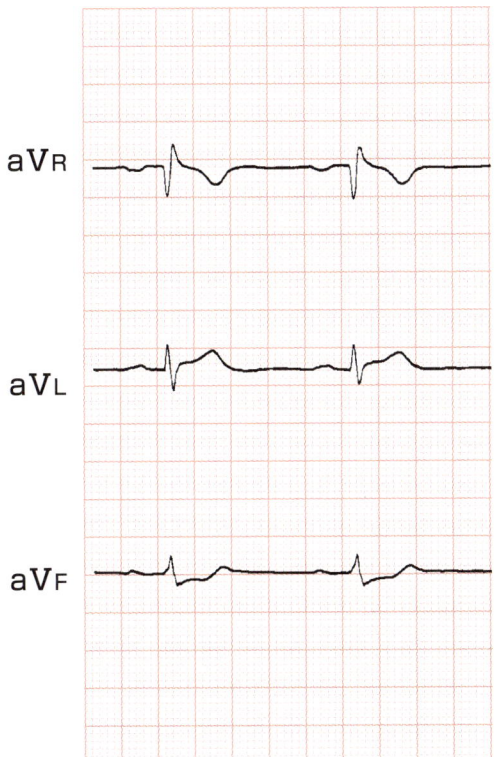

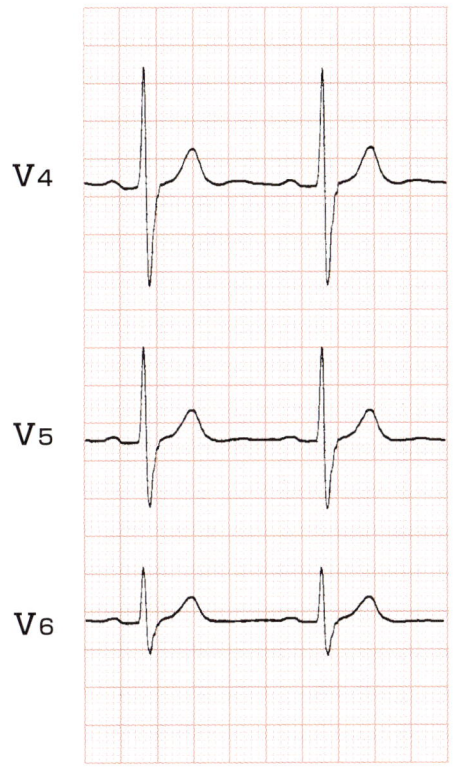

（10 mm ＝ 1 mV）

Chapter 7 Let's try

Answer 1　後側壁の急性心筋梗塞（本症例は回旋枝#12の閉塞）

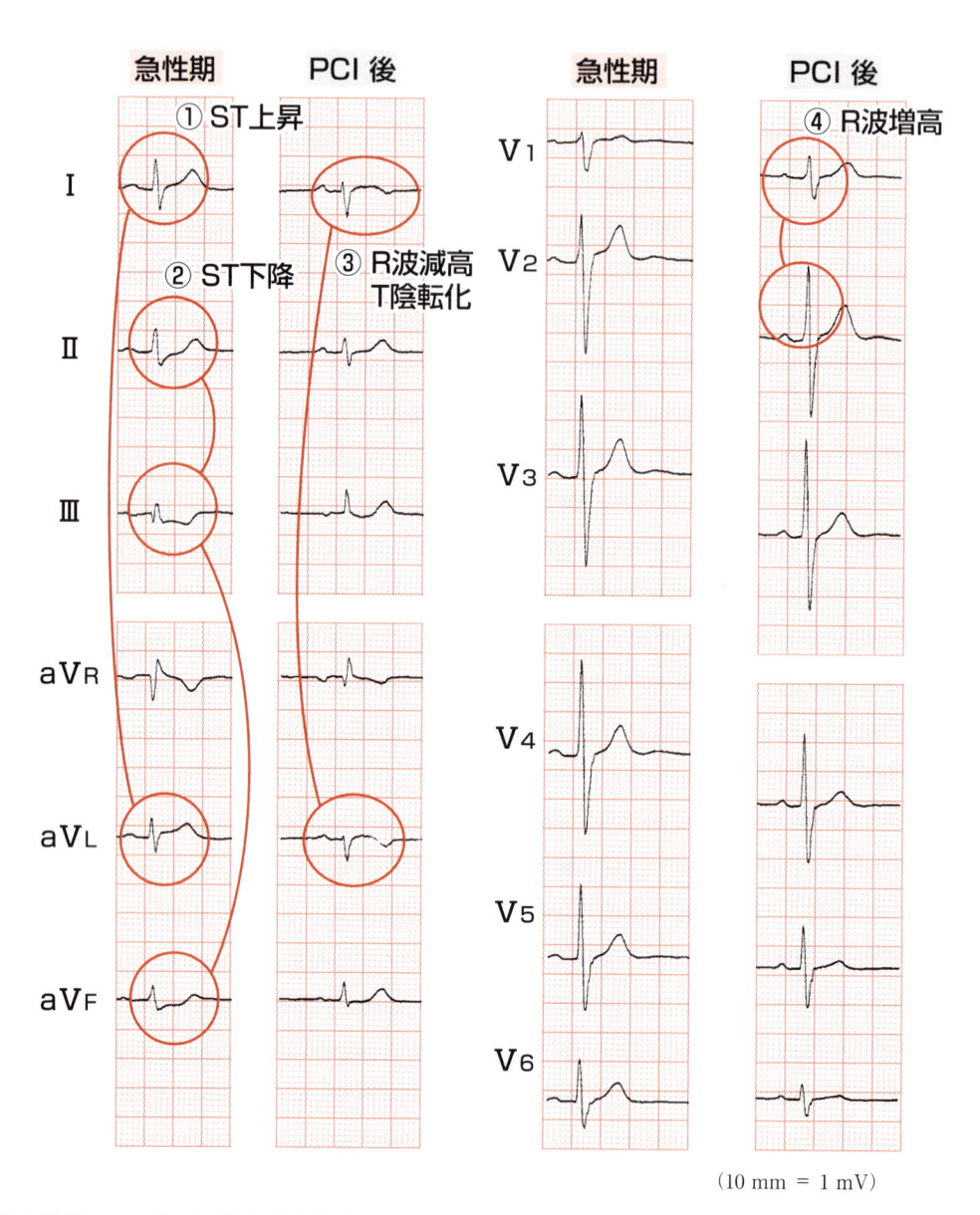

急性期　PCI後　　　　　急性期　PCI後

①ST上昇　　　　　④R波増高

②ST下降　③R波減高 T陰転化

(10 mm = 1 mV)

- 急性期はⅠ，aVLの①ST上昇と，②Ⅱ，Ⅲ，aVFのST下降が異常である．ST上昇はわずかであるが，ST下降を伴い，また胸痛を有することから，側壁梗塞が考えられる．

- 側壁梗塞の場合，心電図変化が乏しいことがあり，特にaVL誘導での変化は見落とされやすい

- direct PCI（percutaneous coronary intervention）（+ STENT）後の心電図を右に提示する．Ⅰ，aVL誘導のR波減高（図中③），T波の陰転化，およびV1，V2誘導でのR波の増高が特徴的な所見であり（図中④），後側壁梗塞と診断できる．R波の変化は異常Q波の出現と同等の意義がある．

- 後壁梗塞は，下壁梗塞や側壁梗塞に合併することが多く後壁のみの梗塞は稀である．

ひとくちメモ：非 Q 波梗塞

心筋原性酵素の上昇がありながら心電図上異常 Q 波が出現しない心筋梗塞は，非 Q 波心筋梗塞と呼ばれ，梗塞部位に一致した誘導に ST 部分の上昇あるいは下降，T 波の陰転化がみられる．臨床的特徴は，短時間の疎血による心内膜下梗塞であったり，梗塞前狭心症や心筋梗塞の既往のある例が多く，急性期の冠動脈造影で血栓を認める率が低く，多枝病変や側副血行路の発達している例が多い．心筋の preconditioning や，側副血行により心筋の傷害が少なくて済んだものと考えられ，発症早期の予後は良好だが，狭心症や梗塞の再発率が高く長期予後は Q 波のある梗塞例（Q 波梗塞）と同様かむしろ悪いと考えられている．
（参照→ p202）

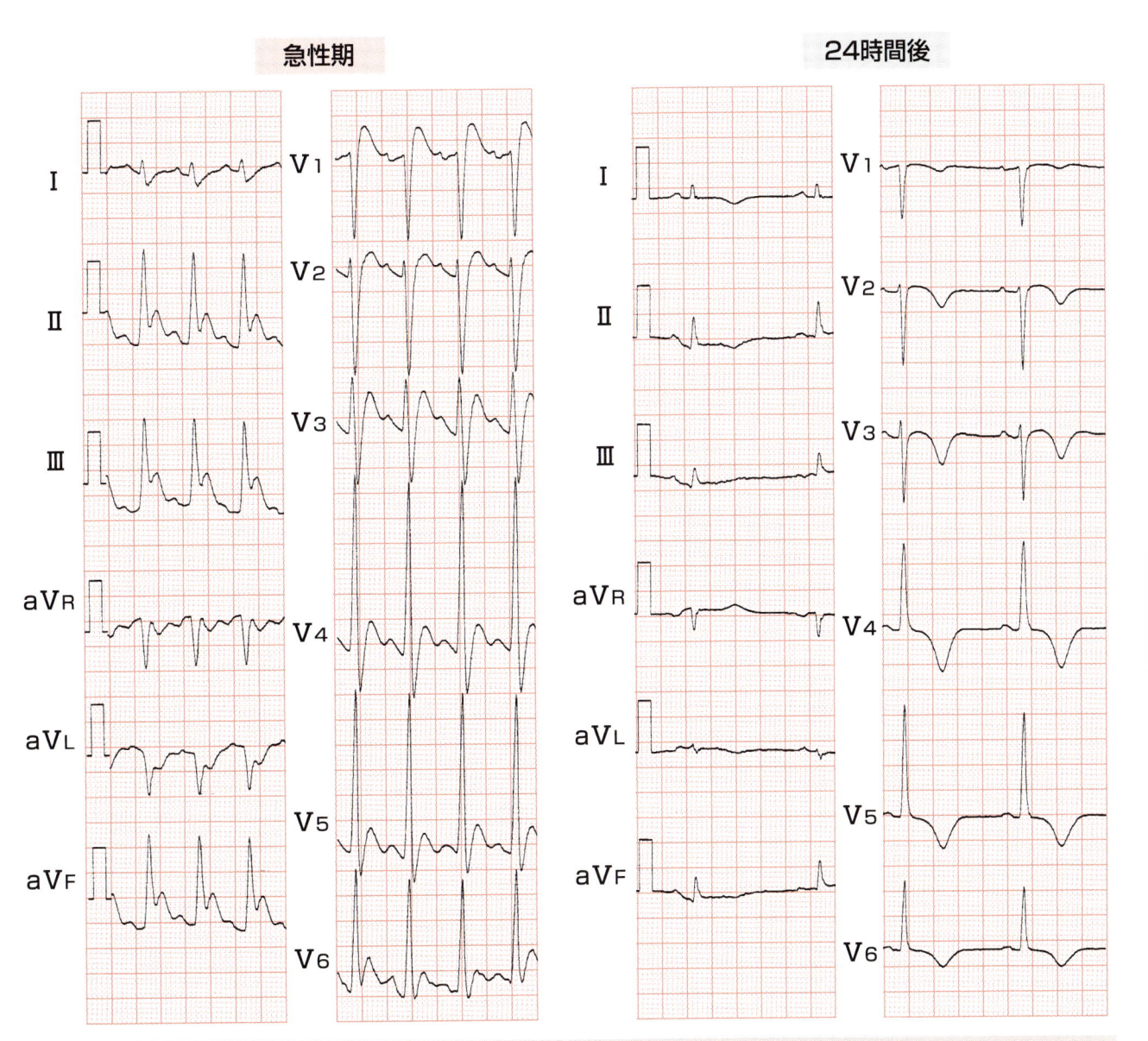

急性期　　　　　　　　　　　　　　　　**24時間後**

64 歳男性．内頸動脈内膜剥離術後に胸痛を訴え，30 分後に胸痛は消失した．CPK は 2,000IU まで上昇したが，冠動脈造影では有意狭窄を認めず冠攣縮に伴う心筋梗塞と診断した．心電図では，広範な誘導で急性期には ST の上昇を，そして 24 時間後には T 波の陰転化を認めるが，異常 Q 波はみられていない．

参考文献

1) 杉浦昌也 他：心内膜下梗塞の定義と病態．Therapeutic Research, 4：363-443, 1986
2) Braunwald, E. et al. : Brauwalds heart disease single volume : A Textbook of cardiovascular Medicine (5th ed.), pp127-135, SAUNDERS, 1997

Chapter 8 胸部誘導の R 波の増高不良

渡辺重行

1 R波増高不良〈poor r progression〉

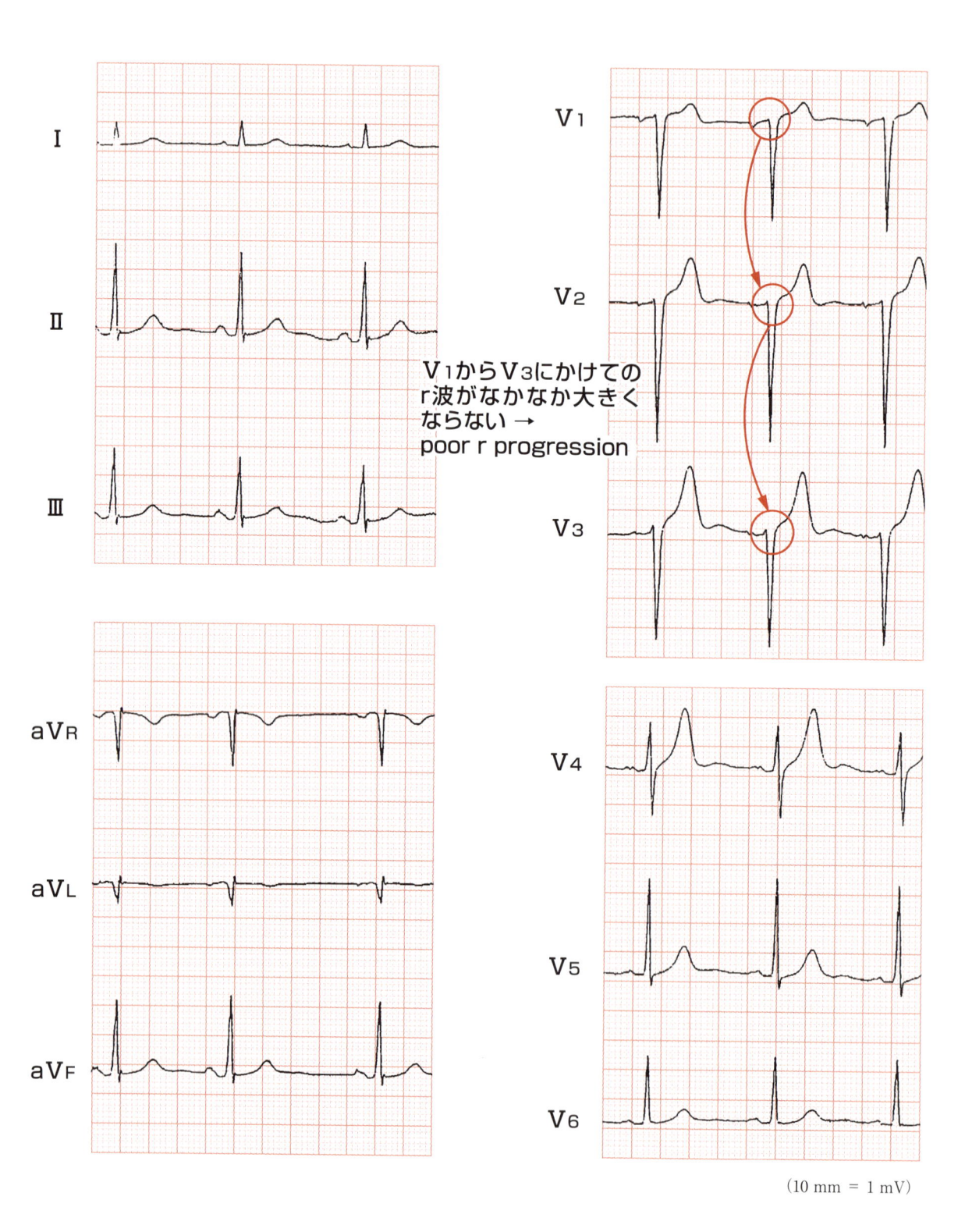

V₁からV₃にかけての
r波がなかなか大きく
ならない →
poor r progression

(10 mm = 1 mV)

R波減高の意義

心電図波形は，心筋の電気的な活動の総和によって形成されている．いま，心室の特定部位の心筋が失われると，その部位に対応する心電図誘導に向かう起電力の低下をきたしR波が減高する（図1B）．さらにその部位の心筋が貫壁性に失われると，その部位に対応する心電図誘導においてその方向に向かう起電力の喪失により，逆方向に向かう起電力が優位となり**異常Q波を生ずる**（window theory）（図1C）．

以上のようにR波高の減少は異常Q波の出現と同等の**意義を有し**，当該部位の心筋の喪失（脱落，壊死）を示すと考えられる．しかし，実際上R波の減高は，心筋の喪失のほか，心嚢液貯留などの心臓周囲の電気伝導性，軸，その他多くの因子の変化により生じうるため1枚の心電図から「R波減高」を指摘することはできない．しかし1枚の心電図から「**本来もっと高かったR波が減高している**」かもしれないと判断できる指標がある．それが胸部誘導におけるR波の増高（R progression）である．chapter1に述べたように正常心電図においてはV1～V3へと進むにつれてr波が徐々に増高しrSパターンからRSパターンとなりR/S比が順次増大していく．この**R波の増大**がみられずV1からV3にかけてのr波高がずっとV1とほとんど不変のものが**R波増高不良**（poor r progression）であり，V2，V3の本来あるべきr波が減高している疑いがあると判断され，前壁中隔の心筋梗塞の疑いありと判断される．

ただし，R波増高不良は正常者にもしばしばみられる「normal variant」でもあり，これのみでは正常であることの方が多い．また，**左室肥大，慢性閉塞性肺疾患**（滴状心では時計方向回転が加わるため），**急性肺性心**（右室の拡大によって心室中隔，左室が時計方向回転するため），**心筋症，二次性心筋症，胸郭変形**でも他の所見とともにみられる所見である．

以上より，R波増高不良はこれのみでは正常のことが多いが，時には前壁中隔梗塞が隠れていることもあると理解し，また，他の異常も存在するとき前述の諸疾患も**鑑別**するのがよい．

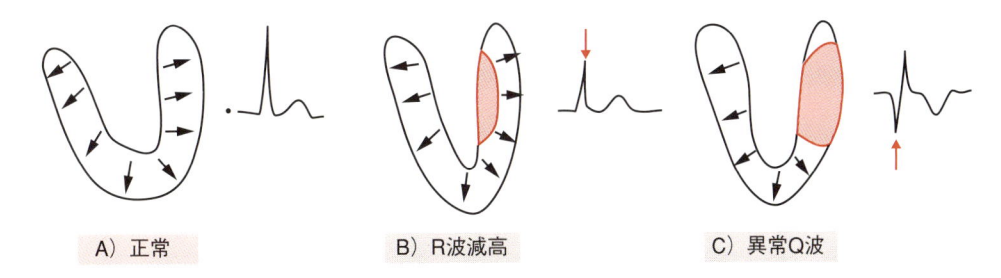

A）正常　　B）R波減高　　C）異常Q波

図1● R波減高は異常Q波と同等の意義を有する
心電図波形は，心筋の電気的な活動の総和によって形成されている（A）．いま，心室の特定部位の心筋が失われるとその部位に対応する心電図誘導に向かう起電力の低下をきたす（B）．すなわち，R波が減高する．さらに，その部位の心筋が貫壁性に失われるとその部位に対応する心電図誘導において，その方向に向かう起電力の喪失により逆方向に向かう起電力が優位となり異常Q波を生ずる（window theory）（C）

ここがポイント！

poor r progression は結局，
　　V1からV3にかけてのr波高がずっとV1とほとんど不変のもので，
　　V2，V3の本来あるべきr波が減高している疑いがあると判断され，
　　前壁中隔梗塞の疑いありと判断される
ただし，これのみでは正常であることの方が多く，左室肥大，慢性閉塞性肺疾患，急性肺性心，心筋症，二次性心筋症，胸郭変形でもみられる所見である

Chapter 8 胸部誘導の R 波の増高不良

2 reversed r progression

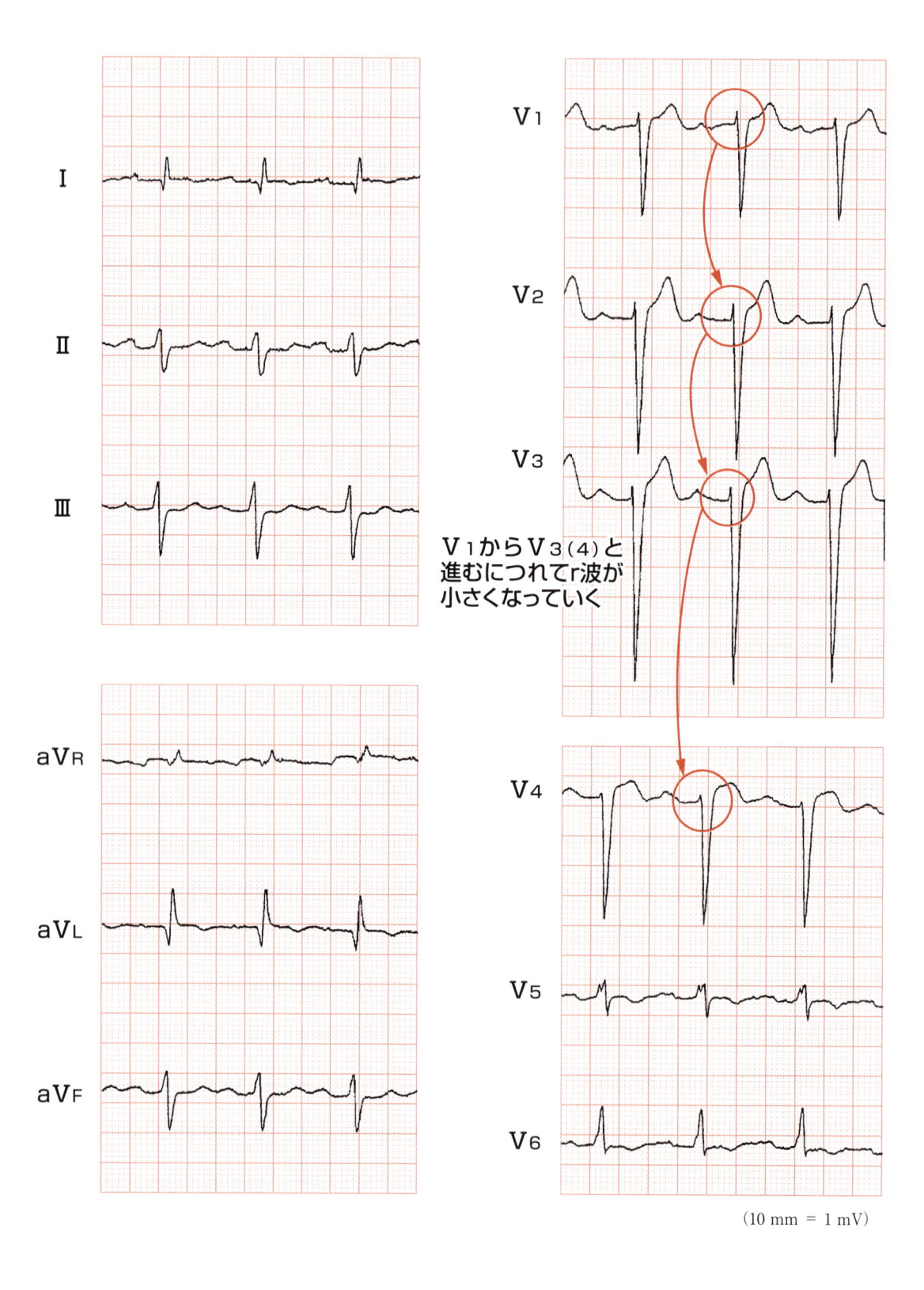

V₁からV₃(4)と進むにつれてr波が小さくなっていく

(10 mm = 1 mV)

reversed r progression とは

poor r progression が V1 から V3 にかけて r 波がほとんど増大しない所見であるのに対し，reversed r progression は V1，V2，V3 と進むにつれて r 波が正常とは逆に小さくなっていく所見である（図2）．

reversed r progression には，V1 → V2 → V3 と順次 r 波が小さくなっていくものや，V1 → V2 といったん大きくなった r 波が V3 → V4 と逆に小さくなるものなどがある．

poor r progression が正常例においてもしばしば認められる所見であったのに対し，reversed r progression は理論的に正常では生じえず，事実，この所見は 80％の確率で**前壁中隔の心筋梗塞，拡張型心筋症・拡張相肥大型心筋症など心筋細胞の喪失を伴う病態**を示している．

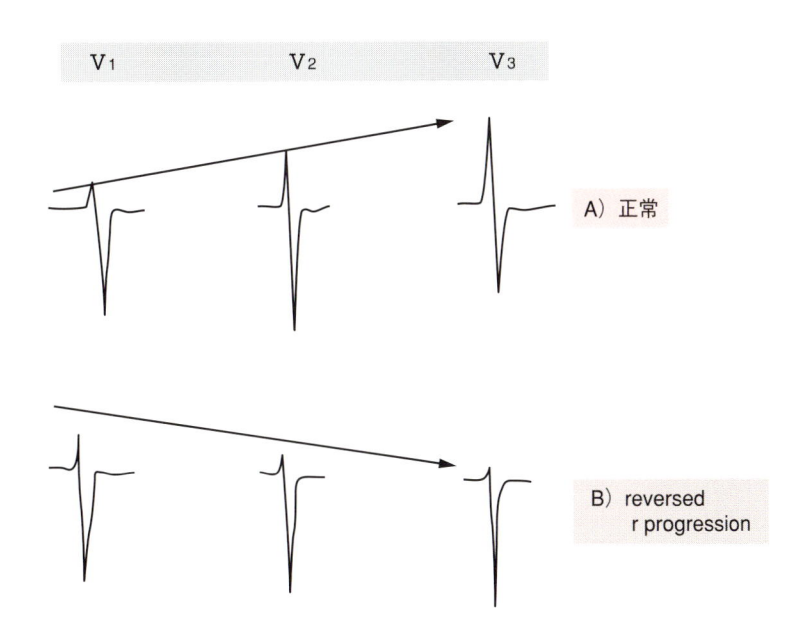

図2 ● 正常な r wave progression（A）と reversed r progression（B）

ここがポイント！

reversed r progression とは結局，

　　V1，V2，V3 と進むにつれて r 波が正常とは逆に小さくなっていく
　　所見である．

この所見は 80％の確率で前壁中隔の心筋梗塞，拡張型心筋症・拡張相肥大型心筋症など心筋細胞の喪失を伴う病態を示している

Chapter 8 胸部誘導のR波の増高不良

3 時計方向回転〈clockwise rotation of the heart〉

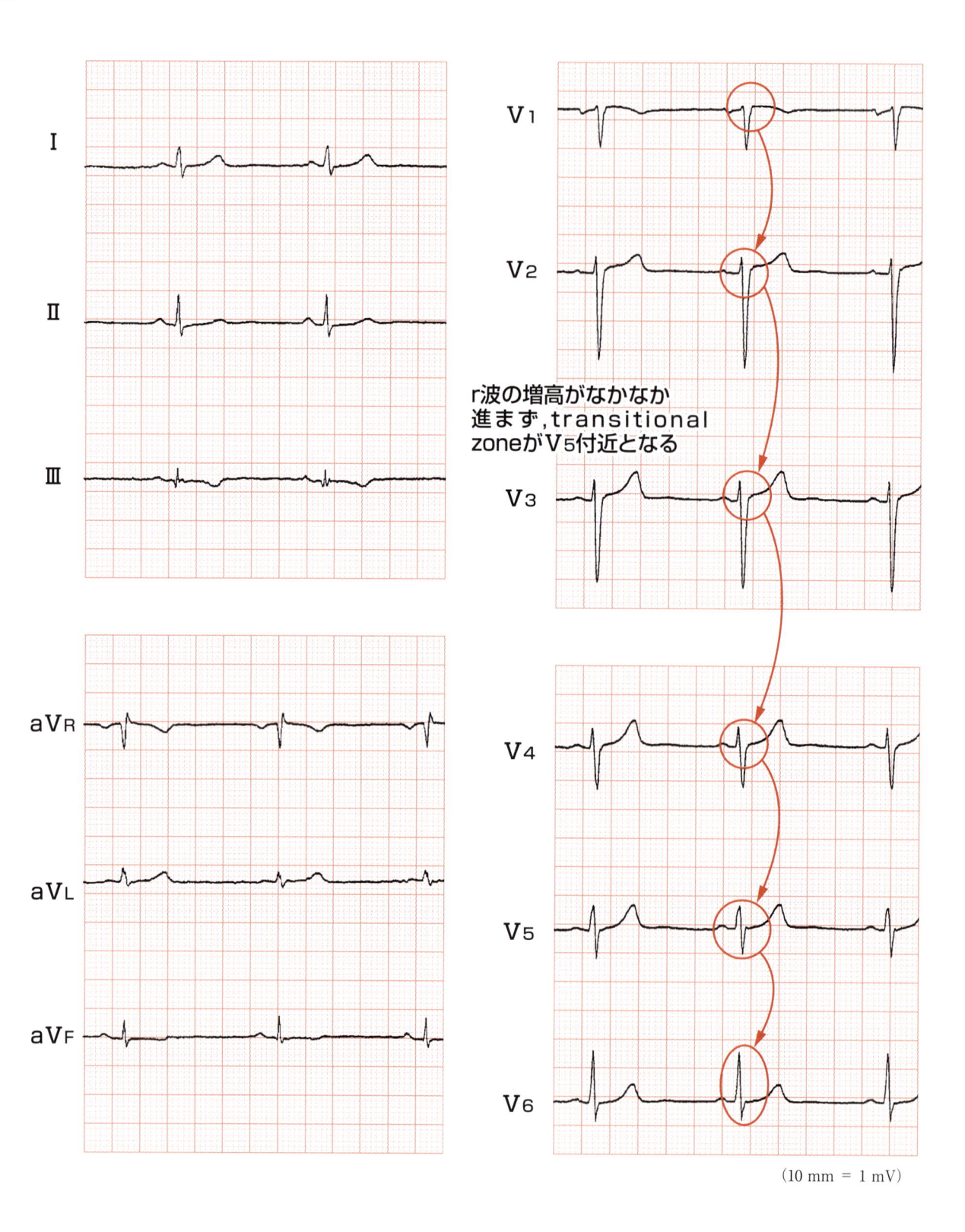

r波の増高がなかなか進まず，transitional zoneがV5付近となる

(10 mm = 1 mV)

3 時計方向回転 〈clockwise rotation of the heart〉

時計方向回転の考え方

　胸部誘導における r 波の増高は，V1 から V2，V3 と進むにつれて順次 r 波が大となり，R/S 比が ＜1 から ＞1 へと V3 または V4 付近で逆転（transitional zone）するのを正常とする．この R 波の増高がなかなか進まず transitional zone が V5 付近になっているのを，心臓を下肢の方向から見上げるとき時計方向に回転していると考えられるため，**心臓の時計方向回転**という（図3）．

　時計方向回転は体の横断面上の心臓の電気軸の変化を表しており，胸部誘導の所見に関しての表現である．従って時計方向回転があっても，通常，肢誘導で表現される前額面上の電気軸（右軸偏位，左軸偏位など）には変化は生じない．また，時計方向回転，あるいは反時計方向回転は，電気軸上の概念であり，必ずしも実際に心臓がその方向に回転しているわけではない．

　時計方向回転が見られたとき，それを生ずる**慢性閉塞性肺疾患**（滴状心では時計方向回転が加わるため），および**急性肺性心**（右室の拡大によって心室中隔，左室が時計方向回転するため）をまず鑑別する必要がある．また，**poor r progression** や **reversed r progression** を生ずる前壁中隔の心筋梗塞，拡張型心筋症・拡張相肥大型心筋症，二次性心筋症，胸郭変形を鑑別する．それらいずれの所見もみられなければ診断名は「時計方向回転」で，正常の亜形（normal variant）である．

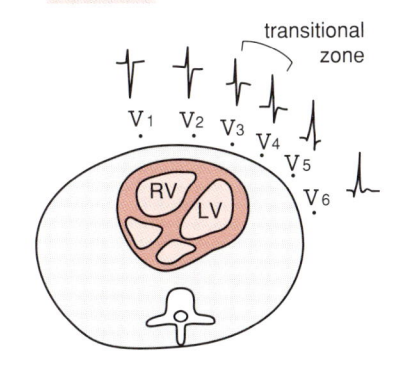

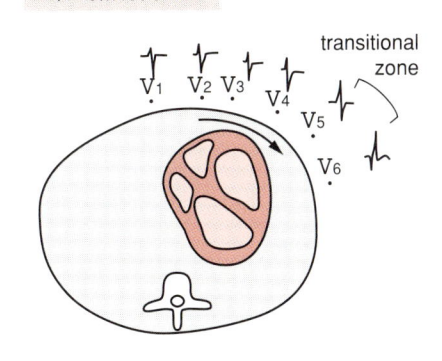

図3 ● 正常な transitional zone（A）と時計方向回転におけるそれ（B）

ここがポイント！

時計方向回転は，結局，

　　胸部誘導の R 波の増高がなかなか進まず，transitional zone が V5 付近になっている状態をいう

時計方向回転がみられたときは，それを生ずる疾患を鑑別し，それらが見あたらなければ正常である

Chapter 8 まとめ

「胸部誘導の R 波の増高不良」のある心電図の読み方

1 poor r progression の時

- これのみでは**正常**のことが多いが，**前壁中隔梗塞**が隠れていることもある．
- また，S V_1 ＋ R V_5 ＞ 35mm（3.5mV）で V_4 から V_6 の左室誘導にストレインパターンが見られるときは，**左室肥大や肥大型心筋症**による poor r progression である．
- poor r とともに V_5 や V_6 の電位が小さくなっているときは**慢性閉塞性肺疾患**の可能性が考えられる．特に右軸偏位，右房負荷，S $V_{5,6}$ の増大などまで伴っていれば，それによる肺性心の疑いもある．
- さらに重要な疾患が，**急性肺性心**，すなわち**急性肺血栓塞栓症**である．この疾患は発症時に診断して適切に治療を行わないと死に至ることも多く極めて重要である．本症では，急激な右心室の拡大が左心室を時計方向回転させるので poor r progression，時計方向回転を生じ，急激な右室負荷により V_1 から V_3 の T 波が陰転化し，SⅠQⅢTⅢパターンをとることも多い．
- 上記のほかにも，心筋症，二次性心筋症でも poor r progression を生じうるがこれらの場合には ST-T の異常を伴うことが多い．
- 最後に，**胸郭変形**によるものを念頭に置く．

2 reversed r progression

- reversed r progression は理論的に正常では生じえず，重要な所見である．まず，R/S 比でも reversed r なのか再確認する．reversed r ならばまず，**前壁中隔心筋梗塞**を鑑別しなくてはならない．
- この他に**拡張型心筋症，拡張相肥大型心筋症**など心筋細胞の喪失を伴う病態が鑑別にあがるが，1 枚の心電図でそれらまで診断することは無理なことも多いので，心エコー図などを行って鑑別しなくてはならない．

3 時計方向回転

- 時計方向回転では，やはり**慢性閉塞性肺疾患**とおよび**急性肺性心**をまず鑑別しなくてはならない．
- また，poor r progression や reversed r progression を生ずる前壁中隔の**心筋梗塞，拡張型心筋症，拡張相肥大型心筋症，二次性心筋症，胸郭変形**を鑑別する．
- それらいずれの所見も見られなければ診断名は "時計方向回転" で，**正常の亜形**である．

Let's try

Question 1

56歳男性．数年前に一度胸痛を自覚したことがあった．今回健診で心電図異常を指摘され，精査のため受診した．考えられる診断は何か？

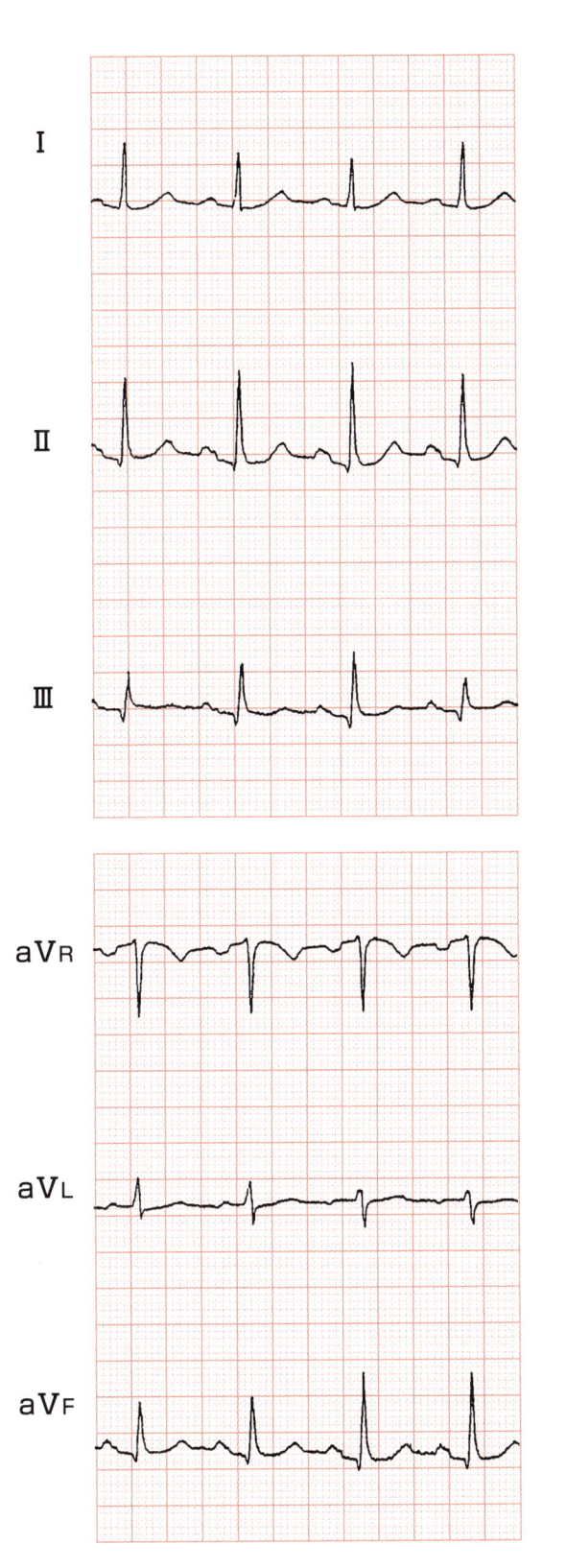

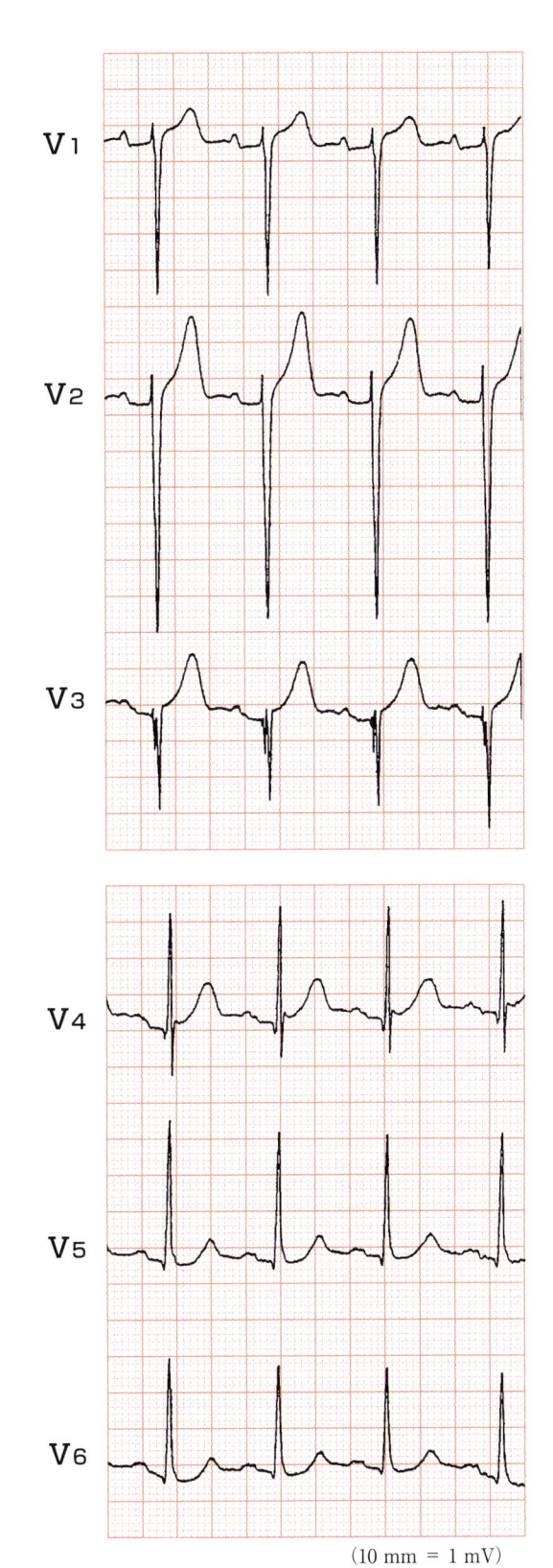

(10 mm = 1 mV)

Answer 1 （陳旧性）前壁心筋梗塞の疑い大

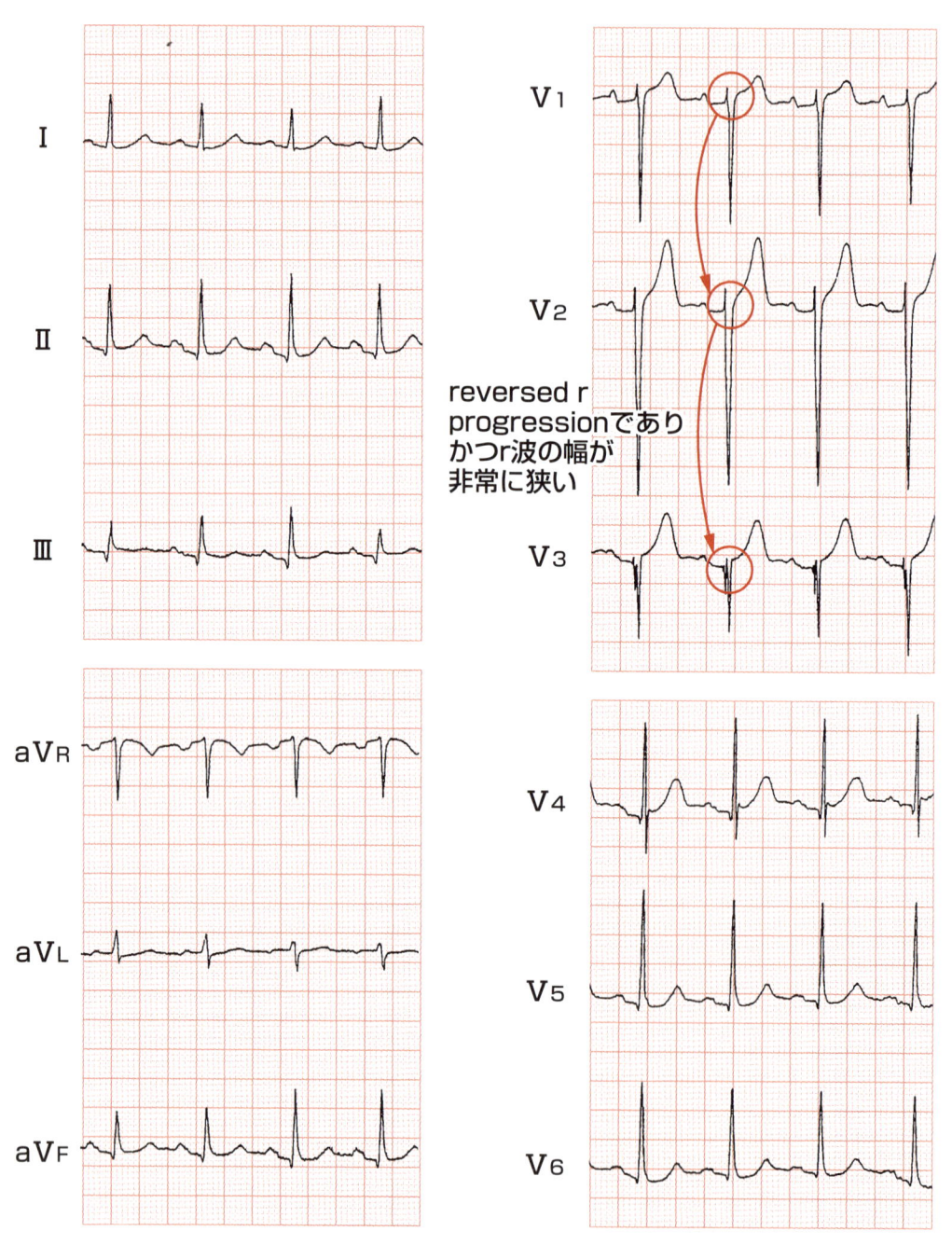

reversed r progressionであり かつr波の幅が非常に狭い

① V₂からV₃において r 波の progression が逆であり，reversed progression of r の所見である．② V₄にはやや大きな q 波もあり（陳旧性）前壁心筋梗塞が強く疑われる．心筋梗塞ではなく心筋炎や心筋症の可能性もあるが，正常でないことは確かである．**reversed r progression の際には，r 波の高さもさることながら，幅が非常に小さくなることも一般的であり**，本例においても，V₁からV₃の r 波の幅が非常に狭い．

Let's try

Question 2

65歳女性．20年来の高血圧症がある．心電図異常を指摘されて来院した．心電図診断は？

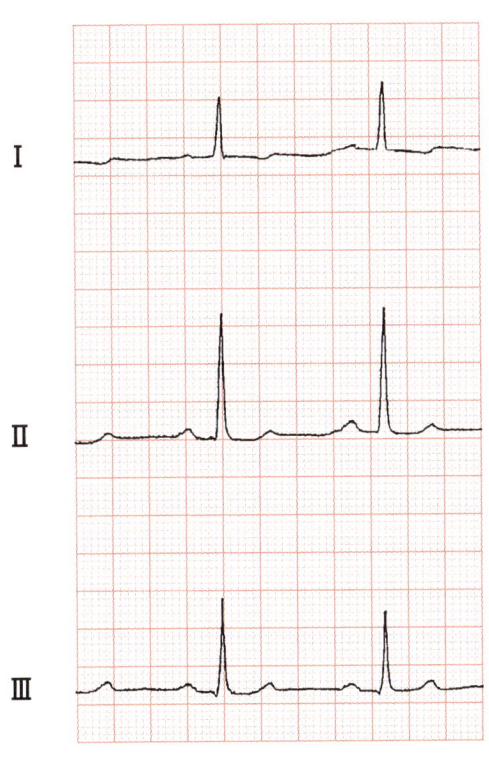

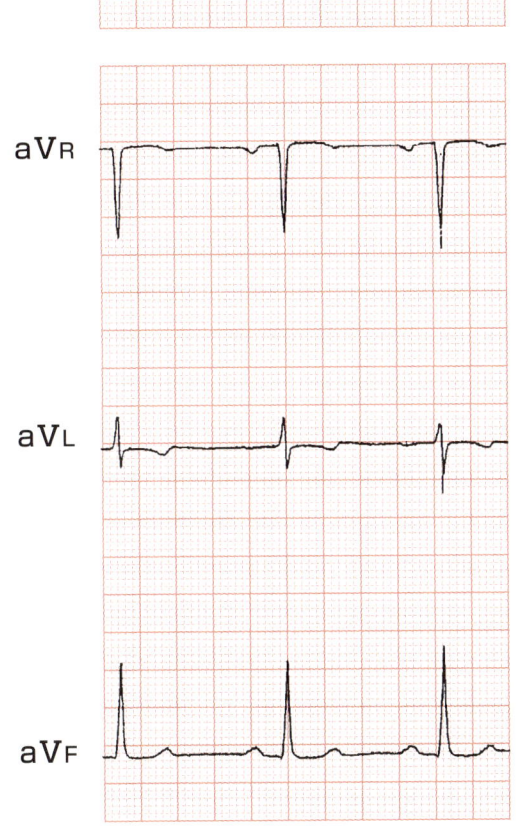

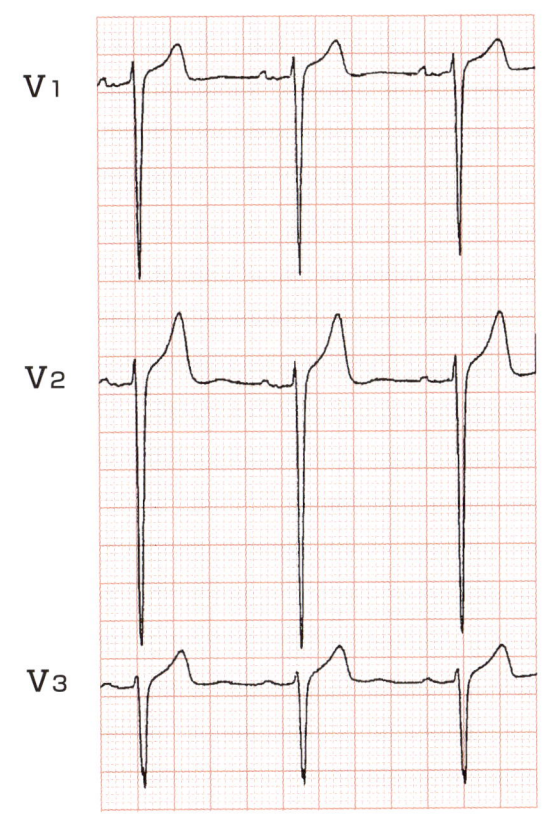

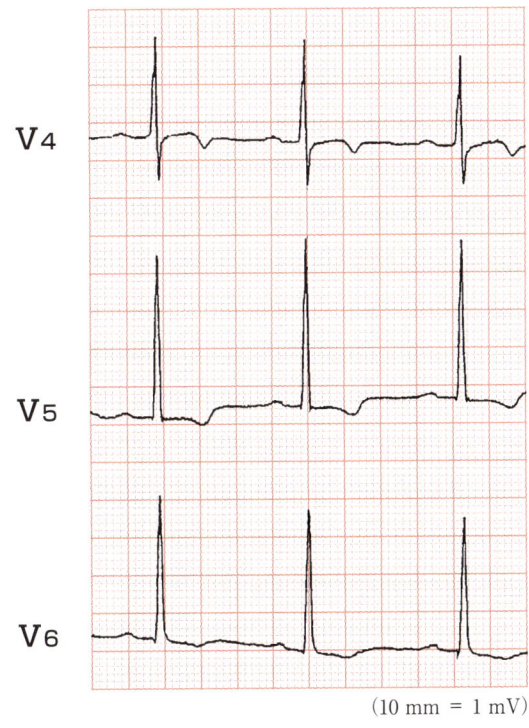

(10 mm = 1 mV)

Chapter 8 Let's try

Answer 2 ST-T 異常を伴う左室肥大

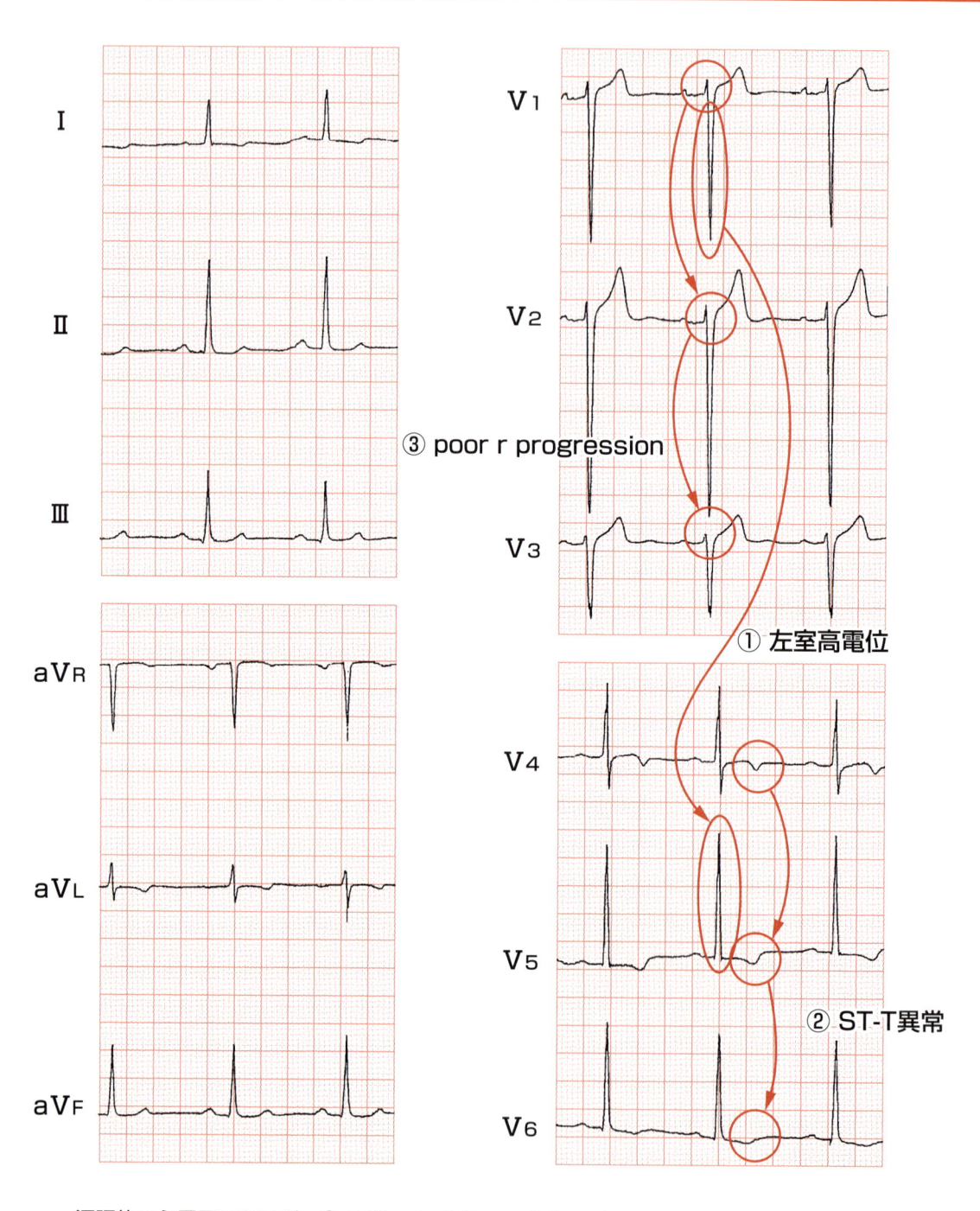

③ poor r progression

① 左室高電位

② ST-T 異常

洞調律の心電図であるが，① S V₁ + R V₅ = 2.6 + 2.2 = 4.8mV と high voltage であり，② Ⅰ，aVL，V₄～V₆にはストレインパターンの ST-T 異常を伴う．このほかに，③ V₁～V₃に poor r progression を認める．①，②により左室肥大と診断される．③は左室肥大による所見であると考えられる．左室肥大の時，V₁からV₃においては，S波が深くなるためr波が引っ張られて低くなるのが一般的で，①，②，③の組合せは，左室肥大によくあるパターンである（本例は r が V₂＞V₃であるが reversed r progression とはいわない→次頁参照）．

ひとくちメモ：reversed r progression の判定に注意

本章 chapter8-2 に述べたように reversed r progression は V1, V2, V3 と進むにつれて r 波が正常とは逆に小さくなっていく所見であり，高い確率で前壁中隔の心筋梗塞，拡張型心筋症・拡張相肥大型心筋症など心筋細胞の喪失を伴う病的状態を示している重要な所見である．

ここで注意したいのが，"reversed r progression は V1, V2, V3 と進むにつれて r 波が正常とは逆に小さくなっていく所見"の解釈である．ここに示した心電図は，確かに V2 → V3 間で r 波が正常とは逆に小さくなっているが，R/S の比率は順次大きくなっている．これは，r 波の progression は正常であるが，V1, V2 から V3 と進むにつれて胸部誘導の電極の位置が心臓から遠ざかっているために QRS の振幅が小さくなってしまい，r 波が減高したように見えているためである．このような心電図は正常であると判断される．すなわち reversed r progression とは，"reversed progression of R/S ratio" なのである（前頁の例も同様）．

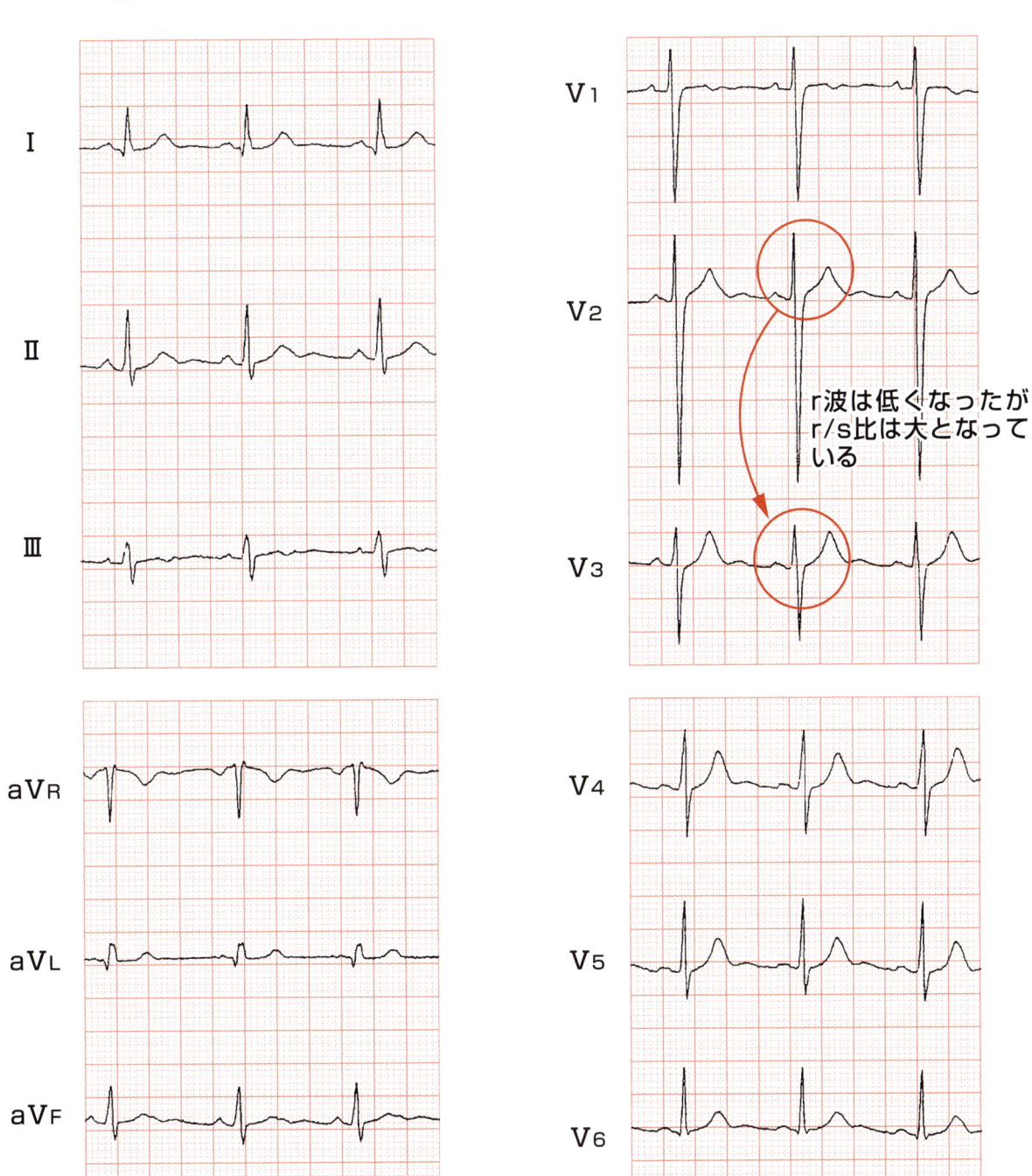

r 波は低くなったが r/s 比は大となっている

Chapter 9 右側胸部誘導のR波増高または I や左側胸部誘導でS波が深い

本間 覚

1 反時計方向回転 〈counterclockwise rotation〉

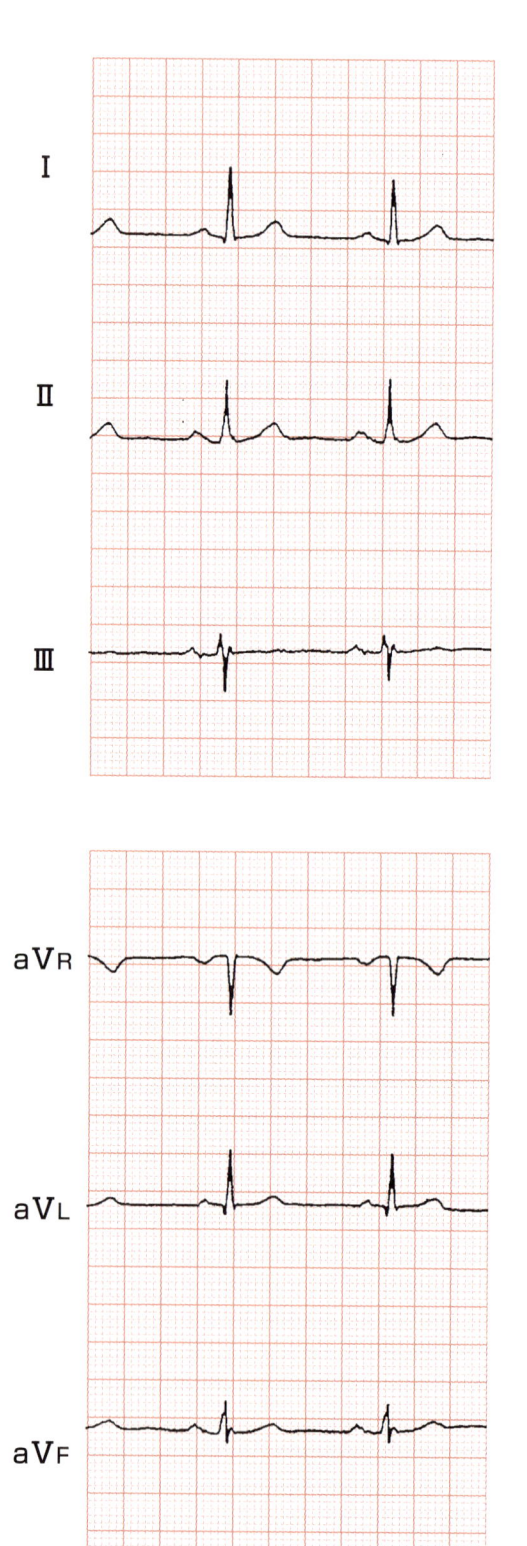

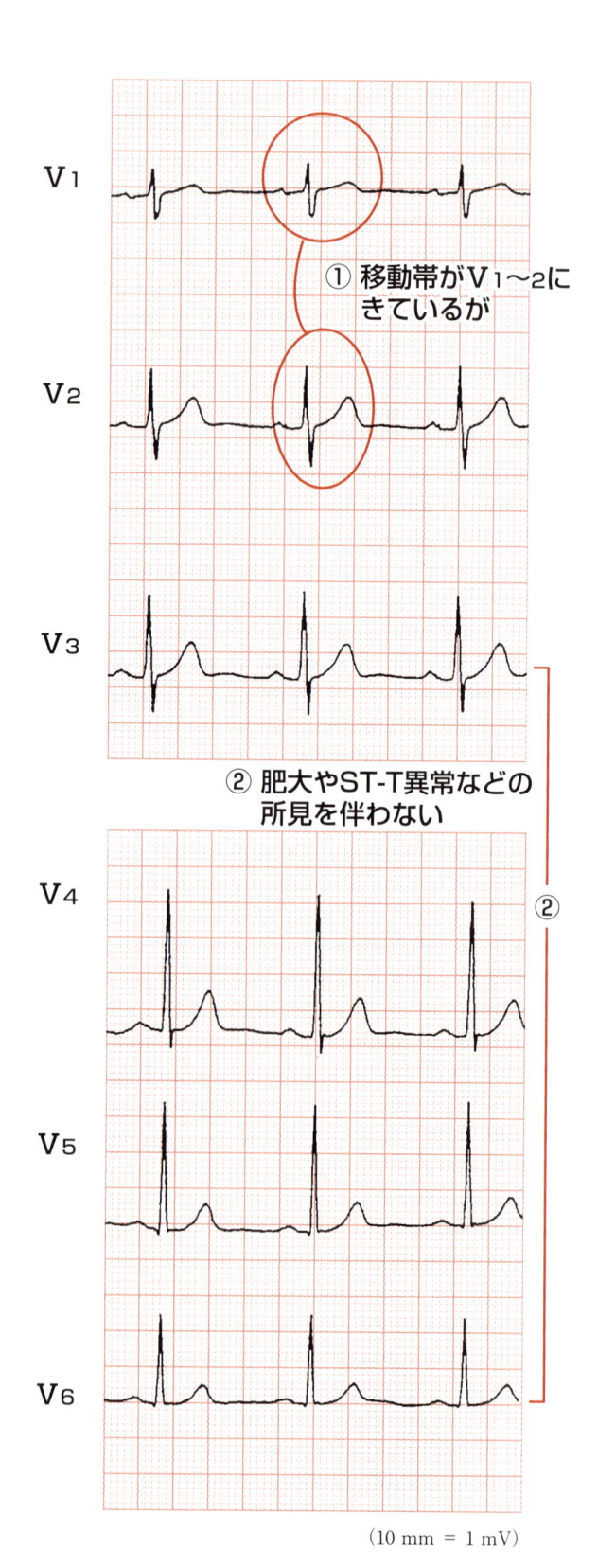

① 移動帯がV1〜2にきているが

② 肥大やST-T異常などの所見を伴わない

(10 mm = 1 mV)

1 反時計方向回転〈counterclockwise rotation〉

反時計方向回転とは

　胸部誘導 V1 では，心室興奮の最初の段階である心室中隔の興奮により，小さな r 波が形成され（図1 A），後半では強大な左室の興奮ベクトルにより深い S 波が形成され（図1 B），rS パターンを示す．これを V6 側からみると，qR パターンとなる（図1 A, B）．すなわち胸部誘導は，V1 から V6 に向かって rS パターンから V3, V4 周辺（移行帯）で RS パターンとなり，V5, V6 で qR となる．この移行帯（transitional zone）は通常 V3 または V4 にある．この移行帯が V2 方向にずれたものを **early transition** という．

　early transition は，心臓を下から見たとき左回転した形に対応するので**反時計方向回転**（counterclockwise rotation）とも呼ばれ，通常 V4 にある胸部誘導の移行帯が V1～2 にくる．すなわち QRS ベクトルは前面を向き，右側胸部誘導の V1～2 の R 波が，S 波の深さを上回って高くなる．また，反時計方向回転では V2～4 の ST は上昇してみえることもある．

　逆に移行帯が V5, V6 方向に偏位したものを **delayed transition** または**時計方向回転**（clockwise rotation）と呼ぶ．いずれも心臓が電気軸的に回転しているだけで，必ずしも**解剖学的に"回転"**しているわけではないことに注意を要する．原則として他の心室肥大や ST-T 変化などの所見を伴わない．

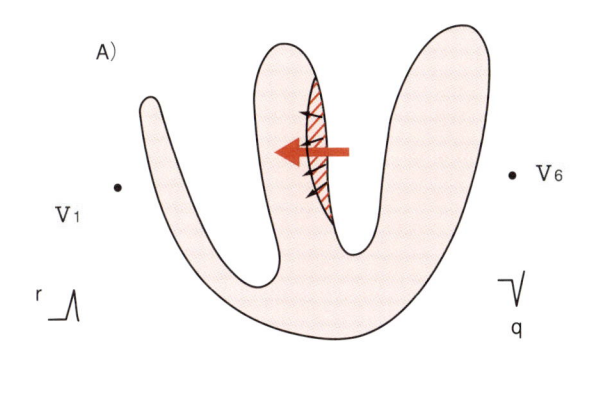

図1 ● 心室興奮と QRS の成り立ち

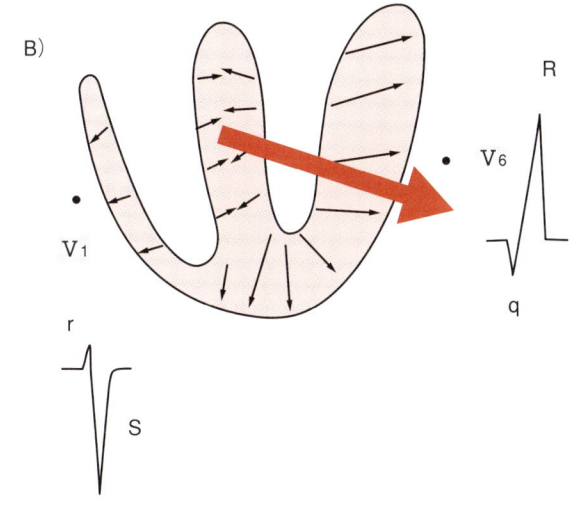

One point !!

心室興奮時間（VAT）とは，電気的興奮が心筋の内膜から外膜まで伝わる時間であり，心電図上では，QRS 波の立ち上がりからピークに達するまでの時間で評価できる（図）．R-peak time ともいう．通常は V1～2 で 0.02～0.03 秒である．

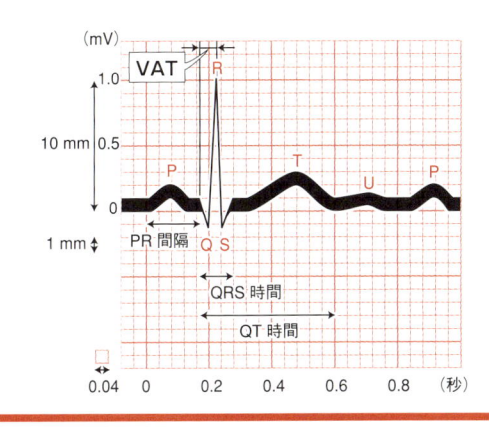

ここがポイント！

反時計方向回転では結局，
① 胸部誘導の移行帯が V1～2 にきて，R/S>1 となる
② 心室興奮時間（VAT）は 0.03 秒以下で，肥大や ST-T 異常などの所見を伴わない

Chapter 9
右側胸部誘導の R 波増高または I や左側胸部誘導で S 波が深い

2 後壁梗塞 〈 posterior infarction 〉

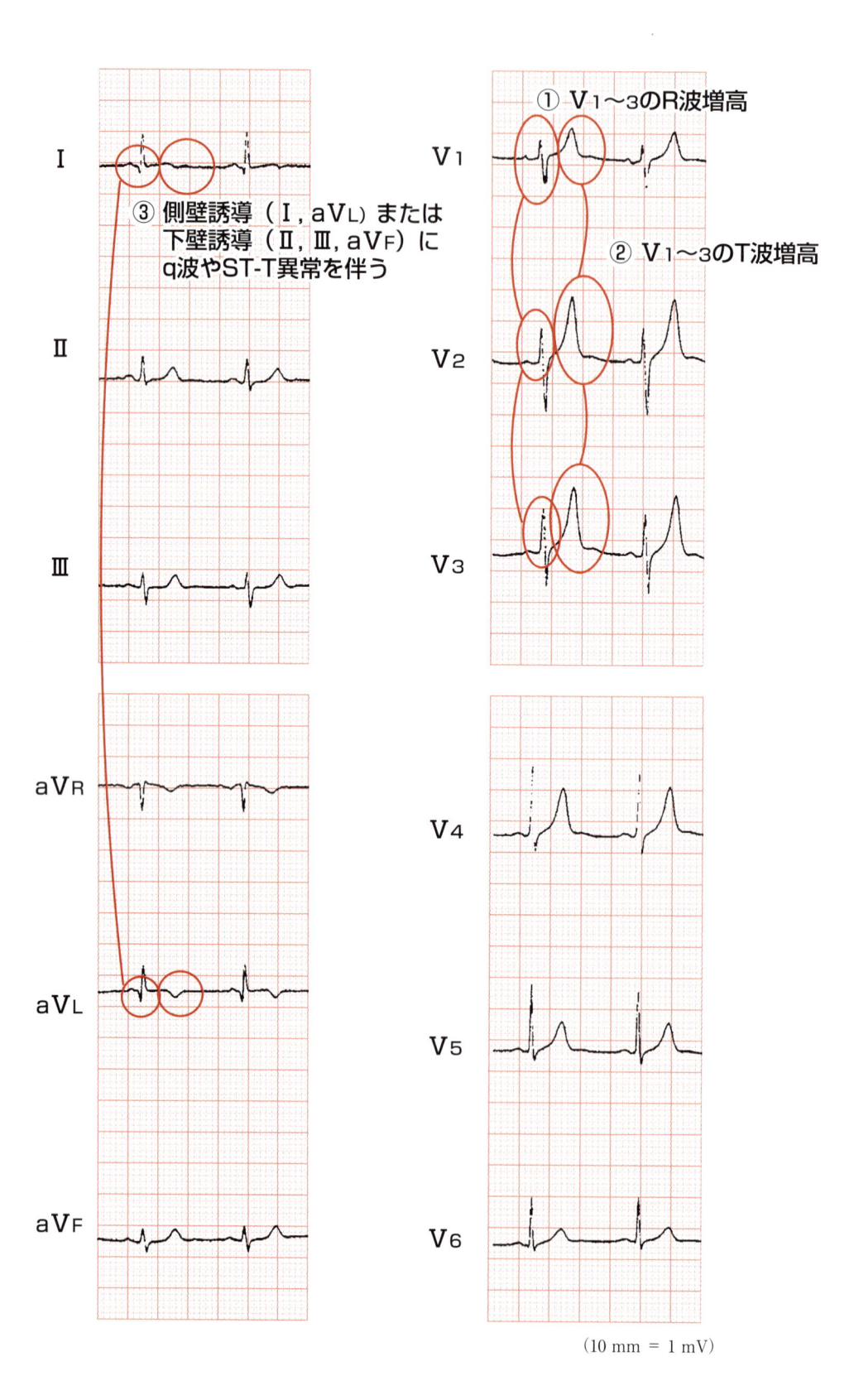

① V1〜3のR波増高

② V1〜3のT波増高

③ 側壁誘導（I, aVL）または下壁誘導（II, III, aVF）にq波やST-T異常を伴う

(10 mm = 1 mV)

後壁梗塞の心電図の特徴

通常の体表心電図には，後壁梗塞に対応するQ波が観察できる誘導がなく，その鏡像変化として，V1〜3のR波が増高する．初めSTは下降し，のちに左右対称にT波が増高するのも同じ理由（鏡像変化）による（図2）．純粋な後壁梗塞は稀で，多くは下壁や側壁梗塞と同時に起こることが多いので，Ⅱ，Ⅲ，aVF誘導やⅠ，aVL，V5〜6誘導に異常Q波を見たときに，これらの所見に注意する視点が後壁梗塞を見逃さないために大切である（左ページの心電図ではⅠ，aVLの所見から側壁梗塞との合併が疑われる）．右室肥大とは異なり，心室興奮時間（VAT）は0.03秒以下であり，V5〜6のS波が深くなることはない．

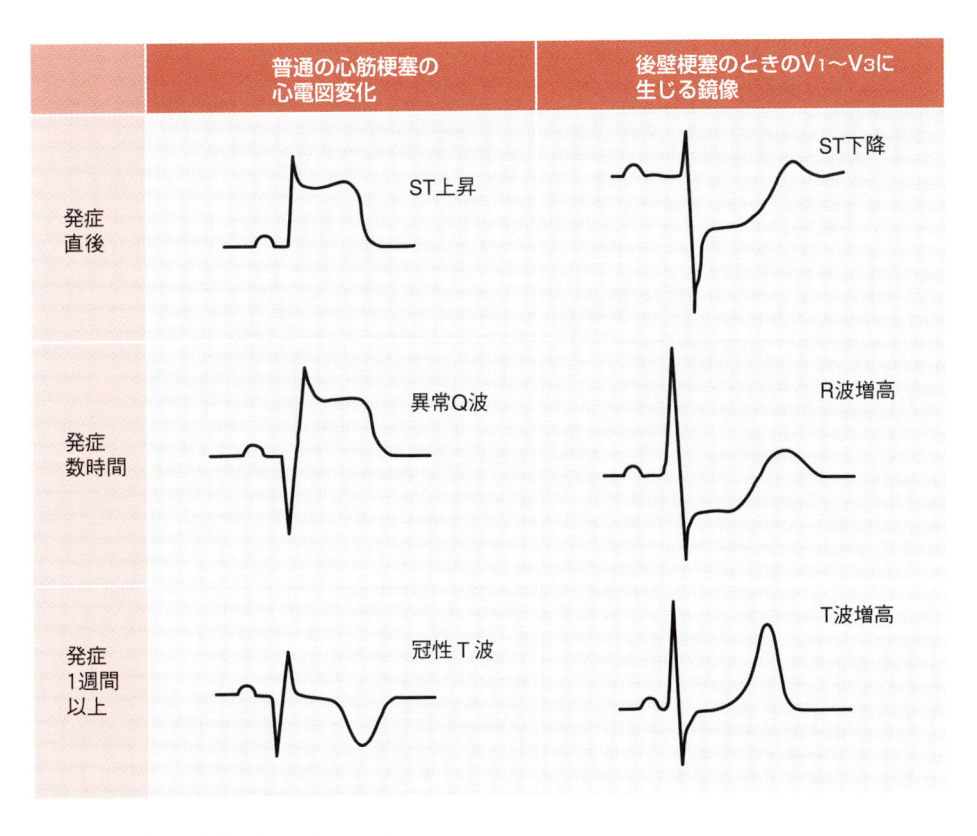

図2 ● 後壁梗塞の心電図所見

ここがポイント！

後壁梗塞では結局，
① V1〜3にR波増高（多くはR/S＞1）がみられる
② 初めはST下降のちにT波増高を伴う
③ 側壁（Ⅰ，aVL，V5,6）や下壁（Ⅱ，Ⅲ，aVF）にqやST異常を伴う
④ 心室興奮時間（VAT）は通常0.03秒以下である

Chapter 9

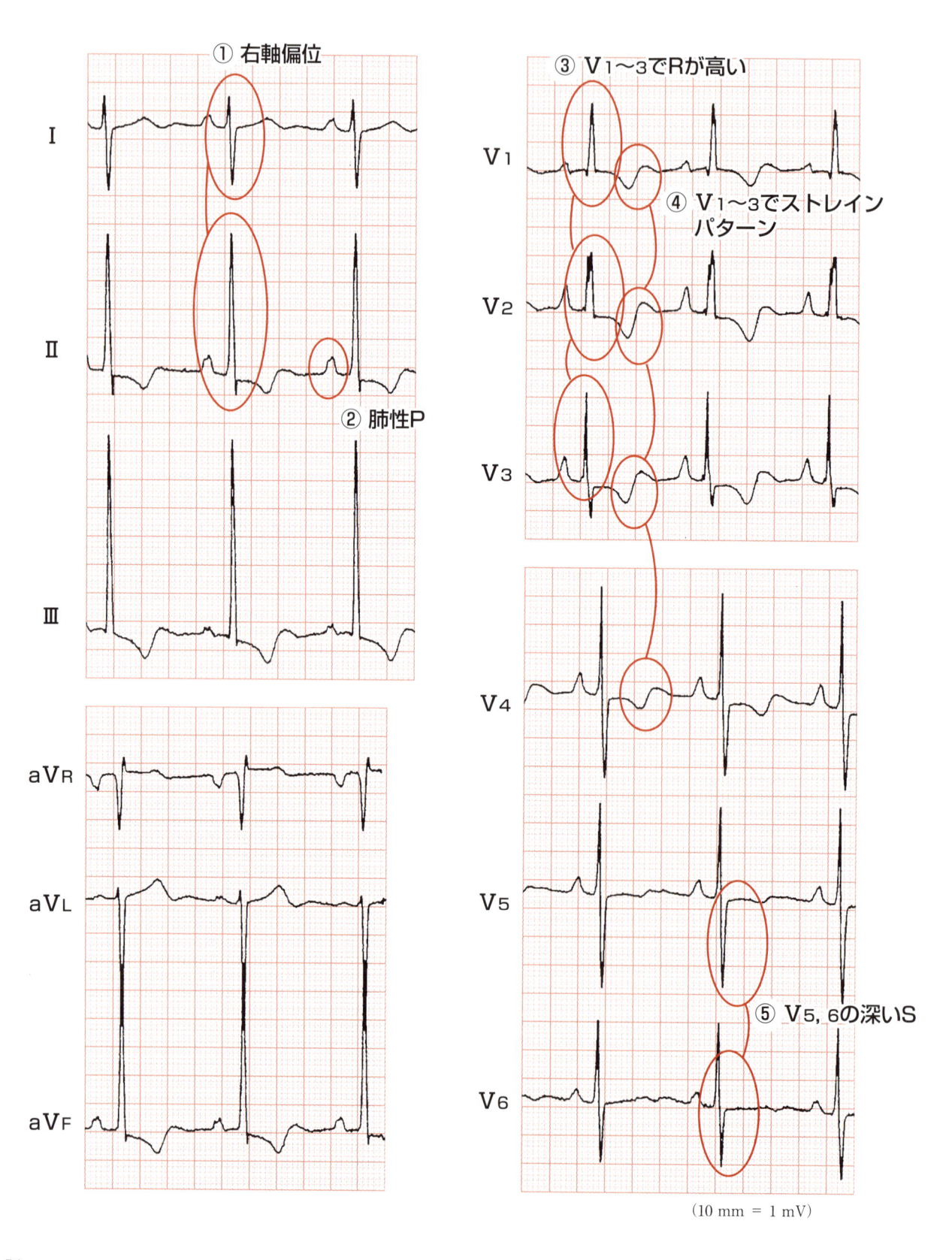

右側胸部誘導の R 波増高または I や左側胸部誘導で S 波が深い

3 右室肥大 ⟨ right ventricular hypertrophy : RVH ⟩

① 右軸偏位
② 肺性P
③ V1〜3でRが高い
④ V1〜3でストレインパターン
⑤ V5, 6の深いS

(10 mm = 1 mV)

3 右室肥大 〈right ventricular hypertrophy：RVH〉

どのような疾患にみられるか

右室肥大は右室の慢性的な圧負荷によって生じ，**原発性肺高血圧症**や，2次性肺高血圧症を招く**僧帽弁狭窄症**や**慢性肺血栓塞栓症**などのほか，**Fallot（ファロー）四徴症**や**肺動脈弁狭窄症**などに観察される．慢性閉塞性肺疾患（慢性肺性心）に伴って出現することもあるが，心電図による初期診断という点では前者が重要である．予後は右室肥大の心電図所見の程度そのものよりも，明らかにされた基礎疾患に対する治療によって決まる．

右室肥大の心電図の特徴

右室肥大では，右側胸部誘導（$V_{1〜2}$などが多いがⅡ，Ⅲ，aV_Fでも可）において，高いR波（R/S比＞1）とストレインパターンが観察される．左側胸部誘導では反対に深いS波が形成される．これらは後期興奮のベクトルが右方に向かうためである．

多くの場合，右房負荷を伴いP波は先鋭化（高さ＞2.5 mm）する．軸偏位はなくてもよいが，110度以上の右軸偏位があり，それが心室内伝導障害のためでなければ右室肥大を強く示唆する所見として注目する価値がある．ただ，Ⅱ，Ⅲ，aV_Fのストレインパターンのみでは，垂直位の心臓における左室肥大の場合があるので注意する．

表1 ● 右室肥大でみられる所見

i) 右軸偏位
ii) 肺性P（Pの高さ＞2.5mm）
iii) $V_1〜V_3$のR波増高，VAT 0.03〜0.05秒
iv) $V_1〜V_3$のストレインパターン
v) Ⅰ, aV_L, $V_{5,6}$の深いS波
vi) （不完全）右脚ブロック

これらが種々の組み合わせで生じる

ここがポイント！

右室肥大では結局，

① 右軸偏位
② 肺性P
③ $V_{1〜3}$でR波が高く，心室興奮時間（VAT）は 0.03〜0.05秒
④ $V_{1〜3}$のストレインパターン
⑤ Ⅰ, aV_L, $V_{5,6}$の深いS波

のいずれか複数以上があれば支持できる

Chapter 9

右側胸部誘導の R 波増高または I や左側胸部誘導で S 波が深い

4 右脚ブロック 〈right bundle branch block：RBBB〉

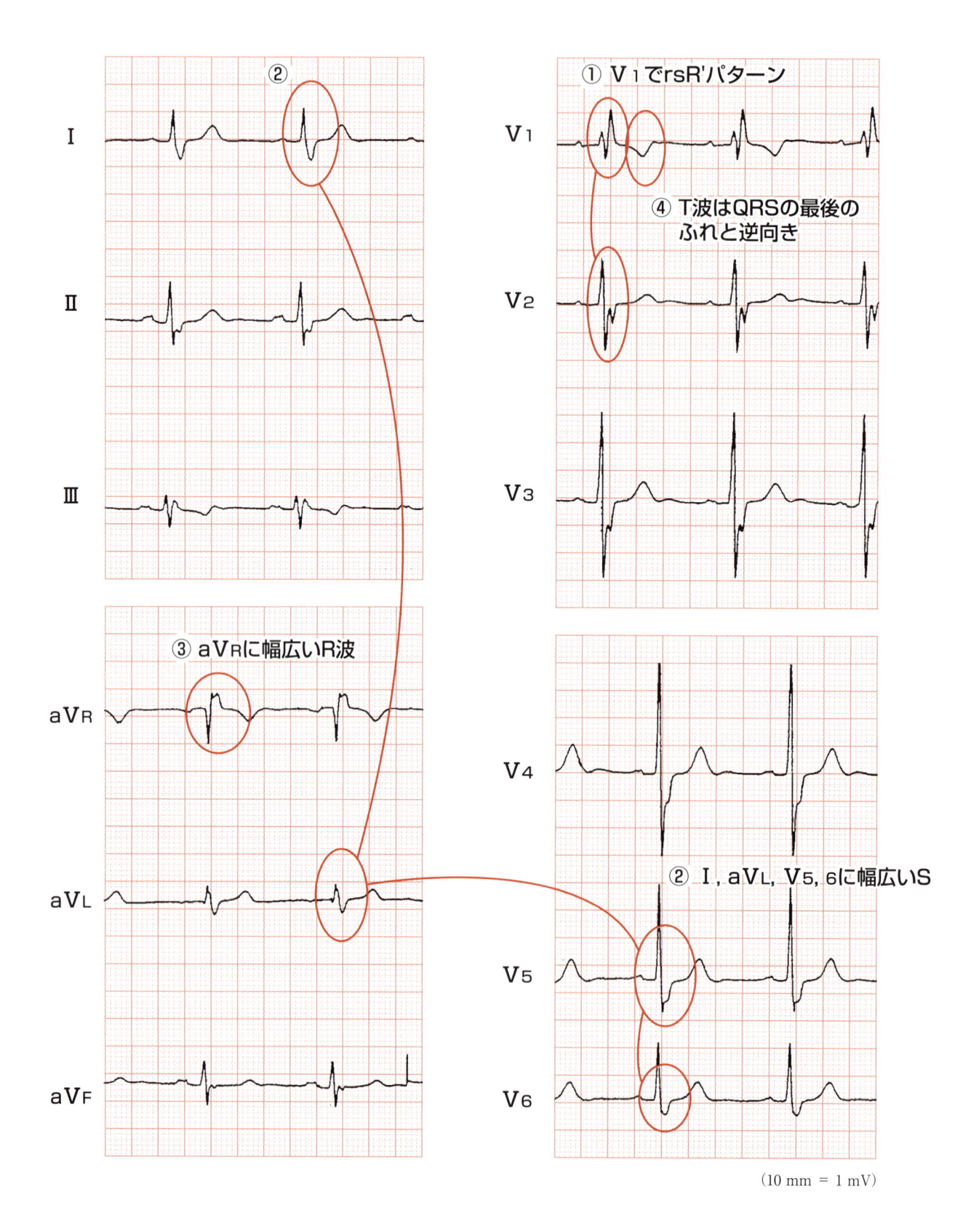

① V1でrsR'パターン

②

③ aVRに幅広いR波

④ T波はQRSの最後のふれと逆向き

② I, aVL, V5, 6に幅広いS

（10 mm ＝ 1 mV）

4 右脚ブロック〈right bundle branch block：RBBB〉

右脚ブロックの心電図の特徴

心臓内の伝導系のうち，ヒス束より末梢の右脚部分に伝導障害があるときに，心電図は特異なパターンを呈する．洞結節から房室結節さらにヒス束までの興奮は正常である．右脚枝に伝導障害があるため，中隔の興奮は初め右前へ向かい（図3❶），次いでやや左（図3❷），最後に右方向にゆっくり広がるベクトルを有する（図3❸）．この変化はV1において観察しやすい．まず初めに小さなr波が形成され，次いで興奮は主として，左脚枝から左室心筋に行くためS波となる．続いて興奮は右脚枝の周辺に向かいながら右室心筋に至る．このときやや広いR'が形成される．通常STは下降しT波は陰転する．QRS最後の右室心筋に至るゆっくりした興奮は，Ⅰ，aVL誘導やV4〜6誘導に幅広いS波を形作る．aVRよりみると，Q波のあとに幅広いR波を生じる．また，V2〜3でもR'波を形成する．完全右脚ブロックではQRSは0.12秒以上となる．

脚ブロックでは，心室の興奮の最後の部分（RBBBでは右室）は，正常な刺激伝導系を通っていないため，再分極は脱分極と同じ方向に進む．従ってT波はQRSの最後のふれと逆向きになることに注意する．

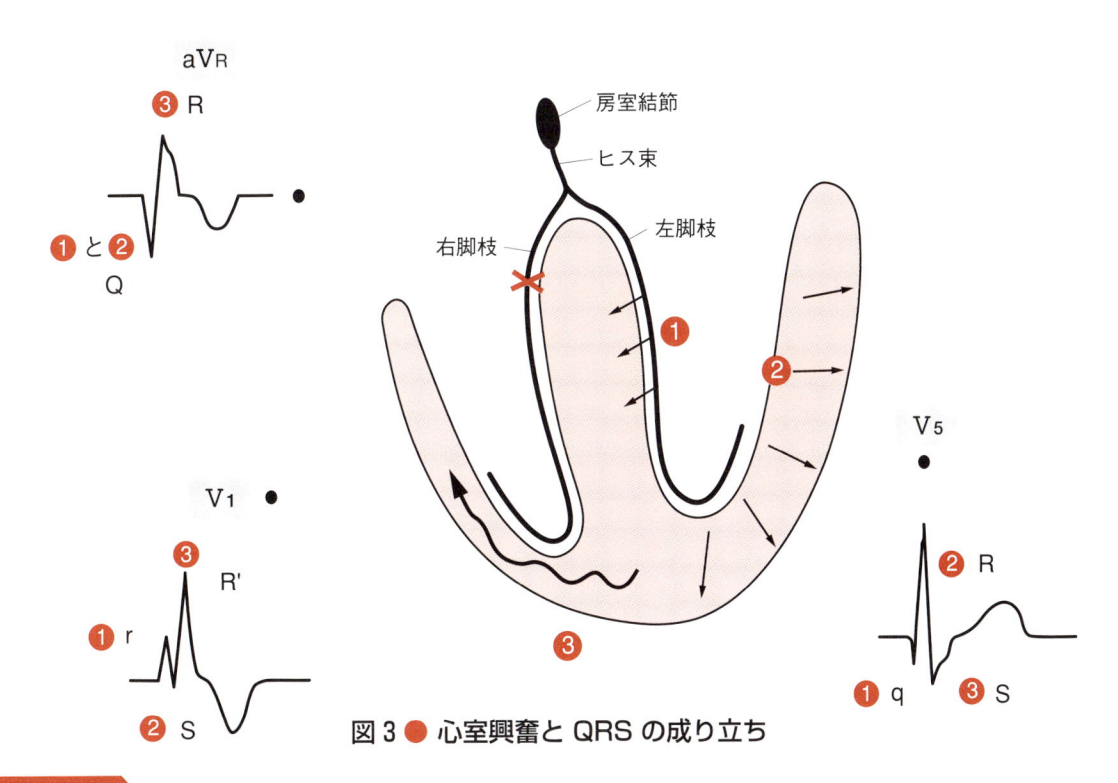

図3 ● 心室興奮とQRSの成り立ち

ここがポイント！

右脚ブロックは結局，

① V1〜2でrsR'パターンで
QRS時間は完全ブロックで0.12秒（3.0mm）以上で，
不完全ブロックで0.10秒（2.5mm）を超え
② Ⅰ，aVL，V5，V6で深くはないが，幅広いS波を形成する
③ aVRに幅広いR波があり
④ T波はQRSの最後のふれと逆向きとなり
⑤ 心室興奮時間（VAT）は0.06秒以上である

Chapter 9 右側胸部誘導の R 波増高または I や左側胸部誘導で S 波が深い

5 急性肺性心 〈 acute corpulmonale 〉

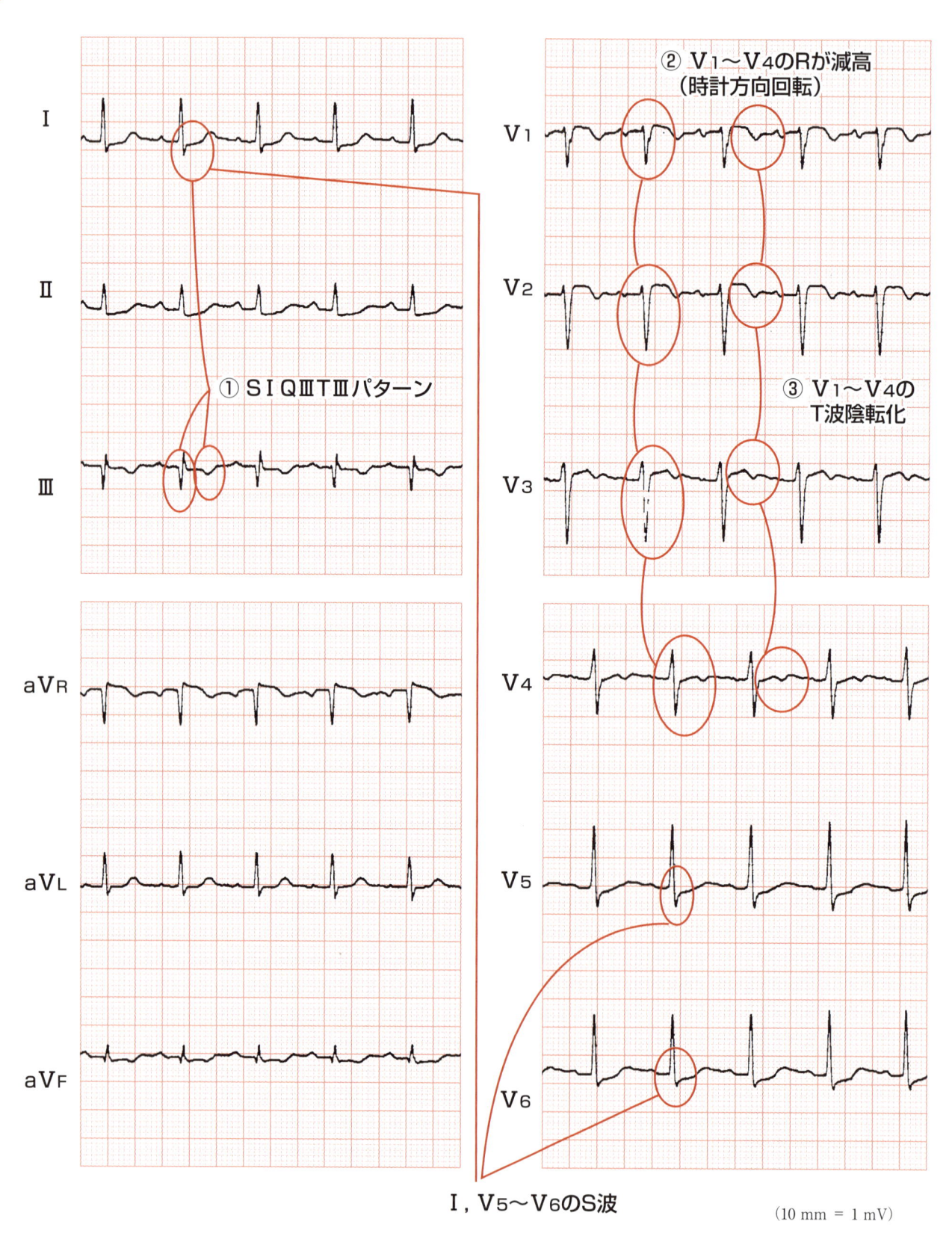

① SⅠQⅢTⅢパターン

② V₁〜V₄のRが減高（時計方向回転）

③ V₁〜V₄のT波陰転化

Ⅰ, V₅〜V₆のS波

(10 mm = 1 mV)

急性肺性の心電図の特徴

急性肺性心では肺血管抵抗が急激に上昇して，右心室の後負荷が増加する．代表的疾患は**急性肺血栓塞栓症**である．心電図の変化として，洞性頻脈（ときに心房細動・粗動）とともに，SⅠQⅢTⅢパターンがよく知られている．すなわち典型的な例では，Ⅰ誘導で著明なS波，Ⅲ誘導で明瞭なQ波と陰性T波が観察される．さらに，右室のストレインパターンとしてV₁〜4に陰性T波がみられることが多い．しかし場合によっては，（これも右心負荷の所見の1つであるが）右脚ブロックパターンにとって代わられることがある．

純粋に新規発症の急性肺血栓塞栓症では右室肥大の所見（V₁のR/S比＞1）はない．むしろ反対に急激に右室が拡大するので拡大した右室により心臓は下からみて時計方向に回転し，V₁〜4のR波が減高する（移行帯が左方にずれる）．これは慢性に経過した肺血栓塞栓症が右室肥大を呈し，V₁〜3のR波が増高するのと対照的である．

一方，基礎疾患として慢性肺血栓塞栓症や慢性肺疾患を有している場合には，右室負荷の所見（Chapter9-3, p157）またはV₁〜4のR波進展不良や肢誘導低電位などが目立ち，典型的なSⅠQⅢTⅢをしばしば呈さない．この場合は発作前後の心電図の比較が必要になる．

SreeramらはAm急性肺塞栓の患者49例の心電図を解析し，表2に示す7つの所見のうち3つ以上を有する場合に，急性肺塞栓の診断的価値があると報告している（Am. J. Cardiol., 73：298-303, 1994）ので参考にしていただきたい．

表2● 急性肺性心でみられる所見

1. 不完全または完全右脚ブロックで，V₁のST上昇や陽性T波を伴う
2. Ⅰ，aVF誘導におけるS波（1.5 mm以上）
3. 前胸部誘導における移行帯がV₅へ左方移動する
4. Ⅲ，aVF誘導におけるQ波，ただしⅡ誘導にはみられない
5. 90度以上の右軸偏位
6. 肢誘導における5 mm以下の低電位
7. Ⅲ，aVF誘導またはV₁〜4における陰性T波

ここがポイント！

急性肺性心では結局，
① 頻脈とSⅠQⅢTⅢパターンが典型的であるほか
② 時計方向回転によりV₁〜4のRが減高する
③ V₁〜3のT波が陰転する

しかしこれらの変化は，右脚ブロックにとって代わられることもある．
また，基礎疾患に慢性肺高血圧や慢性閉塞性肺疾患などがあることがあり，この場合は右室肥大や慢性肺性心の所見が前面に出る

Chapter 9 まとめ

「右側胸部誘導のR波増高またはⅠや左側胸部誘導でS波が深い」心電図の読み方

　本章では，V₁～₂でR/S＞1またはⅠ，V₅～₆でS波が深い心電図の読み方を扱った．
　話の展開上，「後壁梗塞」「右脚ブロック」を含めたが，それぞれのchapterも参照していただきたい．また，慢性閉塞性肺疾患では，一部は「右室肥大」や「右脚ブロック」を呈するが，「低電位差」（参照 chapter6-5, p120）や「R波増高不良」（参照 chapter8, p140～）など多彩な変化を呈するので注意していただきたい．

1 まず，V₁～₂でR/S＞1とⅠ，V₅～₆の深いS波を見る．
　前者のみのとき**2**へ．ともにある場合**3**，**4**へ．後者のみのとき**5**へ

2 QRS時間≦0.10秒，VAT≦0.03秒であれば，異常qやST-T変化をみる．
　異常Q波やST-T変化が全くなければ，「反時計方向回転」を考える．
　異常Q波やST-T変化があれば，「後壁梗塞」の可能性を考える

3 QRS時間＞0.10秒，VAT≧0.06秒であれば，まず脚ブロックを考える．
　V₁～₂でrsR'パターン，Ⅰ，V₅～₆幅広いS波があれば「右脚ブロック」
　なければ，他のブロックの可能性を広く考える（参照 chapter5, p92）

4 QRS時間≦0.10秒，VAT=0.03～0.05秒であれば，全誘導を見渡し右軸偏位，肺性P，V₁～₃のストレインのいずれかが見つかれば「右室肥大」

5 SⅠQⅢTⅢパターンであれば，「急性肺性心」を疑う

6 いずれにも当てはまらないときは，可能性のある心電図診断を列記し，ほかの検査法を用いて鑑別する

表3 ● 「右側胸部誘導のR波増高またはⅠや左側胸部誘導でS波が深い」心電図の読み方 早見表

	R/S＞1	Ⅰ, V₅～₆の深いS波	VAT	付随所見
1）反時計方向回転	○		0.03秒以下	なし
2）後壁梗塞	○		0.03秒以下	異常qやST-T変化
3）右室肥大	○	○	0.03～0.05秒	右軸偏位，肺性P，ストレイン
4）右脚ブロック	○	○（幅広い）	0.06秒以上	rsR'パターン，QRS＞0.10秒
5）急性肺性心		○	0.03秒以下	SⅠQⅢTⅢ

Let's try

Question 1

72歳女性，1ヵ月前に一晩中胸が痛かったことを主訴に来院した．心電図診断は何か．

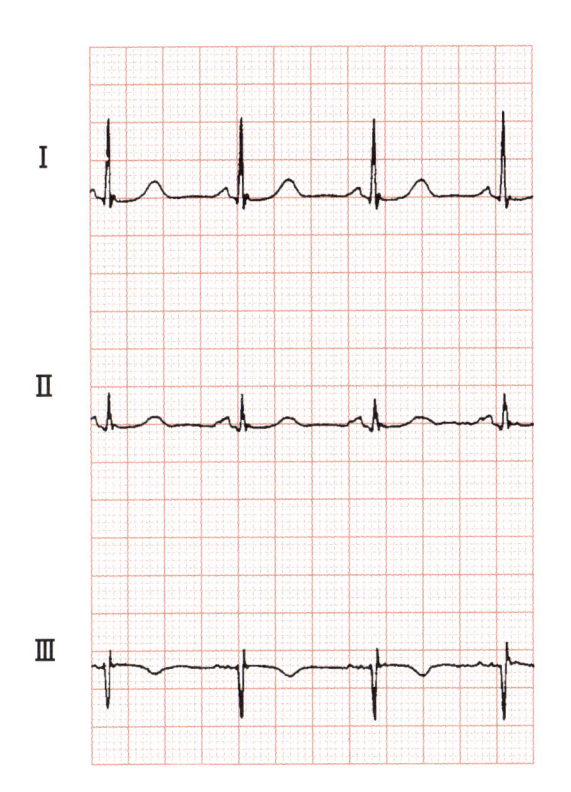

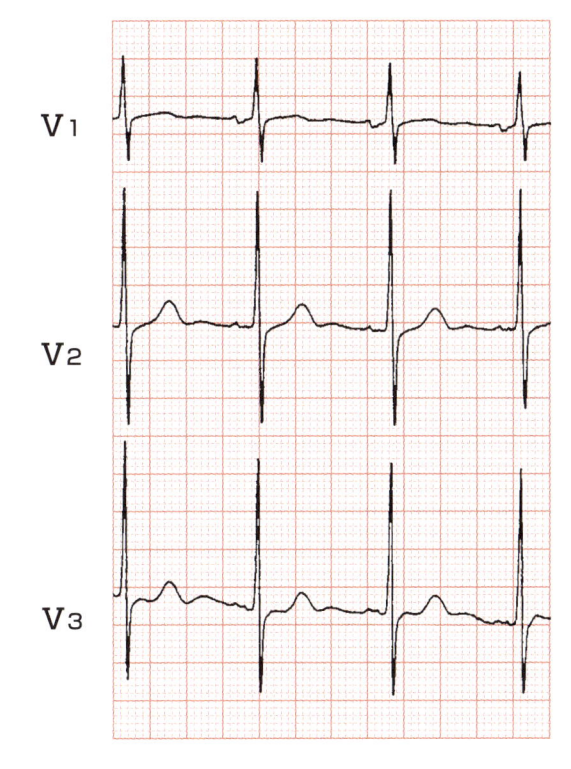

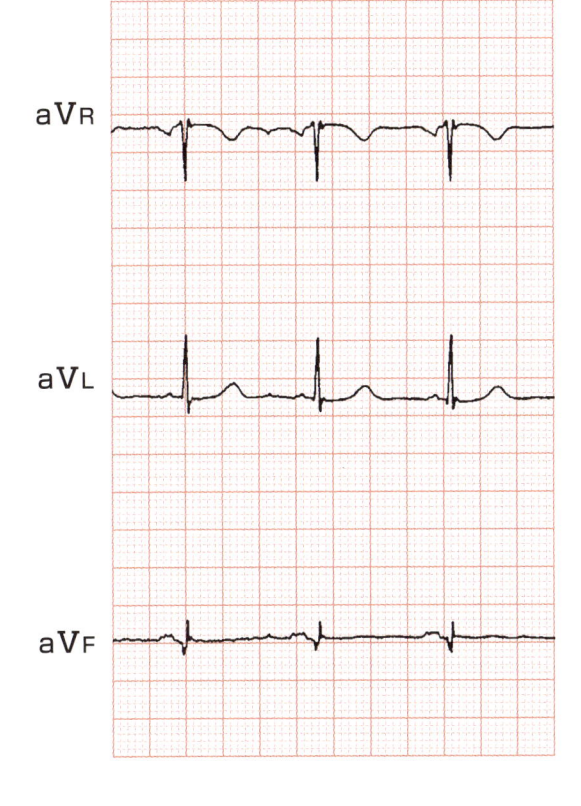

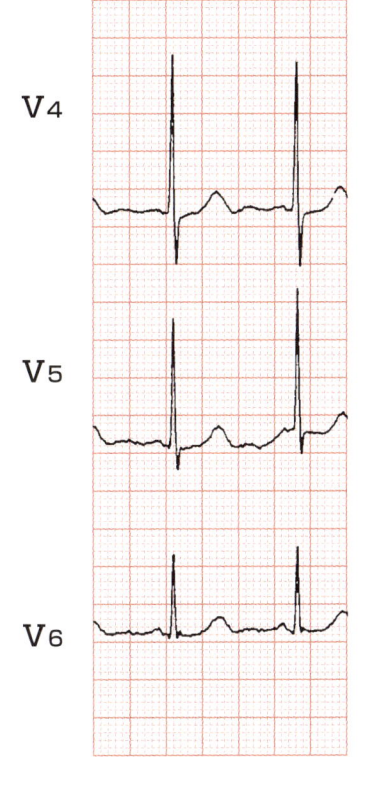

（10 mm ＝ 1 mV）

Let's try

Answer 1　後下壁梗塞

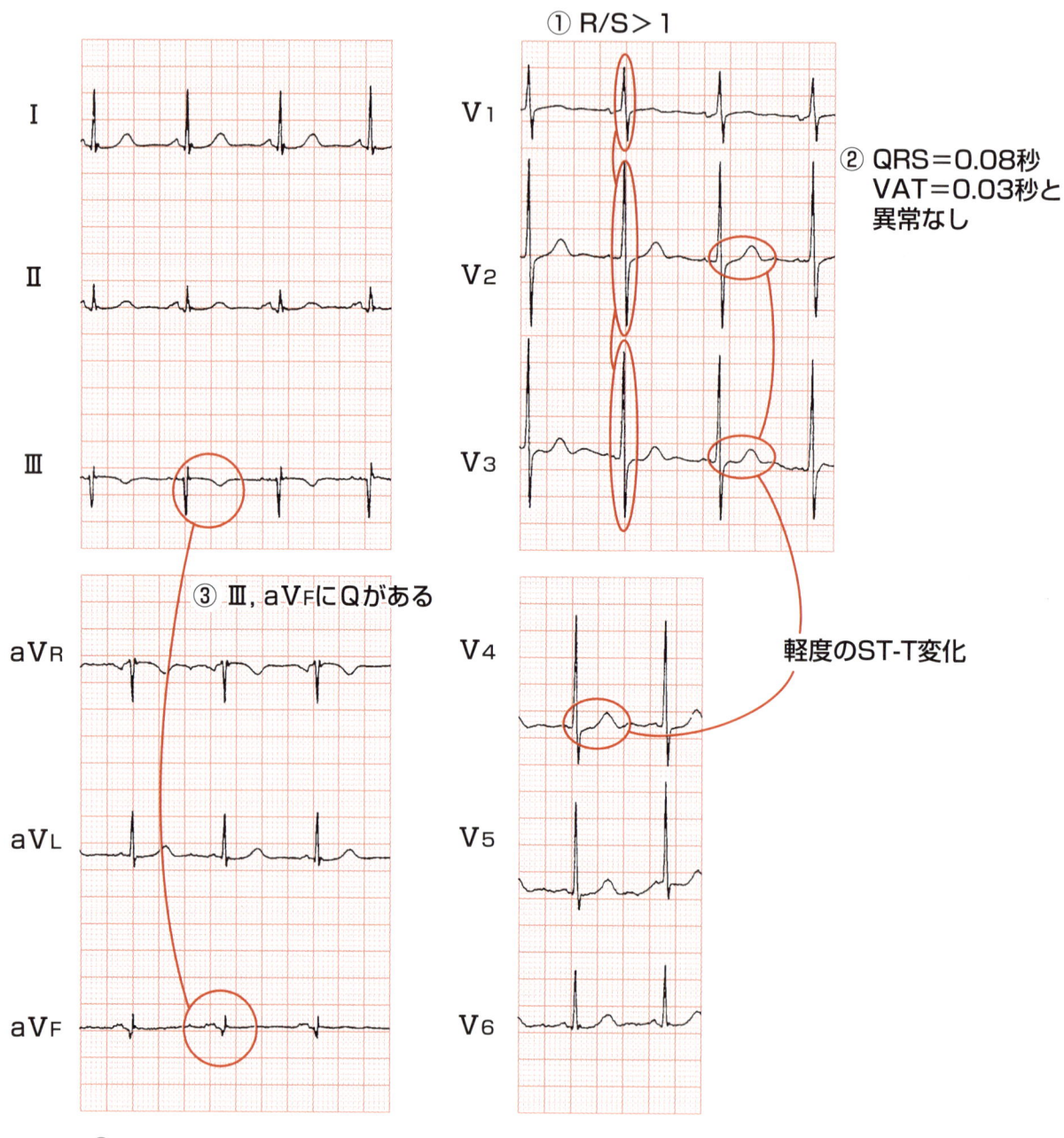

① R/S＞1

② QRS＝0.08秒
VAT＝0.03秒と
異常なし

③ Ⅲ，aVFにQがある

軽度のST-T変化

① R/S＞1である
② QRS＝0.08秒，VAT＝0.03秒である
③ Ⅲ，aVF誘導に下壁梗塞を示唆する所見がある

より後下壁梗塞の疑いと診断される．V2〜4に軽度のST-T変化があることも見逃せない．

もちろん，反時計方向回転を完全に否定することははできないが，冠動脈疾患を積極的に疑うべき症例である．

Let's try

Question 2

36歳女性，労作時の息切れを主訴に来院した．心電図診断は何か．

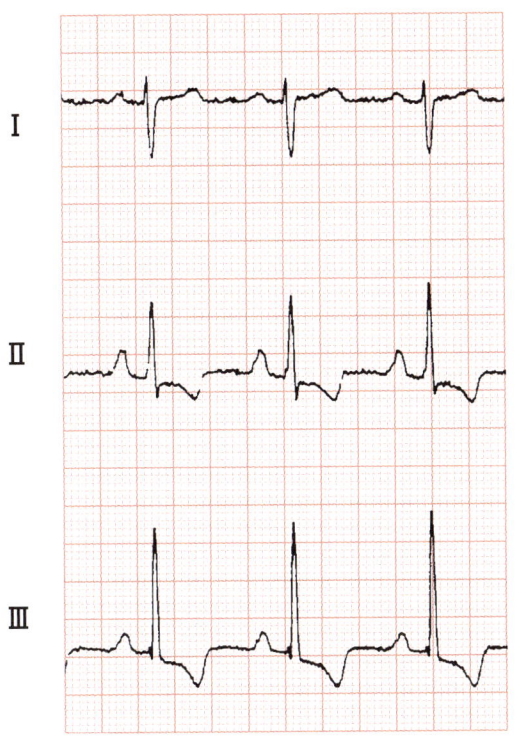

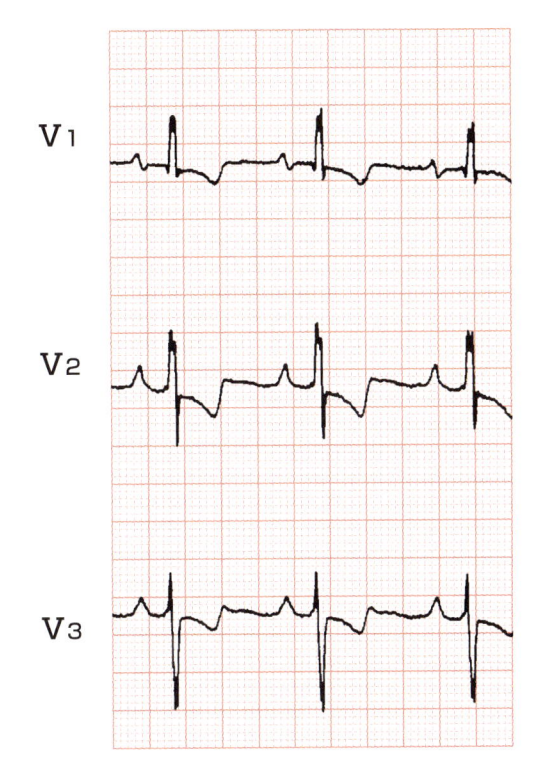

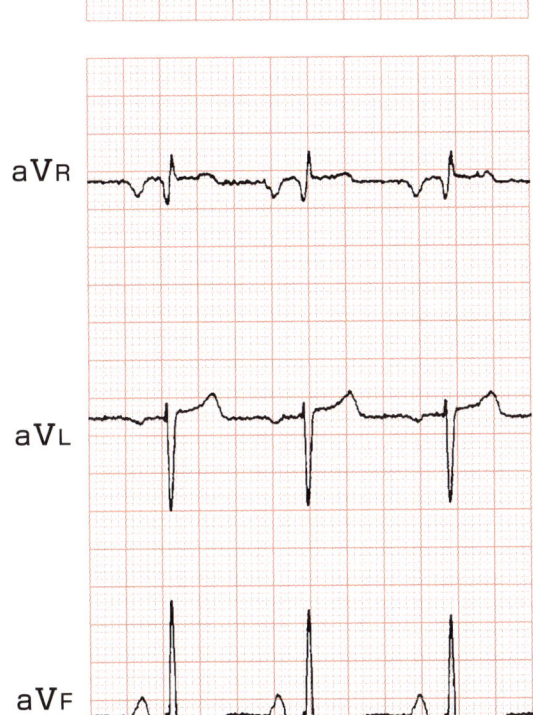

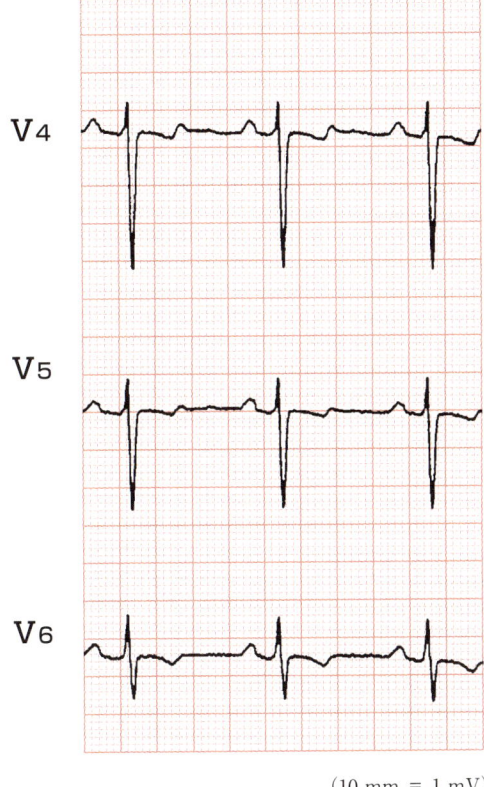

(10 mm = 1 mV)

Chapter 9 右側胸部誘導のR波増高またはIや左側胸部誘導でS波が深い

Let's try

Answer 2 右室肥大

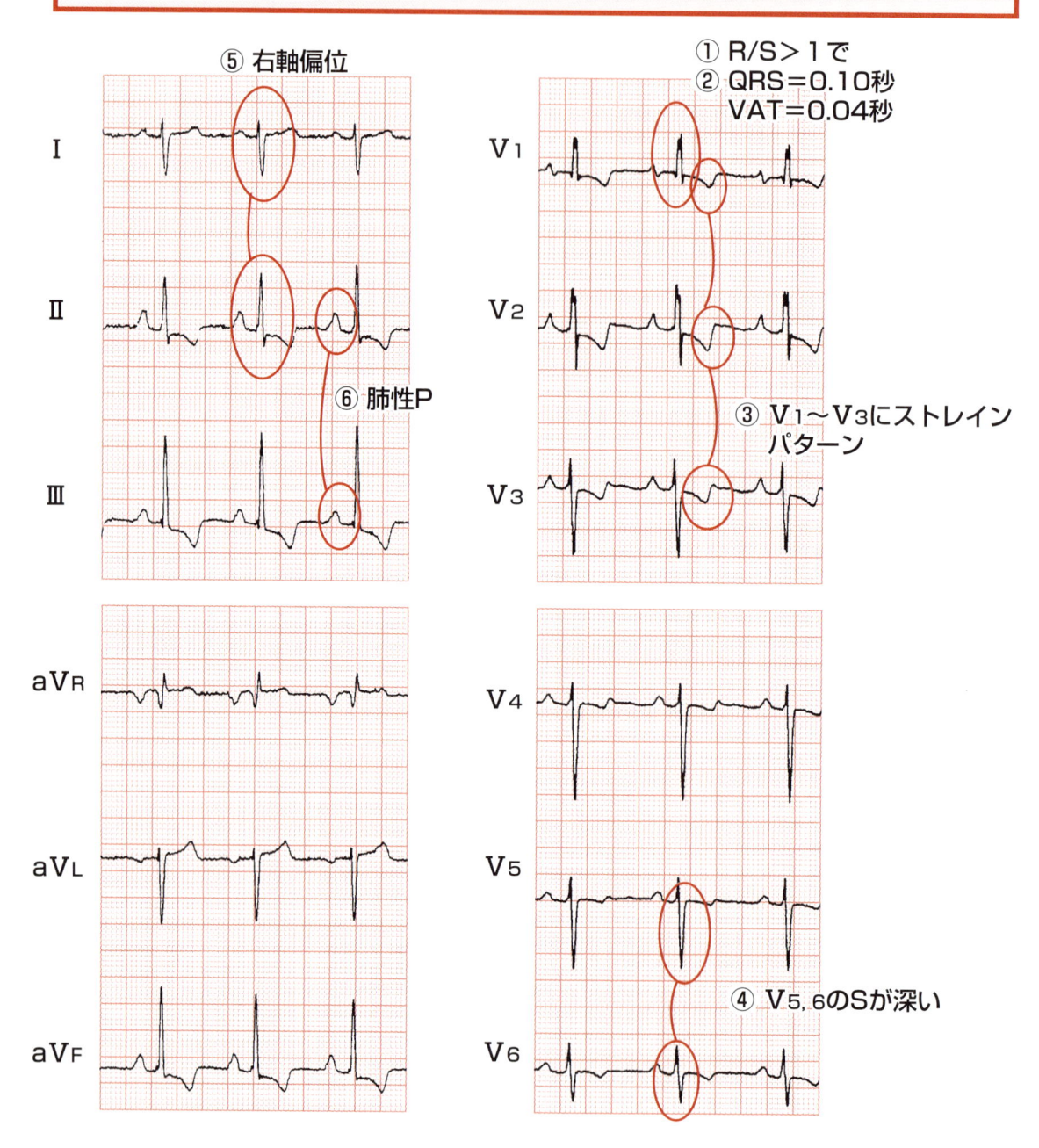

⑤ 右軸偏位

① R/S＞1で
② QRS＝0.10秒
　VAT＝0.04秒

⑥ 肺性P

③ V1～V3にストレインパターン

④ V5,6のSが深い

① V1でR/S＞1である
② QRS=0.10秒, VAT=0.04秒である
③ V1～3にT波陰転（ストレインパターン）がある（Ⅱ, Ⅲ, aVFにもある）
④ V5～6のS波が深い
⑤ 右軸偏位（120度）がある
⑥ 肺性P（＞2.5 mm）がある
　より右房負荷，右軸偏位，右室肥大と診断される
　原発性肺高血圧症の症例である．

ひとくちメモ：肺血栓塞栓症における心電図解読の役割

急性肺血栓塞栓症はしばしば致命的な疾患である．病院内剖検症例からみた頻度は約6%と少なくない（Dismuke, S.E., Wagner, E.H.: JAMA., 255：2039-2042, 1986）が，臨床的に診断が難しい疾患の1つであると言われている．典型的な症状として，突然の胸痛，呼吸困難，チアノーゼなどが知られているが，急激なショックから突然死に至ることもある．確定診断に至る道程には，心エコー図法，肺血流シンチグラフィ，造影CTや肺血管造影法などがある．しかし，心エコー図法を除くと検査のために患者を運搬するリスクや検査上の侵襲などがあり，ショックの患者に用いるのは容易ではない．心電図はこのような場合に診断・治療を進める手掛かりを与えてくれる重要な検査の1つである．もし心電図から肺血栓塞栓症が疑えれば，上記の検査のいくつかを積極的に選択して診断を確かめ，抗凝固療法，血栓溶解療法，血栓摘除術などの強力な治療法を行って患者を救う道が開ける．

体験談　SIQⅢTⅢパターンの賞味期限は24時間？ －はかないけれど貴重な変化

救急外来を受診したものの，詳細不明で帰宅した晩に患者が急死すると，地域によってはしばしば行政解剖を行う．解剖の担当者に尋ねると，その結果判明した病名として，大動脈解離，急性肺塞栓，心筋炎が多いという．胸痛で呼ばれることの多い循環器医にとっては聞き捨てならない．いずれの疾患も胸部写真と心電図だけでは診断が難しいからである．

患者の病態に確信がもてないときは，血液検査，心エコー，造影CTまで考えよう．そうすれば解離と心筋炎はほぼ鑑別できる．それでも肺塞栓は除外できない．緊急で肺血流シンチができる施設など滅多にない．胸部所見のわりに血ガスが悪いのでないか？　心エコーでは三尖弁の逆流圧較差を評価したか？

このような悩ましい状況で心電図を見直して，SIQⅢTⅢを発見したときの嬉しさは筆舌に尽くし難い．心電図が微笑みかけてくるようにさえ感じるだろう．即座に酸素吸入と抗凝固療法を開始できるし，経過を観るにしても患者を送るにしても診断の有る無しでは大違いだ．

ただし，SIQⅢTⅢの出現頻度は本文中に述べたように決して高くない．さらにその所見は，早ければ24時間で消える（本間　覚，山口　巌：心電図，22：31-37, 2002）．出現しにくくこわれやすい変化である．はかなさ故に美しい花のように出会ったときの感動は忘れ難いものになるだろう．

（本間　覚）

memo

Chapter 10 STの上昇

鈴木祥司

1 急性心筋梗塞 〈acute myocardial infarction : AMI〉

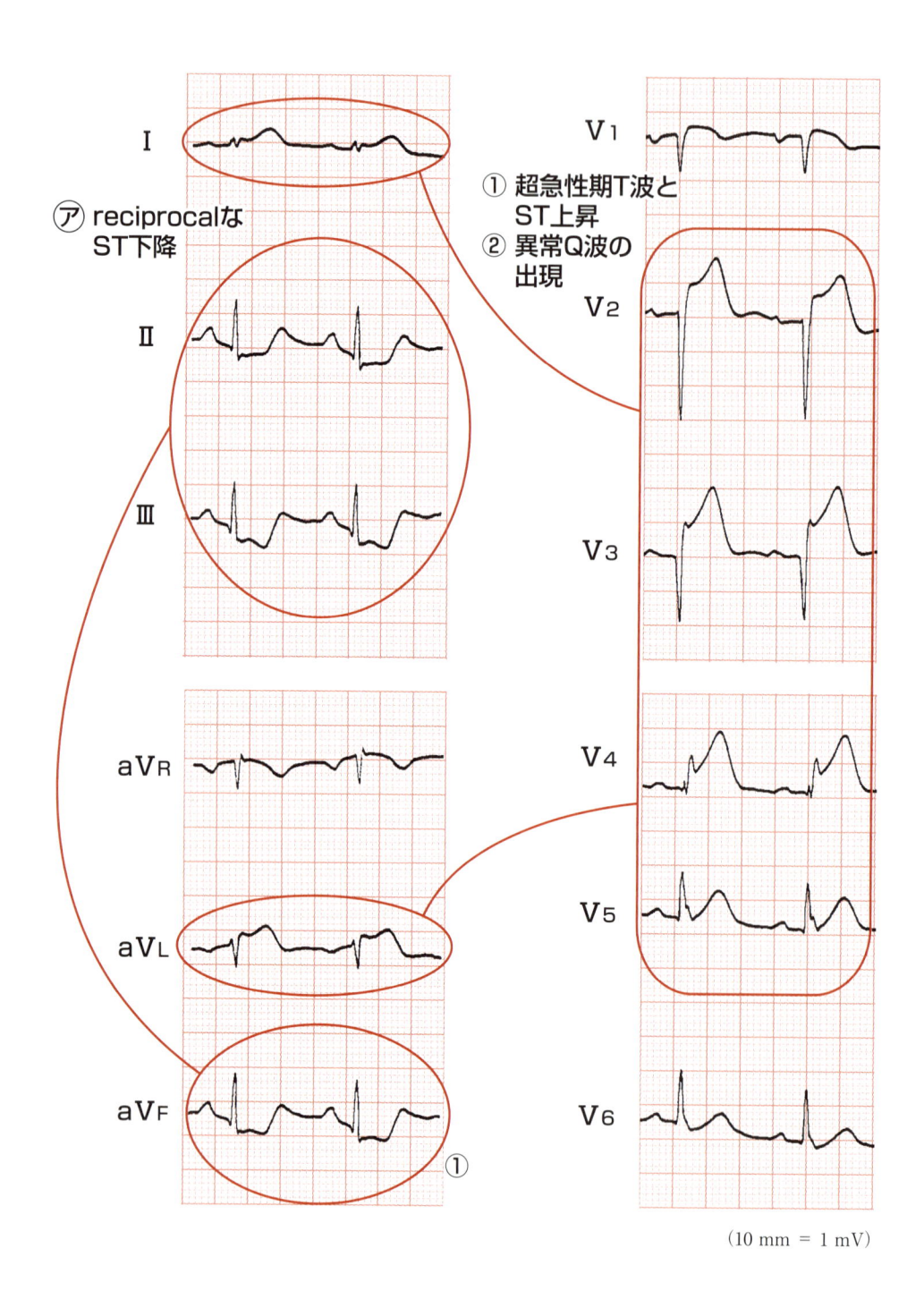

㋐ reciprocalな ST下降

① 超急性期T波と ST上昇
② 異常Q波の出現

(10 mm = 1 mV)

急性心筋梗塞の心電図変化

心筋虚血でのST上昇は全層虚血を示し，これは異型狭心症などのST上昇型狭心症でも同様である．ST上昇が持続するとやがて心筋逸脱酵素が上昇し急性心筋梗塞へと移行する．急性心筋梗塞での経時変化（図1）は，

① まずhyperacute phase（超急性期）ではT波が尖鋭化し（**超急性期T波：hyperacute T wave**），ST部は非特異的な上昇がみられる．続いて急性期に特異的な上方凸の**ST上昇**と，対側誘導でreciprocal（対側）のST低下がみられる（超急性期：発症直後〜数時間）．

② その後R波が減高し，**異常Q波**が出現（急性期：数時間〜12時間）．

③ やがてST上昇は減高しT波が陰転化し，**冠性T波（coronary T）**が出現してくる．冠性T波は左右対称な陰性T波である．この時，しばしば**QT延長**を伴う（亜急性期：24時間〜1週間）．全層虚血でのST上昇は対側誘導でreciprocalなST低下をみることが多く，急性心筋梗塞では必ずこれを確認すること．上記心電図変化の出現する誘導と梗塞部位，責任冠動脈との対応は表1のとおりである．

心電図診断

Q波が出現した心筋梗塞を**Q波梗塞（Q wave infarction）**といい，多くは**貫壁性梗塞（transmural infarction）**に対応する．これに対し，Q波の出現しなかった心筋梗塞を**非Q波梗塞（non-Q wave infarction）**と呼び，**非貫壁性梗塞（non-transmural infarction）**，**心内膜下梗塞（subendocardial infarction）**（参照 chapter12-2, p202）に対応する．しかしこの対応は必ずしも1：1に対応するわけではないので，心電図診断ではQ波梗塞，非Q波梗塞と表現するのがよい．

心筋梗塞後の慢性期に冠性Tが陽転することがある．これは梗塞領域に壊死をまぬがれた生存心筋が存在するときに多く，逆に異常Q波とともに冠性T波が永続する例では，貫壁性の線維化を伴うことが多い．また，まれに生じた異常Q波も慢性期に消失することがある．これも生存心筋の存在を示し，閉塞冠動脈の再灌流や良好な側副血行によることが多い．逆に異常Q波とともに数週間以上**ST上昇が持続する**例は，壁運動異常に高度でしばしば**心室瘤**の形成を示す．

近年，**再灌流療法**の普及により，再灌流時に一過性にSTがさらに上昇することがある（図2）．この再灌流時の一過性のST上昇の臨床的意義はまだ明らかではなく，微小血管での再灌流障害を意味するものかどうか不明である．

心筋梗塞で見逃されやすいものとして後壁梗塞がある．**後壁梗塞**では左室後壁は前胸部から見ると裏側にあたるため，急性期にV1〜2でST低下，慢性期にT波の増高を認め，これらはそれぞれST上昇，冠性T波の**鏡面像（mirror image）**にあたる（図3）．慢性期ではV1〜2で異常Q波のかわりにR波の増高が認められる．また，後下壁梗塞では次項に示した**右室梗塞**の合併の有無を**必ず確認**すること．

ここがポイント！

急性心筋梗塞の心電図は結局
　① 超急性期（直後〜数時間）：超急性期T波，上方凸のST上昇（心膜炎では上方凹のST上昇）
　② 急性期（数時間〜12時間）：R波減高，異常Q波
　③ 亜急性期（24時間〜1週間）：冠性T波　　を示す
その他，
　㋐ 急性期にはreciprocalなST下降を伴うことが多い
　㋑ ST上昇を示す前の超急性期（hyperacute phase）のT波の尖鋭化を見逃さないこと
　㋒ 後壁梗塞では鏡面像（mirror image）を見逃さないこと
　㋓ 後下壁梗塞では必ずV3R，V4R誘導をとり，右壁梗塞の合併を確認すること

Chapter 10 STの上昇

表1 ● 急性心筋梗塞の心電図変化と局在部位との関連

	I	II	III	aVR	aVL	aVF	V1	V2	V3	V4	V5	V6	V3R	V4R	責任冠動脈
前壁梗塞								+	+	+					LAD
前壁中隔梗塞							+	+	+	+					LAD
広範前壁梗塞	+				+		+	+	+	+	+	+			LAD
側壁梗塞	+				+						+	+			LCX（LAD）
下壁梗塞		+	+			+									RCA（LCX）
後壁梗塞							*	*							LCX
右室梗塞		(+)	(+)			(+)	+						+	+	RCA
心尖部梗塞		+	+			+				+	+	+			LAD

+：12 誘導心電図で ST 上昇，異常 Q 波，冠性 T 波のみられる誘導，
　（異常 Q 波）＝ 40 ミリ秒（1 mm）以上の Q 波，Q/R ＞ 1/3，QS 波も含む
　（冠性 T 波）＝下行脚と上行脚が対称形で，鋭く深い T 波
＊：R 波増高

LAD：左前下行枝
LCX：左回旋枝
RCA：右冠動脈

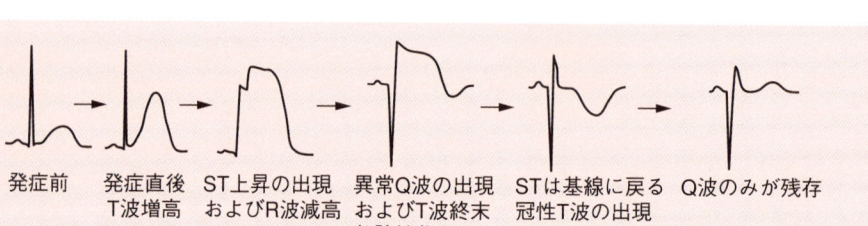

図1 ● 急性貫壁性心筋梗塞の心電図の経時変化

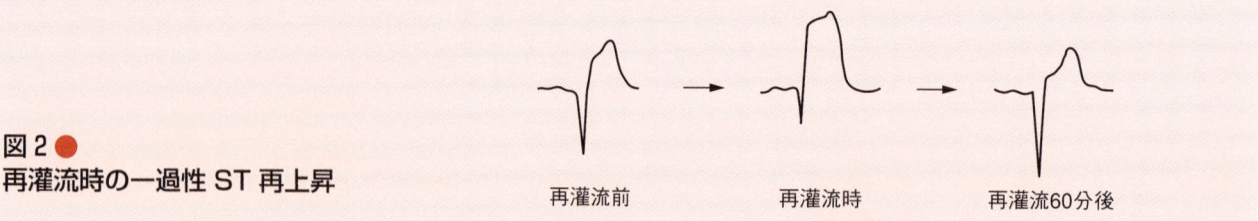

発症前 → 発症直後 T波増高（hyperacute T） → ST上昇の出現およびR波減高 → 異常Q波の出現およびT波終末部陰性化 → STは基線に戻る 冠性T波の出現（coronary T） → Q波のみが残存

図2 ● 再灌流時の一過性 ST 再上昇

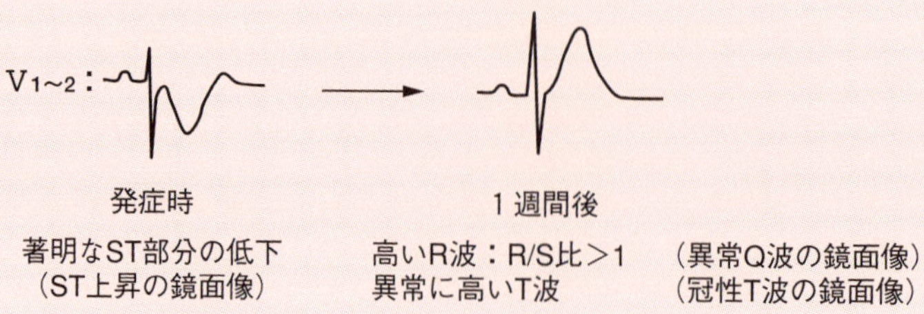

再灌流前 → 再灌流時 → 再灌流60分後

図3 ● 後壁梗塞の心電図：鏡面像（mirror image）について

V1~2：発症時　著明なST部分の低下（ST上昇の鏡面像） → 1週間後　高いR波：R/S比＞1　異常に高いT波　（異常Q波の鏡面像）（冠性T波の鏡面像）

図4 ● 虚血心筋の活動電位

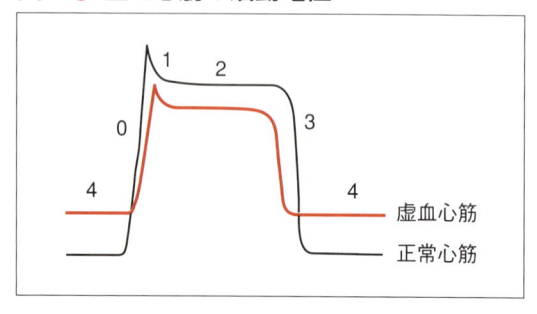

（虚血心筋／正常心筋）

心筋虚血時の ST 偏位のメカニズム

虚血心筋においては，静止膜電位の上昇，活動電位第 0 相の立ち上がり速度の低下，第 2 相の電位の低下，活動電位持続時間の短縮が生じる（図4）．すなわち細胞内においては虚血心筋は正常心筋に比べ，拡張期にはより正であり，収縮期にはより負である．逆に細胞外においては虚血心筋は正常心筋に比べ拡張期にはより負であり，収縮期にはより正となる．

1 急性心筋梗塞〈acute myocardial infarction：AMI〉

　細胞外が拡張期に虚血側がより負であることより，**拡張期傷害電流**は虚血側から正常側へ向き，拡張期の心電図の基線を，虚血側からみるとおし下げ，正常側からみるとおし上げることになる（図5A）．心電図は相対的電位差をみているので基線の変化はSTの偏位として表れ，虚血側からみると，ST上昇，正常側からみるとST下降が出現したようにみえる．

　収縮期には虚血側がより正であることから**収縮期傷害電流**は正常側から虚血側へ向き，STを虚血側からみるとおし上げ，正常側からみるとおし下げる（図5B）．

　実際には前述の拡張期および収縮期の傷害電流の総和としてSTの偏位が生じる．すなわち虚血側からみると拡張期傷害電流による基線の下降と収縮期傷害電流によるST-Tの上昇がともにST-Tを上昇させる．逆に正常側からみるとST-Tを低下させることになる．以上のことはST部分においては虚血側を＋，正常側を－とする**等価電気二重層**が生じていると表現されることもある（図5C）．

　以上のメカニズムにより心電図上，心筋虚血を反対側からみている**心内膜下虚血**（図5D-i），すなわち狭心症発作ではSTは下降し，貫壁性虚血である**急性心筋梗塞**（図5D-ii）では，STは上昇することになる．

図5 ● 心筋虚血によるST偏位のメカニズム

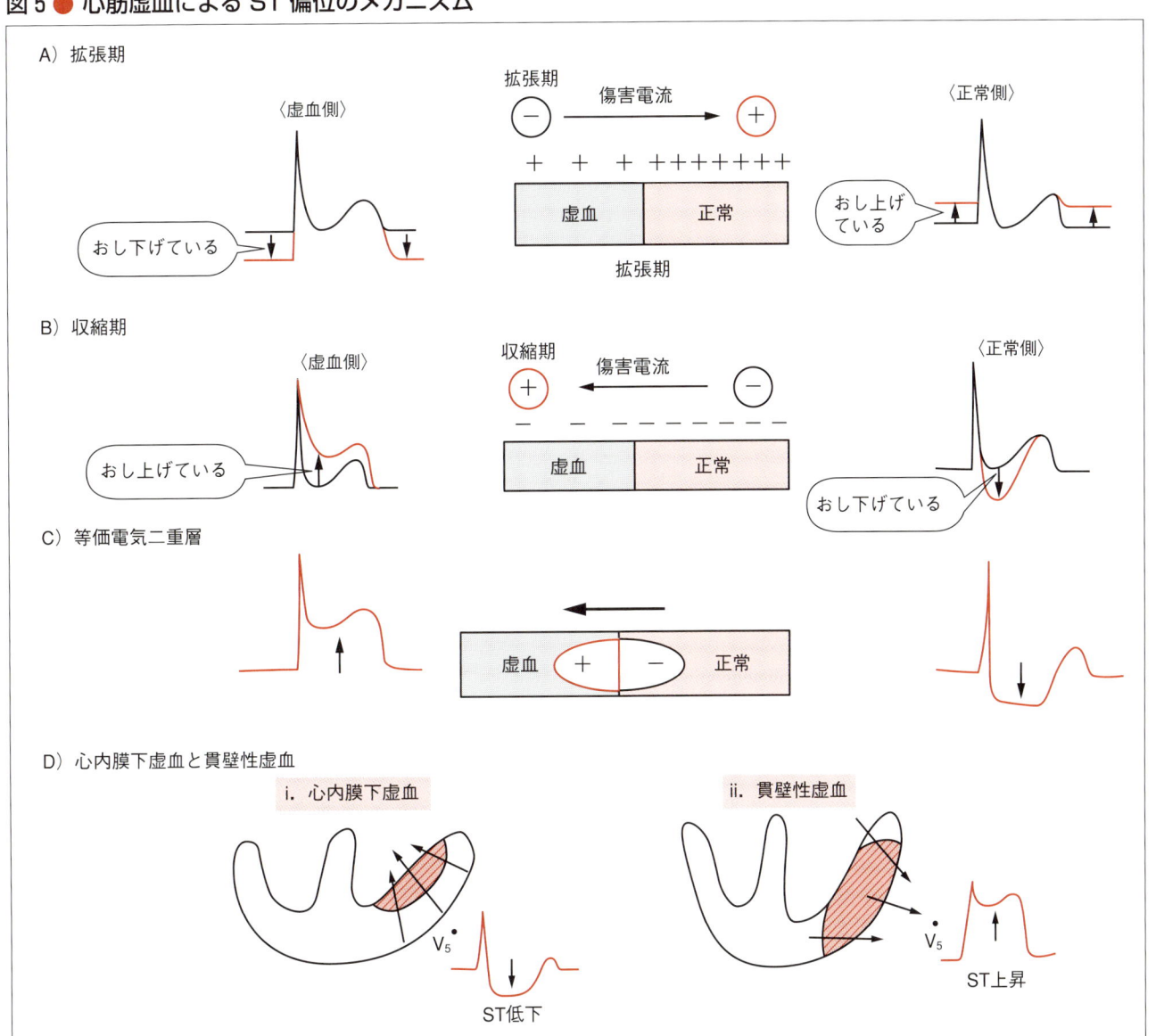

Chapter 10 ST の上昇

2 右室梗塞 〈 right ventricular infarction : RV infarction 〉

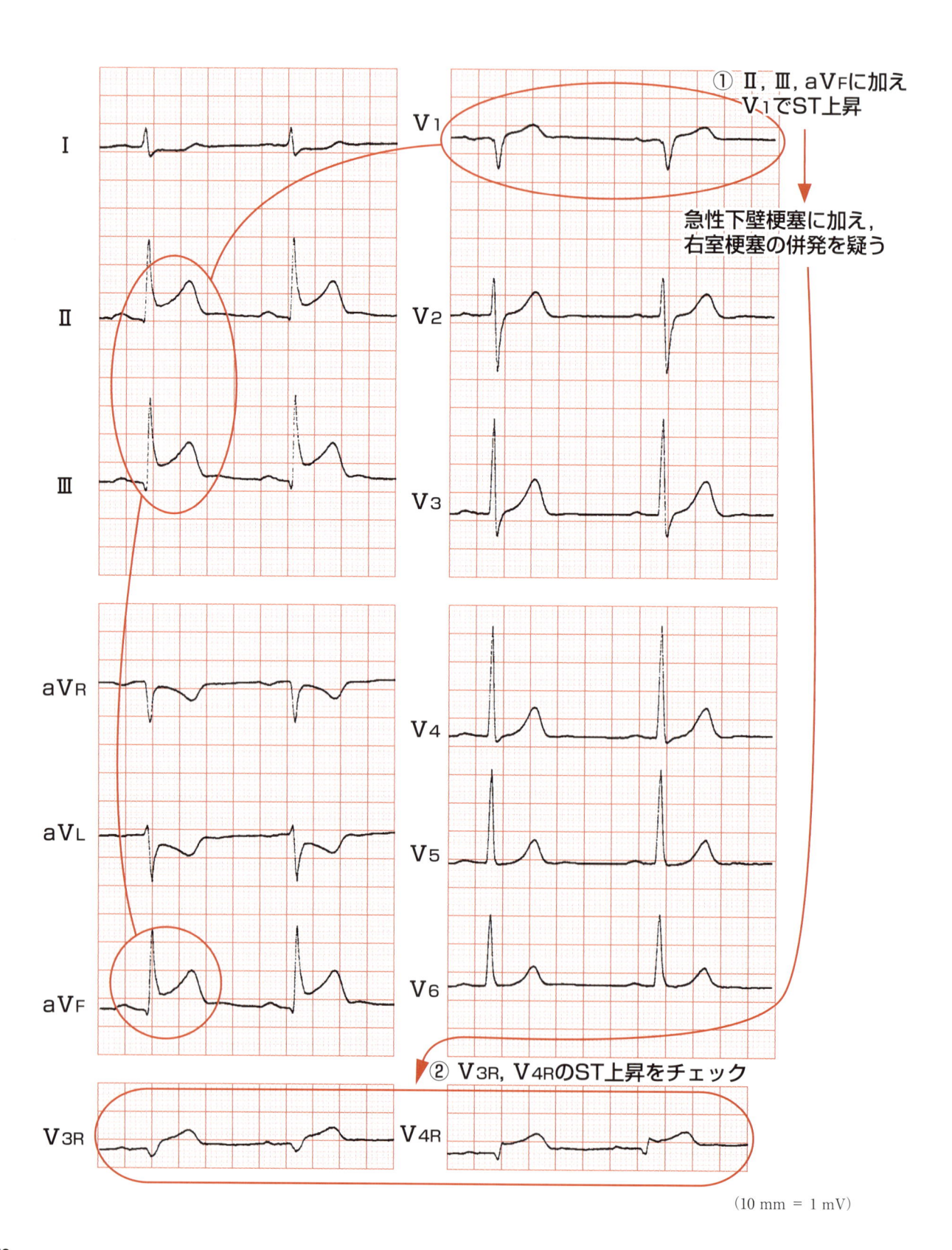

① Ⅱ, Ⅲ, aVFに加え V1でST上昇

急性下壁梗塞に加え、右室梗塞の併発を疑う

② V3R, V4RのST上昇をチェック

(10 mm = 1 mV)

心電図上の特徴

後下壁梗塞の約30％の頻度で合併する．V_1誘導と右側胸部誘導，$V_{3R} \sim _{6R}$でST上昇を認め，とくにV_{4R}でのST上昇（1 mm以上）が有用．**急性後下壁梗塞の場合は必ず右胸部誘導（V_{3R}, V_{4R}）を記録すること**．また，Ⅱ，Ⅲ，aVFに加えてV_1でSTの上昇を認めれば右壁梗塞の合併を疑う．ただし約半数の症例で発症後10時間以内にST上昇が正常化するので，ST上昇がないからといって右室梗塞を否定することはできない．

右室梗塞に合併する不整脈

右室梗塞では**徐脈**や**完全房室ブロック**の合併を認めることが多い．右室梗塞の約半数にⅡ度以上の**房室ブロック**が出現し，20～30％の症例で一時ペースメーカの挿入が必要となる．洞性徐脈，洞房ブロック，洞停止，心房粗細動の頻度が右室梗塞合併例に高いのは心房梗塞の合併が関連するとの報告がある．

血行動態のメカニズム

右室梗塞は血行動態的には**右房圧が上昇し心係数が低下**する．左心系へ血液が送られにくいため心拍出量が低下し，血圧を維持しにくく，**肺毛細管圧は上昇しない**．したがって，右室梗塞のみでは胸部単純X線写真で肺うっ血を認めないのが特徴であるが，合併する左室梗塞が大きいと左心不全（肺うっ血）を伴う．

表2 ● 右室梗塞の診断基準（国立循環器病センター CCU）

右室梗塞診断基準

A．剖検
B．大基準
　1）V_{4R}でのST上昇（1 mm以上）
　2）UCG：右室のakinesisまたはdyskinesis
　3）平均右房圧（mRA）≧ 10 mmHg，（mPCWP-mRA）≦ 5 mmHg
　4）RA圧波形のnoncompliant pattern ※
　　（grade 1以上，容量負荷後でも可）
　5）PA交互脈またはPA圧早期立ち上がり
C．小基準
　1）下壁梗塞
　2）UCG：右室の拡大
　3）mRA圧≧ 6 mmHg（安静時）
　4）Kussmaul徴候（安静時）
　5）^{99m}Tc-PYPの右室への集積

診　断

1．剖検診断　剖検上，右室梗塞の存在が確認されたもの
2．臨床診断
〈definite〉
　1）大基準の2項目以上
　2）大基準の1項目と小基準の2項目以上
　　（ただしB-2とC-2，およびB-3とC-3はそれぞれ重複してはならない）
　3）小基準の4項目以上
〈probable〉
　1）大基準の1項目
　2）小基準の3項目

除外項目

1）収縮性心膜炎または右室負荷疾患が存在するとき，B-3, 4, 5およびC-2, 3, 4のデータは採用しない
2）心タンポナーデが存在するとき，B-3, 5およびC-3のデータは採用しない

※ noncompliant pattern
右室のコンプライアンスの低下や心膜の拡張制限があると右房圧は深く急峻なy谷を呈する．右房圧を以下の図のようにgrade 0～3に分類し，grade 1～3をnoncompliant patternと判断する．

　x>y　　grade 0
　x=y　　grade 1 ⎫
　x<y　　grade 2 ⎬ noncompliant pattern
　x≪y　　grade 3 ⎭

ここがポイント！

右室梗塞は結局，
① Ⅱ，Ⅲ，aVFに加えてV_1でSTの上昇を認める場合，その存在を疑う．急性後下壁梗塞では必ず右胸部誘導（V_{3R}, V_{4R}）を確認すること
② V_1誘導，$V_{3R} \sim _{6R}$誘導でST上昇を認める．とくにV_{4R}でのST上昇が有用
③ 徐脈や完全房室ブロックを合併することが多い

Chapter 10 STの上昇

3 異型狭心症〈variant angina pectoris：VAP〉

② 対側誘導でST下降

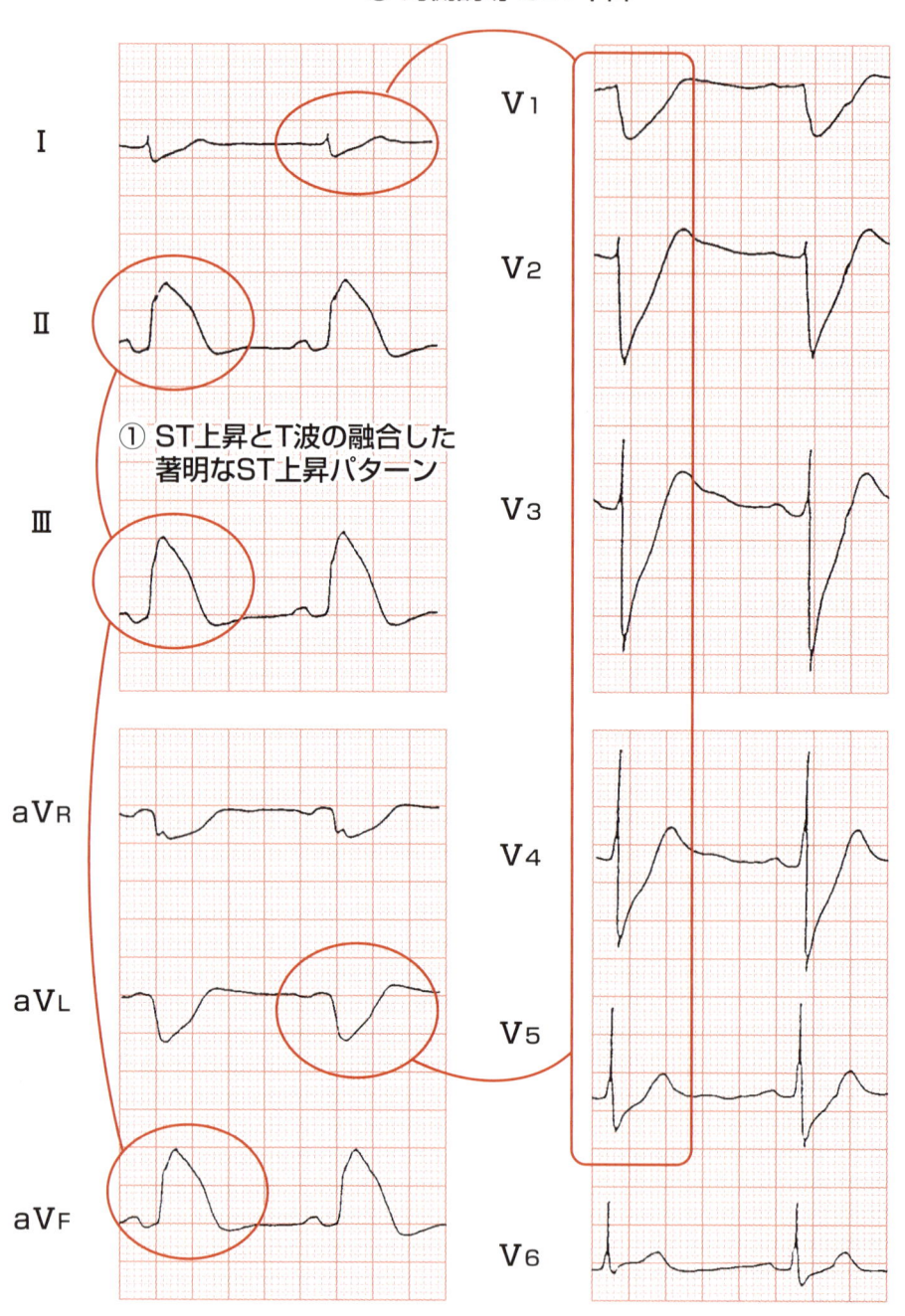

① ST上昇とT波の融合した著明なST上昇パターン

（10 mm ＝ 1 mV）

心電図上の特徴

異型狭心症は発作が主に安静時に出現し，冠動脈の攣縮による高度な狭窄によって貫壁性の虚血が生じ，心電図でST上昇を伴う狭心症をいう．

一般にST上昇部位は虚血部位を反映し，対側変化（reciprocal change）を伴う．発作時の心電図は典型的には，ST上昇部とT波が融合して単相曲線型ST上昇（ST-Tが融合した形）を呈する．しかもST上昇はR波の頂点近くから上昇することが多く，QRS幅が増大しているように見える．高度な虚血のため心室性不整脈の合併も多い．

典型例では朝方の発作が多く，一般に異型狭心症を含めた冠攣縮性狭心症は欧米に比べてわが国で頻度が高い．異型狭心症は不安定狭心症に分類され，的確な判断と迅速な対応を要する．

病態および診断・治療

冠攣縮の本態は冠動脈平滑筋の過剰収縮だが，その原因は未解明である．夜間から早朝にかけての副交感神経亢進時，とくに交感神経と副交感神経の活動が激しく入れ替わる時に多いと考えられている．誘発因子として，喫煙，精神的ストレス，飲酒や運動がある．飲酒では飲酒直後よりむしろ醒めかけのときに発作が多い．運動誘発性の場合は日内変動があり早朝から午前中に多く，運動開始時に胸痛とST変化が認められ，運動を継続するとこれらが消失することがある．しかし，運動誘発性の場合は多枝攣縮が多く，致死性不整脈を生じやすく，突然死の危険が高いとの報告もある．また，異型狭心症の約50％に冠動脈造影上の器質狭窄を認めたとの報告もあり，冠攣縮のみが原因ではない可能性がある．一般に冠攣縮性狭心症は発作時の心電図を捉えることが困難であり，診断にホルター心電図が有用である（図6）．

冠攣縮の診断は，過換気（hyperventilation）負荷により呼吸性アルカローシスをきたすことにより誘発させたり，心臓カテーテル検査でアセチルコリンやエルゴノビンを冠動脈内に注入することで確認する．

治療は冠拡張作用の強いカルシウム拮抗薬を主体とし，発作を起こしやすい時間に合わせて増量したり，硝酸薬を追加する．発作時にはニトログリセリン舌下投与が著効する．

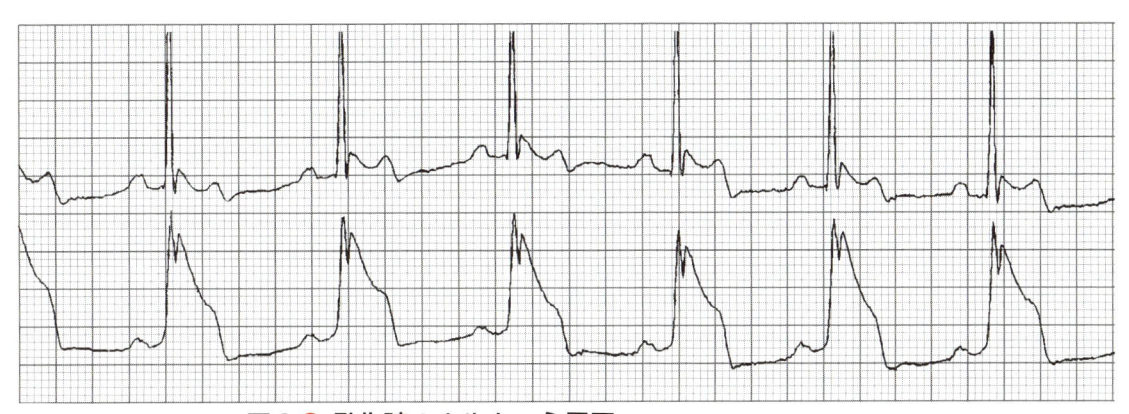

図6● 発作時のホルター心電図

ここがポイント！

異型狭心症の発作時心電図は結局，
　ST上昇である．とくに典型例では，
　① ST上昇部とT波が融合した単相曲線型ST上昇（ST-Tが融合した形）を呈する．
　　ST上昇はR波の頂点近くから始まり，QRS幅が増大して見える
　② 対側誘導でreciprocalなST下降を認める
　③ ホルター心電図が診断に有用である

Chapter 10 ST の上昇

4 心室瘤 〈 ventricular aneurysm 〉

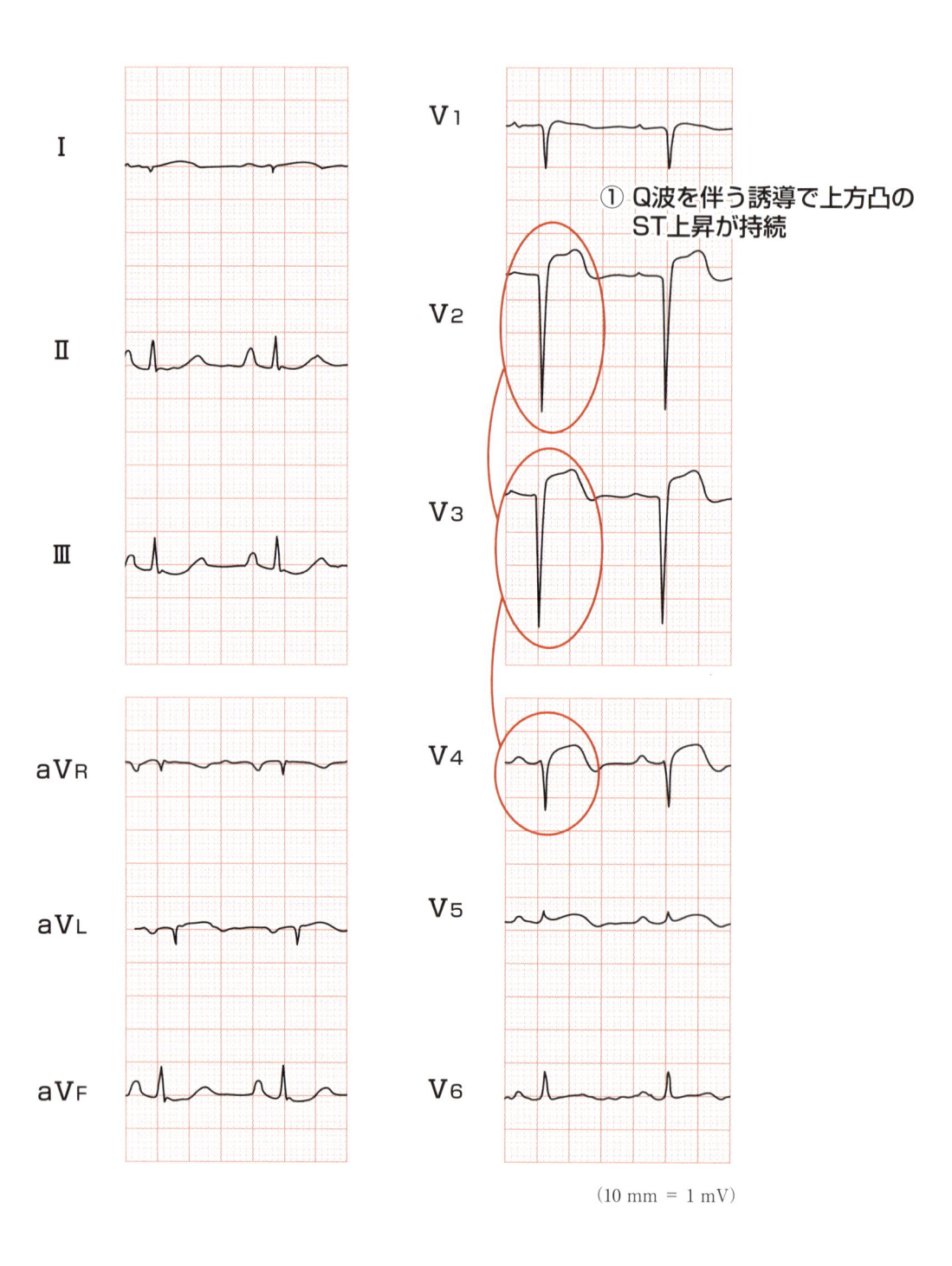

① Q波を伴う誘導で上方凸の
ST上昇が持続

（10 mm = 1 mV）

4 心室瘤〈ventricular aneurysm〉

心室瘤と心破裂

　急性心筋梗塞の発症後に異常Q波を有する誘導でST上昇が持続するとき，同部位の著しい壁運動異常（akinesisまたはdyskinesis）が生じていると考えられ，しばしば**心室瘤**が形成されている．この持続するST上昇は一般に上方に凸の形をとる．心室瘤を有するとき急性期には**心破裂**の危険性に留意する必要がある．

　心室瘤には**真性心室瘤**（broad neckを有する）と**仮性心室瘤**（narrow neckを呈し心筋組織が欠如）がある（図7）．急性期の心室瘤は頻回に心エコーを確認し慎重に経過観察する．真性心室瘤はすべての急性心筋梗塞患者の5〜10％にみられる．とくに前壁の貫壁性梗塞に多く，左前下行枝（LAD）の完全閉塞で副側血行路の少ない場合に多い．壁は菲薄化し，線維性組織と壊死心筋が混在する．発生部位は心尖部や前壁中隔が後下壁に比べて約4倍多い．心室瘤の外側にある心外膜が癒着し，数年後には石灰化を生じることがある．

　真性心室瘤は発症時に破裂することがあるが，慢性期に破裂することはない．しかし，心室瘤をfocusとした頻拍性心室不整脈を生じることがあり，心室瘤を有する例では突然死の可能性が高い．また，壁在血栓が形成され血栓塞栓症を発症することもある．これに対し仮性心室瘤は破裂の危険性が高く緊急手術の適応である．

心破裂の分類と危険因子

　心破裂には**突然破裂型**（blow-out type）と**滲出型**（oozing type）がある．

　心破裂の危険因子として，初回梗塞，前壁貫壁性梗塞，非再灌流例，側副血行路が乏しい，高齢，女性，高血圧の既往，梗塞初期からのST上昇が持続あるいは陰性化しかけたT波が再上昇，心膜摩擦音の出現，明らかな虚血がないのに持続あるいは反復する胸痛などが知られている．

―― 心筋
―― 心外膜または心膜

真性心室瘤
broad neckを有する．
瘤壁に心筋組織を含む

仮性心室瘤
narrow neckを有する．心筋組織が欠如しており，破裂しやすい

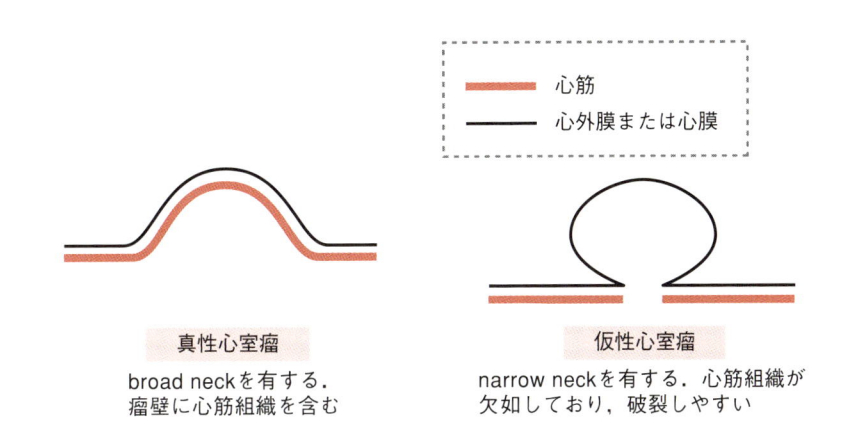

図7 ● 真性心室瘤と仮性心室瘤

ここがポイント！

心室瘤は結局，
　Q波を伴う誘導（梗塞部位）での，上方凸のST上昇が発症後数週間以上持続することで疑われる

Chapter 10 ST の上昇

5 心膜炎 〈 pericarditis 〉

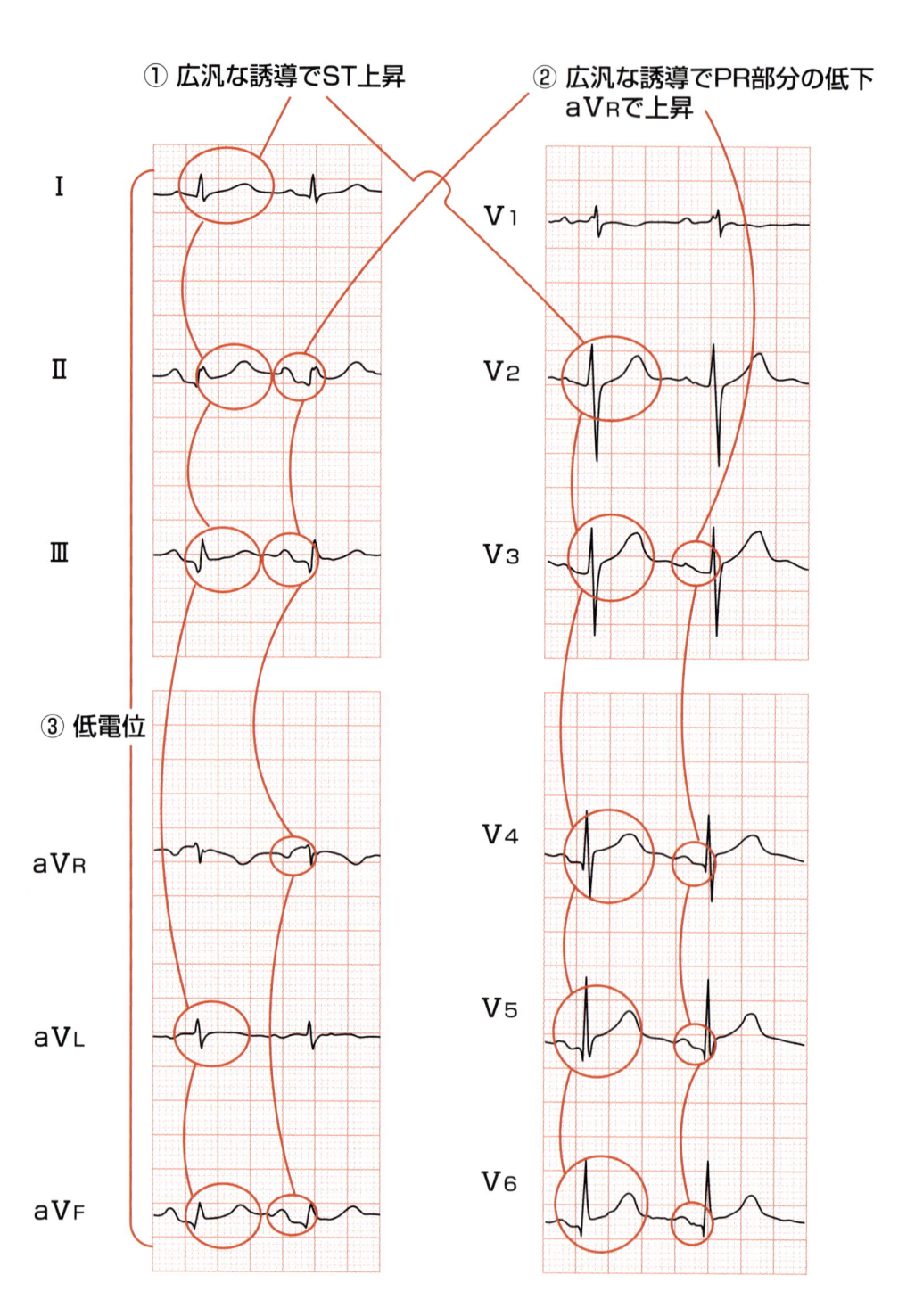

① 広汎な誘導でST上昇

② 広汎な誘導でPR部分の低下　aVRで上昇

③ 低電位

（10 mm ＝ 1 mV）

心膜炎とは

心膜炎は心膜，心外膜，心外膜下層心筋の炎症性変化をいい，心膜炎と心筋炎が併発することも多い．心電図変化は 60～80％の症例に認められる．病変が心筋を強く障害した場合は心筋炎と診断される．急性心膜炎の原因の多くは特発性かウイルスをはじめとする感染症であり，特発性のほとんどもウイルス性と考えられている．

心電図の特徴

急性期の心電図では，**広範囲な誘導に上方凹（upward concave）の ST 上昇**を示す．また，心臓内腔を反映する aVR 誘導では ST は低下し，ST ベクトルの方向が ＋30°のため第Ⅲ誘導の ST 部分は基線上（equiphasic）となる．心臓は常に拍動しているため病原体が直ちに心膜腔内全体へ広がる．そのため急性心膜炎の多くはびまん性で，心電図所見も広範囲で局在性がなく，**対側性変化（reciprocal change）を認めない**ことが特徴である．すなわち ST 上昇の鏡像として ST 下降は aVR と V1 以外には生じない．稀に炎症が一部のみに限局した場合は，ST 上昇が一部の誘導に限局し，かつ対側性変化を生じることもある．心膜それ自体の起電力は微弱なため心電図にほとんど反映されない．従って，急性心膜炎の ST-T 変化は，心外膜直下の心筋障害によると考えられる．障害心筋が深くなると急性心筋梗塞との鑑別が困難になるのと，T 波の陰転化や Q 波が残ることがある．

また多くの場合，心房筋にも炎症が及び，心房を反映する **aVR において約 80％の症例で PR 部分が上昇する**．また，この鏡像により aVR 以外の誘導においては PR 部分が低下する．この PR 部分の変化は急性心膜炎に**特徴的な所見**であり，ときに急性心膜炎の**唯一の心電図所見**で

あることもある．さらに心膜液貯留が多い場合は**低電位**を示す．

早期再分極（early repolarization）でも多誘導で上方凹型の ST 上昇を示すため，急性心膜炎の初期心電図と鑑別が困難なことがある．

■ 急性心膜炎の心電図の経過

（CCU レジデントマニュアル，医学書院，高尾信廣 著より引用）

第 1 期は ST 上昇，PR セグメントが低下することもある
第 2 期は ST の基線への復帰と，PR セグメントの低下
第 3 期は PR セグメントの低下と，T 波の平低化
第 4 期は正常心電図への回復

急性心膜炎の診断

大部分の急性心膜炎患者は胸痛を訴える．胸痛は突然始まり，数時間で治まるものから数週間続くものまである．痛みは鋭く，胸骨裏面から左前胸部にかけて生じることが多い．痛みは仰臥位で増強し，坐位で軽減する．呼吸に影響され，吸気で増強する．呼吸で痛みが増強するため，しばしば浅い呼吸や頻呼吸が見られる．発熱は 38 ℃ 前後のことが多いが，細菌性の場合は高熱や悪寒を伴うことがある．また，頻脈を伴うことがある．

理学所見では，心膜摩擦音，心濁音界の拡大，心尖拍動の減弱，頸静脈怒張，Kussmaul 徴候，奇脈，肝腫大，浮腫などが見られる．心エコーでは左心機能は正常で，心膜液の貯留と心膜の肥厚を確認する．

急性心膜炎の原因の多くは特発性（原因不明）またはウイルス性で，通常は自然寛解するが，炎症症状や所見が強い場合は消炎鎮痛剤やときにはステロイド剤が使用される．一般に予後は良好である．

急性心膜炎の特徴は持続性の胸痛，発熱，心膜摩擦音，広範な ST 上昇，胸部単純写真で心胸郭比の拡大などである．

ここがポイント！

心膜炎の心電図は結局
① 広範な誘導（V1, aVR 以外のすべての誘導）で上方凹（下方凸）の ST 上昇を示す
・reciprocal な ST 下降を認めない
・心筋梗塞と違い T 波の増高は伴わず，陰性 T 波は ST 部分が基線に戻ってから出現する
・炎症の回復とともに心電図は正常化する
② PR 部分の低下を認め，aVR では PR 部分は上昇する
③ 心膜液貯留が多い場合は低電位を示す

Chapter 10 STの上昇

6 脳血管障害 〈 cerebrovascular disease 〉 ― くも膜下出血 〈 subarachnoidal hemorrhage : SAH 〉

急性心筋梗塞を疑わせるような
T波増高とSTの上昇

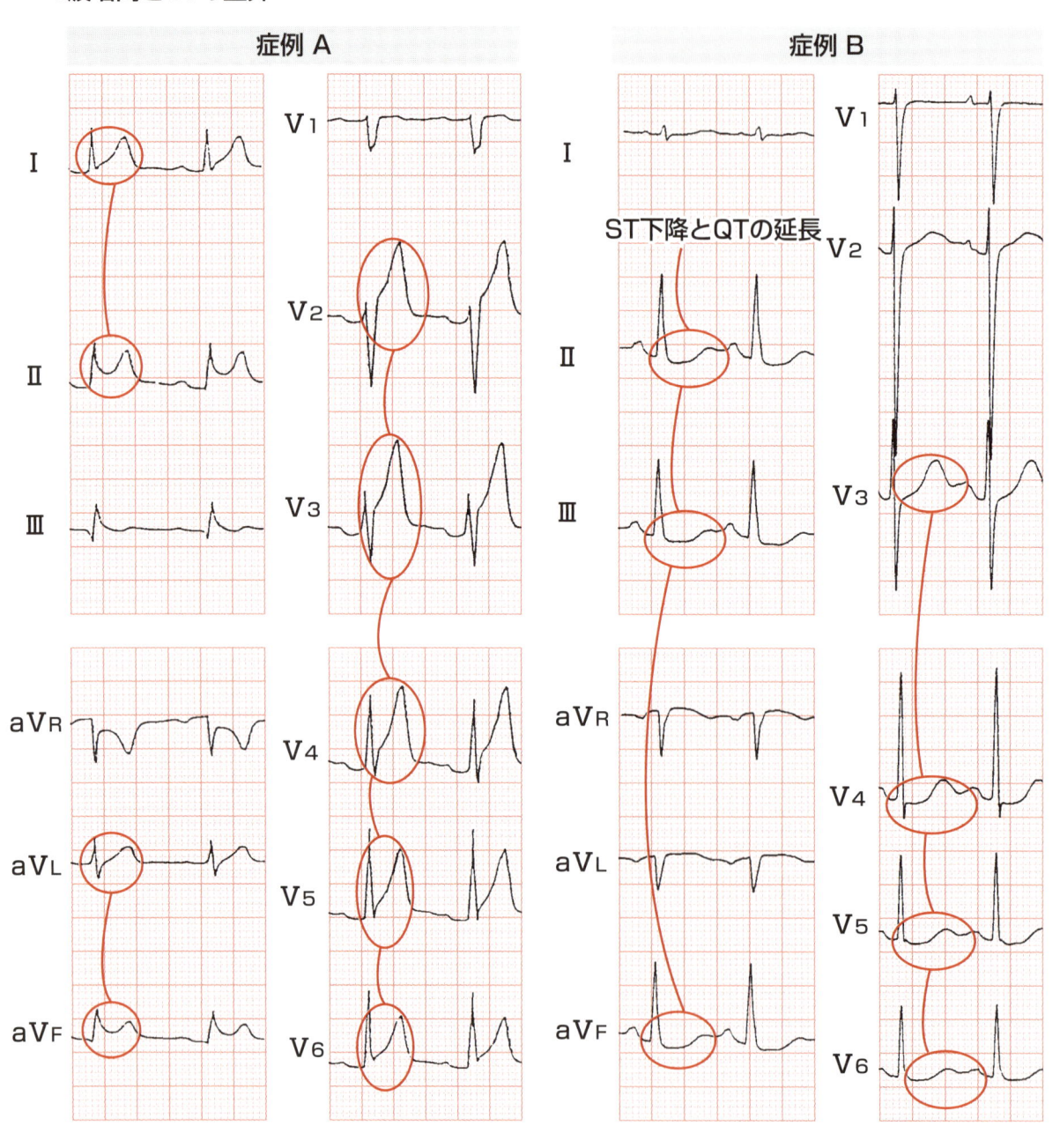

症例 A

症例 B

ST下降とQTの延長

（10 mm ＝ 1 mV）

脳血管障害急性期の心電図変化

くも膜下出血などの脳血管障害急性期の 50〜100% に心電図異常を認める（図8）．

主な変化は ST 上昇，ST 下降，大きな陽性 T 波，陰性 T 波，QT 延長，U 波の出現，不整脈などである．とくに **ST 変化，T 波変化を伴う QT の延長が特徴的**である．不整脈の合併も多く洞頻脈，洞徐脈，心房細動，房室ブロック，心室性期外収縮，心室頻拍，心室細動など多彩である．

左室壁運動障害の合併と病態

心電図変化に伴い**一過性に左室壁運動異常**を認めることがあり，左室壁運動障害を認めた例では，強い CPK の上昇は伴わないものの，病理学的に左室心筋の収縮帯壊死を認めるという報告がある．その原因として**カテコラミン**による心筋障害あるいは冠動脈末梢での微小循環障害が推測されており，**カテコラミン心筋症**と類似した病態を示す．急性脳血管障害時の心電図変化の原因は，交感神経活性の関与が指摘されており，交感神経末端からのカテコラミンの過剰放出の他，自律神経系の機能異常，冠攣縮の関与なども推定されている．

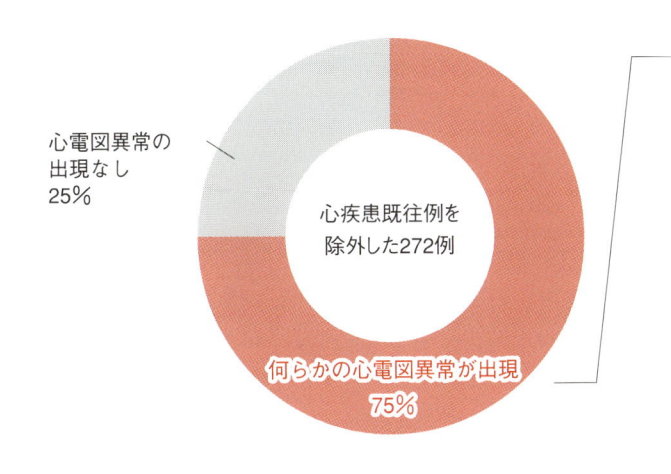

心電図異常の内訳

QT 延長	38%
T 波の平低化	37%
ST 下降	35%
ST 上昇	31%
T 波の陰転化	19%
非特異的 T 波異常	19%
非特異的 ST 変化	8%
脚ブロック	5%
T 波の増高	4%
Q 波の出現	2%

心疾患既往例を除外した272例
- 何らかの心電図異常が出現 75%
- 心電図異常の出現なし 25%

図8 ● くも膜下出血例の心電図変化
Cerebrovasc Dis., 14：67-76, 2002 より引用改変

ここがポイント！

脳血管障害，くも膜下出血では結局

　発症早期に多彩な心電図変化を示し，しかも心電図の記録時点で所見が変化する
　主な所見は ST 上昇，下降，
　　　　　T 波増高，陰転化，
　　　　　QT 延長　である

・症例 A では，急性心筋梗塞を疑わせるような T 波の増高と ST 上昇が広範囲な誘導で認められる

・症例 B では，QT 時間の延長と ST 下降が認められる

Chapter 10 STの上昇

7 たこつぼ型心筋症 ⟨ Takotsubo (ampulla) cardiomyopathy ⟩

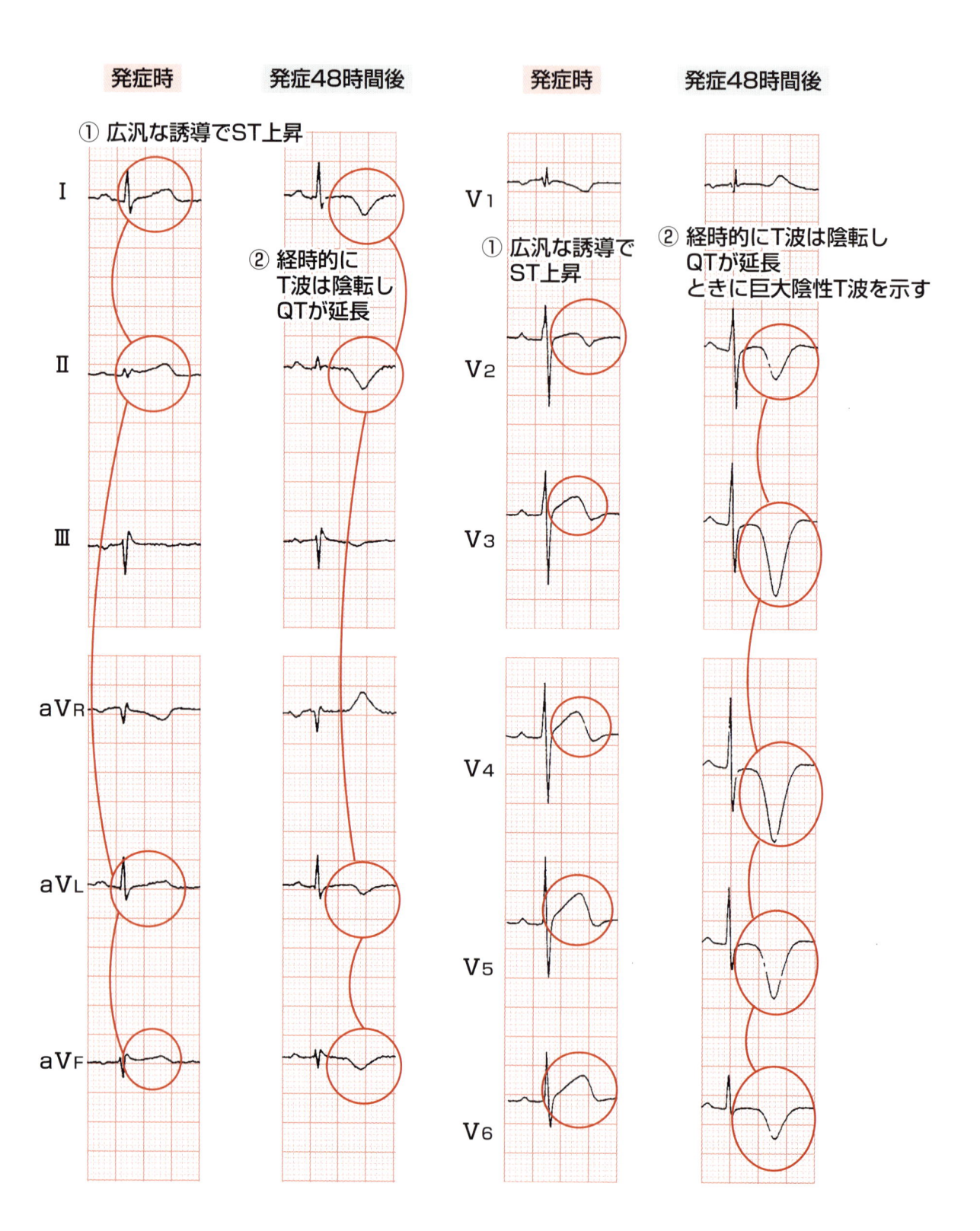

発症時　　発症48時間後　　　　発症時　　発症48時間後

① 広汎な誘導でST上昇

② 経時的にT波は陰転しQTが延長

① 広汎な誘導でST上昇

② 経時的にT波は陰転しQTが延長 ときに巨大陰性T波を示す

（10 mm ＝ 1 mV）

たこつぼ型心筋症とは

たこつぼ型心筋症は，**急性心筋梗塞に類似した胸痛と心電図変化**を有しながら，それに伴う左心室の壁運動異常が1つの冠動脈の支配領域を越えて広く存在し，かつ**冠動脈には有意狭窄を認めない**のが特徴である．左室造影では**心尖部を中心とした広範囲な収縮低下とそれを代償する心基部の過収縮**を示し，収縮終期の左室形態があたかも"たこつぼ"（図9）を思わせる形を示し，この名の由来となっている．この壁運動異常は数日から数週間後には正常化することが多く，異常Q波の出現やCPKの上昇はないか，あっても軽度にとどまる．

心電図上の特徴

たこつぼ型心筋症の心電図上の特徴は以下の通りである．

i) 急性期に急性心筋梗塞を思わせるST上昇を示す．ST上昇は$V_{1～3}$より$V_{4～6}$に強い

ii) 対側誘導のST下降が少ない

iii) 経時的にT波が陰転化し，ときに巨大陰性T波となり，QT延長を示す

iv) 異常Q波の出現は少なく，心電図所見も回復することが多い

病態のメカニズム

一般に冠動脈が閉塞した場合，心筋収縮力は低下する．一過性の高度な心筋虚血後に，虚血を解除すると心筋壊死は生じないものの心収縮力は一時的に低下し，心機能回復に時間を要する．この病態を **stunned myocardium**（気絶心筋）という．たこつぼ型心筋症は，高度な心筋虚血に陥る冠動脈の多枝攣縮による stunned myocardium がその病態であるとの説があるが，発症機序はまだ不明である．このほかに，カテコラミンの過剰分泌や交感神経の過剰興奮によるなどの説もある．くも膜下出血などの急性脳血管障害時や褐色細胞腫，また，急性心筋炎でも"たこつぼ型"の左室壁運動異常を生じることがある．

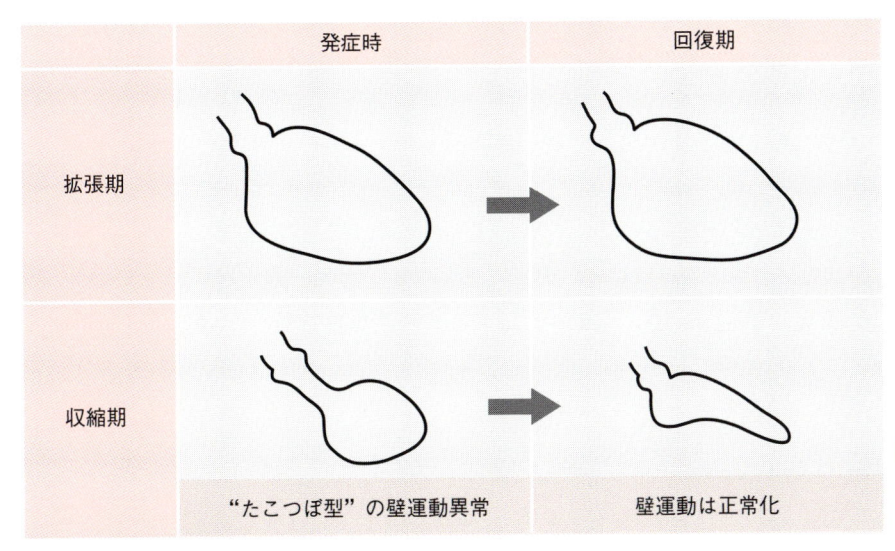

図9 ● たこつぼ型心筋症の左室造影所見（右前斜位30°）

ここがポイント！

たこつぼ型心筋症の心電図は結局

① 広範囲な誘導でST上昇を示す

② 経時的にT波が陰転しQTが延長，ときに巨大陰性T波を示す

③ 異常Q波の出現は少なく，心電図所見は回復することが多い

Chapter 10 ST の上昇

8 Brugada 症候群 〈 Brugada syndrome 〉

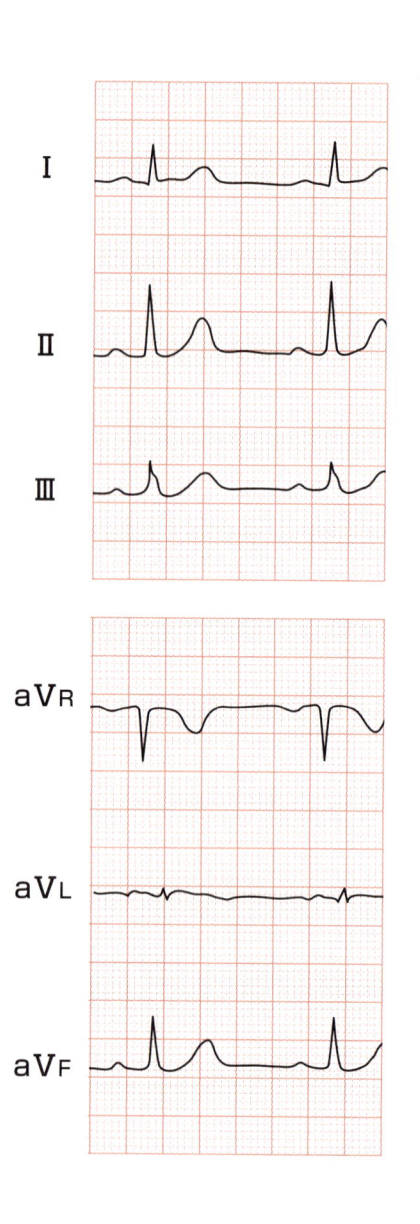

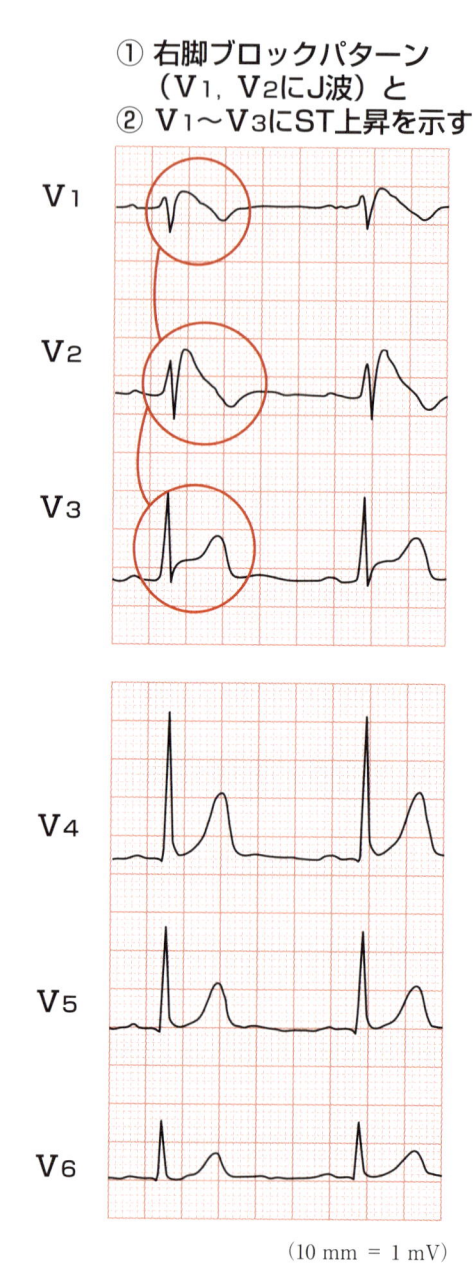

① 右脚ブロックパターン
（V₁, V₂にJ波）と
② V₁〜V₃にST上昇を示す

(10 mm = 1 mV)

Brugada症候群とは

1992年，Bruadaらは洞調律時に右脚ブロック様QRS波形とV₁～₃においてST上昇を示し，心室細動（VF）をきたした，器質疾患を有さない8例を報告した．前駆症状を伴わない失神発作を初発症状とし，反復する多形性心室頻拍，心室細動を呈し，放置すれば突然死した可能性が高い例である．

心電図上の特徴

非発作時の心電図の特徴として，1）**完全あるいは不完全右脚ブロック様QRS波形，すなわちV₁～₃にJ波を有すること．2）右側胸部誘導（V₁～₃）ST上昇**があげられる．症例の多くは30～50歳代の男性であり，特発性心室細動をもたらす症候群の1つとして注目されている．非発作時は無症状であるが，発作時には突然死をきたす可能性があり，VFが自然停止した症例では失神の既往を示す．非発作時のST上昇は**coved型**あるいは**saddle back型**（図10）を示し，この2つのパターンを繰り返し，また正常化することもある．J波の高さ2 mm以上でcoved型ST上昇と陰性T波を示す所見が最も診断的価値が高い．V₁～V₃を**通常の肋間より1肋間上で記録する**と典型的所見がえられることもある．また，V₅ではQRSの直後にノッチ（r'波）を認め，経時的に変化する．VFの発作前後にr'波の増強とST上昇を認める．

多くの例でST上昇が経時的に変化し，心室細動の直前や直後にST上昇がさらに著明になることから，自律神経の関与が示唆されており，また，ホルター心電図を用いた心拍変動の解析から発作直前に副交感神経緊張の急激な亢進が観察されている．

治療

治療は，**植込み型除細動器（ICD）**が第1選択で，ICD植込み後の予後は良好である．失神を契機に来院した症例で，右脚ブロック様QRS波形とV₁～₃におけるST上昇を認めた場合，洞調律であっても精査が必要である．

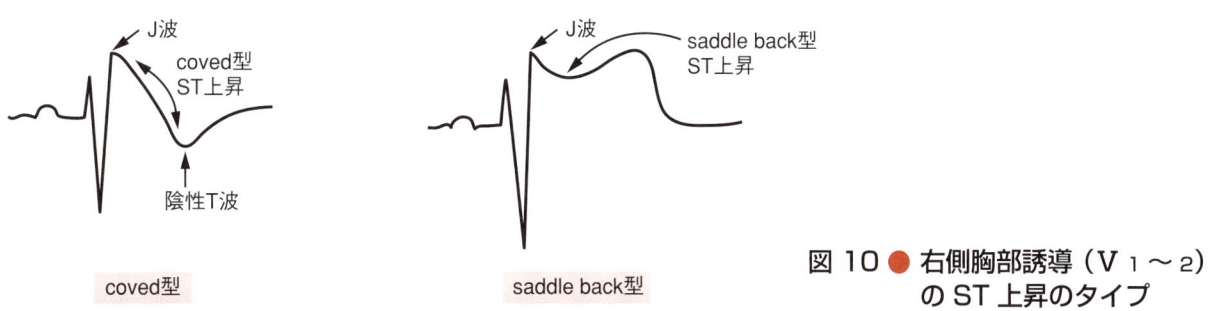

図10 ● 右側胸部誘導（V₁～₂）のST上昇のタイプ

ここがポイント！

Brugada症候群は結局
① 完全または不完全右脚ブロック様QRS波形（すなわちV₁～V₃のJ波）と
② V₁～₂（₃）でST上昇を認め，coved型あるいはsaddle back型を示す
このほかに
- V₅でQRSの直後にr'波を認める
- QT間隔は正常
- ST上昇とr'波に日内変動や日差変動があり，VF発作や失神の直前，直後にこれらが増悪する
- 明らかな器質的心疾患がない　　などの特徴を有す

Chapter 10 STの上昇

9 低体温〈hypothermia〉

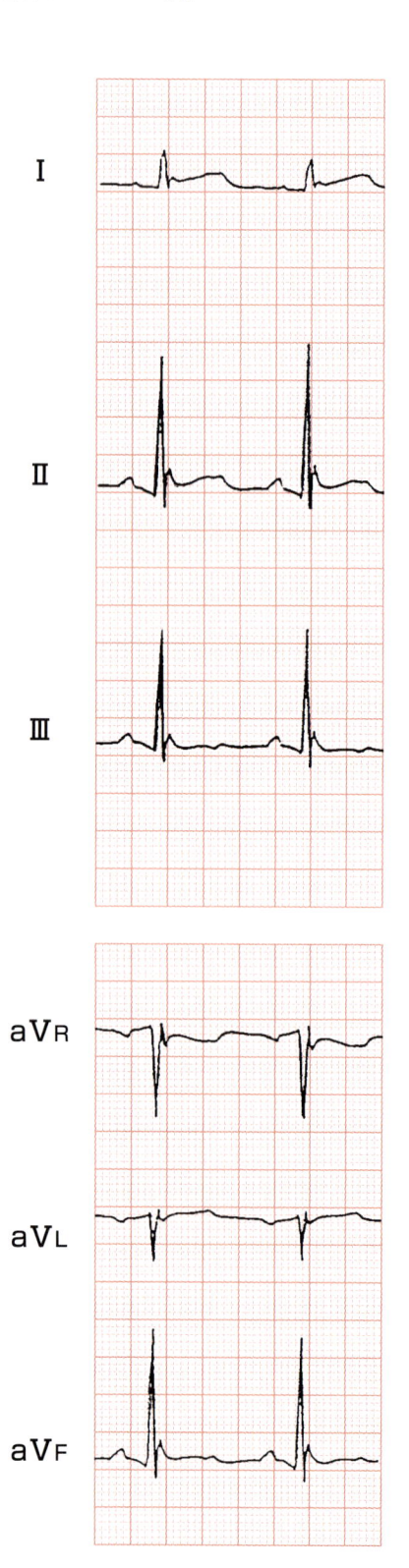

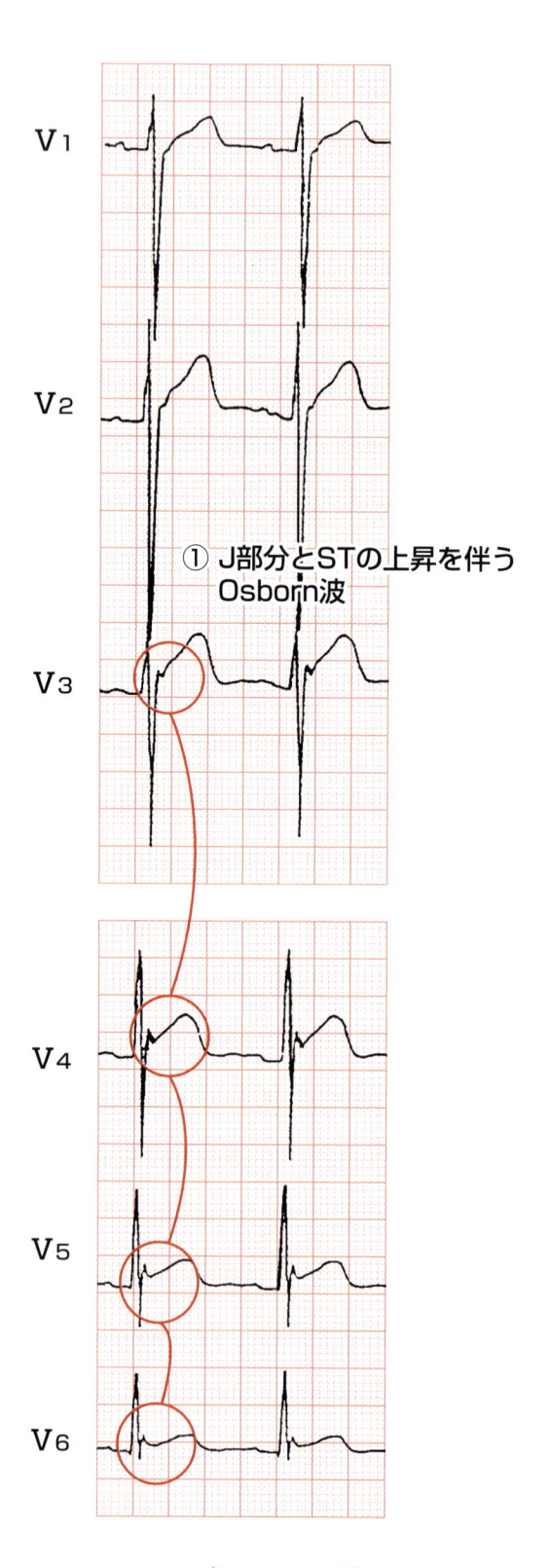

① J部分とSTの上昇を伴うOsborn波

(10 mm = 1 mV)

9 低体温〈hypothermia〉

Osborn 波

　手術で全身低体温または心臓冷却法を用いることがある．全身の著しい低体温時（とくに32℃以下）には心室内伝導遅延が発生し，QRS終末部に著明な結節とJ部分の上昇J波にST上昇を伴った波形（Osborn波，hypothermic hump）がみられる．この特徴あるJ部分の上昇は，虚血性のST上昇やBrugada症候群のST上昇と類似することがある．J波はQRSとST部分の接合部で上に凸の波形を示し，低体温ではとくにV3〜4に顕著に認められる．J波の高さは低体温の程度と相関するといわれる．

　そのほか，低体温時には著しい洞徐脈，房室接合部性調律，PRおよびQT時間の延長，陰性T波，重症な不整脈を示すことがある．直腸温が28℃以下に低下すると，心室細動を生じうる．また，寒冷に伴う筋肉の震えがアーチファクトを生ずることがある．

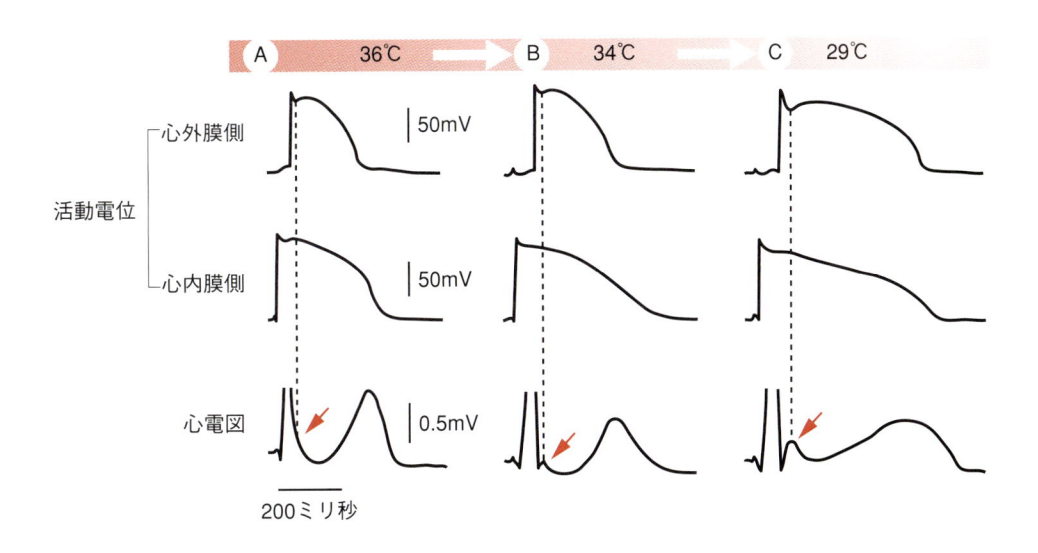

図11● 低体温による心筋の活動電位と心電図の変化（J波の成因について）

J波（Osborn波）：低体温時に心外膜側活動電位のノッチをQRS終末部（→：R-ST junction）に認める
A）：体温36℃ではこのノッチは心電図上では現れない
C）：29℃の低体温にすると，心外膜側活動電位のノッチの電位と振幅は増加する．しかし，心内膜側活動電位は不変のため，心電図にJ波が出現する
　　　体温を再び上昇させると，心外膜側活動電位のノッチの電位と振幅は減少する
（Circulation, 93：372-376, 1996 より引用改変）

ここがポイント！

低体温の心電図は結局
① J波（Osborn波，hypothermic hump）が特徴的で
② 洞徐脈，房室接合部性調律，PR時間やQT時間の延長を伴うことが多い

まとめ

ST 上昇の鑑別診断

1. **正常亜型**：早期再分極（early repolarization）（図12）は上に凹のST上昇で，QRS 後半成分にノッチ（J 波）を伴う．また，ST 上昇の誘導では T 波も増高．若年成人の約 2% に見られ，男性，若年者に多い．J 波と ST 上昇は徐脈時に顕著で運動時に減弱することが多い

2. **虚血性心疾患**：急性貫壁性心筋虚血（異型狭心症を含む），急性および陳旧性心筋梗塞（参照⇒ chapter10-1，p168）

3. **心室壁運動異常，心室瘤**：持続性の ST 上昇．とくに心拍数の上昇時に著明（参照⇒ chapter10-4，p176）

4. **急性心膜炎，急性心筋炎**（参照⇒ chapter10-5，p178）

5. **左脚ブロック，左室肥大**：右胸部誘導でみられる

6. **Brugada 症候群**（参照⇒ chapter10-8，p184）

7. **そのほか**：高カリウム血症，急性肺性心（肺血栓性塞栓など），電気的除細動後，急性脳血管障害（参照⇒ chapter10-6，p180），頭部外傷，低体温（参照⇒ chapter10-9，p186），心臓腫瘍，心サルコイドーシス，エキノコッカス心嚢胞など．

8. **人工的原因**：基線の動揺，心電図モニタにおける変化など

電気的除細動（DC）後に ST 上昇を認めてびっくりすることがあるが，DC 後の ST 上昇は一過性で非梗塞性であり，数分後には改善する．この機序は不明だが，心筋線維の局所的な脱分極と関連して傷害電流を生じるためと考えられる．

心電図モニタ上の ST 上昇は，体位と誘導を変えていないかを確認し，疑わしいときは必ず標準12 誘導で確認する．

> まずは ST 上昇の原因が緊急対応を要するものであるかどうかを見極めること．疑わしければ，専門医へのコンサルテーションや緊急入院をためらわないこと

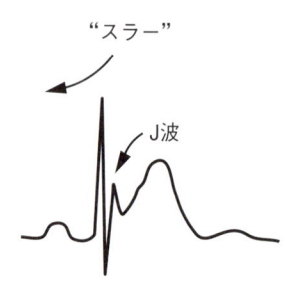

図12 ● 早期再分極（early repolarization）

早期再分極では上方凹型の ST 上昇と，ST 接合部にノッチ（J 波）を示す．この J 波は低体温でみられる J 波と類似している．また，これら ST 上昇と J 波は運動負荷で消失することが多い．Ⅱ，Ⅲ，aVF，V1〜3 に多くみられる．
このほか，正常亜型は J 点から連続した"スラー"として ST 上昇を示すことが多い．あるいは，V1〜2 では盆状の上方凹の ST 上昇をみることがある．

Let's try

Question 1

74歳男性．高血圧，高脂血症で通院中である．夕食後より突然，心窩部不快感，悪心，嘔吐が出現し，おさまらないため2時間後に来院した．心電図診断は何か？

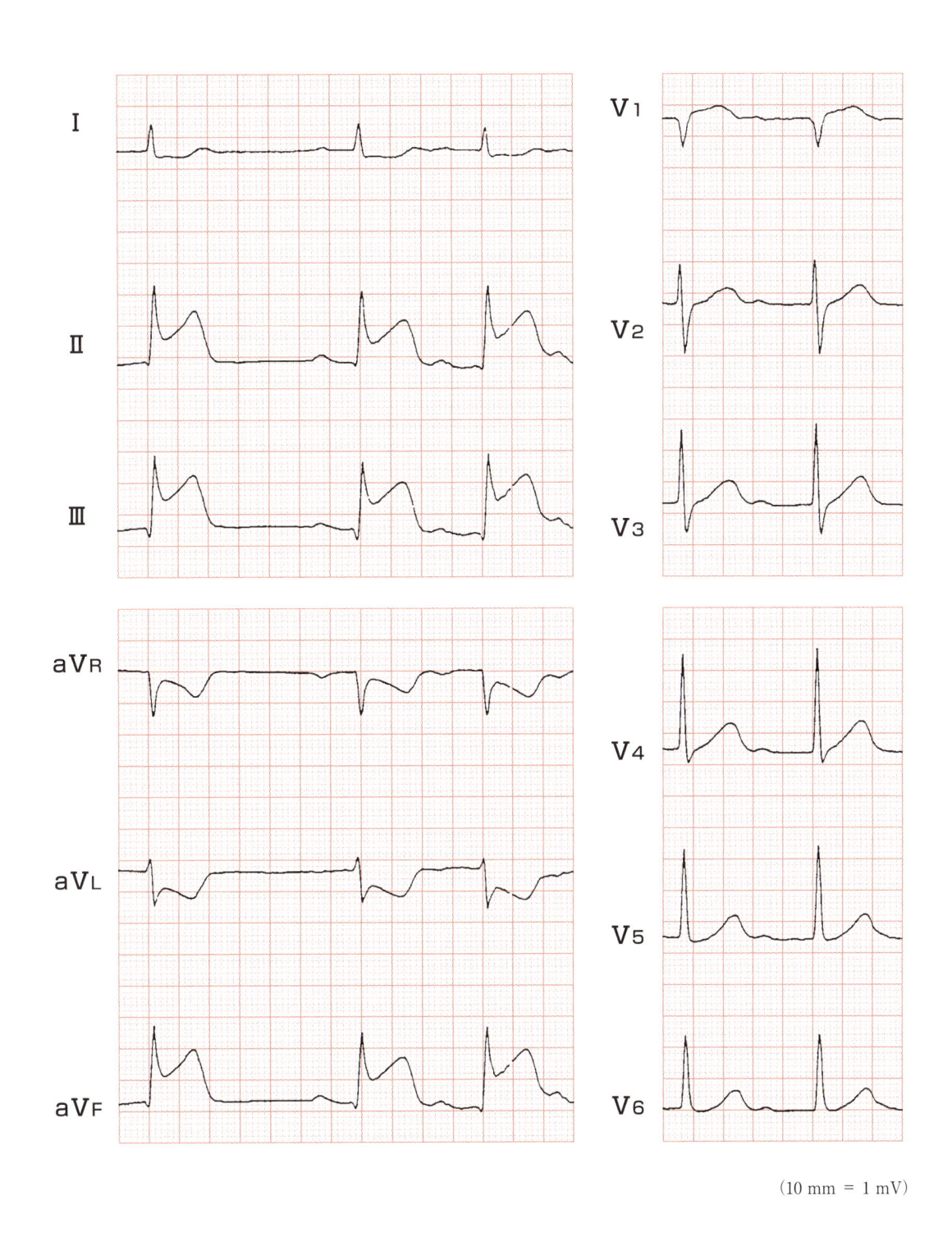

(10 mm = 1 mV)

Chapter 10 Let's try

Answer 1　房室ブロックを伴い，右室梗塞の合併が疑われる急性下壁心筋梗塞

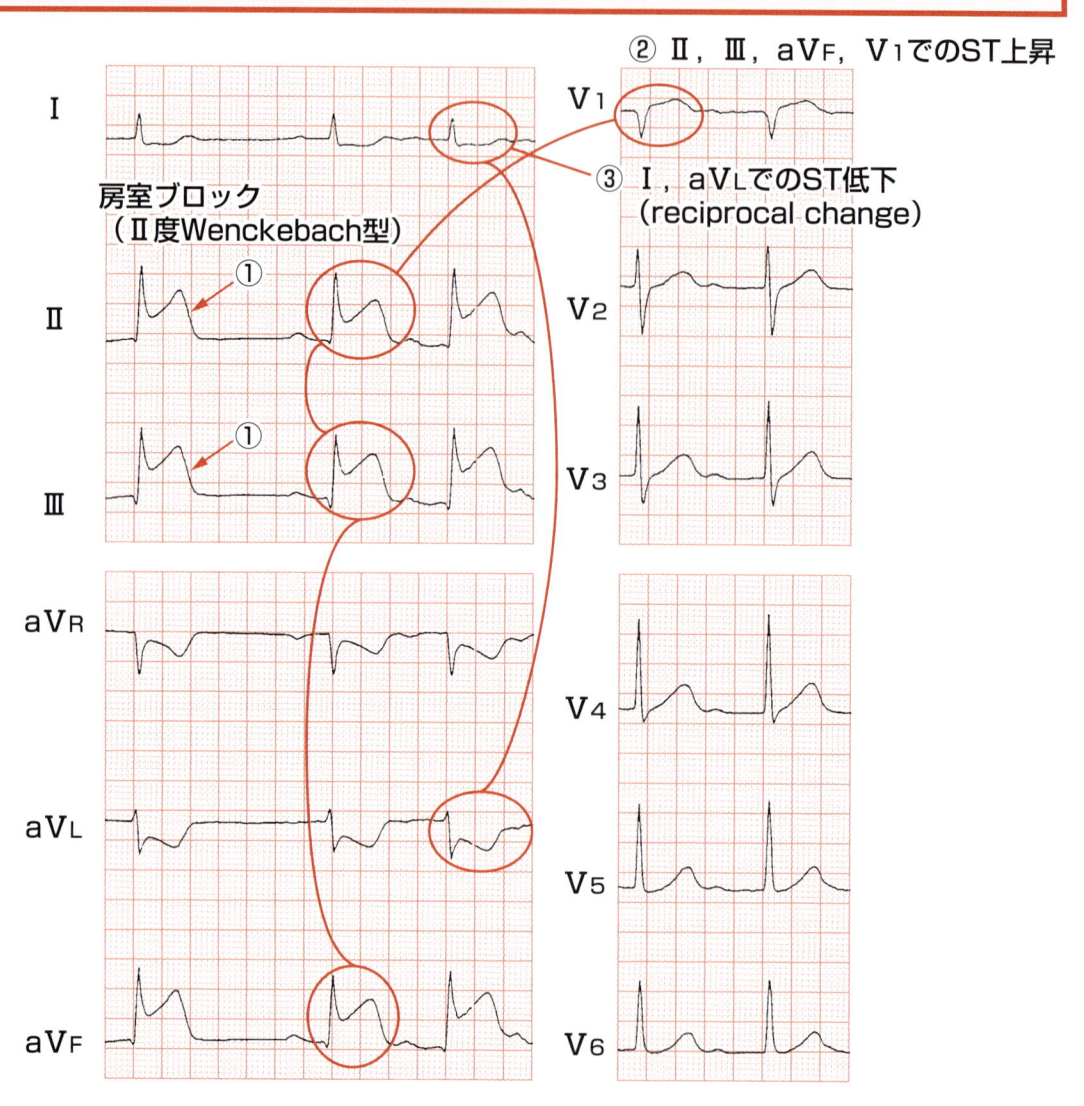

② Ⅱ，Ⅲ，aVF，V1でのST上昇

③ Ⅰ，aVLでのST低下（reciprocal change）

房室ブロック（Ⅱ度Wenckebach型）

① 房室ブロック（Ⅱ度Wenckebach型）（✓にPがかくれている）
② Ⅱ，Ⅲ，aVF，V1でのST上昇
③ Ⅰ，aVLでのST低下（reciprocal change）

より，Ⅱ度房室ブロックを伴う急性下壁心筋梗塞で，さらに右室梗塞の合併が疑われる．

◎ 緊急心臓カテーテル検査の結果，右室枝の分枝より手前での右冠動脈の閉塞を認めた．

◎ 下壁梗塞は心窩部不快感，悪心，嘔吐などを主訴として，消化器疾患と間違われることがある．下壁梗塞以外でも，急性心筋梗塞や狭心症の症状が胸痛でないこともあるし，とくに高齢者や糖尿病患者では，症状が非典型的であったり無痛性のこともある．一般に迷走神経の受容体は下壁に多いので，下壁梗塞では迷走神経が過緊張となり（Bezold-Jalish反射）嘔吐などの消化器症状を生じやすい．また，下壁梗塞に房室ブロックが多いのは房室枝の虚血以外に迷走神経の過緊張が影響している．右冠動脈の閉塞では，高度徐脈や房室ブロック合併の合併が多く，さらに右室梗塞合併例では血圧を維持しにくいことで，悪心，嘔吐の症状出現はさらに多くなる．

Let's try

Question 2

52歳男性．3カ月前に前壁中隔の急性心筋梗塞を発症し，緊急PCI（percutaneous coronary intervention）を受けて退院した．以後，胸部症状はない．外来での運動負荷試験の心電図を示す．心電図診断は何か？

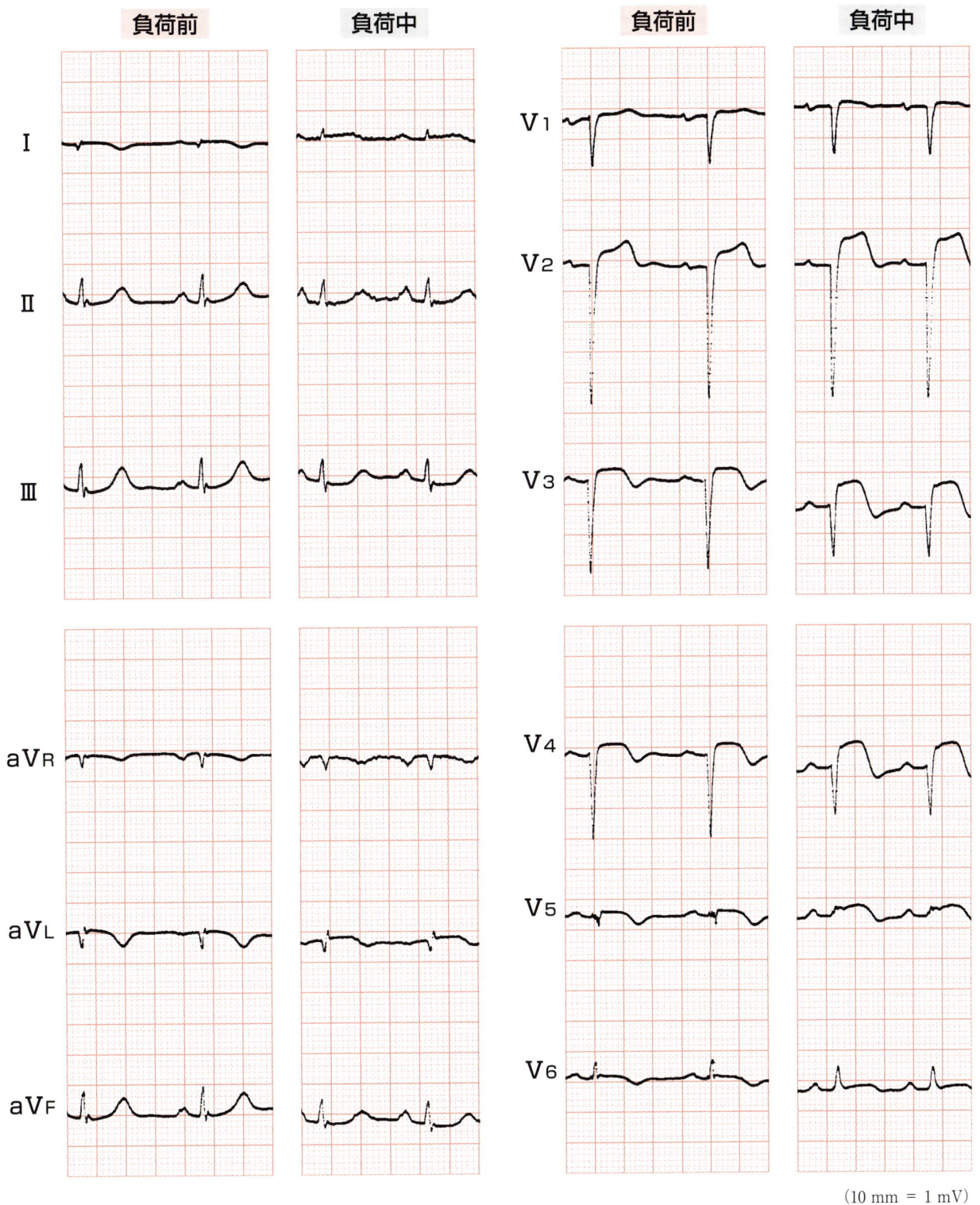

(10 mm = 1 mV)

Let's try

Answer 2　心筋梗塞部の壁運動異常

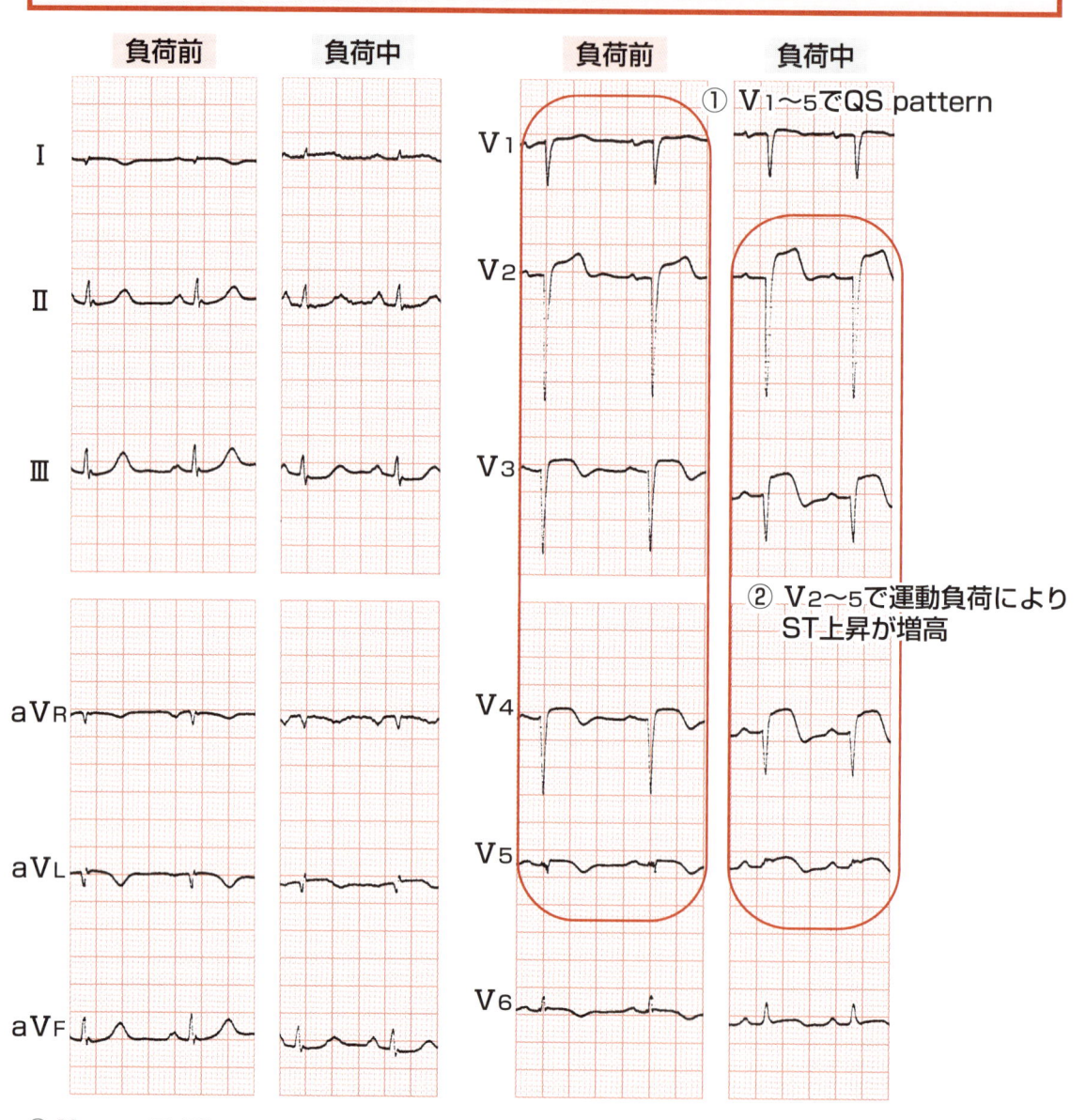

負荷前　負荷中　負荷前　負荷中

① V1〜5でQS pattern

② V2〜5で運動負荷によりST上昇が増高

① V1〜5でQS pattern
② V2〜5で運動負荷によりST上昇が増高
③ 対側性変化（reciprocal change）でのST下降は明らかではない

より，梗塞部壁運動異常と考えられる．

◎ 運動負荷でST上昇を示す場合，基本は重症虚血を見逃さないこと．運動負荷を中止後もST上昇と胸痛が持続するなら急性冠動脈閉塞を疑う．ST-T変化の他にも，運動負荷で急に血圧が低下したり，完全左脚ブロックやwide QRSの出現が虚血のサインのこともある．また，ST-T変化がなくとも陰性U波が出現する場合は虚血を疑う．不安定狭心症に運動負荷試験は禁忌であることは忘れてはならない．**運動負荷試験は狭心症の安定を必ず確認してから行うこと．**

◎ 陳旧性心筋梗塞の場合，運動負荷試験でST上昇を認めることがあり，多くは心室の壁運動異常を反映している．この場合は異常Q波のある誘導でST上昇を認める．

- 冠動脈造影で多枝病変や左主幹部病変のような重症虚血で，ST偏位が相殺されている場合があるので要注意．左脚ブロックで運動負荷試験の判定ができない例でも同様に発作時の心電図に注意が必要．あるいは運動負荷で wide QRS となったり，左脚ブロックが出現する場合も重症虚血の可能性がある．多枝病変や左冠動脈主幹部病変などの重症例では，ST-T変化が相殺されたり，運動負荷時の血圧低下や QRS 幅の増大（CLBBB の出現など），房室ブロックの出現，陰性 U 波の出現などが唯一の重症虚血サインのことがある．
- 安静時に生理的 ST 上昇を認める場合は，運動負荷で ST 上昇は正常化することが多い．
- スポーツ心臓の場合も安静時心電図で ST 上昇を認めることがあり，これはトレーニングによる迷走神経亢進状態による early repolarization の表れであるが，運動の開始により心拍数が増加するとともに正常化する．
- 運動誘発性の冠攣縮の場合，運動開始時に ST 変化がみられても，運動を継続すると消失することがあり"walk-through phenomenon"と呼ばれる．

ひとくちメモ：AMI に特徴的な不整脈合併症

急性心筋梗塞（AMI）の発症早期は不整脈の発生頻度が高く，中でも心室細動（VF）は最も重篤な合併症である．CCU 収容までに死亡する急性心筋梗塞患者のうち，VF による死亡が 60％以上を占める．

また，急性期の心室性期外収縮（PVC）の発生は 60〜100％に認められる．最近は再灌流療法が普及し，再灌流後に出現する不整脈を再灌流不整脈（reperfusion arrhythmia）という．この場合 PVC が全例に，心室頻拍（VT）や促進性心室調律（accelerated idioventricular rhythm：AIVR）が約 90％の症例で観察される．

房室ブロックの多くは下壁梗塞に合併して発生するが，数日から 2 週間程度で改善することが多い．前壁梗塞でヒス束以下で高度の器質的障害を生じた場合は II 度 Mobitz II 型以上のブロックをきたし，心停止や心不全，ショックを起こしやすい．AMI に伴う心房細動（AF）の頻度は 6〜26％であるが，AMI 発症後 72 時間以内に AF を生じた場合予後不良との報告もある．

体験談　ひとりぼっちの救急当直：急性心筋梗塞が来たらどうしよう（見逃さないように）

研修医の頃，一般病院の当直で前胸部痛を訴える 38 歳の肥満男性が来院した．胸痛はすでに 5 時間持続しているというが心電図に異常はなく，緊急一般採血でも異常なし．ニトログリセリンを舌下しても症状や心電図は変わらず，とりあえずアスピリンと屯用のニトログリセリンの舌下錠を渡して翌日再来院を指示した．帰宅後，彼の胸部症状は消失したという．翌日彼は仕事の帰りに来院し，心電図は V4〜6 で T 波がやや平坦化していた．採血では LDH のみがわずかに上昇していた．2 週間後に外来の運動負荷試験で陽性のため心臓カテーテル検査を施行．結果は LAD と LCX の有意狭窄を認め二枝病変であった．

反省としては，初診時に胸痛を残したまま帰宅させたこと，LDH の上昇は閉塞しかけた冠動脈が自然再灌流したため，24 時間後では LDH の上昇のみが残り，それがわずかな心筋障害のサインであったことが推測された（LDH の低下はゆっくり）．また，回旋枝側枝の病変では虚血時に ST-T 変化が現れにくいことがある．

最近は，トロポニン T がすぐに測れるようになったとはいえ，不安定狭心症や急性心筋梗塞の疑いが少しでも残るなら入院あるいは専門医へ転送をためらわないこと．慎重さを恥じることはない．

（鈴木祥司）

Chapter 11 T波の増高

山田さつき

1 高カリウム血症〈hyperkalemia〉

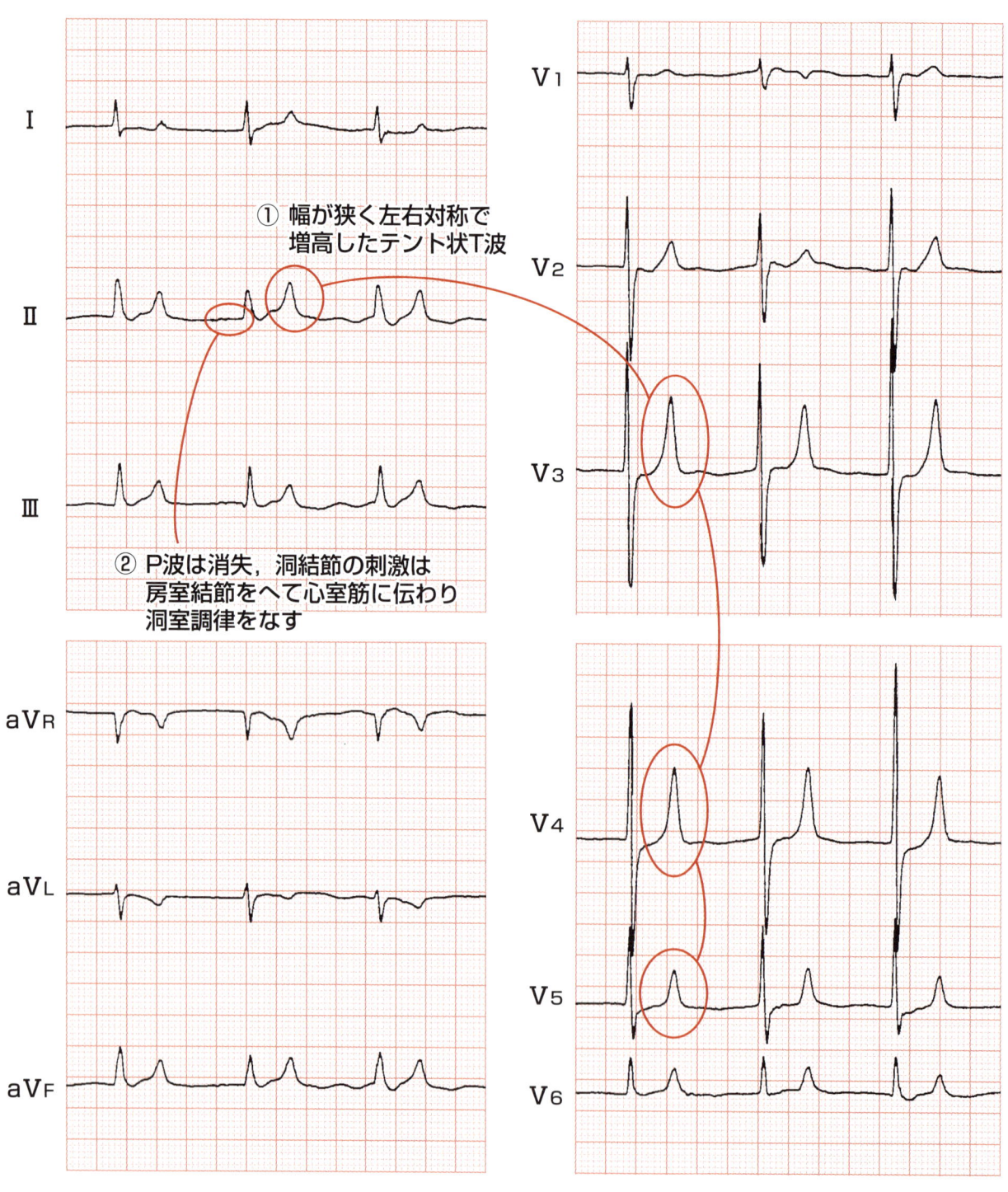

① 幅が狭く左右対称で増高したテント状T波

② P波は消失，洞結節の刺激は房室結節をへて心室筋に伝わり洞室調律をなす

(10 mm = 1 mV)

高カリウム血症の心電図

高カリウム血症では，下記心電図変化が認められる．

初期変化： ① **テント状 T 波**
　　　　　　QT 時間短縮
高度変化： ② P 波減高，消失，**洞室調律**
　　　　　 ③ PQ 時間延長，房室ブロック
　　　　　　心室内伝導障害（**QRS 時間延長**）
末期的変化：④ 心室内伝導障害の進行 ＋
　　　　　　T 波増高の消失：**正弦曲線様**
　　　　　　心室細動
　　　　　　心停止

① T 波増高の明確な定義はないが，正常例では T 波が 1.0 mV（または 1.2 mV）を越えることは少なく，QRS 波高の 1/2 以下であることが多いと報告されている．高カリウム血症では**幅が狭く左右対称の尖鋭化した T 波**が出現する．これを**テント状 T 波**といい，高カリウム血症に特徴的な所見である．

② 高カリウム血症では自動能が抑制され，心房筋および心室筋の伝導速度が低下する．心房筋の興奮異常は心電図上 P 波異常として反映され，P 波減高，消失が認められる．P 波の消失は心房筋の興奮の消失を意味するが，洞結節自動能と心室への伝導は維持されるため，洞結節の刺激が直接，房室結節・心室筋に伝導される．これを**洞室伝導**（sinoventricular conduction）といい，P 波消失＋ narrow QRS 調律となる．これが**洞室調律**（sinoventricular rhythm）と呼ばれるものである．P 波消失とともに洞結節からの刺激も伝導しなくなると房室結合部調律，心室調律となる．

③ 伝導速度の低下は房室伝導，心室内伝導にも生じ，PQ 時間の延長，房室ブロックと **QRS 時間の延長**を生じる．

④ 高カリウム血症が高度となると QRS 波はさらに幅広くなり，**サインカーブ様（正弦曲線様）**の波形を示す．さらに高度の高カリウム血症では刺激伝導が消失し，**心停止**となる．また，心室内伝導の遅延により，マイクロリエントリが心室内の各所で生じ**心室細動**となる．

なお，高カリウム血症で ST 上昇を示すこともある．

[左ページの心電図所見]

左ページは血清カリウム値 6.4 mEq/l の心電図である．P 波が消失し，narrow QRS 調律を呈し，**洞室調律**である．Ⅱ，aVF 誘導では QRS 波高と T 波高がほぼ同等であり，V 3，4 誘導では，幅が狭く，先鋭な**テント状 T 波**が認められる．急性の高カリウム血症では急激に心電図変化が進行し，心室細動，心停止が発症することがあるため，心電図監視下で原疾患に対する治療を行う．（参照 chapter2-5, p56）

ここがポイント！

結局，高カリウム血症では
初期には　　① テント状 T 波が認められ，
進行すると　② P 波減高，消失，洞室調律
　　　　　　③ QRS 時間の延長をきたし，
　　　　　　④ 心室細動，心停止から突然死に至る危険性がある

まとめ

「T波の増高」を示す心電図の読み方

心電図では，QRS波は心室脱分極過程の指標，ST-T-U波は心室再分極過程の指標であると見なされている．T波は心室再分極過程の1指標であるため，T波増高が正常か，病的であるかの診断には，STおよびU波の診断も要する．さらにT波異常が心室再分極異常に伴う1次性変化か，心室脱分極異常［脚ブロック，Wolff-Parkinson-White（WPW）症候群など］に伴う2次性変化かを鑑別するために，QRS波の異常の有無も診断する．

［T波増高が疑われたら］

1 治療に緊急性を要する急性心筋梗塞超急性期（参照 chapter10-1, p168），高カリウム血症をまず鑑別する．

〈急性心筋梗塞超急性期〉　上行脚が上に凸のT波
〈高カリウム血症〉　　　　テント状T波

2 QRS波の異常の有無を確認する．

脚ブロック（参照 chapter5, p92），顕性WPW症候群（参照 chapter4-1, p80），心室ペーシングなど，QRS時間が延長している症例では，心室脱分極異常に伴う2次性ST-T変化が出現する．2次性ST-T変化では原則として同一誘導のQRSとT波が逆向きを示す．

QRS時間延長＋QRSとT波が逆向き → 心室脱分極異常に伴う2次性ST-T変化

後壁心筋梗塞（参照 chapter9-2, p154）ではV1誘導でRsrパターンを示し，右脚ブロック（参照 chapter5-1, p92）との鑑別を要する症例がある．

V1誘導　rsR'パターン＋陰性T波 → 右脚伝導障害
　　　　Rsr'パターン＋陽性T波 → 後壁心筋梗塞
　　　　rsR'パターン＋coved型またはsaddle back型ST上昇 →
　　　　　　　　　　Brugada症候群（参照 chapter10-8, p184）

3 早期再分極，左室高電位，左室容量負荷（参照 chapter6, p112, 116）を鑑別する．

ST上昇にひき続く，上行脚が上に凹のT波とQRS終末部のJ波 → 早期再分極症候群
（若年男性，前胸部誘導に出現することが多い）（→ p44参照）

そのほかT波が増高する疾患として，僧帽弁狭窄症，脳血管障害急性期，急性心膜血腫が報告されている．

> **注意** T波は正常例においても体位，運動，過呼吸などにより非特異的に変化する．1回の心電図検査では診断が困難な症例では，心電図変化を追跡することが重要である．

Let's try

Question 1

慢性腎不全に対して維持血液透析療法中の 76 歳の男性である．自宅で失神発作を繰り返し，救急外来に搬送された．心電図所見から，失神の原因を診断し，検査計画，治療方針を立てよ．

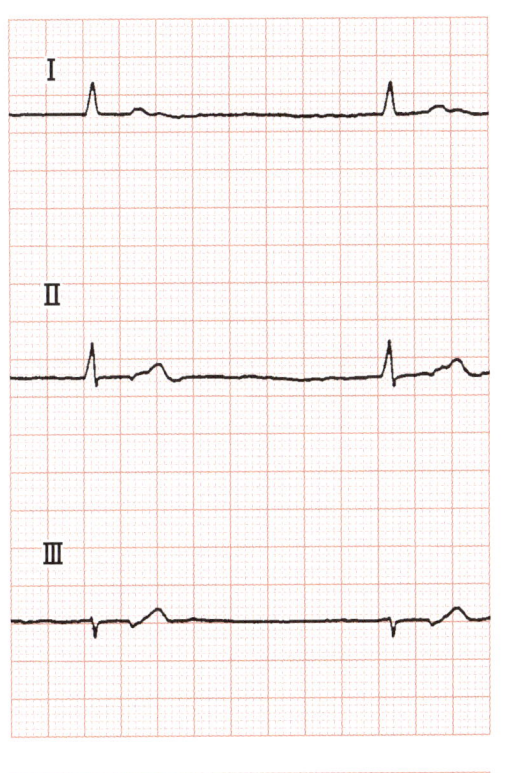

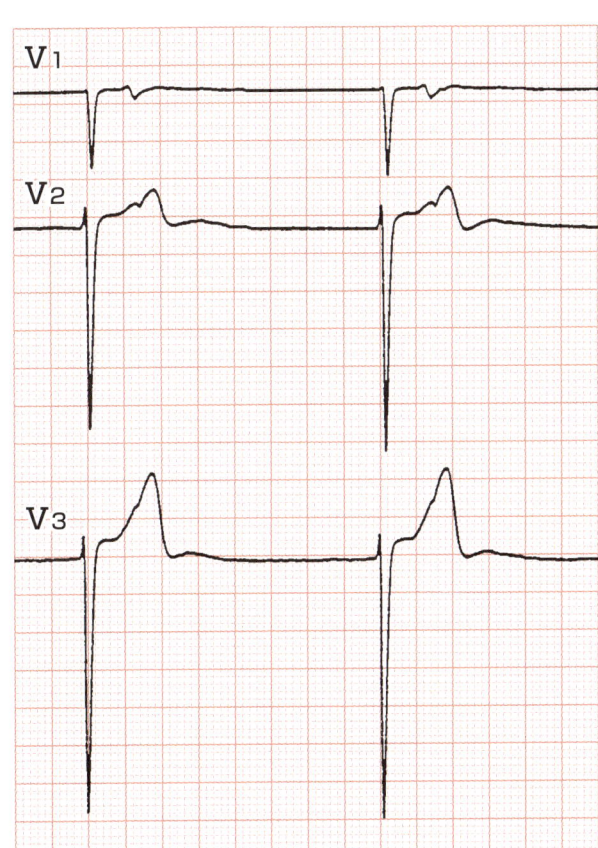

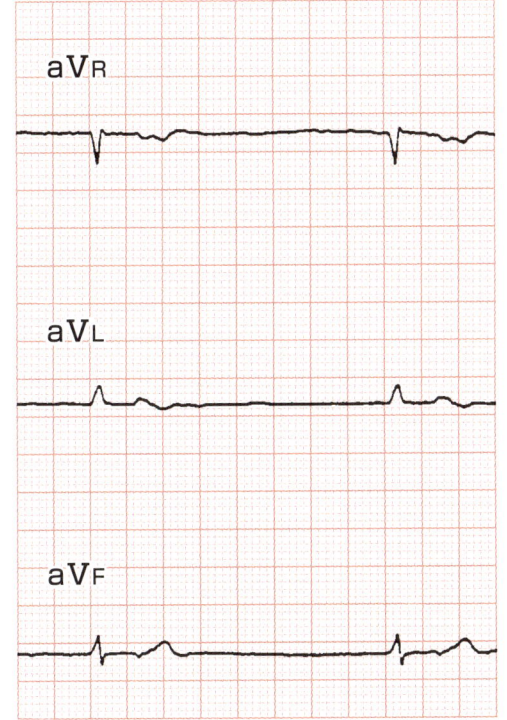

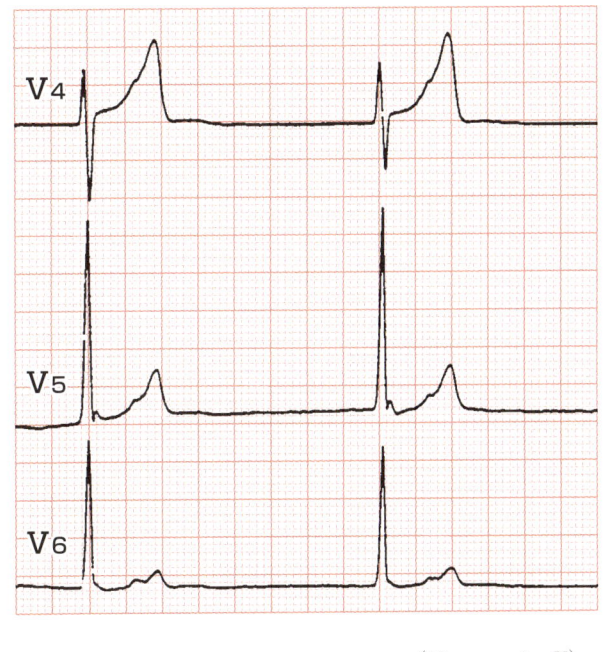

(10 mm ＝ 1 mV)

Let's try

> **Answer 1**　診断：洞停止，房室接合部調律に伴う著明な徐脈による Adams-Stokes 発作
> 検査計画：高カリウム血症を疑い，血清カリウム値を測定する（7.4 mEq/*l*）
> 治療方針：徐脈に対して体外式ペースメーカを挿入し，高カリウム血症に対しては血液透析を行う

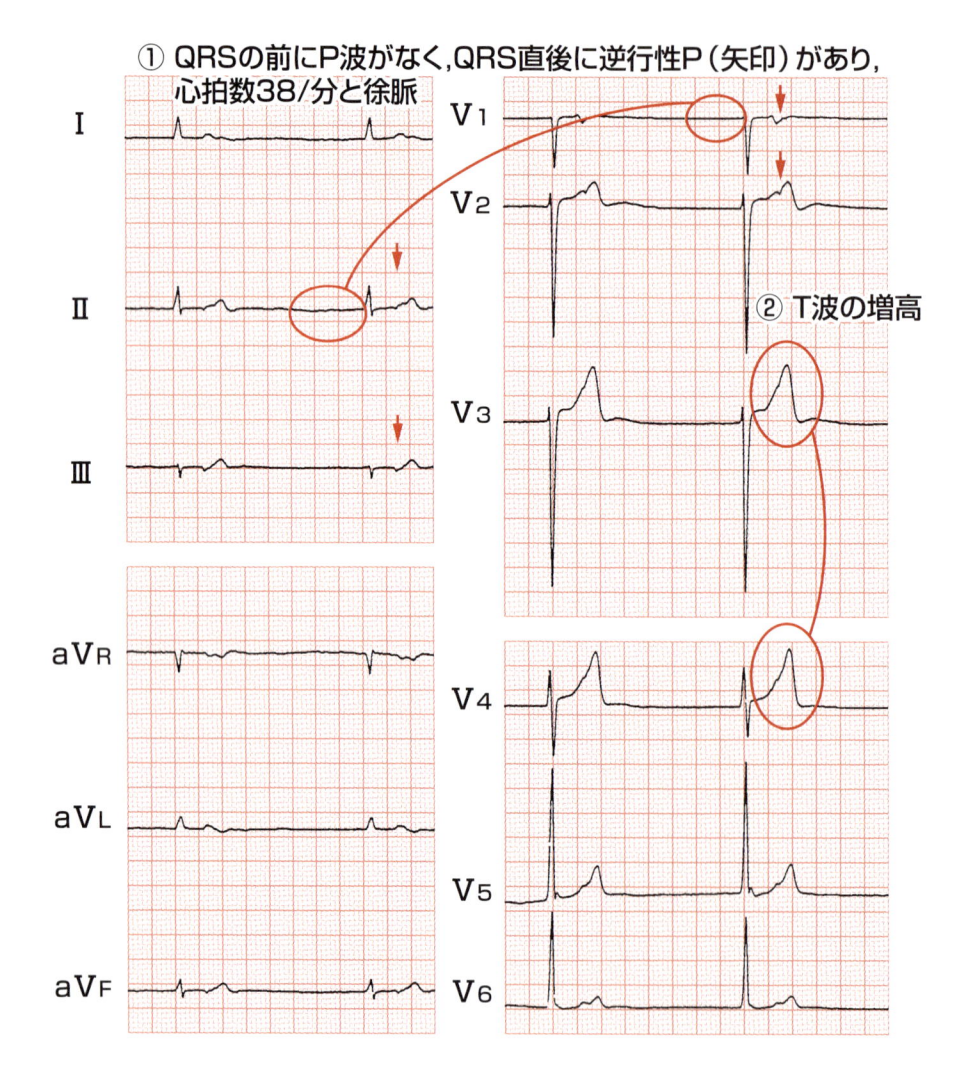

① QRS の前に P 波がなく，QRS 直後に逆行性 P（矢印）があり，心拍数 38/分と徐脈

② T 波の増高

① P 波が消失し QRS 直後に逆行性 P を認め（Ⅱ，V₁で確認），心拍数 38/分と著明な徐脈．
② V 3, 4 の T 波増高（1.2 mV）

腎不全の既往，血清カリウム 7.4 mEq/*l* より，高カリウム血症による洞停止，房室接合部調律に伴う著明な徐脈に起因する Adams-Stokes 発作と診断された．本症例では血液透析による血清カリウム正常化とともに正常洞調律，正常房室伝導が回復し，体外式ペースメーカから離脱した．

ひとくちメモ：ICD（植込み型除細動器）

虚血性心疾患に対する治療は，虚血に対する治療（薬物療法，経皮経管冠動脈形成術，冠動脈バイパス術など），心不全に対する治療，不整脈による突然死予防，冠危険因子に対する治療（高血圧，糖尿病，高脂血症のコントロール，禁煙など）に大別される．突然死予防に対して最も有効な治療法は植込み型除細動器（implantable cardioverter defibrillator：ICD）植込みである．抗不整脈薬は，I群抗不整脈薬投与群では非投与群に比べて死亡率がむしろ増加する．

ICDは頻脈性不整脈に対する除細動機能を有する恒久的ペースメーカである．当初ICDは致死的不整脈を停止させ，救命するための対症的療法であると考えられていた．しかし欧米における大規模臨床試験により，ICD植込み群は抗不整脈療法群に比し，心臓性突然死に対する1次予防，2次予防効果ともに優れていることが明らかになった．

memo

Chapter 12 STの下降，T波の減高・陰性T波

山田さつき

1 心筋虚血 〈 myocardial ischemia 〉

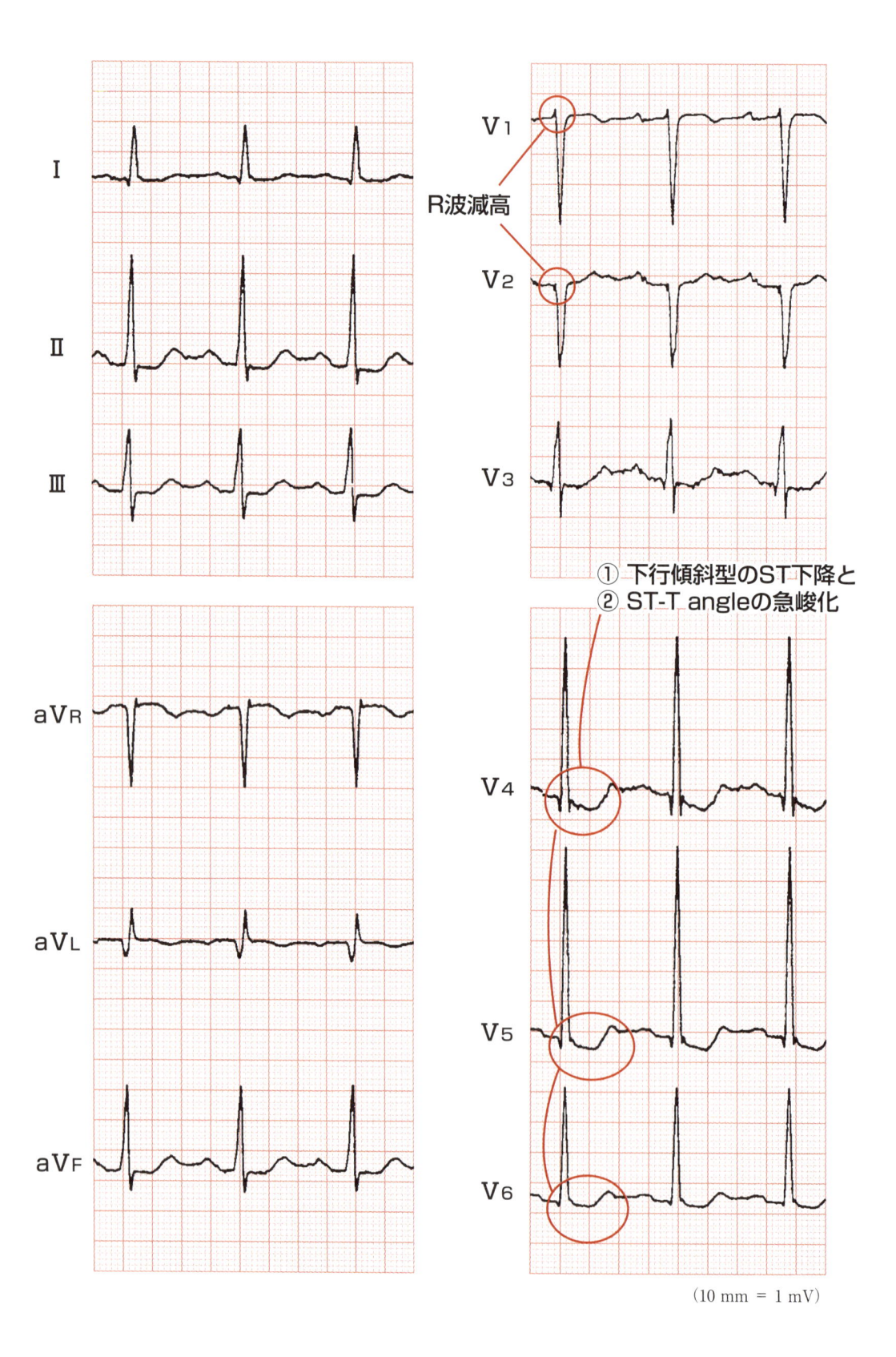

- R波減高（V1, V2）
- ① 下行傾斜型のST下降と
- ② ST-T angleの急峻化

（10 mm = 1 mV）

心筋虚血によるST-T変化

心筋虚血によるST変化の機序については，（参照 chapter10-1，p170）に詳述した．

ST下降，T波減高，陰性T波は多くの心疾患で生じうるので，これらの所見のみから心電図診断を下すことは困難である．しかし，**ST下降が短い時間に変化するとき，とくに負荷誘発性に出現したり，胸部症状に伴って出現した場合には心筋虚血によることが多い**（表1）．ST下降が心筋虚血により出現しているとき，心内膜下の虚血が示唆される．STの下降のうち心筋虚血に特徴的なのは下行傾斜型（down-sloping type）と水平型（horizontal type）である（参照 chapter12-ひとくちメモ「ST下降の分類と運動負荷試験の診断基準」，p219参照）．正常なT波は左右対称ではなく，なだらかに上がってストンと下がる形をしている（図1）．これに対し，下行傾斜型あるいは水平型ST下降を生じるとSTとT波上行脚との角度が急峻となる．この所見を sharp angle of ST-T または prolongation of ST segment という．sharp angle of ST-T は心筋虚血に特徴的な所見である．

ST上昇の鏡像としてST下降が出現することがあるが，ST下降の鏡像としてST上昇が生じることはない．ただし，aVRとまれにaVLでは，強いST下降に伴ってST上昇が出現することがある．

急性心筋梗塞においてST上昇を示す誘導から梗塞領域と責任冠動脈を診断することは可能であるが，ST下降の誘導によりそれらを推定することは難しい．すなわち左前下行枝，左回旋枝，右冠動脈，いずれの冠動脈狭窄であってもSTはV4〜V6を中心にしばしばⅡ，Ⅲ，aVFとともに下降するからである．

表1 ● 心筋虚血の分類

	虚血部位	発症時心電図変化	臨床経過	臨床診断
心筋虚血可逆性	心内膜側虚血	ST下降	→ 回復	労作性狭心症，冠れん縮性狭心症
	貫壁性虚血	ST上昇	→ 回復	異型狭心症，非常に高度の狭窄病変に伴う心筋虚血
心筋虚血不可逆性	心内膜側虚血	ST下降	→ ST-T変化持続 陰性T波（冠性T波）	非Q波心筋梗塞
	貫壁性虚血	T波増高 ST上昇 → 異常Q波 → 冠性T波 （心筋傷害）（心筋梗塞）		Q波心筋梗塞

図1 ● 心筋虚血に伴うST-T変化

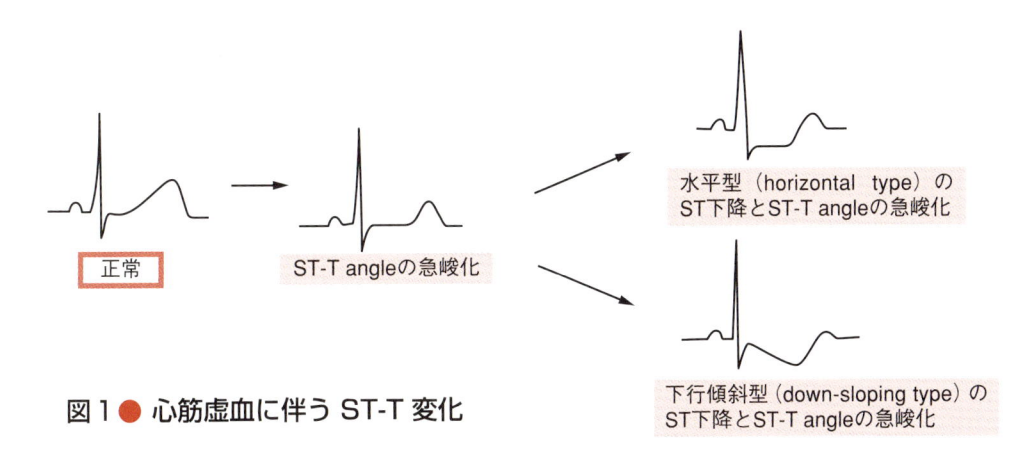

ここがポイント！

心筋虚血に伴うST-T変化は
① 下行傾斜型（down-sloping type），または水平型（horizontal type）ST下降が多く
② ST-T angle が急峻となる

Chapter 12

STの下降，T波の減高・陰性T波

2 心内膜下梗塞〈subendocardial infarction〉
（あるいは非Q波心筋梗塞）

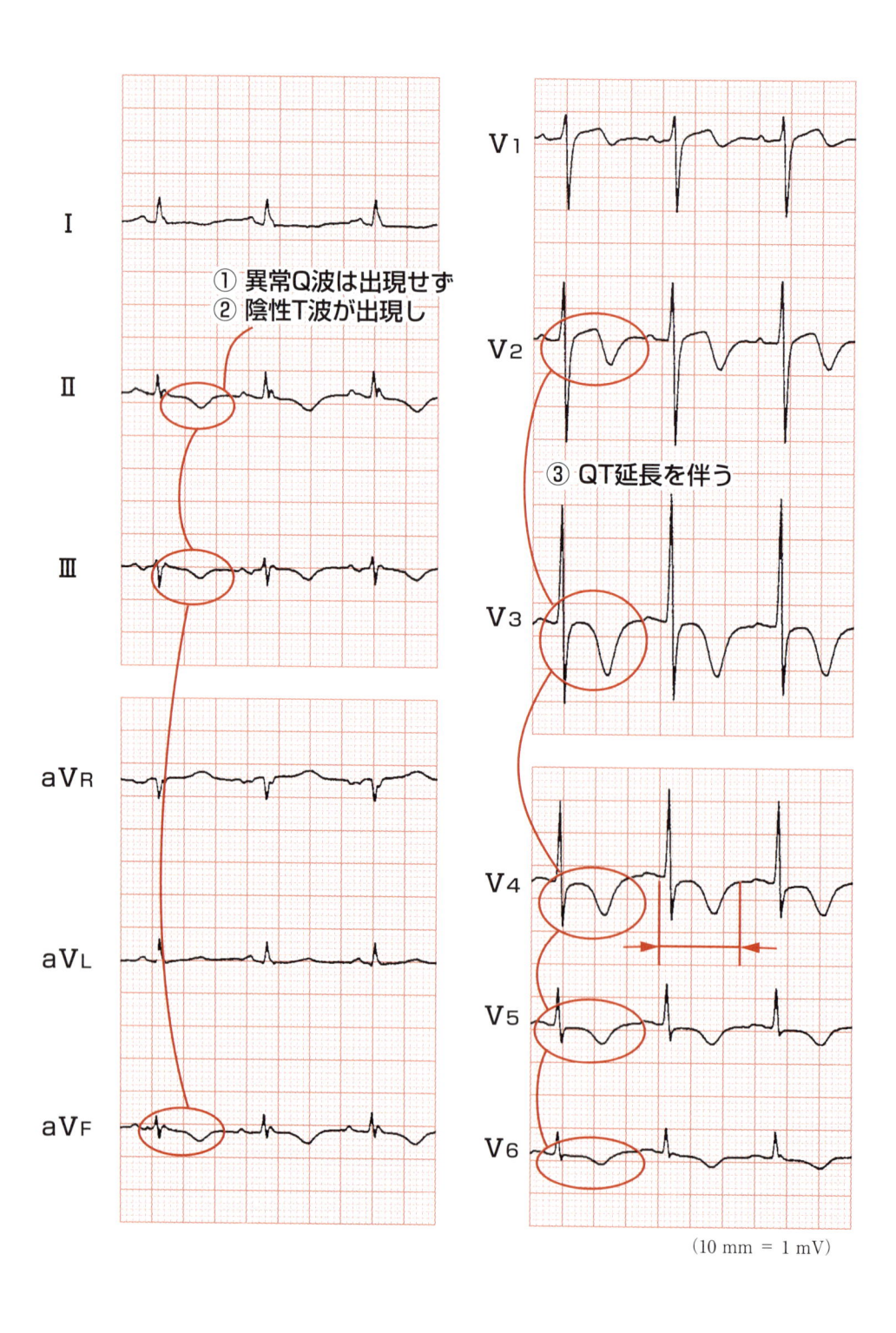

① 異常Q波は出現せず
② 陰性T波が出現し
③ QT延長を伴う

（10 mm = 1 mV）

心内膜下梗塞に伴う陰性T波（あるいは非Q波心筋梗塞における陰性T波）

心内膜下の心筋虚血によりSTは下降し，この状態が緩解せずに数10分以上持続すると，心内膜下の心筋が壊死に陥る．これが典型的な心内膜下梗塞である．

ST下降（まれにST上昇）の状態から心内膜下梗塞を生じると異常Q波の出現を伴わず陰性T波が出現する．この陰性T波は非常に深く，巨大陰性T波をなす．またこのときQTの延長を伴う．異常Q波は出現しないが，心内膜下の心筋壊死を反映して対応する誘導のR波が減高する（図2）．

以前は，心電図で異常Q波を有する症例（Q波梗塞）は組織学的に貫壁性梗塞であり，異常Q波の認められない症例（非Q波梗塞）は心内膜下が主体の非貫壁性梗塞（心内膜下梗塞）であると考えられていた．しかし，心電図におけるQ波の有無と，組織学的に貫壁性梗塞か否かとは必ずしも一致しないことが明らかとなっている．

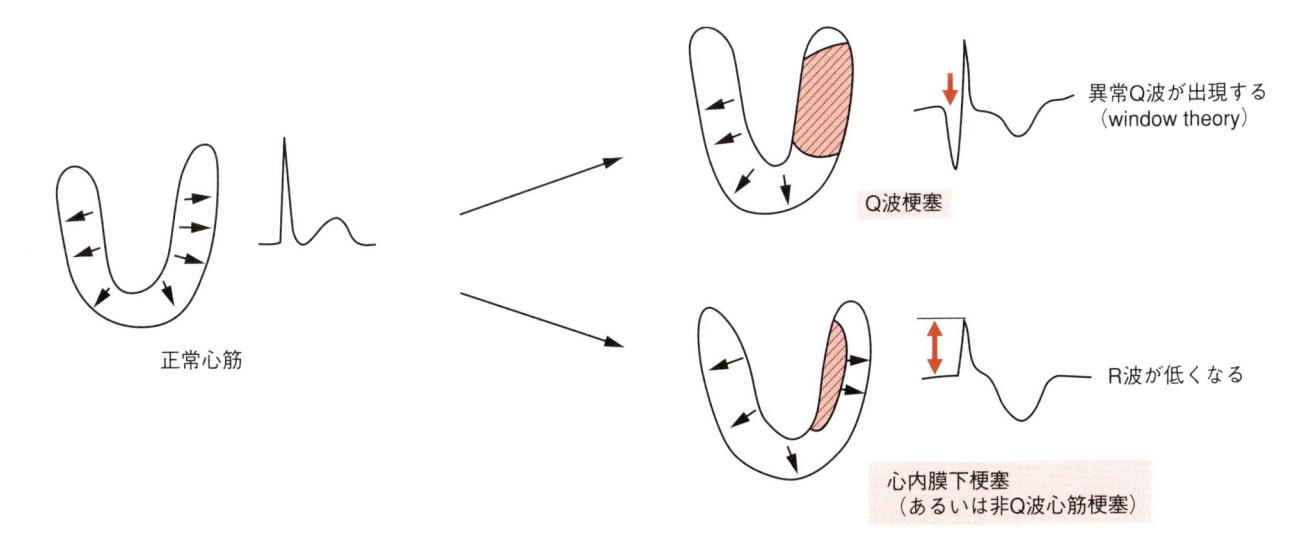

図2 ● Q波心筋梗塞と非Q波心筋梗塞

ここがポイント！

心内膜下梗塞（あるいは非Q波心筋梗塞）は
① 異常Q波が出現せず
② 陰性T波が出現し
③ QT時間が延長すること
　を特徴とする

Chapter 12　ST の下降，T 波の減高・陰性 T 波

3　2次性 ST-T 変化 〈 secondary ST-T change 〉

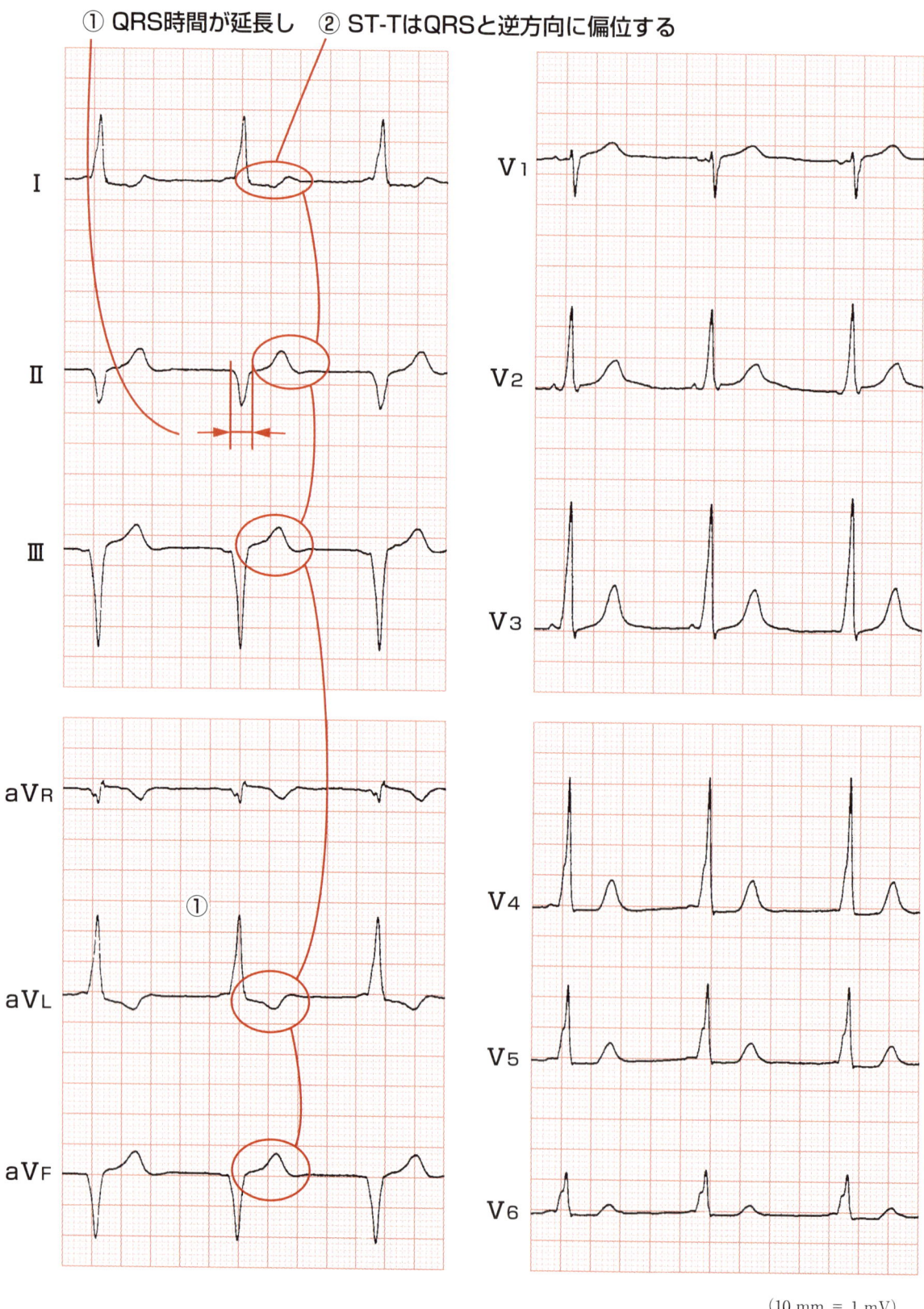

① QRS時間が延長し　② ST-TはQRSと逆方向に偏位する

(10 mm = 1 mV)

QRS異常に伴う2次性ST-T変化

ST-T変化は心筋細胞の再分極異常に起因する1次性変化と，心室の興奮伝播過程の変化により生じる2次性変化に分類される．1次性変化は心筋細胞の障害を生じうる多様疾患で認められ，心筋虚血や心筋変性などによるものがその代表である．2次性変化は心室内伝導遅延あるいは心室内伝導の順序が異常となる病態で生じる．

1次性ST-T変化では心室の脱分極過程（QRS波形）の異常は必須ではないが，

2次性ST-T変化では心室の脱分極過程（QRS波形）の異常を伴う．

2次性ST-T変化の代表疾患は

- 脚ブロック
- 顕性 Wolff-Parkinson-White（WPW）症候群
- 心室ペーシング

である．

2次性ST-T変化ではQRS時間が延長することに加え，QRS軸とST-Tが逆向きに偏位することが特徴である．QRS波形の変化が明らかな誘導では2次性ST-T変化も顕著となる傾向があるため，不完全脚ブロック，デルタ波が小さいWPW症候群では，2次性ST-T変化も軽度である．

[左ページ心電図の所見]

左ページは顕性WPW症候群の心電図である．肢誘導ではST-TはQRSと逆向きに偏位しており，胸部誘導でもSTはQRSの最後の振れと逆向きに偏位している．本症例の副伝導路は右房後中隔に存在し，高周波カテーテルアブレーション後のQRS波形正常化とともにST-T変化も消失した．2次性ST-T変化においては，ST-Tの変化が脱分極過程の異常で説明されるため，虚血性心疾患などの1次性ST-T変化をきたす病態の有無の診断ができない．すなわち，本例においてもWPW症候群と診断できるが，ST-T異常ありとの診断はしない．

ここがポイント！

2次性ST-T変化とは，

① 心室脱分極（QRS）異常に伴うST-T異常であり，
② ST-TはQRS波形と逆向きに偏位する

Chapter 12 STの下降，T波の減高・陰性T波

4 非特異的 ST-T 変化 〈 non-specific ST-T change 〉

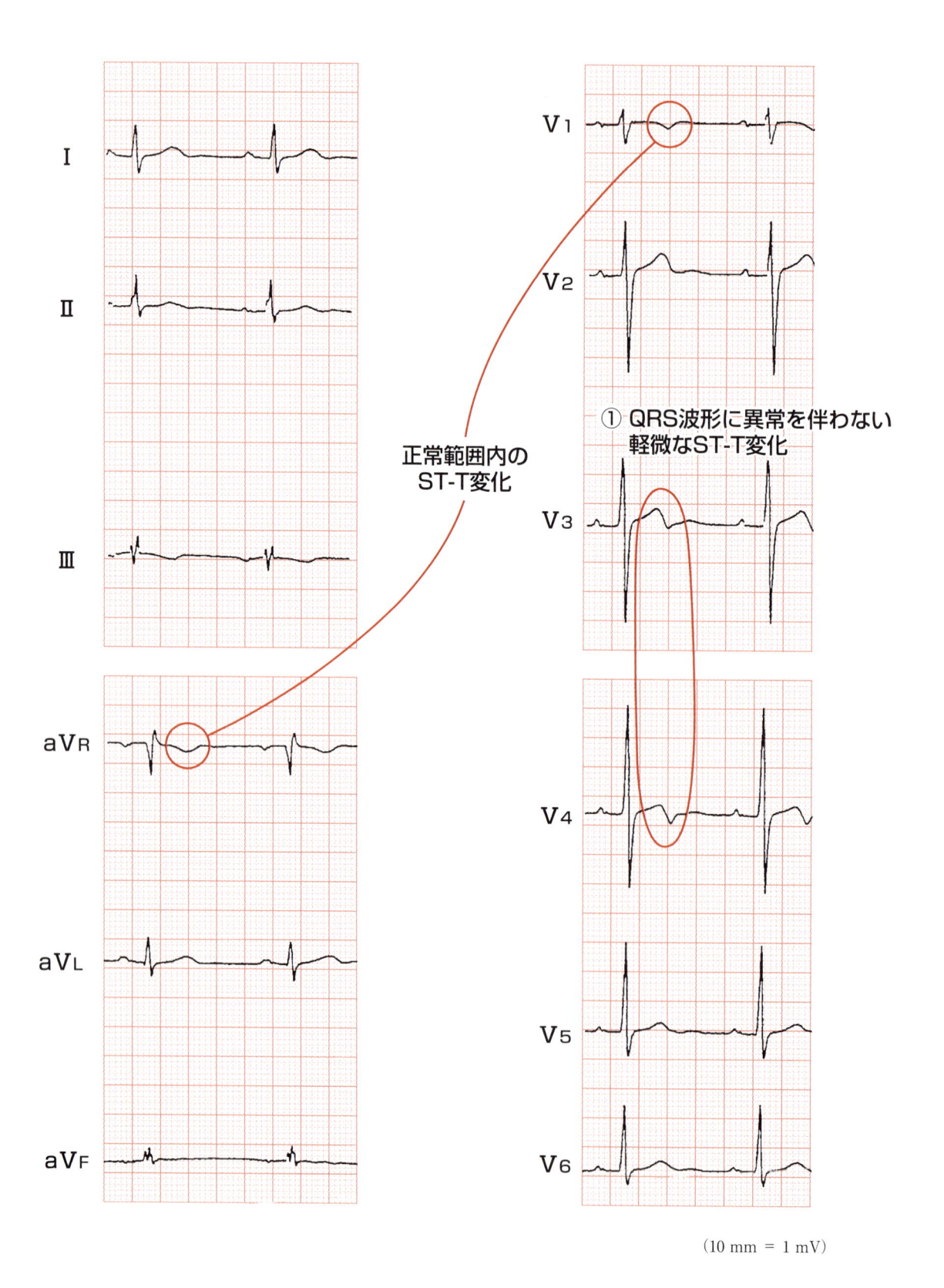

正常範囲内の ST-T変化

① QRS波形に異常を伴わない軽微なST-T変化

(10 mm = 1 mV)

健常例にみられる ST-T 変化

T波の形態は個人差が大きく，正常例においても体位，運動，過呼吸などにより一過性の変化が認められる．STの下降も健常者にしばしば認められる．心房の再分極過程を表すTa部分が，運動後顕在化し，ST下降様にみえることもある（図3）．さらに，自律神経の緊張増加，過呼吸により，ST下降を生じることもある．

前述の生理的ST-T変化に加え，QRS波形など他の心電図所見に異常を伴わない比較的軽微なST-T変化（多くはSTの下降やT平低化，陰転化）は，心電図のみでは正常，異常の判定が困難であり，非特異的ST-T変化と呼ばれる．

正常なST-T変化　：aVR誘導の陰性T波
　　　　　　　　　V1誘導の陰性T波
非特異的ST-T変化：V2（あるいはV3）誘導の陰性T波
　　　　　　　　　Ⅲ誘導の陰性T波
　　　　　　　　　2相性T波
　　　　　　　　　T波の減高

自覚症状がなく健康診断で非特異的ST-T変化が認められた場合，基礎疾患がないことが多い．自覚症状がなく，冠危険因子を有さない症例では運動負荷試験の陽性率も低い．ただし，5 mm（0.5mV）を超える陰性T波は基礎疾患の存在を示すことが多い．また複数の冠危険因子を有する症例や虚血性心疾患様の症状を有する症例においては非特異的ST-T変化が唯一の異常所見であることもあり，非特異的ST-T変化を示す症例の扱いは症例ごとに判断しなくてはならない．

[左ページ心電図の所見]

左の心電図では，Ⅲ，aVR，V1に陰性T波，V3〜4誘導に2相性T波が認められる．aVR，V1誘導の陰性T波は正常所見であり，Ⅲ誘導の陰性T波およびV3〜4誘導の2相性T波は非特異的ST-T変化である．

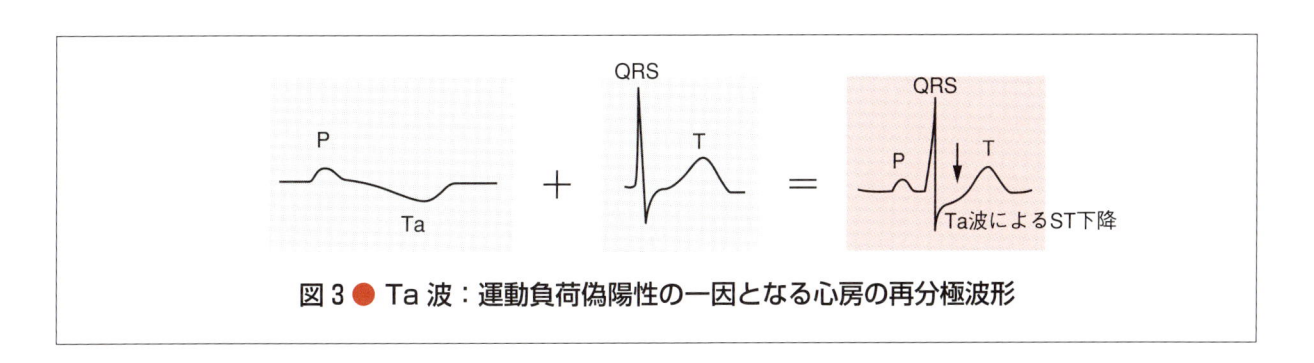

図3 ● Ta波：運動負荷偽陽性の一因となる心房の再分極波形

ここがポイント！

非特異的ST-T変化は

　他に異常所見を伴わない軽微なST-T変化である．
　自覚症状と冠危険因子のない非特異的ST-T変化群は運動負荷試験の陽性率は低い

Chapter 12 STの下降，T波の減高・陰性T波

5 ジギタリス効果 〈 digitalis effect 〉

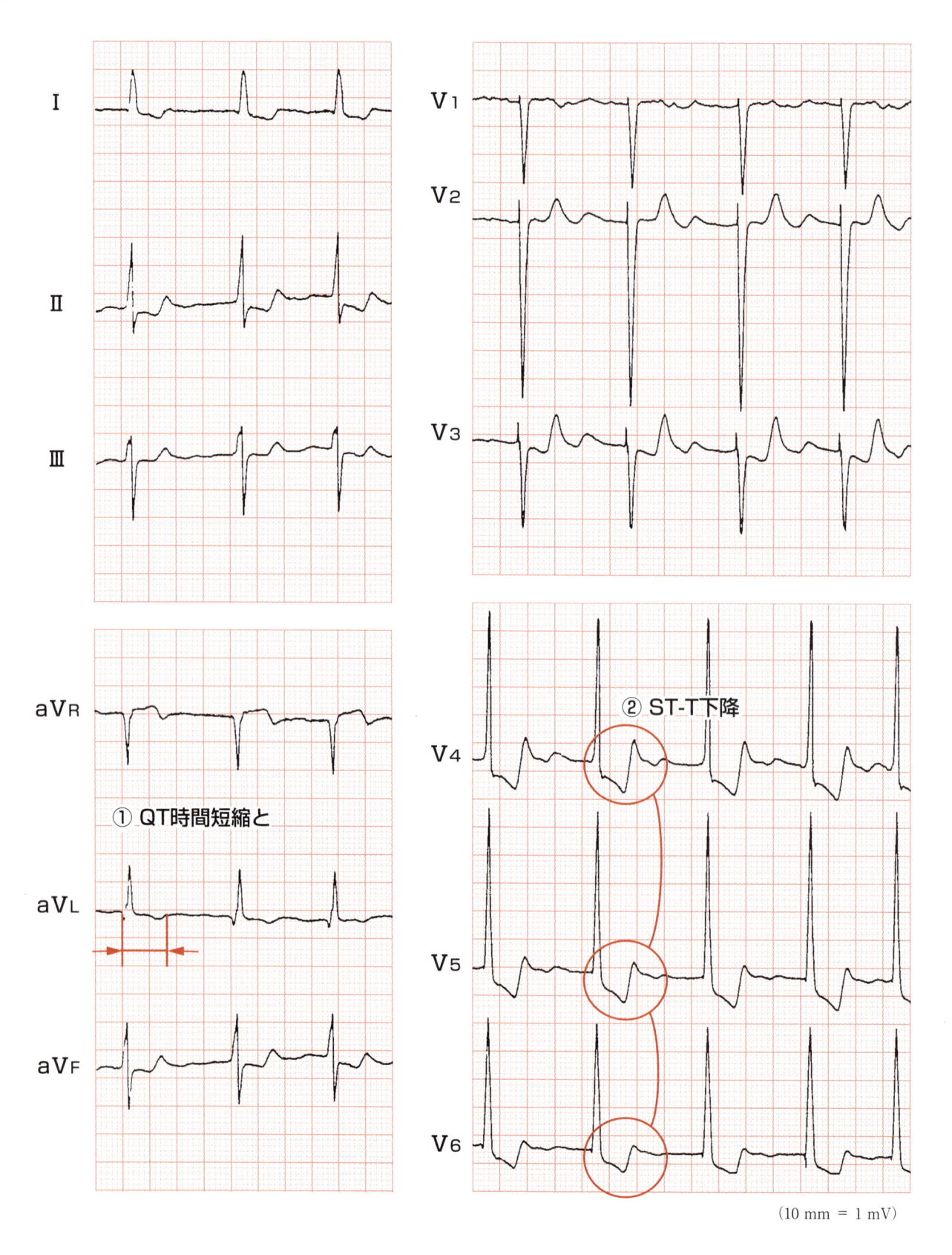

① QT時間短縮と

② ST-T下降

(10 mm = 1 mV)

ジギタリス効果による心電図

有効治療域のジギタリス療法中の心電図所見は，ジギタリス効果（digitalis effect）と呼ばれ

- PQ 時間延長
- QT 時間短縮（①）
- ST-T 低下（②）

を呈する．

ST 下降には盆状降下（下に凸の ST 下降，scooped type）と，右下がりの ST-T 低下（down-sloping 型または reversed tick 型 ST 下降）の 2 種類がある（図4）．

左ページは僧帽弁置換術後の心房細動に対してジギタリスを内服中の症例であり，右下がりの ST-T 下降，QT 時間短縮が認められる．ジギタリス効果による右下がりの ST-T 低下と，虚血性心疾患および左室肥大に伴う ST-T 低下を心電図所見のみから鑑別するのは困難であり，現病歴，自覚症状，冠危険因子の有無，心臓超音波所見などから総合的に判定する．またジギタリス内服中は心拍数増加により ST 下降が増強するため，虚血性心疾患を鑑別する目的で行う運動負荷試験では ST 判定が困難である．検査前にジギタリスを中止することがことが望ましい．

ジギタリスが中毒域に達した時はジギタリス中毒（digitalis toxicity）と呼ばれ，(1) 吐き気，食欲低下などの全身症状，(2) 種々の程度の伝導障害（Ⅱ度 Wenckebach ブロック，Ⅲ度ブロック），(3) 頻脈性不整脈を生じる．とくに，心房頻拍に Wenckebach 型Ⅱ度房室ブロックを併発した PAT with block，同様のブロックを併発した房室接合部頻拍がジギタリス中毒に特徴的である．また，ジギタリスは心房細動症例に投与されることが多いので，心房細動＋Ⅲ度房室ブロックや徐脈性心房細動＋心室期外収縮多発などもしばしば観察されるジギタリス中毒所見である．なお，症例によって血中ジギタリス濃度が治療域にありながらジギタリス中毒を生じることもある．低カリウム血症の存在はジギタリス中毒を生じやすくする．

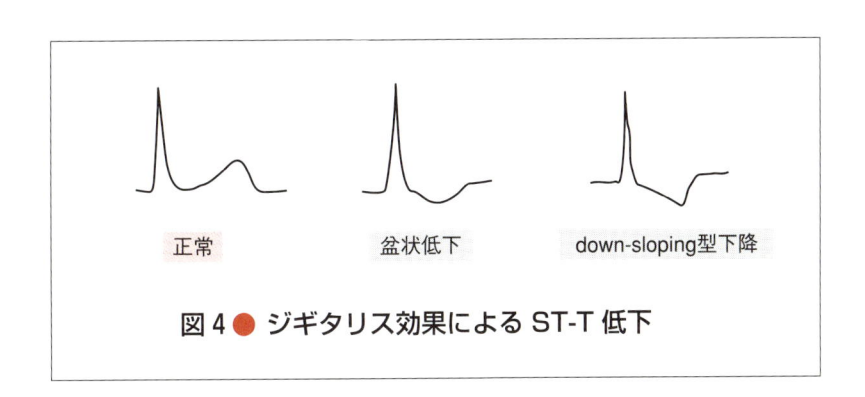

図4 ● ジギタリス効果による ST-T 低下

（正常／盆状低下／down-sloping 型下降）

ここがポイント！

ジギタリス効果による ST-T 変化は，
① QT 時間短縮
② 盆状または down-sloping 型 ST 下降
である

※ジギタリス効果は有効治療域で認められる心電図変化であり，ジギタリス中毒を意味するものではない

6 低カリウム血症〈hypokalemia〉

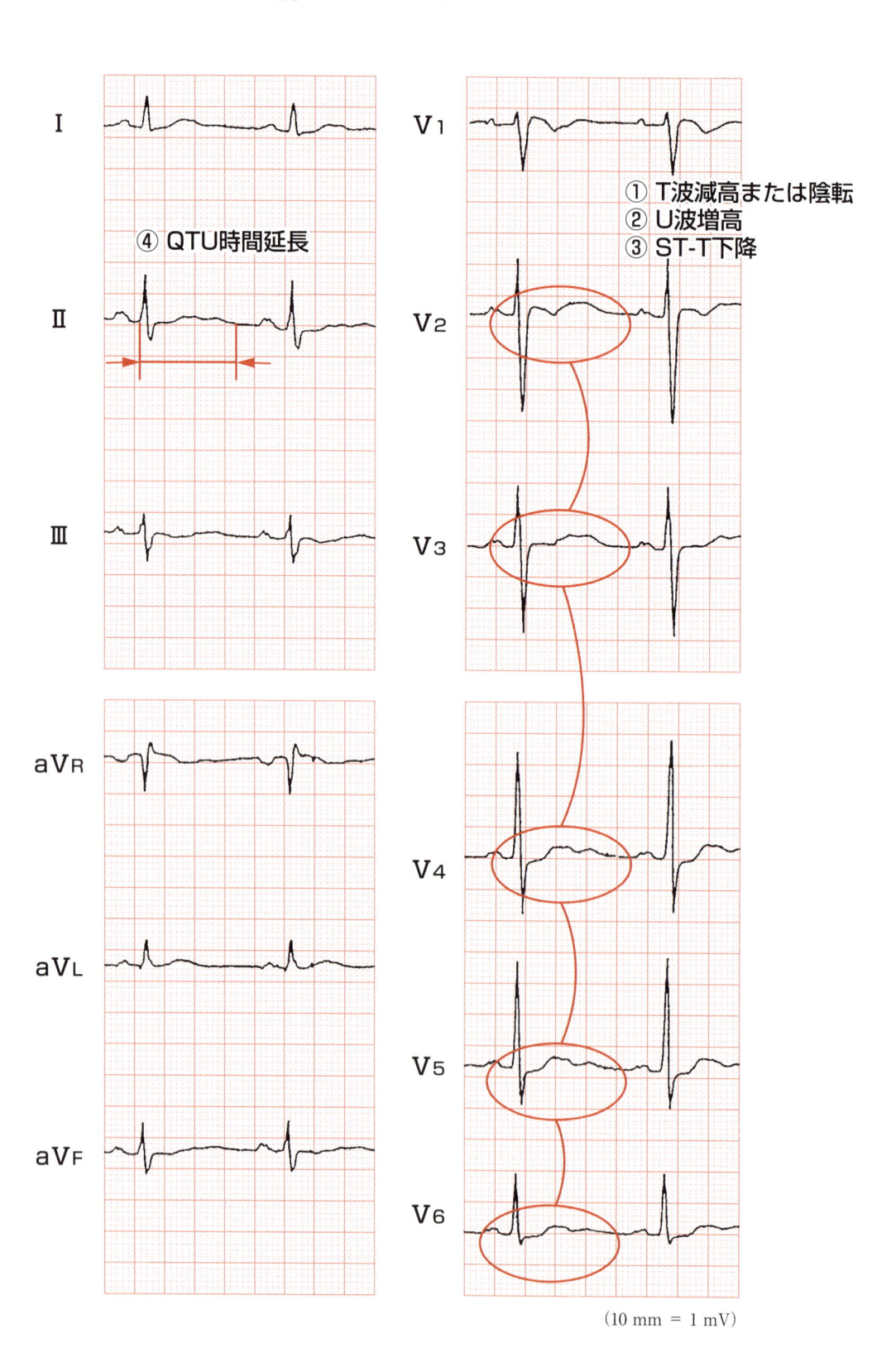

④ QTU時間延長

① T波減高または陰転
② U波増高
③ ST-T下降

(10 mm = 1 mV)

低カリウム血症の心電図

低カリウム血症では心室筋の過分極と再分極過程の延長が生じ，

> ① T波の減高，陰転化
> ② U波増高
> ③ ST-T下降
> ④ QTU時間延長

が出現する．

T波減高，U波増高は低カリウム血症に特徴的所見であり，増高したU波はときにT波の高さを超える．

血清カリウム値と心電図変化との関連性は症例により異なる．基礎心疾患を有し，抗不整脈薬内服中の症例では，低カリウム血症がQTU延長を介し致死的心室性不整脈の誘因となる．カリウムは細胞内分布が98％，細胞外分布が2％と細胞内分布が主体である．そのため血清カリウム値が正常であっても，細胞内カリウムは欠乏している潜在性カリウム欠乏という病態が存在する．利尿薬投与は低カリウム血症の原因の1つであり，抗不整脈薬はQT延長の原因となるため，利尿薬と抗不整脈薬を併用中の症例では催不整脈作用の出現に注意を要する．torsade de pointes は低カリウム血症時に出現する致死的不整脈の代表である．

[左ページ心電図の所見]

左ページは血清カリウム 1.8 mEq/l の心電図であり，T波減高，U波増高，ST-T低下，QTU時間延長が認められる．

ここがポイント！

低カリウム血症では，
① T波減高，陰転化
② U波増高
③ ST-T下降
④ QTU時間延長　　が認められる

※ 抗不整脈療法中に低カリウム血症を合併した場合は，torsade de pointes 出現の危険性を念頭におき，心電図監視下で血清カリウムの補正を行うことが望ましい

Chapter 12 STの下降，T波の減高・陰性T波

7 巨大陰性T波〈giant negative T wave : GNT〉

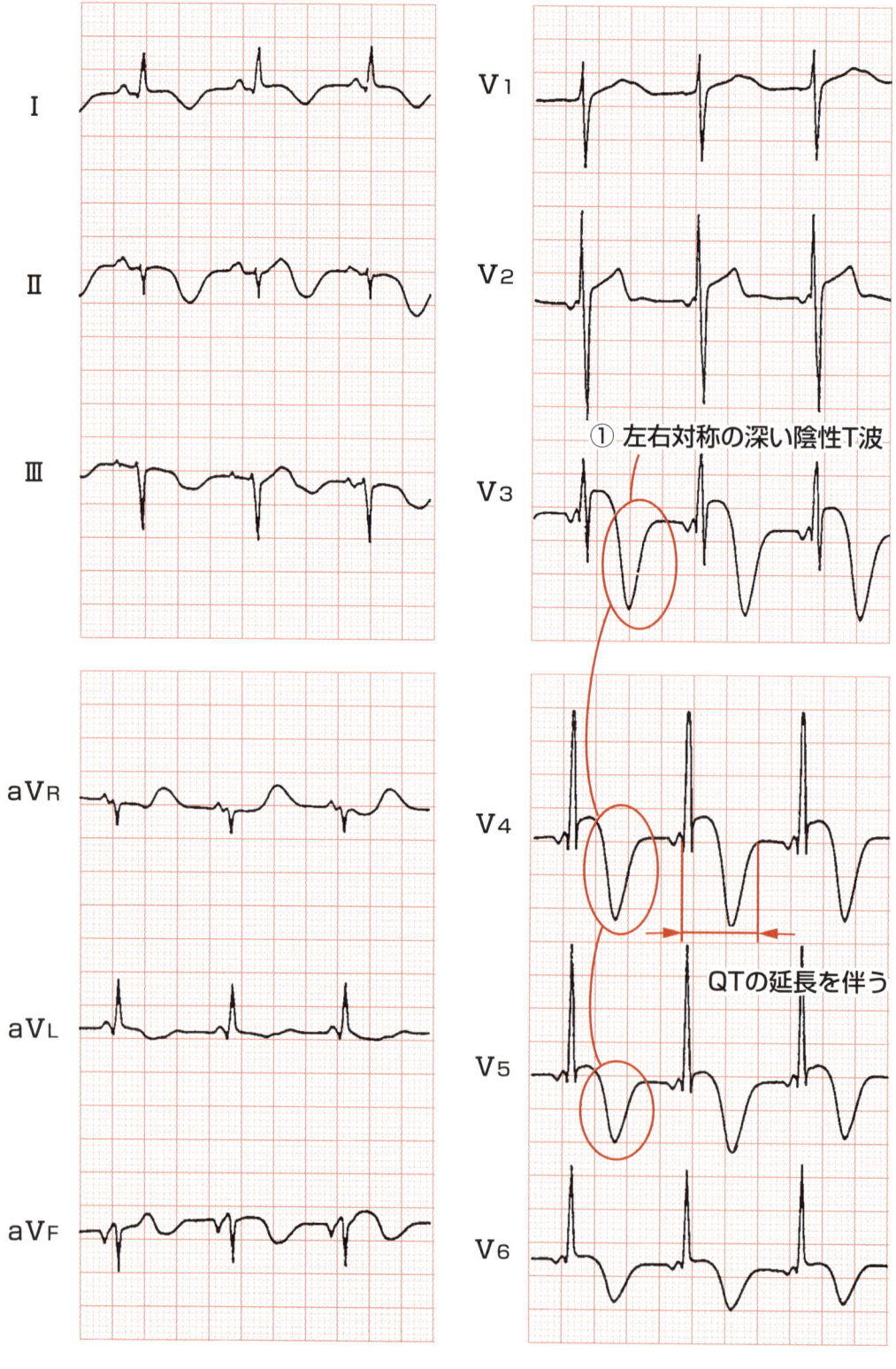

① 左右対称の深い陰性T波

QTの延長を伴う

(10 mm = 1 mV)

7 巨大陰性 T 波 〈giant negative T wave：GNT〉

巨大陰性 T 波と代表的な疾患

巨大陰性 T 波（GNT）とは 10mm（1.0mV）または 15mm（1.5mV）以上の深い陰性 T 波であり，左右対称であることが多い．

巨大陰性 T 波がみられる代表的な疾患は，

- 心筋梗塞，とくに非 Q 波心筋梗塞（心内膜下梗塞）（chapter12-2）
- 心肥大，とくに心尖部肥大型心筋症：V3〜5 誘導
- 脳血管障害，とくに頭蓋内出血
- 褐色細胞腫
- たこつぼ型心筋症

などである．**心筋梗塞，脳血管障害，褐色細胞腫，たこつぼ型心筋症では，深い陰性 T 波に加え，QT 時間延長が特徴的である．**

[左ページ心電図の所見]

左ページは褐色細胞腫に合併した巨大陰性 T 波である．冷汗を伴う胸部絞扼感出現時に巨大陰性 T 波が出現したことから虚血性心疾患が疑われたが，冠動脈造影所見には異常が認められず，副腎腫瘍と血中カテコラミン高値から，褐色細胞腫と診断された．

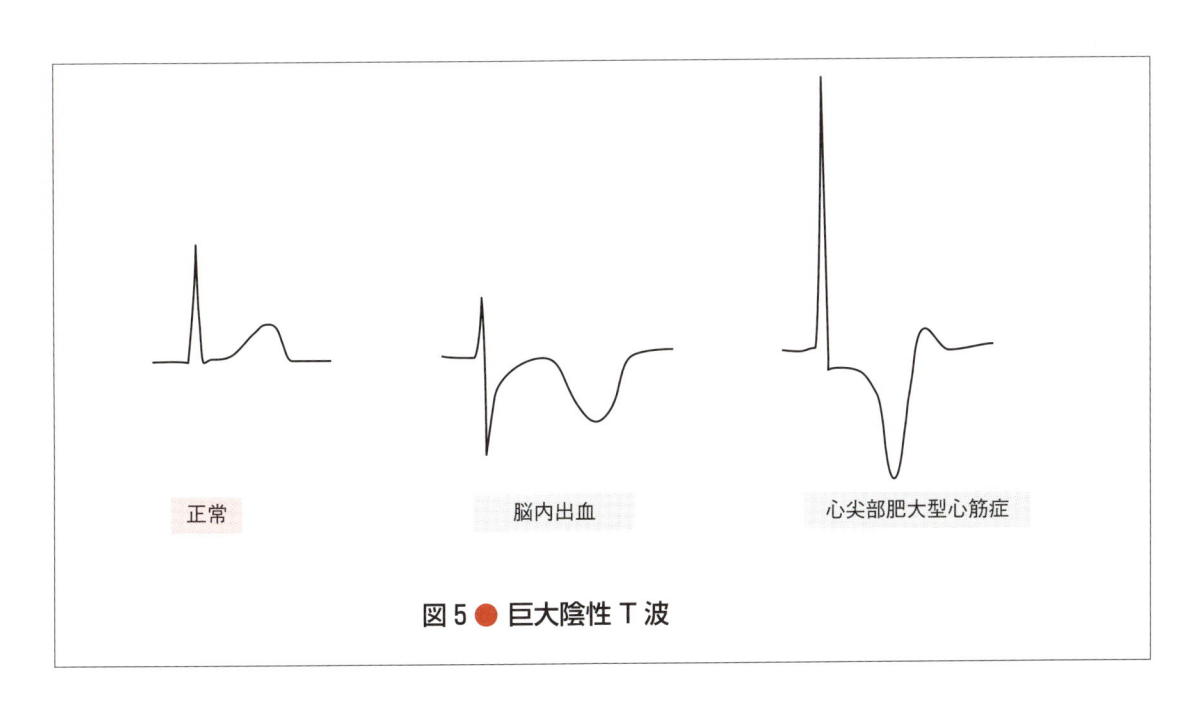

正常　　　脳内出血　　　心尖部肥大型心筋症

図5 ● 巨大陰性 T 波

ここがポイント！

巨大陰性 T 波は，
① 左右対称の 10 〜 15mm 以上の深い T 波である
※ 非 Q 波心筋梗塞，心尖部肥大型心筋症の頻度が高いが，鑑別疾患として脳血管障害を見逃さないようにする

Chapter 12 まとめ

「ST の下降，T 波の減高・陰性 T 波」を示す心電図の読み方

　本章のまとめを，下記フローチャートに示す．ST-T 波形は心室再分極過程の指標であると見なされているが，電解質異常，自律神経などの修飾因子が働くため，ST-T 異常と心室再分極異常は同義語ではない．正常例においてもさまざまな正常，亜型 ST-T 変化を認めるため，心電図所見のみから正確な臨床診断に到るのは困難である．**被験者の年齢，性別，体格，家族歴，自覚症状，基礎疾患，臨床経過を念頭に置き，下記鑑別診断を進める**ことが重要である．

STの下降，T波の減高・陰性T波

心室内伝導障害

なし → 1次性ST-T変化

1 ST下降，T波減高，陰性T波
　1) 下行型（down-sloping type）ST下降
　　心筋虚血（参照 chapter 12-1）
　　心筋肥大
　2) 上昇型（upsloping type）ST下降
　　頻脈
　3) 盆状ST低下+QT時間短縮
　　ジギタリス効果（参照 chapter 12-5）
　4) ST-T変化+U波増高+QTU時間延長
　　低カリウム血症（参照 chapter 12-6）
　5) その他
　　非特異的ST-T変化（参照 chapter 12-4）
　　　体位，運動，過呼吸
　　　胆嚢炎
　　　開心術後
　　　低マグネシウム血症
　　　甲状腺機能低下症
　　　心のう液貯留　など

2 冠性T波　（参照 chapter 12-2）
　Q波心筋梗塞

3 巨大陰性T波　（参照 chapter 12-7）
　非Q波心筋梗塞
　肥大型心筋症
　脳血管障害　ほか

あり → 心室脱分極異常に伴う2次性ST-T変化（参照 chapter 12-3）

1 同一誘導でQRSとT波が逆向きを示す
　脚ブロック（参照 chapter 5, p92〜）
　顕性Wolff-Parkinson-White（WPW）症候群
　　（参照 chapter 4, p80）
　心室ペーシング

2 QRS軸とT軸は逆向きではないが
　心室期外収縮後の洞調律
　WPW症候群の高周波カテーテルアブレーション後にも一過性のST-T異常が出現することがある
　（memory T wave）

Let's try

Question 1

安静時胸痛を主訴に，79歳の女性が救急外来を受診した．胸痛時の心電図を示す．疑われる疾患，病態は何か？

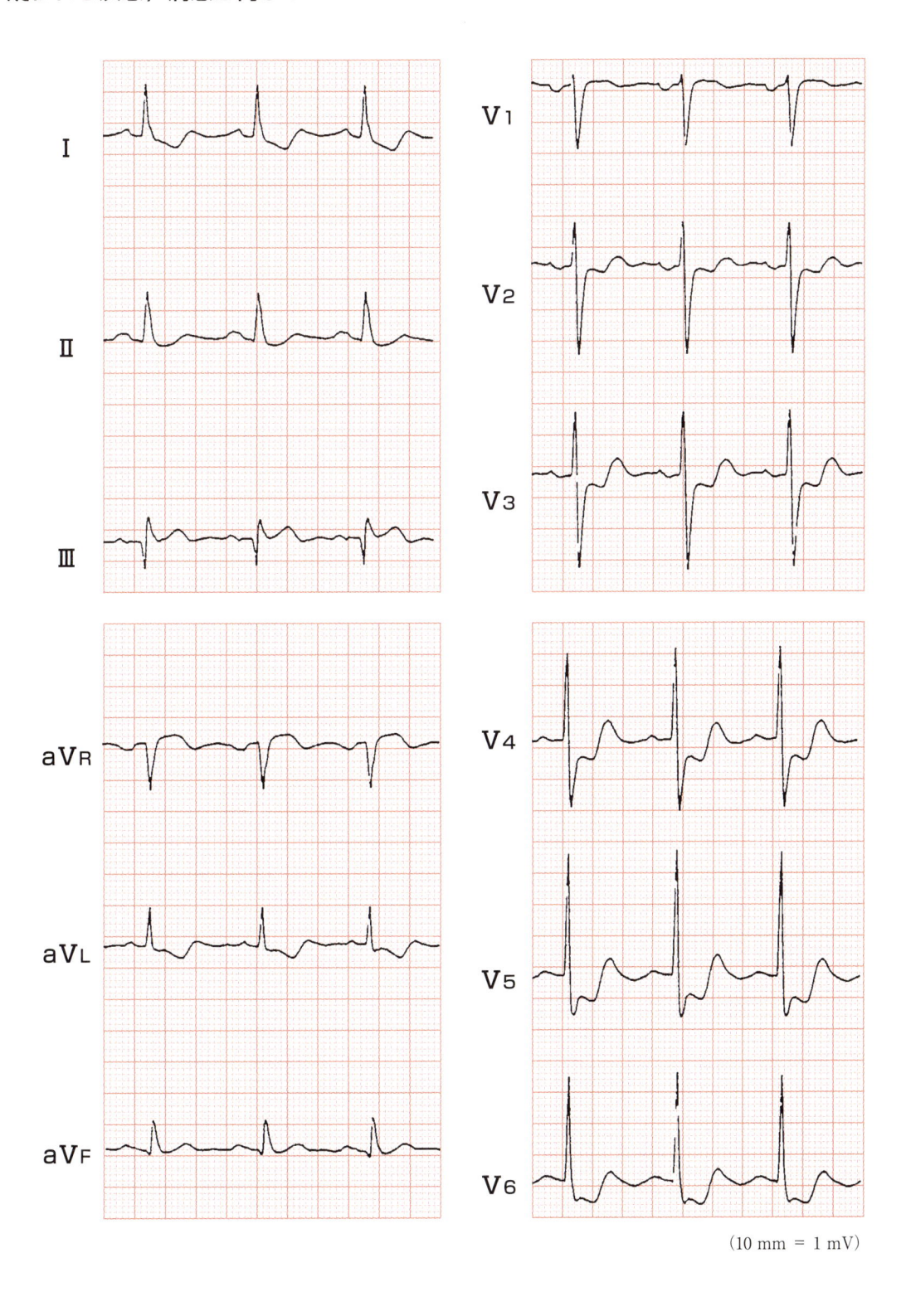

(10 mm = 1 mV)

Let's try

Answer 1　多枝病変が疑われる虚血性心疾患

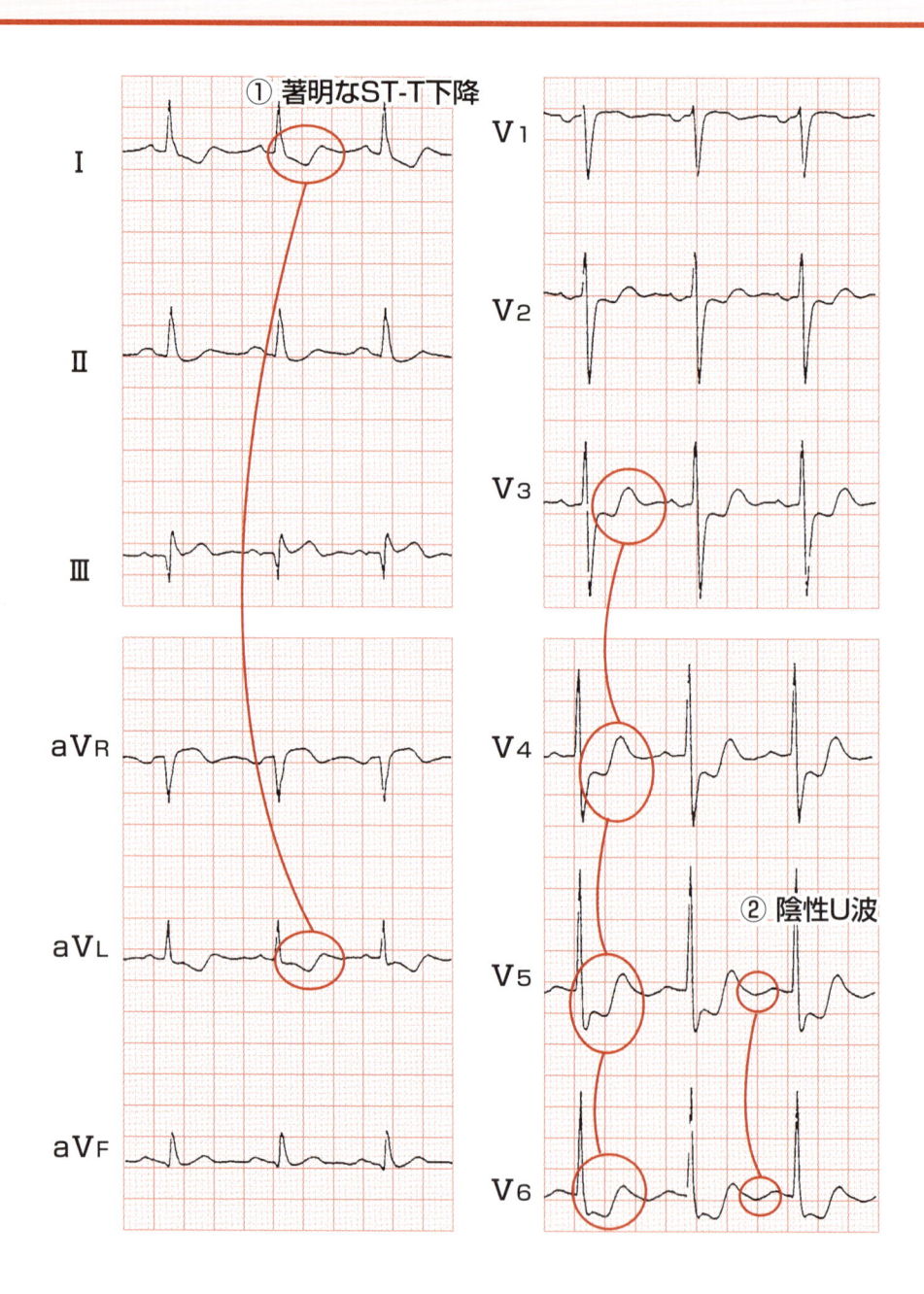

① 著明なST-T下降
② 陰性U波

① I, aV_L, V_2〜6 誘導で著明な下行型（down-sloping type）ST-T下降が認められる．また，② V_5, V_6 には陰性U波を認める．

◎ 著明な ST-T 低下と，V_5, V_6 に陰性 U 波を伴っていることから，左前下行枝近位部の強度狭窄を含む病変が疑われ，発作が安静時に生じていることから，重症虚血性心疾患の存在が疑われる．冠動脈造影により左主幹部を含む 3 枝病変（左主幹部 75 %狭窄，右冠動脈近位 99 %狭窄，左前下行枝近位 99 %狭窄，回旋枝近位 99 %狭窄）と診断され，冠動脈バイパス術が行われた．

Let's try

Question 2

症例は65歳，女性．30分以上持続した前胸部違和感を主訴に内科外来を受診した．1ヵ月前に受診した健診での心電図は正常であったという．診断は何か？

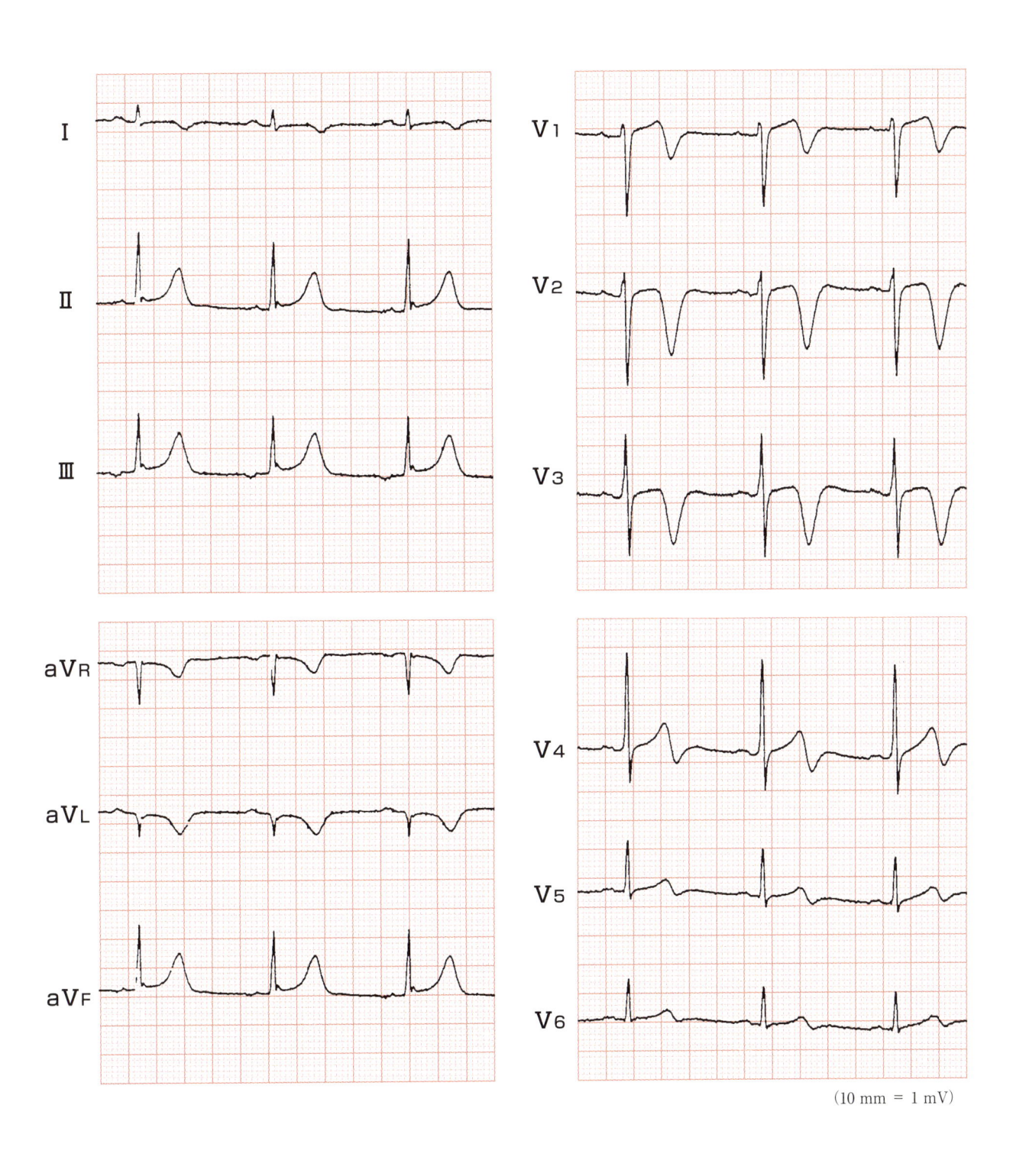

(10 mm = 1 mV)

Chapter 12 Let's try

Answer 2　非Q波心筋梗塞の疑い

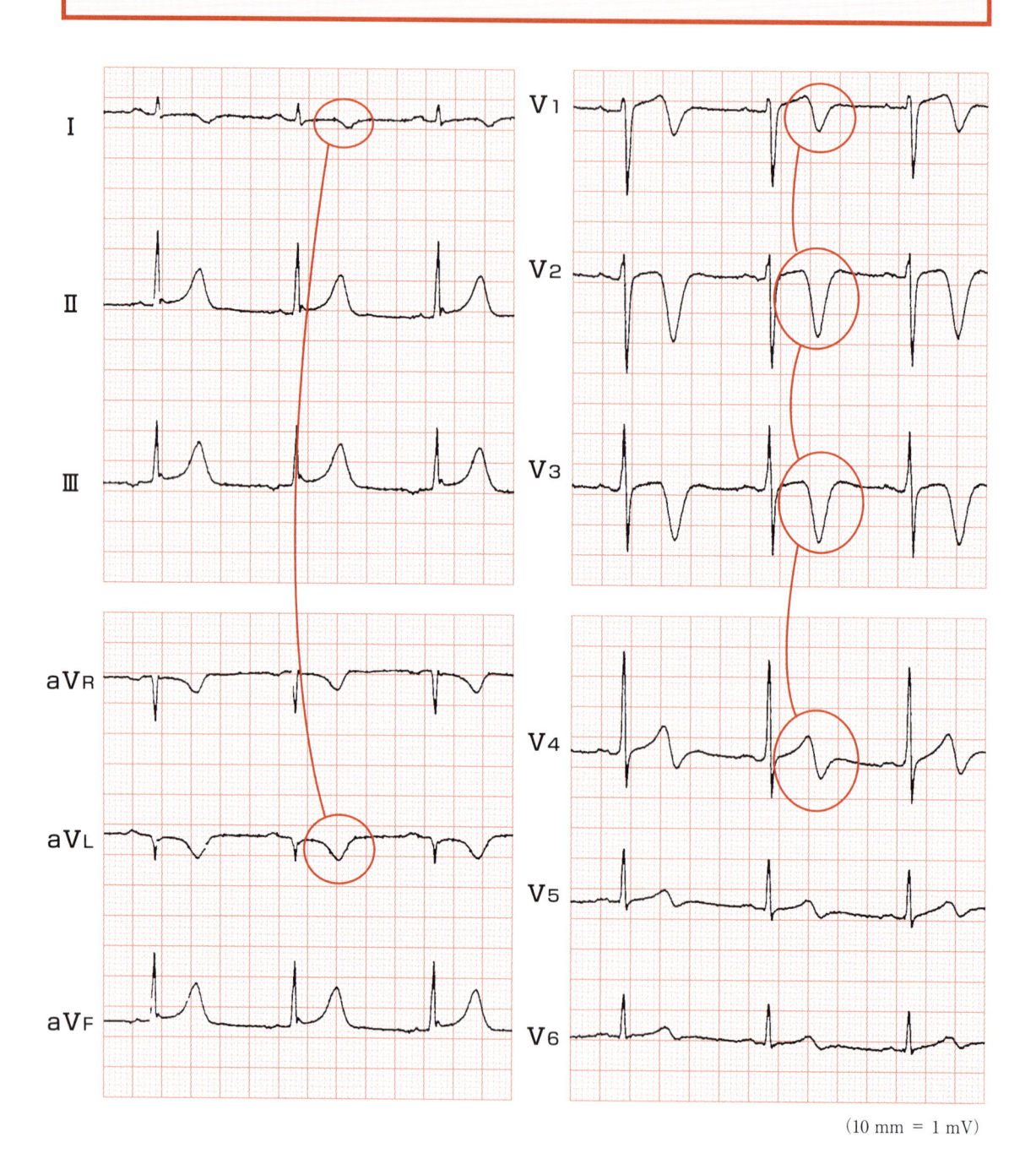

(10 mm = 1 mV)

◎ Ⅰ，aVL，V1～3誘導に左右対称の深い陰性T波，V4～5に2相性T波が認められる．1ヵ月前の健診の心電図は，Ⅰ，aVL，V1～5誘導のT波はいずれも陽性T波であり，心電図異常は認められなかった．

◎ 非Q波心筋梗塞では急性期の心電図変化が乏しく，臨床経過を追跡して診断にいたる症例がある．明らかな心電図所見は認められないが，自覚症状から不安定狭心症，非Q波心筋梗塞急性期が疑われる症例では，入院のうえ治療する．

ひとくちメモ：ST 下降の分類と運動負荷試験の診断基準

心筋虚血に特異性の高い ST の下降パターンは下行傾斜型と水平型であり，この両者を虚血性 ST 下降とよぶ．ST 下降の程度は J 点から 2 mm（0.08 秒）後で判定し，1 mm（0.10mV）以上の ST 下降を負荷試験陽性とする．緩徐上行型は，虚血に関連が低いので，J 点から 2 mm 後でかつ 2 mm 以上の下降をもって陽性とする．なお，ST レベルを計測する基準点は PQ 間の QRS の立ち上がる点とする．TP 間のいわゆる等電位線を基準とすると，負荷によりしばしば Ta 波が著明となり，ST が下降しているようにみえてしまうためである．

◆◆◆

ST 下降の陽性診断基準を満たさなくとも，胸痛の出現，陰性 U 波，多源性心室期外収縮，血圧の異常反応から虚血性心疾患の存在が疑われる症例もある．

◆◆◆

運動負荷試験による虚血性心疾患診断の感度は 50 〜 85 %，特異度は 75 〜 90 %と報告されている．1 枝病変に比べて，多枝疾患，左主幹部病変の感度，特異度が高く，閉経前女性は偽陽性率が高い．

分類	陽性診断基準		診断特異度
	判定部位	ST 下降	
下行型傾斜型（down-sloping type）	J 点から + 80 ms	− 0.1 mV 以上	大 ↕ 小
水平型（horizontal type）	J 点から + 80 ms	− 0.1 mV 以上	
緩徐上行型（slowly upsloping type）	J 点から + 80 ms	− 0.2 mV 以上	

J 点：QRS と ST の接合部

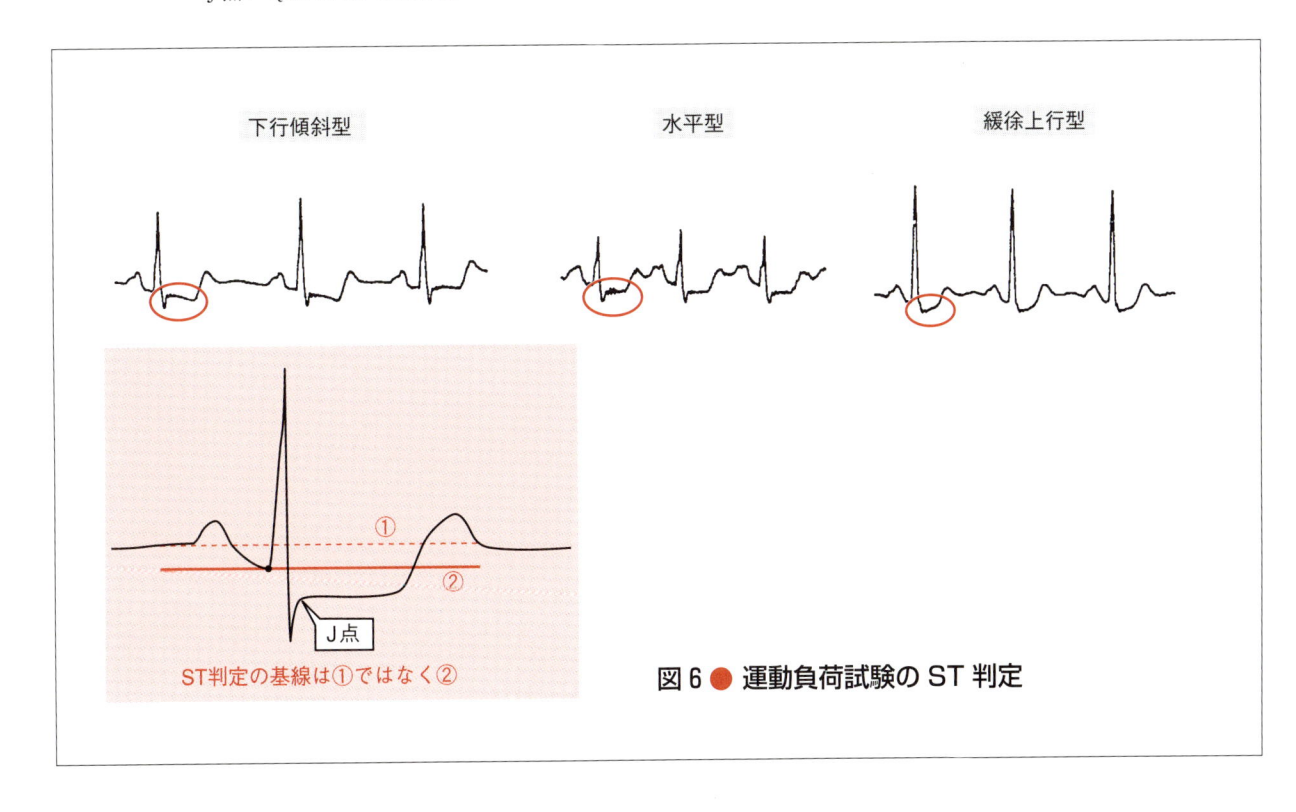

図 6 ● 運動負荷試験の ST 判定

ST 判定の基線は①ではなく②

Chapter 13 QTの延長と短縮

宮内 卓

1 低カルシウム血症 〈 hypocalcemia 〉

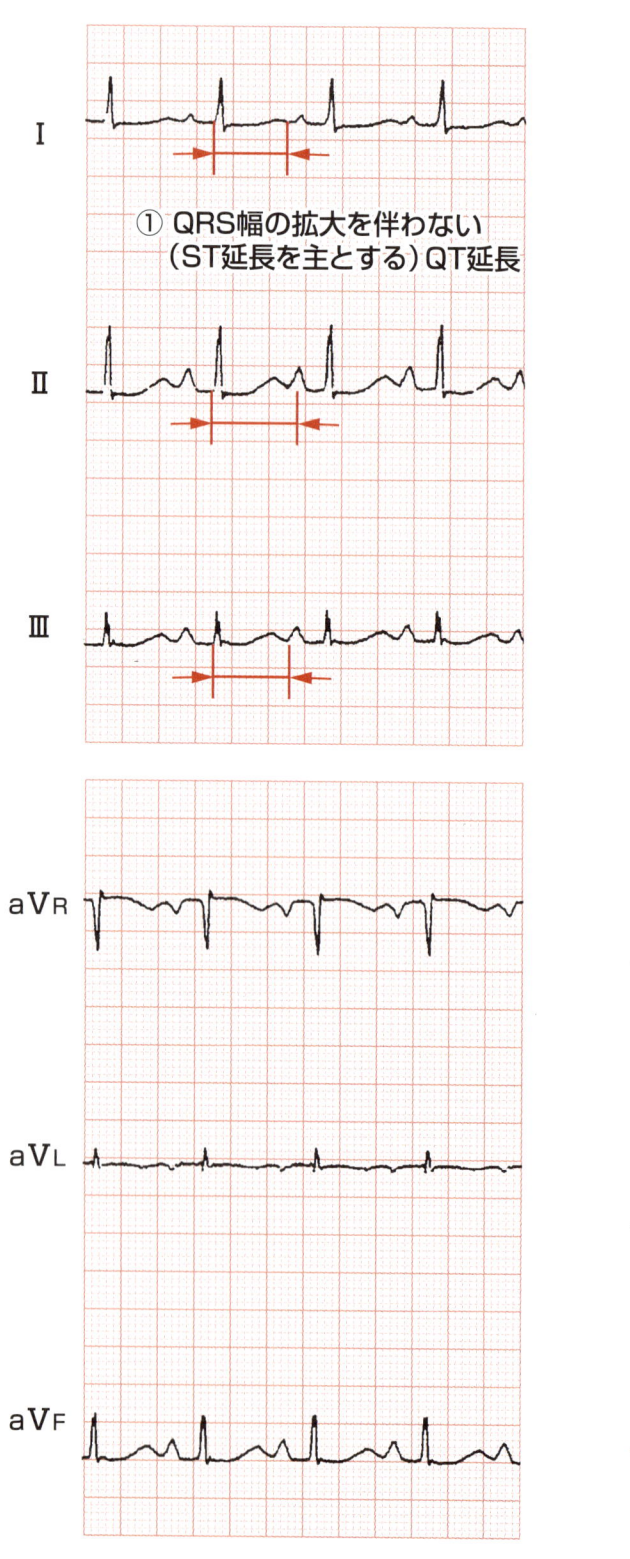

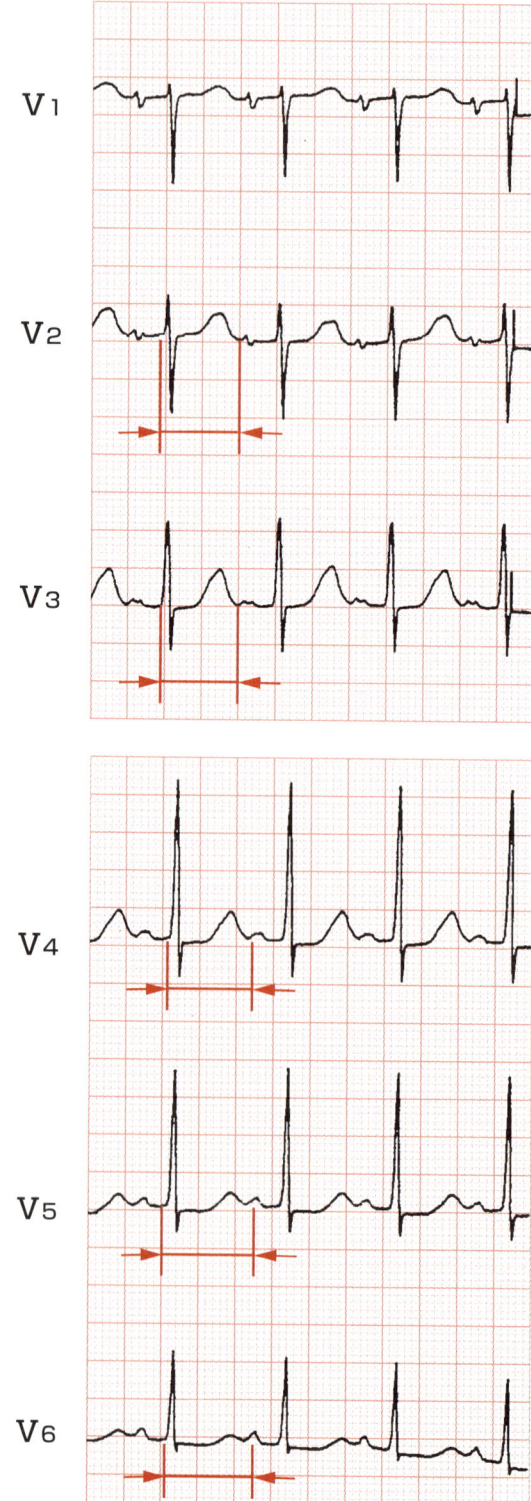

① QRS幅の拡大を伴わない（ST延長を主とする）QT延長

（10 mm = 1 mV）

低カルシウム血症と原因疾患

血中カルシウム（Ca^{2+}）濃度が低下すると心電図上 QT 延長がみられるようになる．原因疾患としては以下のようなものがあげられる．

- 副甲状腺機能低下症
- ビタミン D 欠乏症
- マグネシウム欠乏症
- 虚血性心疾患
- 低カリウム血症　など

QT 時間とカルシウムの関係

QT 時間と血清カルシウムは負の相関を示すことが昔から言われており，**低カルシウム血症は QT を延長**させる．血中カルシウム濃度の低下により延長するのは活動電位の第 2 相（プラトー相）である．したがって QT の延長は主に ST の延長に起因し，T 波の幅の延長を伴わない．このため心室全体の再分極相の不均一化の増大が生じにくいことより，QT 延長で問題となる多形性心室頻拍（torsade de pointes）の発症に至ることは少ないとの報告もある．

QT 時間延長の原因とリスク

最近の研究にて，外向きカリウム（K）電流の抑制，あるいは稀に内向きナトリウム（Na）電流の増加により活動電位持続時間（action potential duration：APD）が延長することが QT 延長の大きな要因になっていることがわかっている．著明になると活動電位第 2 相（プラトー相），第 3 相（再分極相）での膜電位の振幅が生じ，早期後脱分極（early afterdepolarization：EAD）という状態が起こる．EAD が閾値に達すると脱分極によって新たな活動電位が生じ（激発活動：triggered activity），これが続くことにより，またはリエントリが加わることによって torsade de pointes が誘発され，一部は心室細動に移行する可能性がある．

以上のことから APD 延長と EAD 発生を促す**低カリウム血症**や，激発活動発生の誘因となる**低マグネシウム（Mg）血症**が同時に認められるような場合の QT 延長では，致死性不整脈である torsade de pointes の発生をきたすことがあり早急な治療が必要となる．

低カルシウム血症の心電図では，**QRS 時間の延長を伴わない QT 延長**（QTc[※]が男性で 0.44 以上，女性で 0.46 以上）で，通常 QT dispersion（12 誘導で求めた QT 時間の最大値と最小値の差，不応期不均一性の指標として用いられる．正常は 0.10 秒以下）の増加を伴わない．

（※ $QTc = QT/\sqrt{RR}$，p39 参照）

ここがポイント！

結局，低カルシウム血症は

① QRS 時間の延長を伴わない QT 時間（QTc）の延長（ST の延長）を示し，

② QT dispersion の増加が認められない

　　ことがその可能性を示唆する

Chapter 13 QTの延長と短縮

2 高カルシウム血症 〈hypercalcemia〉

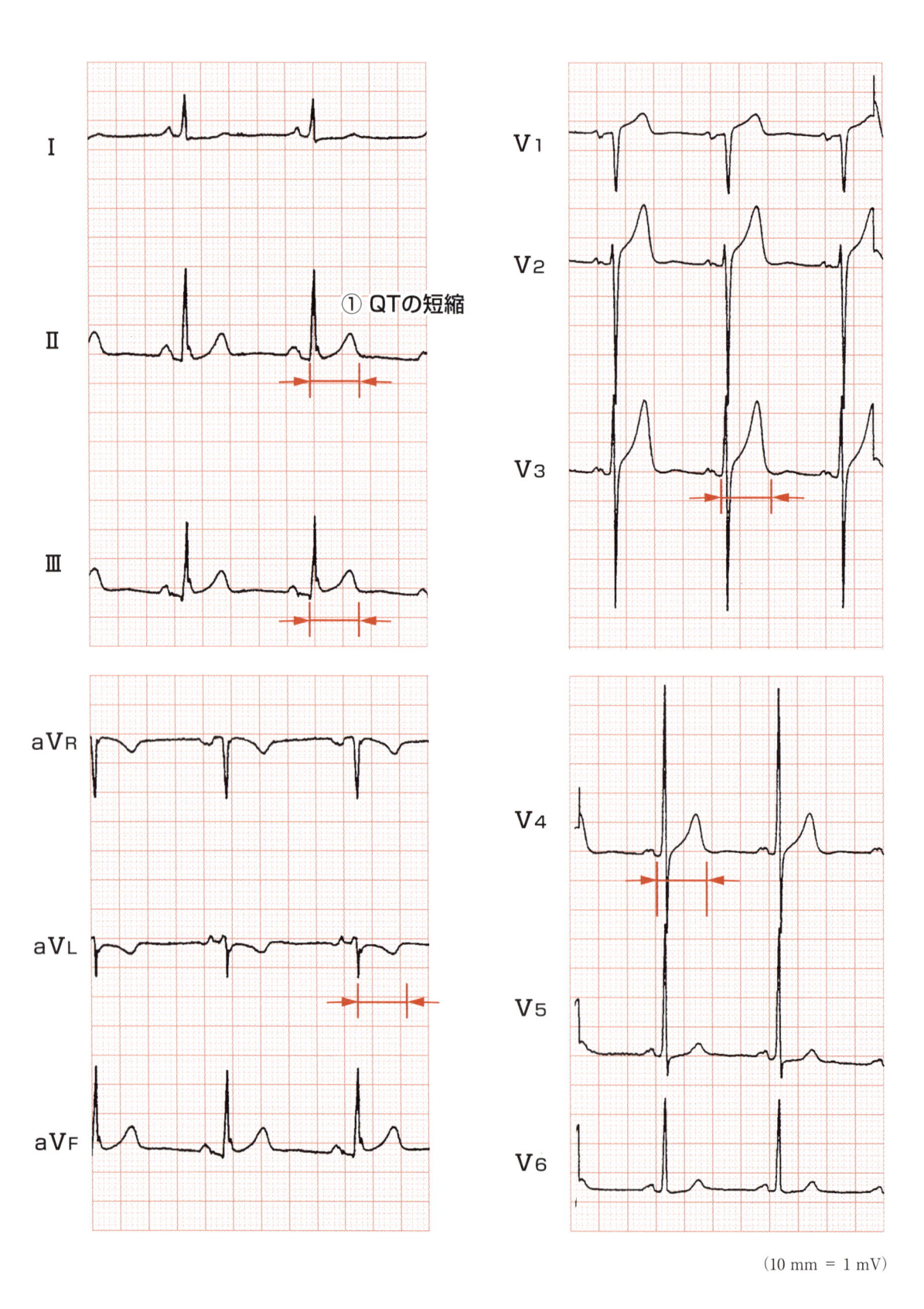

① QTの短縮

(10 mm = 1 mV)

2 高カルシウム血症 〈hypercalcemia〉

高カルシウム血症と原因疾患

低カルシウム（Ca）血症の項で述べた通り，QT 時間と血清カルシウム濃度は負の相関を示すことが知られており，**血清カルシウム値が高値であるとき QT 時間（ST）の短縮**がみられる．

主な原因疾患としては以下のようなものがあげられる．

- 副甲状腺機能亢進症
- 悪性腫瘍の骨転移
- 腎不全
- ビタミン D や A の中毒
- 副腎不全
- サイアザイド系利尿薬
- サルコイドーシス
- 悪性リンパ腫
- 多発性骨髄腫

心電図上の特徴と診断

したがって**高カルシウム血症では心電上 QT 時間の短縮**（QTc で 0.36 未満）が認められる可能性がある．これに，多飲多尿，食欲不振などの消化器症状，精神症状を伴う場合，より高カルシウム血症の可能性が高くなる．

また，それ以外にも**ジギタリス効果や高体温でも QT が短縮する**ことがあり，これらの鑑別が必要である．

血中カルシウム濃度が 15mg/dl 以上など高度となると，T 波の減高，ノッチ，陰転が生じ，V_1，V_2 の ST 上昇も加わる．左ページの心電図には，I，V_5，V_6 の T 波減高と V_1〜V_3 の ST 上昇もみられている．

ここがポイント！

結局，高カルシウム血症は，
① QT 時間の有意な短縮（ST の短縮）
　が認められた場合にその可能性を考慮する

Chapter 13 QT の延長と短縮

3 先天性 QT 延長症候群
〈 idiopathic (congenital) long QT syndrome : idiopathic LQT syndrome 〉

症例 1

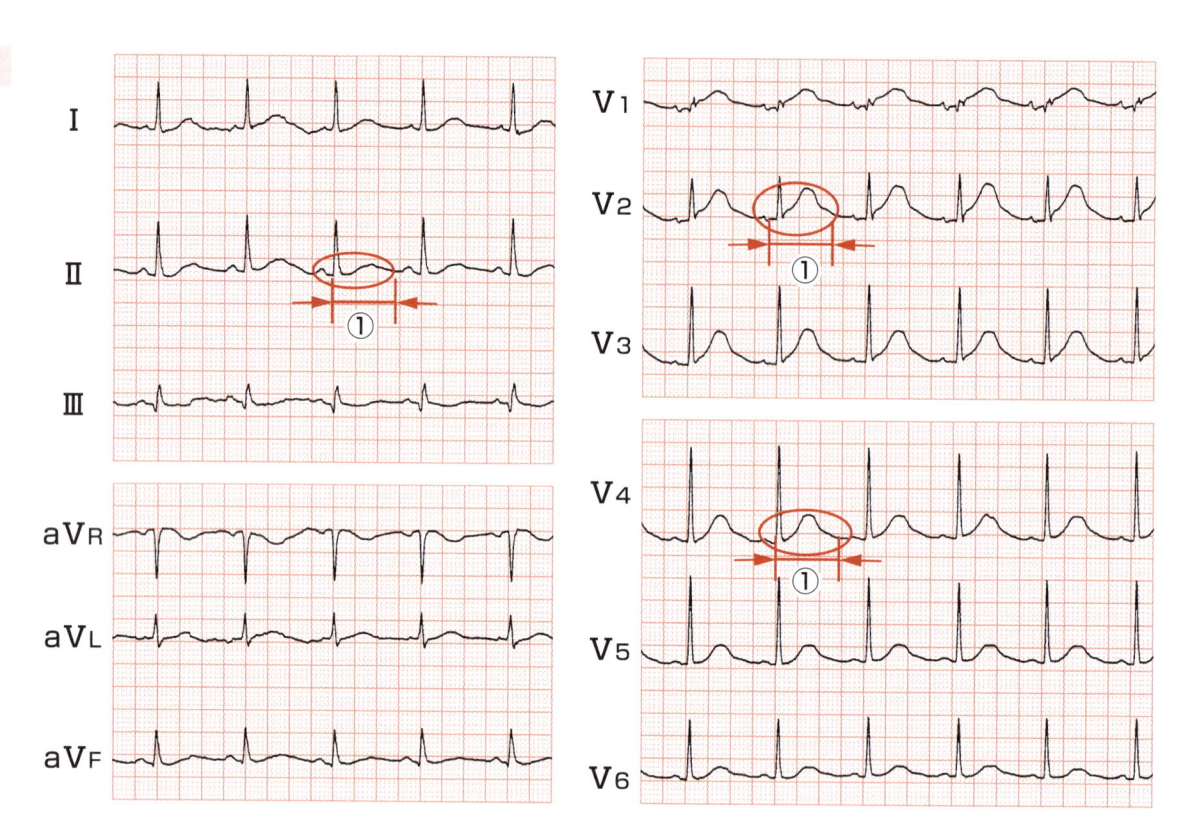

症例 2

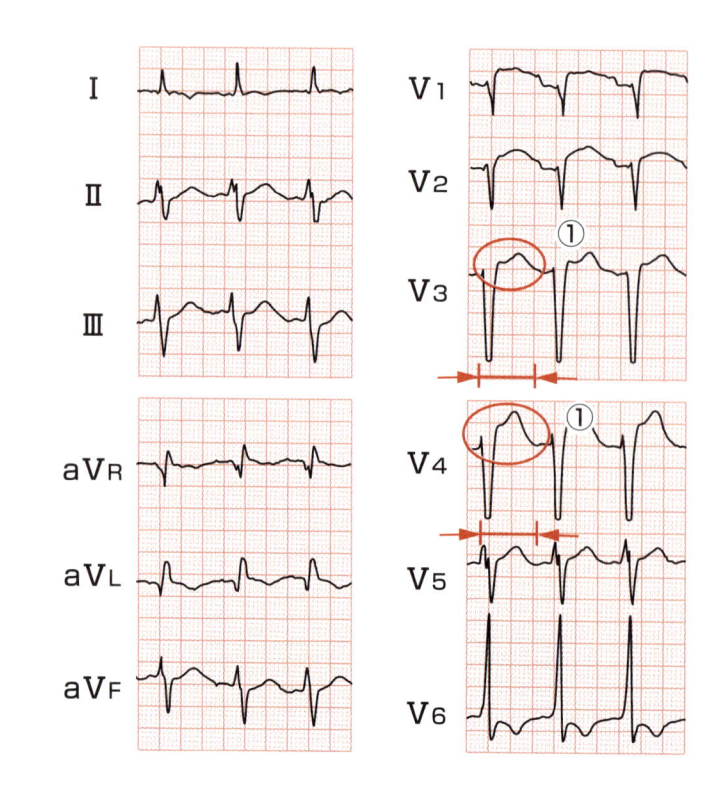

3 先天性 QT 延長症候群
⟨ idiopathic (congenital) long QT syndrome : idiopathic LQT syndrome ⟩

先天性 QT 延長症候群とは

先天性 QT 延長症候群は，臨床的に先天性の聾唖を伴わない Romano-Ward 症候群（常染色体優性遺伝）と，聾唖を伴う Jervell and Lange-Nielson 症候群（常染色体劣性遺伝）の 2 つに分類される．どちらも遺伝子異常によるイオンチャネルの異常がつくり出す QT 延長と T 波異常（T wave hump，こぶをもつような形態を示す）で，運動やストレスなどの交感神経賦活により増強される特徴がある．そのほかに家族歴を認めない孤発性 QT 延長症候群も 10%程度認められる．

先天性 QT 延長症候群と突然死

また，先天性 QT 延長症候群の家系の中に，安静時の QT 時間や T 波が正常範囲を示すにもかかわらず，運動や興奮などの交感神経刺激や心室の再分極に作用する薬物の服用により QT 延長を起こす例も報告されている（**潜在性 QT 延長症候群**）．

先天性 QT 延長症候群の場合，torsade de pointes や失神発作，突然死発症の危険があり，その予防の第一選択は β 遮断薬による交感神経活性の抑制であり，無効例では左星状神経遮断術も行われる．

表1● 現在までに判明している遺伝子解析による QT 延長症候群の分類

分類	遺伝子座	原因遺伝子	イオン電流	（共役遺伝子）
Romano-Ward 症候群				
LQT1（常優）	11p15.5	KVLQT1	I_{Ks}	（KCNE 1）
LQT2（常優）	7q35-36	HERG	I_{Kr}	（−）
LQT3（常優）	3p21-24	SCN5A	I_{Na}	（−）
LQT4（常優）	4q25-27	?	?	（−）
LQT5（常優）	21	KCNE1	I_{Ks}	（KVLQT 1）
JLN*（常劣）	11p15.5	KVLQT1/KCNE1	I_{Ks}	（KCNE1 ; KVLQT 1）

*JLN : Jervell and Lange-Nielson 症候群
常優：常染色体優性遺伝，常劣：常染色体劣性遺伝

ここがポイント！

結局，先天性 QT 延長症候群は，
　① T 波異常（T wave hump）を伴う QT 延長が特徴である

さらに安静時心電図で torsade de pointes が認められる場合，または失神，めまい症状の既往を有する場合にはその可能性が高い．聾唖や若年での突然死の家族歴があればさらに高くなる

4 薬剤性 QT 延長
〈 drug-induced long QT syndrome : drug-induced LQT 〉

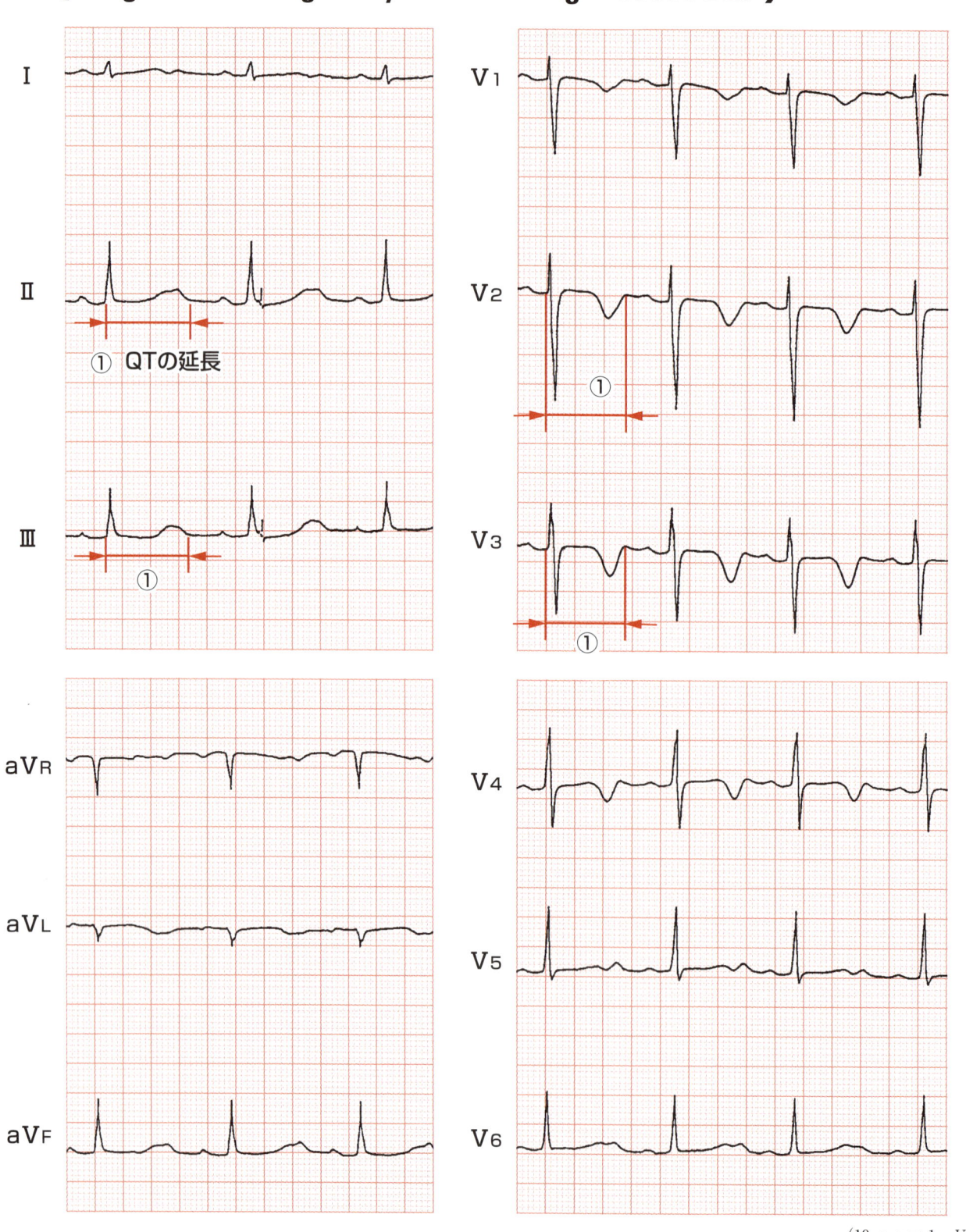

① QTの延長

(10 mm = 1 mV)

4 薬剤性 QT 延長
〈 drug-induced long QT syndrome : drug-induced LQT 〉

薬剤性 QT 延長と原因薬剤

薬剤性の QT 延長は，低カリウム血症に代表される電解質異常，著明な徐脈と並ぶ後天性 QT 延長症候群の1つである．すべての薬剤ではないが，一部の薬剤では，種々のカリウムチャネル（I_{Kr}，I_{Ks}，I_{to} など）の働きを抑制することにより QT が延長することが明らかにされた．表2に QT 延長をきたす薬剤をあげる．

診断基準と治療法

QT 延長症候群は，例外はあるものの，その発生様式から先天性の場合をアドレナリン作動依存性，後天性の場合を休止依存性と考えると臨床的に診断治療するうえで参考になる．

後天性 QT 延長症候群では QTc が以前よりも 25％以上増加して 0.50 を越えることが診断基準となっている．

後天性 QT 延長症候群の診断がついた後の治療としては，原因となる薬剤の中止，内向きナトリウム，カリウム電流による激発活動の防止のため**マグネシウムやカルシウム拮抗薬**のベラパミルなどの静注，外向きカリウム電流抑制による APD の延長と，EAD 発生の防止のため**リドカイン，イソプロテレノール静注，血清カリウムの補正**を行う．徐脈が高度な場合には**ペーシング**を行うこともある．

表2 ● 後天性 QT 延長症候群の原因となる薬剤

1）抗不整脈薬（Ⅰa, Ⅲ群）	キニジン，プロカインアミド，ジソピラミド，シベンゾリン，プロパフェノン，アミオダロン，ソタロール，ベプリジル
2）向精神薬（三環系抗うつ薬，フェノチアジン系抗精神薬）	アミトリプチリン，イミプラミン，ノルトリプチリン，マプロチリン，クロルプロマジン，ハロペリドール
3）抗ヒスタミン薬	テルフェナジン，アステミゾール
4）消化管運動促進薬	シサプリド
5）抗生物質	エリスロマイシン，クラリスロマイシン，ドキソルビシン
6）そのほか	プロブコール，利尿薬，シメチジン，造影剤

ここがポイント！

結局，薬剤性 QT 延長は，
　後天性 QT 延長症候群の1つであり，
　　① QTc が正常時よりも 25％以上の増加を示し，0.50 を越える
　ことが診断基準となる

Chapter 13 まとめ

「QTの延長や短縮」を示す心電図の読み方

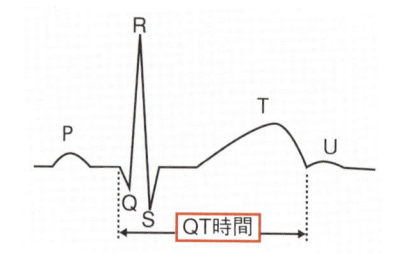

1 QT時間の計測と平均時間

QT時間は，QRS波の最初からT波の終末部が基線を横切る点までを計測する．U波は原則として計測に含めない．基本的に12誘導すべてについて計測を行い，その最大値をその個人のQT時間と呼ぶが，aVLまたはIにより代表することが多い．QT時間は交感神経活動度，心拍数，薬剤などの影響を受ける．連続3心拍から求めたQT時間とRR間隔の平均をBazettの式（$QTc = QT/\sqrt{RR}$）にあてはめ，心拍数により補正したQTcが導かれる．QTcの正常上限は**男性で0.44，女性で0.46**．QT dispersionは12誘導で求めた最大値と最小値の差で，不応期不均一性の指標として用いられる．正常では0.10秒以下．

2 QT時間の測定の意義

QT時間は心室筋の再分極，すなわち，細胞内活動電位の持続時間を反映しているが，これは心室筋の**不応期**を反映する重要な指標でもある．心筋の再分極相は心拍数，自律神経，血清電解質，虚血，薬物投与など，日常生活や種々の病態因子に対して鋭敏に反応し変化する．さらに近年，分子生物学の進歩により，心筋のカリウムチャネルやナトリウムチャネルをコードする遺伝子の異常に起因する**先天性QT延長症候群**の存在が明らかにされ，注目されている．これらQT時間の延長が特有な形を呈する多形性心室性不整脈の発症要因となりうることもよく知られている．心室筋の不応期は正常者でも若干の部位的差異があるが，**不応期の部位的不均一性の増加はリエントリ性心室不整脈の発生を促進**する．また最近，心室筋における不応期の不均一性が，標準12誘導心電図を用いて測定したQT dispersionによって評価できることがわかってきた．

3 QT時間と各症候・疾患の鑑別の仕方

本章では，QTの延長と短縮に関して，低カルシウム（Ca）血症・高カルシウム血症・先天性QT延長症候群・薬剤性QT延長について述べた．

- **低カルシウム血症** ➡ QRS幅の拡大を伴わないQT時間（とくにST）の延長とQT dispersionの増加が認められないことでその可能性を示唆する．しかし，たとえ低カルシウム血症が認められなくとも，QT延長をきたすそのほかの疾患の鑑別が必要である．

- **高カルシウム血症** ➡ QT時間の有意な短縮が認められた場合にその可能性を示唆する．

- **先天性QT延長症候群** ➡ T波異常を伴うQT延長さらに安静時心電図でtorsade de pointesが認められる場合，または失神，めまい症状が不整脈由来と考えられる場合にはきわめて可能性が高い．聾唖や若年での突然死の家族歴があればさらに高くなる．

- **薬剤性QT延長** ➡ 後天性QT延長症候群の1つであり，QTcが正常時よりも25%以上の増加を示し，0.50を越えることが診断基準となる．

- この他QT延長を伴う病態として以下のものを鑑別する．
  心筋梗塞［p130］（とくに心内膜下梗塞，非Q波梗塞［p202］），低カリウム血症［p210］，脳血管障害［p180］（とくにくも膜下出血などの頭蓋内出血），褐色細胞腫，たこつぼ型心筋症［p182］

Let's try

Question 1

60歳男性．2日前，軽作業中に突然前胸部痛が出現．近医受診し，心電図を記録後，硝酸薬の舌下投与を受けたという．その後，少し軽快し帰宅したが，本日になっても痛みが完全に消失しないため来院した．最も考えられる診断は何か？

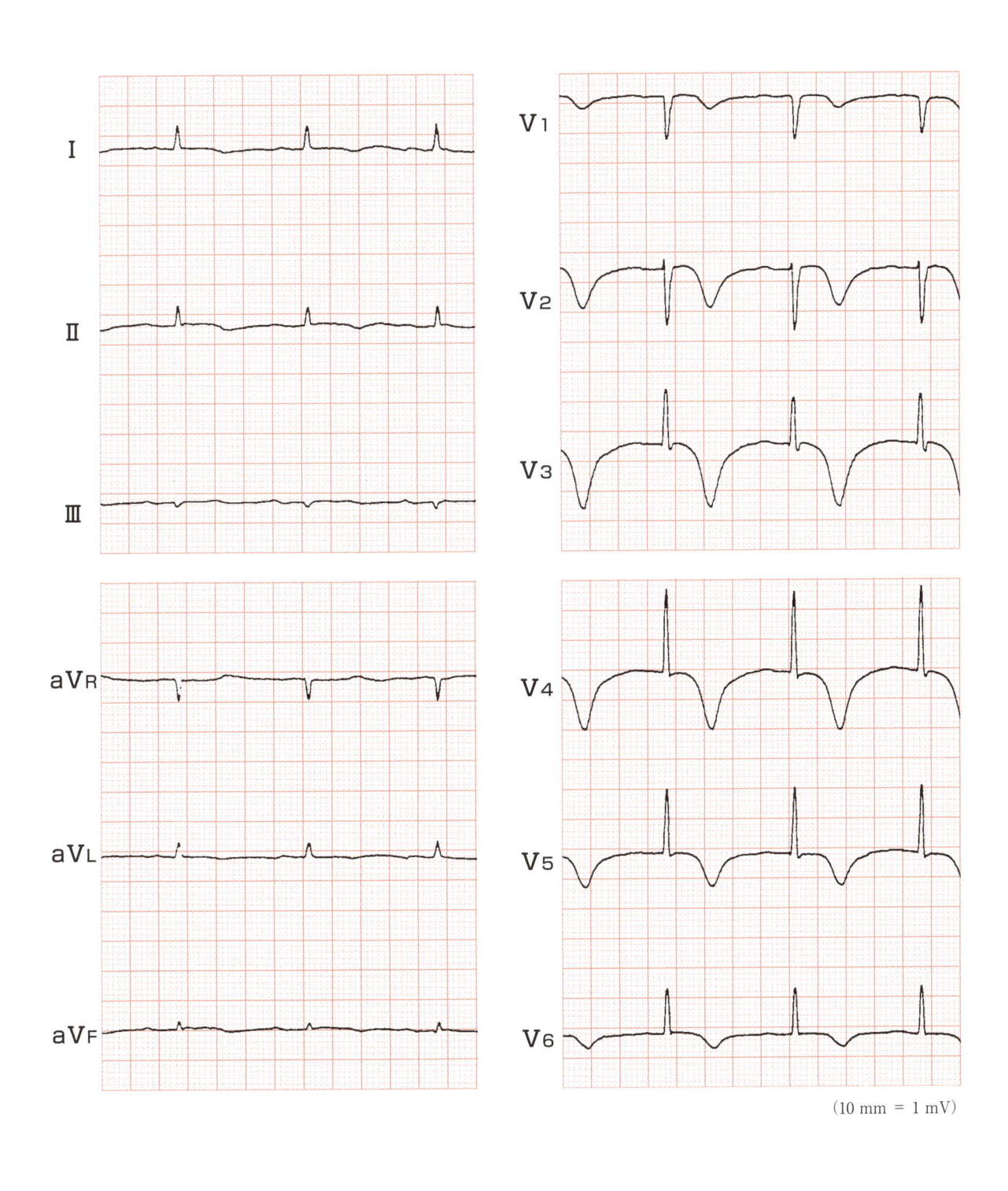

(10 mm = 1 mV)

Chapter 13 Let's try

Answer 1　心内膜下梗塞

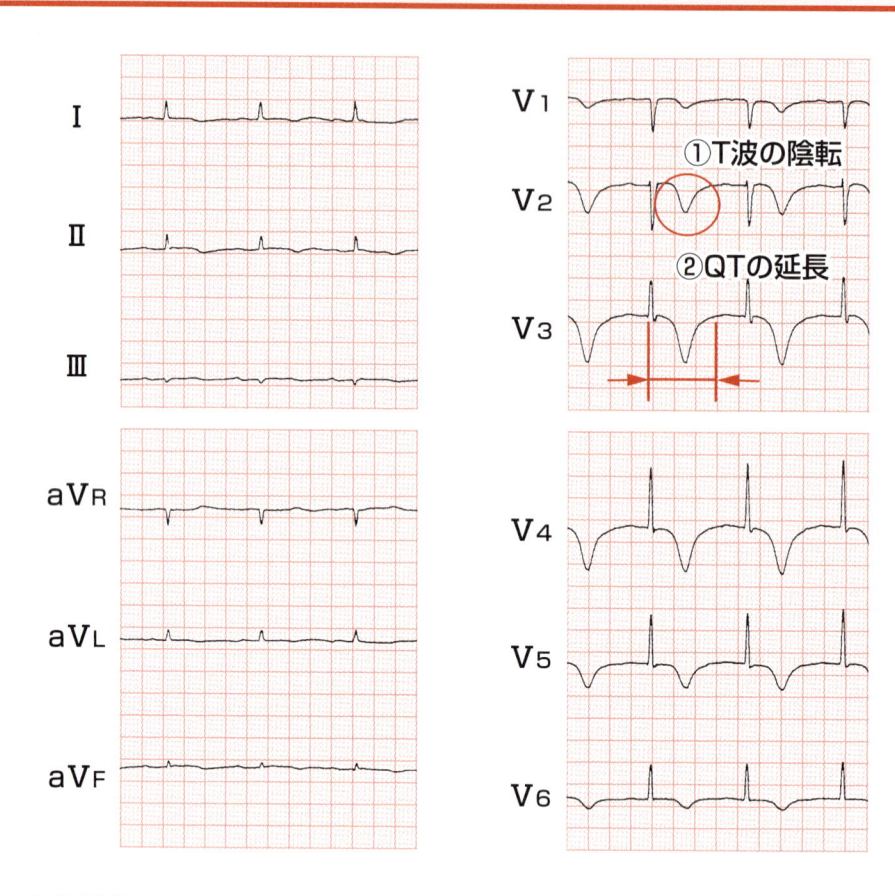

①T波の陰転
②QTの延長

[発症当日の心電図]

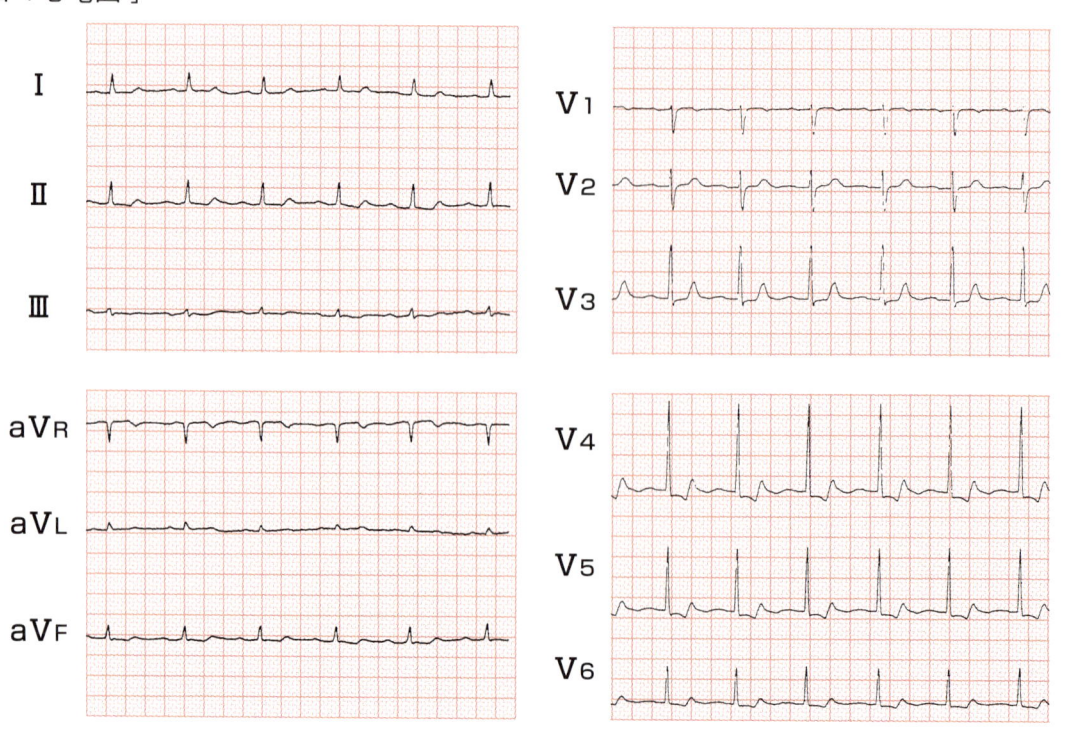

① I, II, aVL, aVF, V1〜V6のT波の陰転化
② QT時間の延長

以上と，病歴から**心内膜下梗塞**が最も考えられる．

◎ **心内膜下梗塞**ではSTの上昇やQ波の出現は認められず，**coronary T波と呼ばれる陰性T波とR波の減高**が特徴となる．また，QT時間は陰性T波が最大になる発症後数日間，延長している症例が多い．問題では発症直後の心電図を示さなかったが，病歴から推測は可能と思われる．**陰性T波は1カ月程かけて徐々に戻っていく**．

◎ 参考までに，発症当日（発症20分後）の心電図を掲載しておく（左ページ，下）．陰性T波の出現，R波の減高が徐々に進行しているのがわかる．

ひとくちメモ：ペースメーカ心電図

1) ペースメーカ心電図のチェック事項

ペースメーカを植え込んでいる患者は**ペースメーカ手帳を携帯している**ので，その内容を確認する．設定されたペーシングモード，ペーシングレートと実際の心電図所見が合うかどうかチェックする．

2) ペースメーカ作動不全とは

ペースメーカ作動不全は，センシング不全とペーシング不全に大別される．

i) センシング不全

センシングの異常は，オーバーセンシングとアンダーセンシングに分けられる．**オーバーセンシングとは，抑制型ペースメーカにおいて，何らかの原因により自己調律のP波，QRS波以外のものが感知され，その結果ペースメーカパルスが抑制され，あるいは不規則になった状態である．アンダーセンシングとは，ペースメーカ内回路故障や心内P波あるいはR波の大きさが不十分なため，ペースメーカの感知機構が作動しない状態である**．その結果 spike on T（T波上にスパイクがのる）を生じ，心室頻拍や心室細動を起こしうる．

ii) ペーシング不全

ペーシング不全とは，ペースメーカパルスが認められるのに，心室（あるいは心房）の反応が生じない状態である．ペーシング不全の原因として，①刺激閾値異常上昇など生体側の問題，②電池消耗や発振機構の故障などペースメーカの問題，③電極折損，電極離脱，電極被覆破損など電極の問題がある．ペーシング不全によって補充収縮が出現しないときには，著明な心停止が生じる．

体験談　抗うつ薬によるQT延長が関与したと考えられる心室細動の症例

私がもっと若かりしころ，ある私立病院にて循環器内科の外来をしていたときの話である．61歳の女性が来院し，体調が悪いと訴え外来ベットで横になっていると看護師より連絡を受けた．すぐに診察にベットまで行ったところ，患者および家族が言うには，家族の1人が服用している抗うつ薬と精神安定剤を患者が間違えて飲んでしまい，その6時間後から胸部不快感があるという．胸痛はなかった．上記薬による作用のためか，意識は傾眠傾向であったが，ベットに座位になって診察を受けることができる状態であった．心電図をとったところ完全右脚ブロックで，QT延長も認められた．上記の抗精神薬の中毒（自殺目的のためか？）と考え，利尿薬を含む点滴をはじめ経過を観察していたところ，意識が消失した．心電図にて心室細動であり，DCショックにて洞調律にもどった．後の心臓カテーテル検査にて，冠動脈の有意狭窄がみられた．

本症例は，虚血性心疾患が基礎にあり，そこに多量の抗うつ薬を服用したためQT延長を起こして心室細動になったと考えられた．患者は3週間後に歩いて退院していった．

（宮内　卓）

Chapter 14 U波の増高と陰転

渡辺重行

1 心筋虚血（前壁虚血）

[症例1]

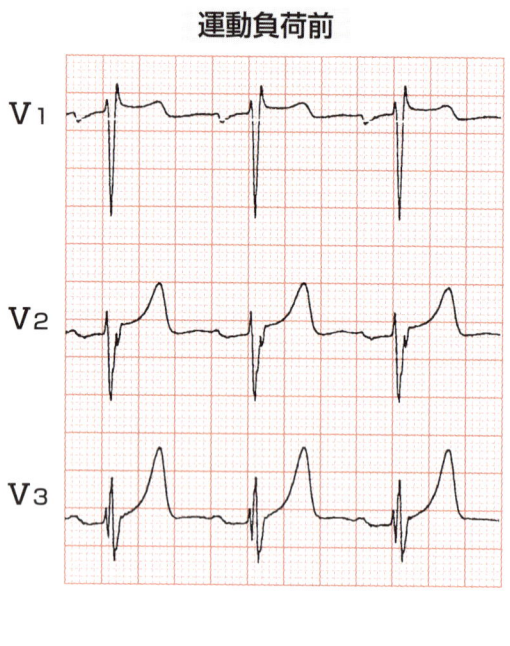

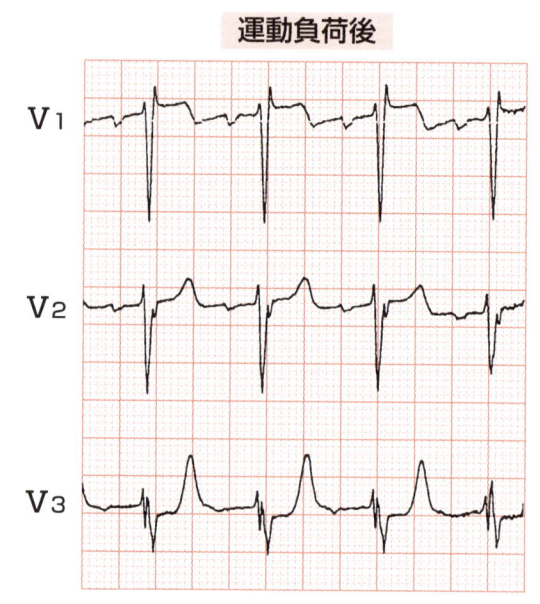

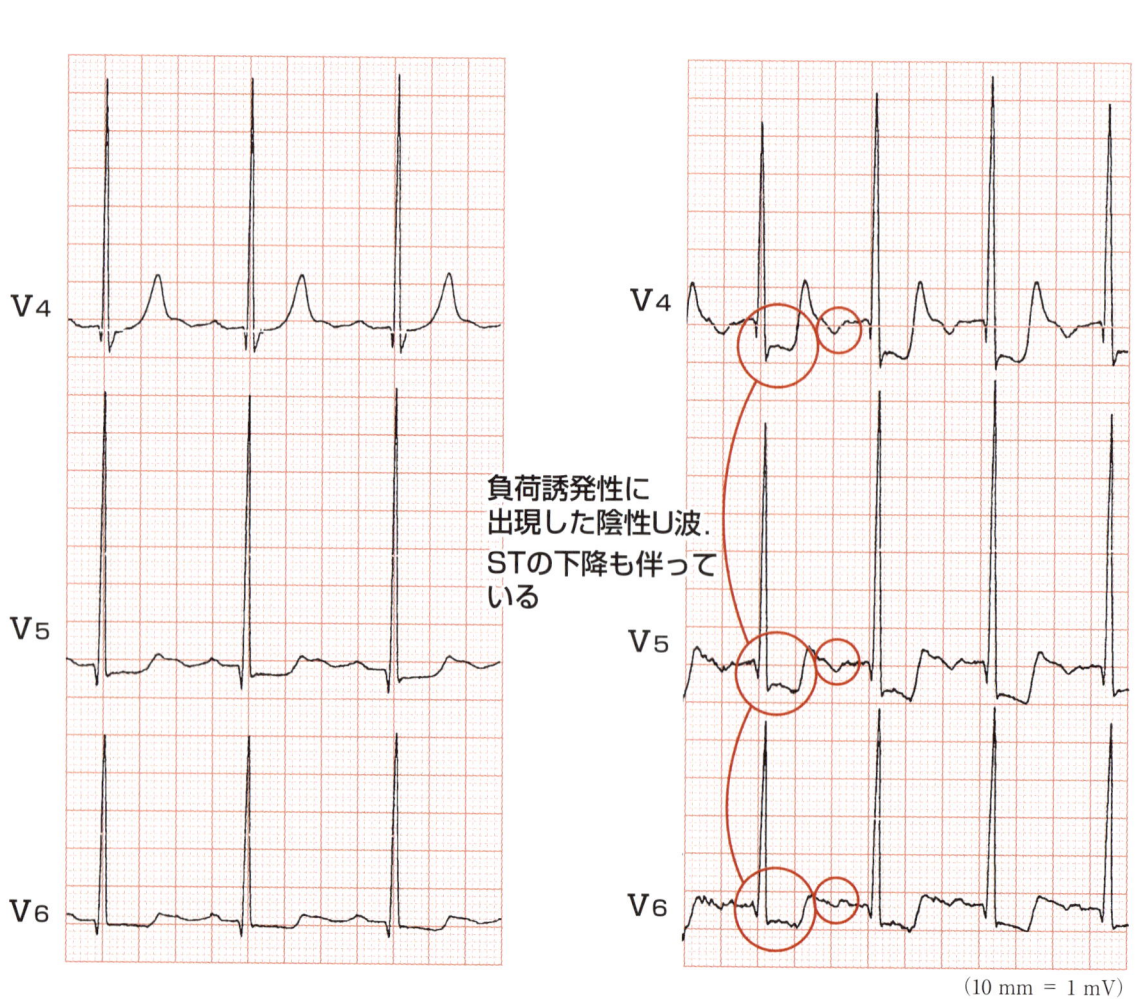

運動負荷前 / 運動負荷後

負荷誘発性に出現した陰性U波．STの下降も伴っている

（10 mm = 1 mV）

1 心筋虚血（前壁虚血）

[症例 2]

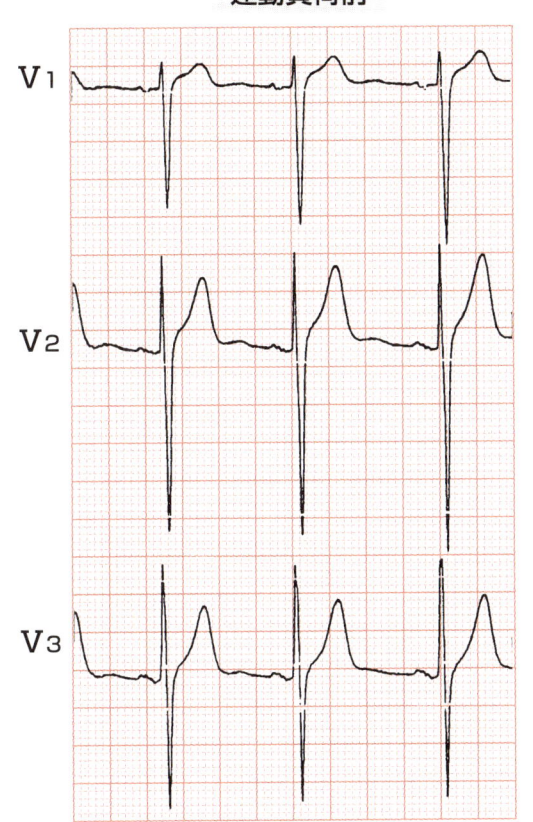

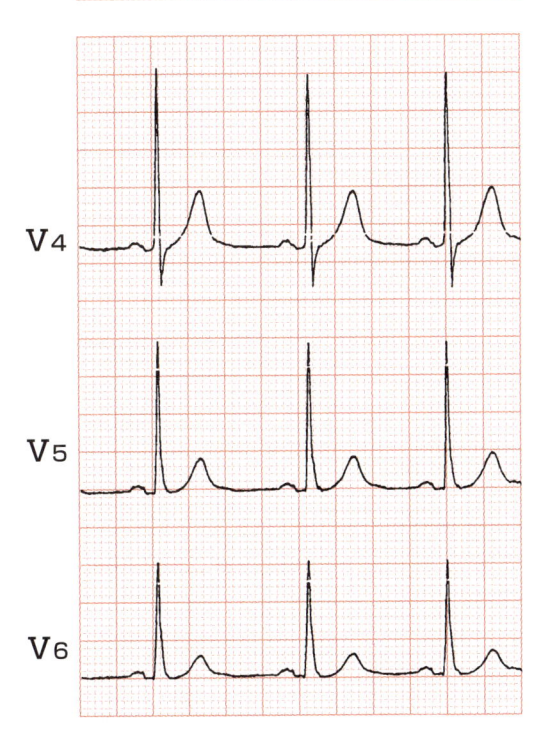

運動負荷前 / 運動負荷後

負荷誘発性に出現した陰性U波．STの下降も伴っている

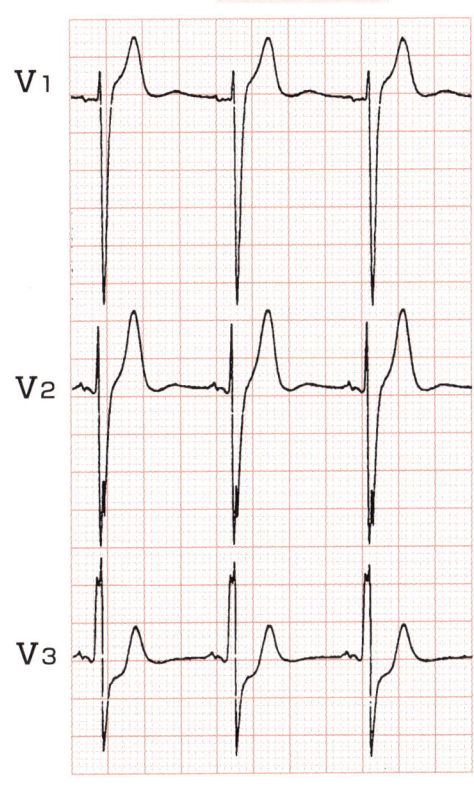

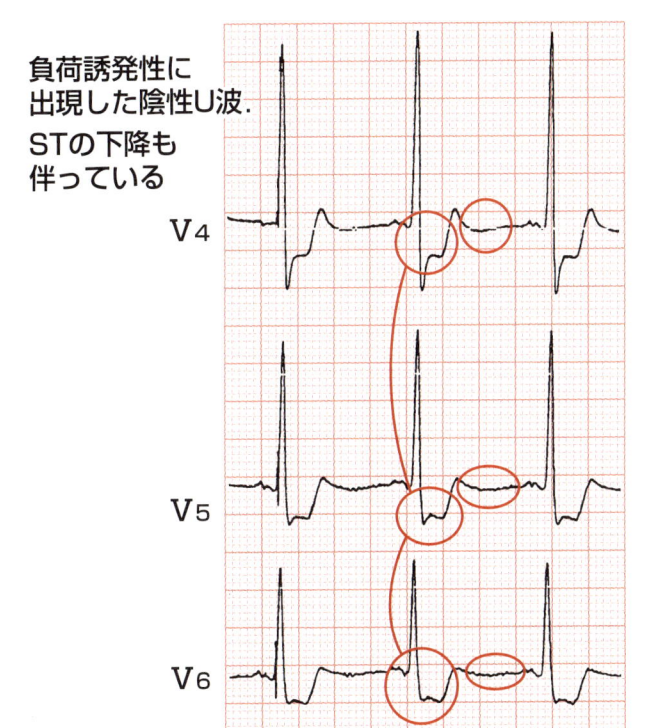

（10 mm ＝ 1 mV）

Chapter 14 U波の増高と陰転

Chapter 14 U波の増高と陰転

正常U波と陰性U波

chapter1 (p40) で述べたように，正常U波は (aVR 以外で) 常に陽性であり，その高さはT波の高さの5〜50％の範囲である．U波の成因は未だ不明であるが，心筋M細胞に起因する，プルキンエ線維の再分極に由来する，あるいは心室の拡張などの機械的な要因によるものと考えられている．いずれにしても，**U波は陽性であることが正常所見の必須事項**であり，**陰性のU波は直ちに異常**である．

陰性U波は，
① 前下行枝領域の心筋虚血
② 著明な左室肥大

などにより生ずる．このうち，左室肥大による陰性U波は短時間では変化しないので，陰性U波が短時間のうちに出没した時，特に負荷誘発性に出現した時は，前下行枝領域の心筋虚血が考えられる．

前下行枝領域の心筋虚血による陰性U波

U波の成因が明らかでないため，心筋虚血により陰性U波が生ずる機序は明らかでない．しかし，負荷試験などに際し負荷誘発性に生ずる陰性U波は，経験的に**相当広範囲の心筋虚血**に付随して出現することが多く，従って，心筋灌流領域の広い**前下行枝**の，しかも**近位部の強度狭窄**に伴って出現することが普通である．**出現する誘導は通常 V4 から V6** である．従って，負荷誘発性に，あるいは胸部症状の出現に一致して陰性U波が出現すれば，心筋虚血に由来し，背景に冠動脈疾患が存在すると考えてよい．

負荷誘発性の陰性U波の意義は以下の2点にまとめられる．第一に，それが心筋虚血に由来するという推測が成り立つ点である．陰性U波は，STの低下に伴って出現することが多いが，時にST変化を伴わずに出現することもあり，**陰性U波のみが心筋虚血を示す唯一の所見**となることもある．第二に，前下行枝の近位部の強度の狭窄によるとの推測が成り立つ点である．一般に，STの上昇は，その誘導から責任冠動脈の推定を可能にするが，**STの下降による責任冠動脈の推定は困難**である．しかし，陰性U波が見られたとき，それが左冠動脈前下行枝近位部の強度狭窄に由来するとの推定が成り立つ．

著明な左室肥大による陰性U波

陰性U波は著明な**左室肥大**によっても出現する．心電図上の肥大の程度が強度のときにしか現れないのが一般的であり，通常は著明な左室高電位と明らかなストレインパターンを伴って左側胸部誘導に出現する（図1）．陰性U波の見られる典型的な左室肥大心は，**大動脈弁閉鎖不全**と**肥大型心筋症**である．

陰性U波と2相性T波の鑑別（図2）

陰性U波があるように見えても，それは2相性T波の陰性部分を見ているのかもしれない，と感じることがしばしばある．

両者の鑑別は以下のように行う．まず，すべての誘導でU波が陰性となることはないので，正常な陽性U波が見られる誘導を探す．通常 V1 から V3 のU波は常に陽性なのでこれらの誘導を見るとよい．次に，これらに誘導において QRS 波の始まりからU波の頂点までの時間（ここではこれを q-u 時間とする）をディバイダーで測る．この q-u 時間を問題の陰性波の見られる誘導に当てはめてみて，その陰性波の頂点が q-u 時間に一致すればそれは陰性U波であり，また，その陰性波が q-u 時間より手前にあれば2相性T波であると考えられる．

1 心筋虚血（前壁虚血）

図1 ● 左室肥大による陰性 U 波

著明な左室肥大に伴ってみられることが多く，強い左室高電位（➡）と著明なストレインパターン（⇘）とともに出現する

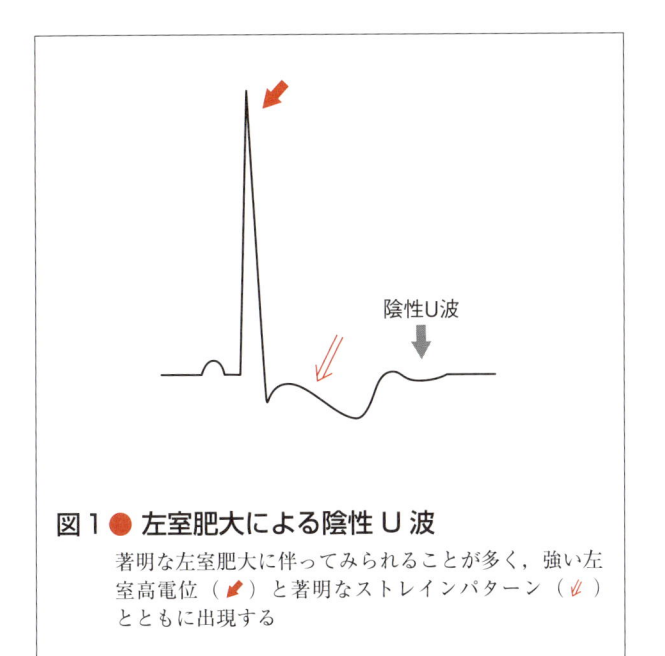

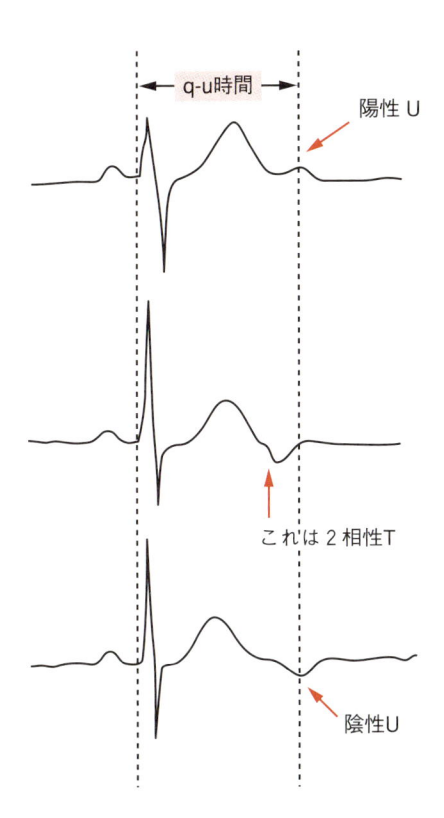

図2 ● 陰性 U 波と2相性 T 波の鑑別

ここがポイント！

陰性 U 波は結局，
　前下行枝領域の心筋虚血，あるいは著明な左室肥大のいずれかにより生ずる．
　出現する誘導は通常 V4 から V6 である

　負荷誘発性に出現すれば心筋虚血に由来し，前下行枝狭窄があると考えてよい．
　多くの場合，ST 下降を伴う

Chapter 14 U波の増高と陰転

2 心筋虚血（後壁虚血）

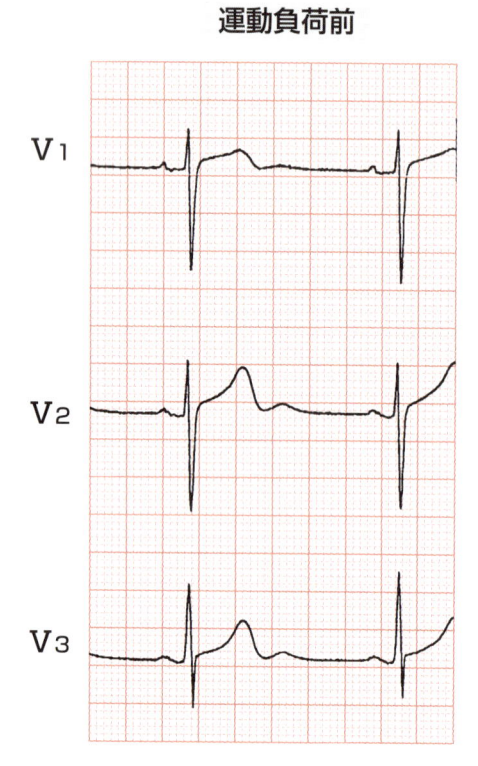

運動負荷前 / 運動負荷後

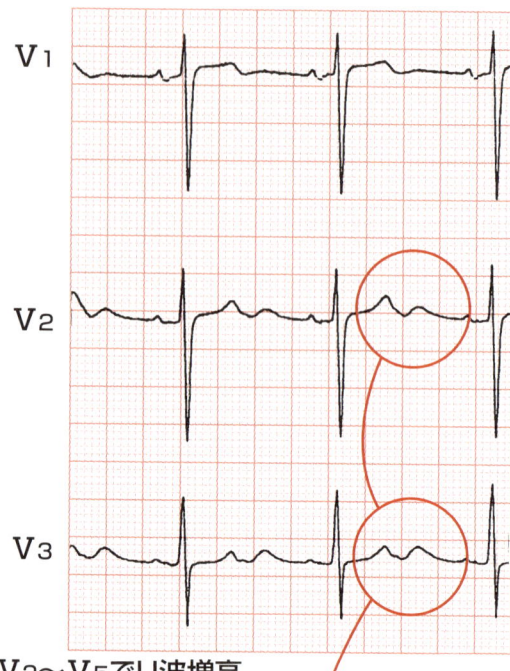

V₂〜V₅でU波増高，T波減高
→ prominent U wave

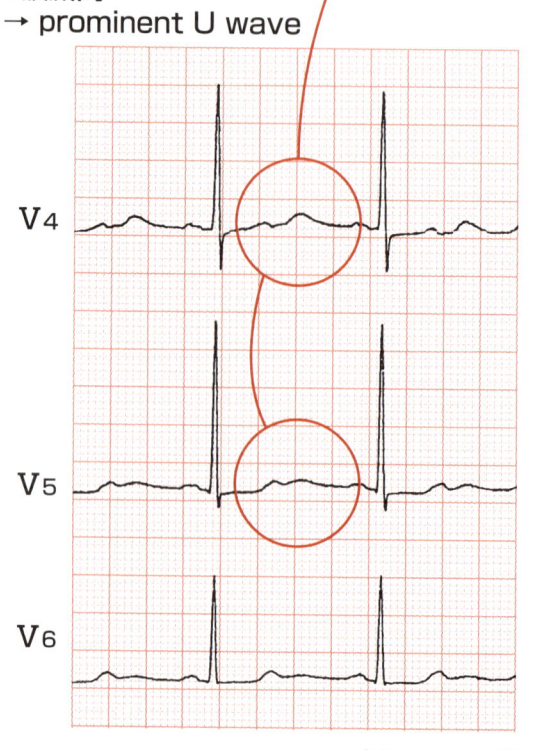

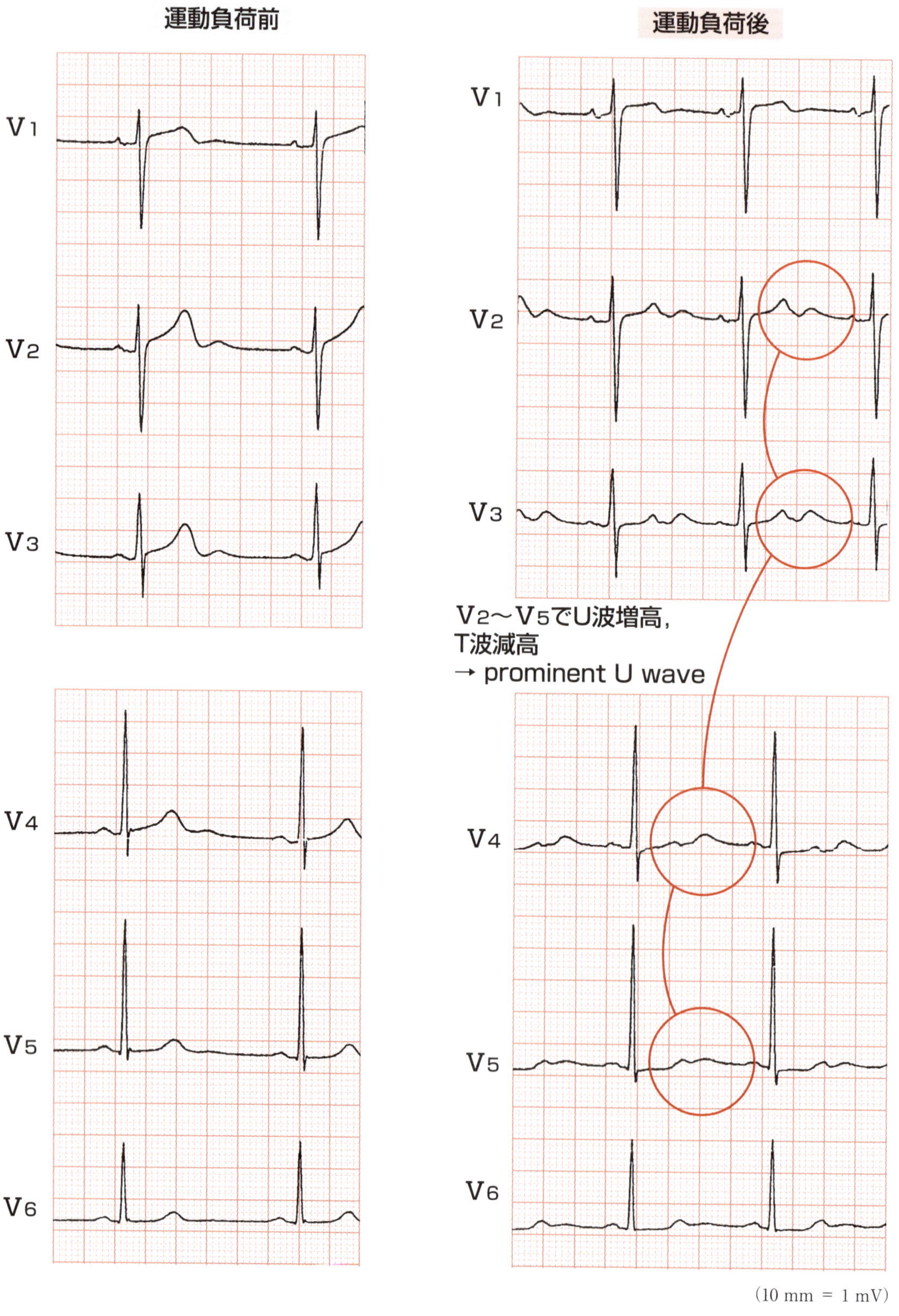

(10 mm = 1 mV)

prominent U wave とは

prominent U wave とは，負荷心電図検査の際，TP segment を基線として測定した U 波の高さが負荷前に比し 0.5mm（0.05mV）以上増高し，かつ，同じ誘導で負荷前より 2 mm（0.2mV）以上の T 波の減高を伴うものと定義される．すなわち，**負荷誘発性に U 波が増高し，T 波が減高する**ものであり，典型的には U 波の高さが T 波の高さを超える．

陰性 U 波は前項 chapter14-1 で述べたように，負荷誘発性に左側胸部誘導において出現した場合，前下行枝領域の虚血を示す所見である．一方，主に V2 から V4 にみられる prominent U wave は，後壁の虚血による U 波陰転が，前胸部誘導に投影された reciprocal change であると考えられている．すなわち prominent U wave は**後壁の虚血を示す所見**である．

prominent U wave の後壁の虚血に対する感度は高くなく，50％あるいはそれ以下である．しかし特異度は高くおよそ 90％であると報告されている．すなわち，prominent U wave が出現した時，後壁の虚血があるとの診断の的中率は高い．この所見は，負荷直後の心拍数の高い段階では，短縮した TP segment に U 波が埋没してしまうことなどにより認識されにくく，負荷終了後 2〜3 分で鮮明になることが多い．Ⅱ，Ⅲ，aVF あるいは，左側胸部誘導において ST の下降を伴うことも，また伴わないこともある．

prominent U wave の意義

prominent U wave には，2 つの重要な意義がある．

第一に，虚血領域の推定が可能な点である．一般に，Q 波を伴わない誘導における負荷誘発性の ST 上昇は貫壁性の強い虚血を示し，ST 上昇を示す誘導と左室壁との対応は特異的で虚血領域の推定が可能である．一方，ST 下降は虚血領域との対応の特異性は低く，その誘導から虚血領域を推定することは困難である．しかし，prominent U wave がみられたとき，虚血領域が後壁にあるという推定が可能であり，責任冠動脈を左冠動脈回旋枝あるいは後壁まで回り込んだ優勢な右冠動脈であると推定できる．

第二に，後壁虚血で ST 変化が乏しくしばしば偽陰性となる例で prominent U wave のみが唯一の異常所見であることがしばしばあるという点である．運動負荷心電図による冠動脈狭窄の診断精度は，感度 70％，特異度 90％とみなされるが，回旋枝領域に関しては感度は 50〜60％程度であるといわれている．従って，**ST 変化のみでは陽性所見の出現しにくい後壁領域の虚血を，prominent U wave により診断できる意義は大きい**．

ここがポイント！

prominent U wave とは結局，

　負荷心電図検査の際，V2 から V4 において U 波が増高し，T 波が減高するものであり，
　典型的には U 波の高さが T 波の高さを越える
　ST 下降を伴わないことも多い

prominent U wave は後壁の虚血を示す所見である

まとめ

「U波の増高や陰転」を示す心電図の読み方

1 U波が増高しているとき

- 負荷誘発性にまたは胸痛発作に伴ってU波が増高し，これと同時にT波の減高を伴っているとき，prominent U waveであり左室後壁の心筋虚血が考えられる．通常prominent U waveはV₂からV₄に観察され，責任冠動脈は左回旋枝または右冠動脈である．
- T波の減高を伴うU波の増高がV₄からV₆を中心に観察されるときは低カリウム血症（参照 p210）による変化が考えられる．

2 U波が減高しているとき

- U波の減高には病的意義が乏しい．これに伴い，左右対称な高く尖鋭なT波（テント状T波）を伴うときには高カリウム血症（参照 p194）が考えられる．

3 U波が陰性のとき

- 負荷誘発性にまたは胸痛発作に伴ってU波が陰転，陰性U波が出現したとき，左室前壁の広範囲の心筋虚血が考えられる．通常陰性U波はV₃からV₆に観察され，責任冠動脈は左前下行枝である．この場合，陰性U波の出現にSTの低下を伴うことが多いが，これを伴わないこともある．
- 陰性U波が，著明な左室高電位とストレインパターンを伴う左室肥大所見とともに観察されるときは，その陰性U波は左室肥大による変化であると考えられる．

ひとくちメモ：房室解離

房室解離とは，心房と心室の興奮が同期していない状態をいう．具体的には，(1) 心房の興奮が心室に伝わっていないとき，および，(2) 心室レートが心房レートを凌駕したとき，の2種類の機序が存在する．

1) 心房の興奮が心室に伝わっていないとき

これに相当するのが完全房室ブロックである．心房の興奮が心室に伝わらないため心室は房室接合部または心室による補充調律となり，心室レートは心房レートより遅い状態で心房と心室の興奮が解離する．

2) 心室レートが心房レートを凌駕したとき

心室レートが心房レートを凌駕すると心房と心室の興奮が解離するが，その機序としては心室レートが病的に早くなったときと心房レートが病的に遅くなったときとがある．

心室レートが病的に早くなったときとして心室頻拍および心室細動がある．房室結節は多くの場合，心室の興奮を心房に伝えないので，心室頻拍，心室細動の間も心房は洞調律であり，心房と心室の興奮が解離する．

心房レートが病的に遅くなったときに洞徐脈がある．すなわち洞徐脈が強いとき，下位の中枢による調律が出現し，房室接合部または心室補充調律となる．このとき，心房は洞調律，心室は補充調律による興奮となり房室解離となる．

ひとくちメモ：運動負荷心電図の陽性基準

STの下降には，（A）J型（junctional type），（B）SU型（slowly upsloping type，緩徐上行傾斜型），（C）H型（horizontal type，水平型），（D）DS型（downsloping type，下行傾斜型）とがある．J型は健常例にもみられる型で心筋虚血と無関係であるとみなされる．SU型も虚血との関連はうすく，H型とDS型が心筋虚血を示すことが多い．よってH型とDS型を"**虚血性ST下降**"と呼ぶ．H型とDS型を効率よく検出するためSTの下降度の測定はJ点より2 mm（0.08秒）の点で行われることが多く，1 mm以上のST下降を陽性とする．またSU型では2 mm以上を陽性とする．また負荷後STが上昇することがあるが，上昇についてはJ点で測定し，負荷前のレベルより1 mm以上の上昇を陽性とする．

以上まとめると負荷心電図の陽性基準は以下のようになる

① J点より0.08秒後における0.1 mV以上のH型またはDS型のST下降
② J点より0.08秒後における0.2 mV以上のSU型ST下降
③ J点における，負荷前に対する0.1 mV以上のST上昇

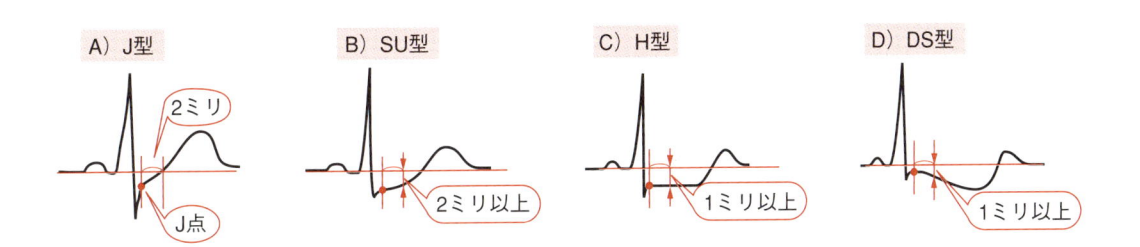

図3● ST下降の各型
H型とDS型を虚血性ST下降という．ST低下度はJ点より2 mm後に測定する

体験談　家族のいうことに間違いはない，ことが多い

患者の家族は，その患者のことをずっと知っているわけだから，下手な医者より鋭いっていう典型例を一つ．医者は家族の判断を尊重すべきだとつくづく思います．

ある日曜日，当直していたら事務日直が「先生，不機嫌って子が来ましたからお願いします」「おいおい，何で不機嫌な子の相手までしなきゃいけないの」「でももう来ちゃってますから，お願いします」ということで診る羽目に．診察室に近付くと女の子の叫び声が漏れてきます．「だからほっといてっていってるでしょ！　何で私が病院に連れてこられなきゃいけないのよ！」「だからおまえ，様子が変じゃないか」「ざけんじゃないわよ！　くそばばぁ！」

相当不機嫌です．私が入っていくとその中1のほんとにかわいい女の子は，急に静かになって診察を受けました．熱も後部硬直もなく，歩行，瞳孔，四肢筋力，反射にも異常はなく，第一頭痛もないといいます．「こりゃ，ただの不機嫌ですよ．悪いところはないですよ」「先生，この子みたいにいい子はいないんです．こんな口のきき方をしたことなんてただの1回もありません」「じゃあ，これが1回目かな」「先生お願いですから，脳のCTをとって検査して下さい」「あのねえお母さん，この病院は休日にCTをとるには技師さんをお家から呼ばないといけないんですよ」「お願いします」

結局，お母さんの熱意に負け頭部CTを撮ることになりました．そしてその結果は，脳出血．しかも大出血で脳室内に穿破していました．大急ぎで脳外科医に連絡したのは言うまでもありません．その後，脳外科の先生が言いました．「よくCT撮りましたねえ」「そ，そうですか？　まっ，まぁ，内科医の勘とでもいいますか，はっ，はっ，は…」

（渡辺重行）

Chapter 15 予定より早くPやQRSが入る

山﨑 明

1 心室期外収縮 〈premature ventricular contraction : PVC〉

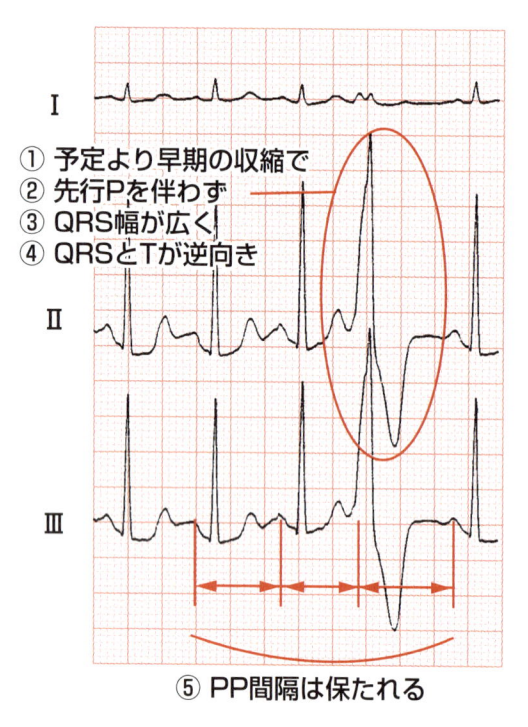

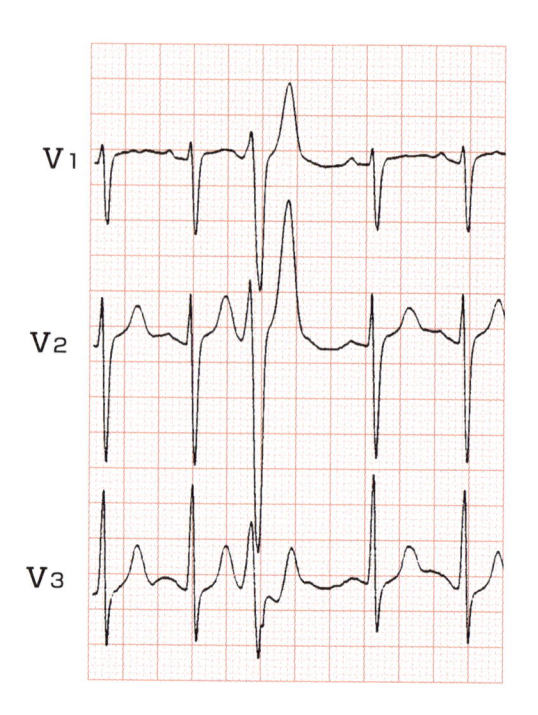

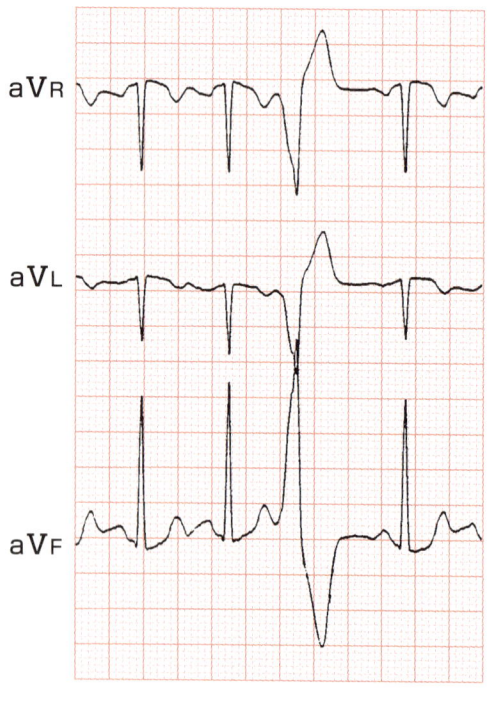

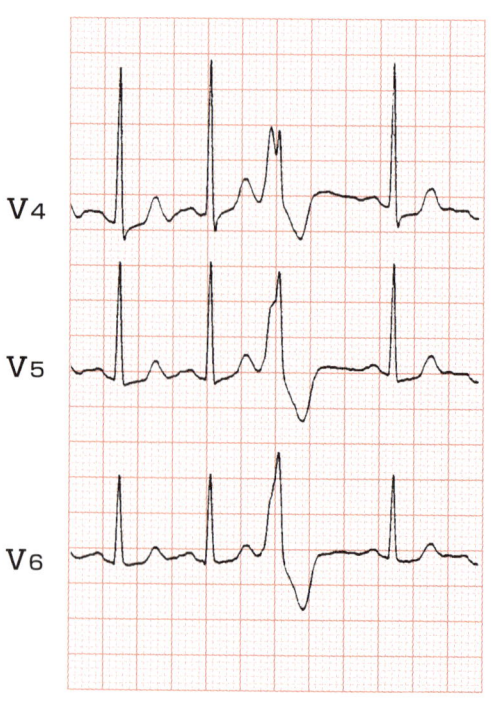

① 予定より早期の収縮で
② 先行Pを伴わず
③ QRS幅が広く
④ QRSとTが逆向き
⑤ PP間隔は保たれる

(10 mm = 1 mV)

1 心室期外収縮 〈premature ventricular contraction : PVC〉

期外収縮とは

期外収縮とは，**本来の収縮よりも早期に認められる収縮**（premature contraction）である．この premature であるという点が重要であり，予定より遅れて入るのは期外収縮ではない．

期外収縮は，洞結節以外の場所から異所性の興奮が発生し，これが本来の収縮に先立って心臓を興奮させることにより発生する．異所性の興奮の発生部位により上室期外収縮（心房と房室接合部由来），心室期外収縮（心室由来）に分けられる．

心室期外収縮の心電図の特徴

心室期外収縮は心室の局所から，予定された洞調律の心室興奮より早期に出現する．心室期外収縮は伝導速度の遅い固有心筋を伝導して心室全体を興奮させるため心室内伝導に時間がかかり，QRS の立ち上がりは緩徐となり，**QRS 幅は 3 mm を超える**．以上より，心室期外収縮は，**予測される QRS よりも早期に出現し，先行する P 波がなく，幅の広い大きな QRS と，QRS と逆向きの大きな T 波が特徴である**（図1）．T 波が QRS の逆向きになるのは，正常な刺激伝導系を通っていないため再分極が脱分極と同じ方向に進むためである．

心室期外収縮は多くの場合洞結節に影響を及ぼさないので **PP 間隔は保たれる**．

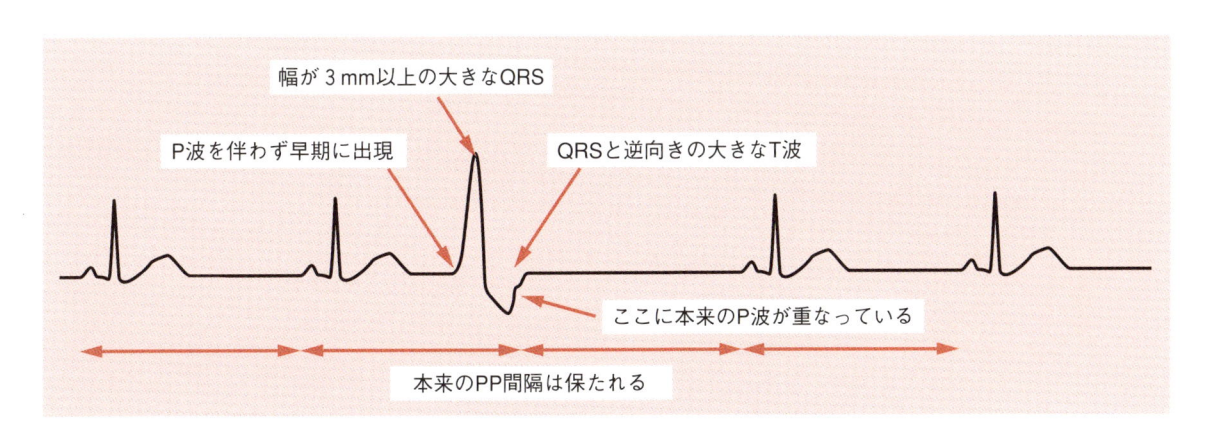

図1 ● 心室期外収縮の心電図

ここがポイント！

心室期外収縮は結局，
① 予想される QRS よりも早期に出現
② 先行する P 波がない
③ QRS の幅が 3 mm 以上
④ QRS と逆向きの T 波
⑤ 多くの場合，本来の PP 間隔は保たれる
　のが特徴である

Chapter 15 予定より早くPやQRSが入る

2 間入性心室期外収縮と代償性休止期を伴う心室期外収縮

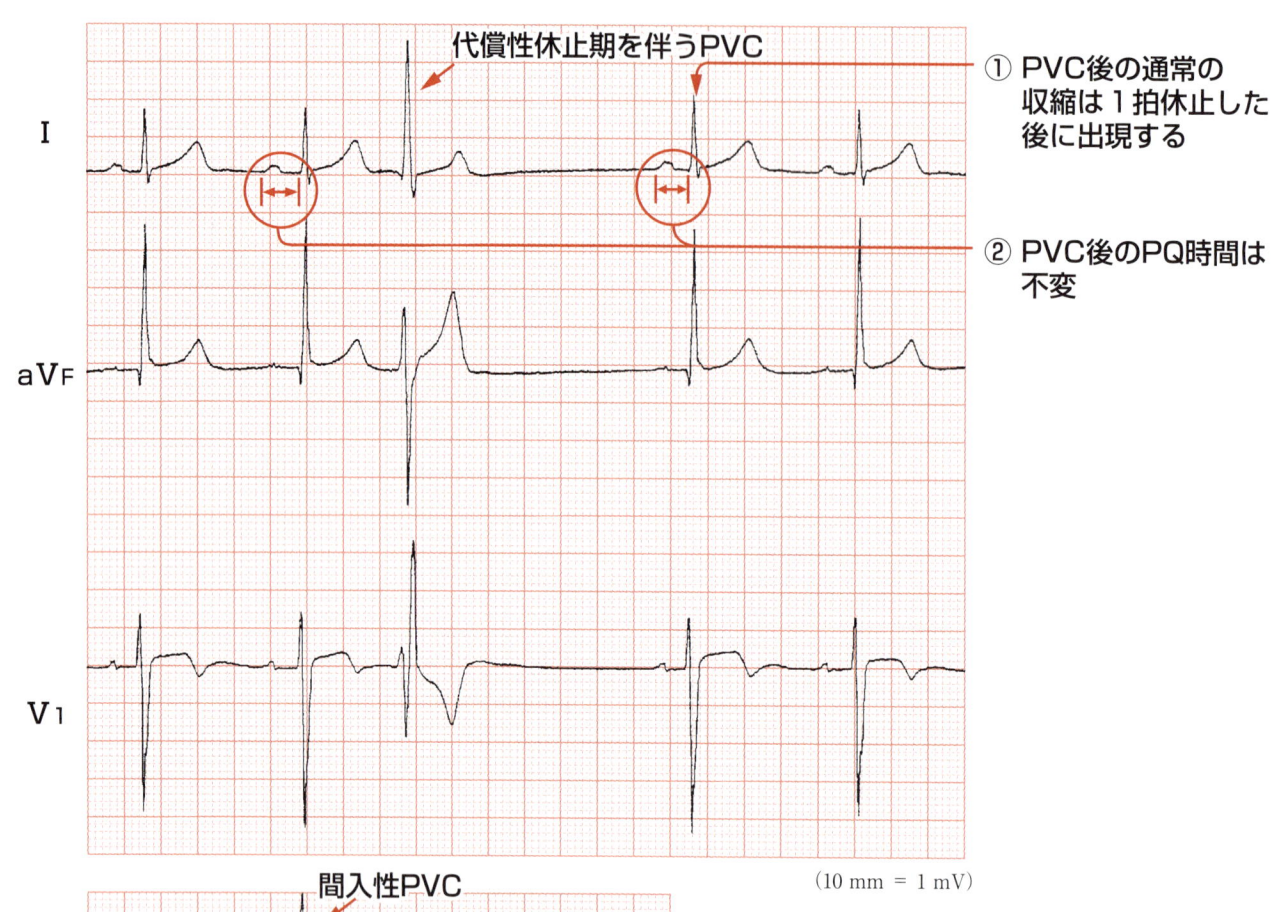

代償性休止期を伴うPVC

① PVC後の通常の収縮は1拍休止した後に出現する

② PVC後のPQ時間は不変

(10 mm = 1 mV)

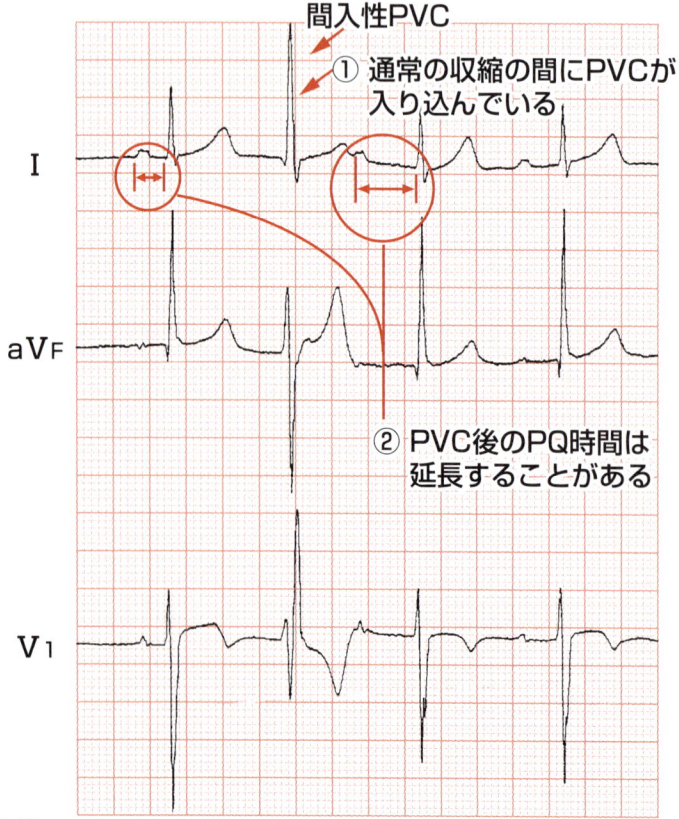

間入性PVC
① 通常の収縮の間にPVCが入り込んでいる

② PVC後のPQ時間は延長することがある

心室期外収縮の出現様式

　心室期外収縮の出現様式には間入性心室期外収縮と代償性休止期を伴う心室期外収縮の2種類があり，後者はさらに完全代償休止期および不完全代償休止期に分けられる．

　間入性心室期外収縮は通常の収縮の間に完全に心室期外収縮が入り込む形で出現するもので，**代償性休止期を伴う心室期外収縮**は心室期外収縮の後，通常の収縮が一定の休止期をおいて出現するものである．これらの発生機序は以下のとおりである．

　心室期外収縮は心室内に発生した早期興奮が心室内を伝わるのと同時に房室接合部の中を逆伝導する．この逆伝導は房室接合部内で減弱，消滅し，心房には伝導しない場合が多い．しかし，房室接合部に達したことにより房室接合部内に不応期が残る．

2 間入性心室期外収縮と代償性休止期を伴う心室期外収縮

1 間入性心室期外収縮

不応期が消失していれば次の洞結節からくる調律は房室接合部を通過でき，通常の収縮が伝導されるため**間入性心室期外収縮**となる．このとき一連のP波の出現ペースは乱されることなく一定である．なお，心室期外収縮後，次なるP波が房室結節を通過する際に不完全に不応期が残っている場合，房室結節内での伝導が遅くなり，PQ時間は心室期外収縮の前の収縮よりも長くなることがある．間入性心室期外収縮において，心室期外収縮後のPQ時間が延長する機序は心室期外収縮の房室結節内への**潜行伝導**による．

2 完全代償性休止期を伴う心室期外収縮

不応期が強ければ洞結節からの調律は房室接合部を通過できずに消失し，次の洞調律を待たなければならない．これが**完全代償性休止期を伴う心室期外収縮**である．この場合，心室期外収縮のQRS直後に，心室に伝わることのできなかったP波を認識できることが多い．また房室接合部の不応期は次の洞調律までには消失しているので心室期外収縮後のPQ時間は変化しない．さらに心室期外収縮を挟むPP間隔は正常のPP間隔の2倍となる．

3 不完全代償休止期を伴う心室期外収縮

1 2 と異なり，心室期外収縮が房室結節を逆行伝導して心房にまで達することがあり，このときは洞結節がリセットされるため新たな洞周期により次のP波が生じる．すなわちPP周期は乱され，心室期外収縮を挟むPP間隔は正常のPP間隔より長く，その2倍より短くなる．これが**不完全代償休止期**である．心室期外収縮直後にそれが心房に逆行性に通じたために生ずるP'波を認識できる．これは正常Pと形の異なる逆行性P波である．

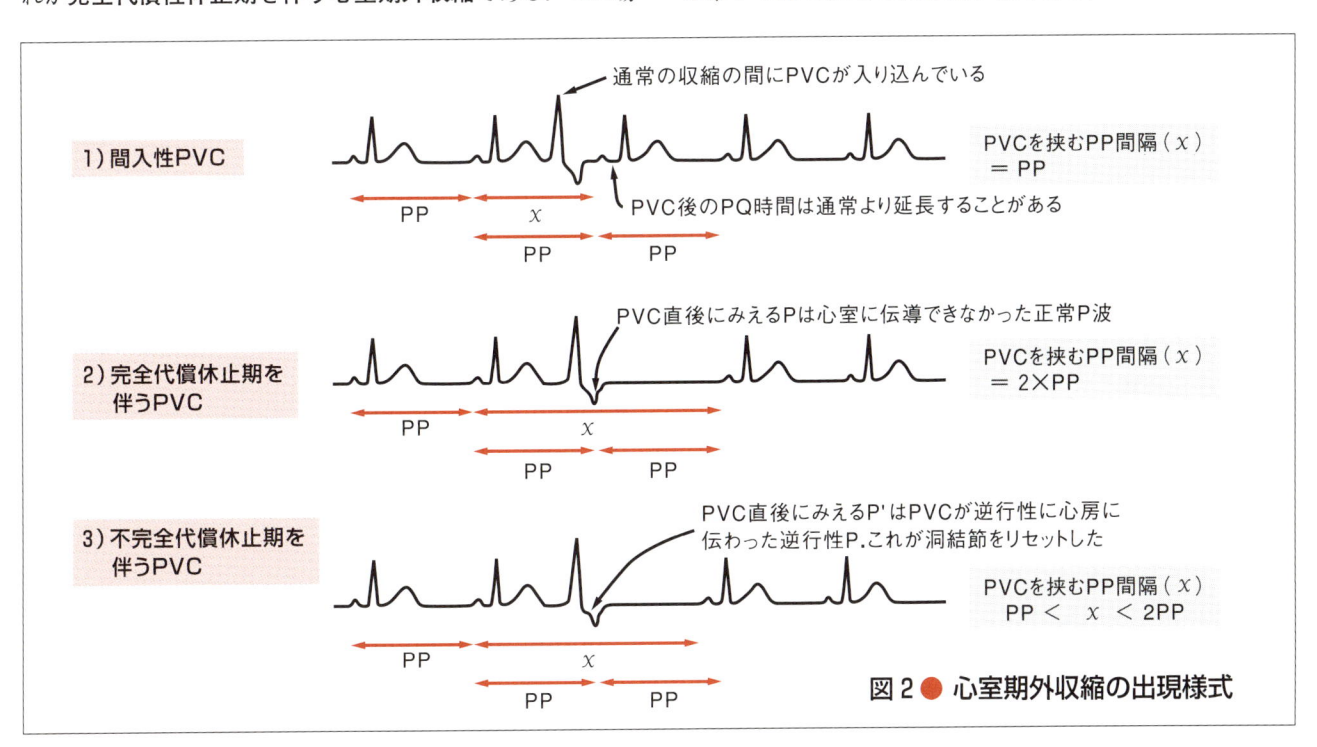

図2 ● 心室期外収縮の出現様式

1) 間入性PVC
- 通常の収縮の間にPVCが入り込んでいる
- PVC後のPQ時間は通常より延長することがある
- PVCを挟むPP間隔 (x) = PP

2) 完全代償休止期を伴うPVC
- PVC直後にみえるPは心室に伝導できなかった正常P波
- PVCを挟むPP間隔 (x) = 2×PP

3) 不完全代償休止期を伴うPVC
- PVC直後にみえるP'はPVCが逆行性に心房に伝わった逆行性P．これが洞結節をリセットした
- PVCを挟むPP間隔 (x)：PP < x < 2PP

ここがポイント！

結局，間入性心室期外収縮は
① 通常の収縮の間に心室期外収縮が完全に入り込んでいる
② 心室期外収縮後のPQ時間は延長することがある

完全代償性休止期を伴う心室期外収縮は
① 心室期外収縮の後の通常の収縮は1拍休止した後に出現し，
② 心室期外収縮後のPQ時間は不変である

3 心室期外収縮の分類

心室期外収縮はその出現形式によりさまざまに分類される．前述の間入性心室期外収縮と代償性休止期を伴う心室期外収縮もその1つである．それ以外にも以下のような分類がある．

1. 散発性と多発性
2. 単形性（単源性）と多形性（多源性）
3. 二段脈，三段脈
4. 二連発，三連発，short run
5. R on T 型

Lown による心室期外収縮の分類（表1）は元来，急性心筋梗塞時の心室期外収縮の重症度の基準として考えられたものであるが，分類法が簡便であるので，そのほかの心室期外収縮にも汎用されている．ただし，この分類でgrade が上であるからといって，重症度が上である，あるいは予後が悪いとは必ずしもいえない．

表1 ● Lown による心室期外収縮の分類

grade	
0	心室期外収縮なし
1	散発性（＜1/分または30/時間）
2	多発性（＞1/分または30/時間）
3	多形性
4 a	二連発
4 b	三連発以上
5	短い連結期（R on T 型）

散発性と多発性

Lown の分類で散発性は1分間に1回未満または1時間に30回未満，多発性は1分間に1回以上または1時間に30回以上と定義されている．

単形性（単源性）と多形性（多源性）

1 心室期外収縮の形がすべて同一の場合

異所性心室興奮の発生場所が同一であると考えられ，これを単形性あるいは単源性と呼ぶ．多くの健常人にみられる心室期外収縮はこれに相当する．

2 心室期外収縮の形が互いに異なるものが認められる場合

異なる場所からの異所性心室興奮があると考えられ，多源性あるいは多形性と呼ぶ．

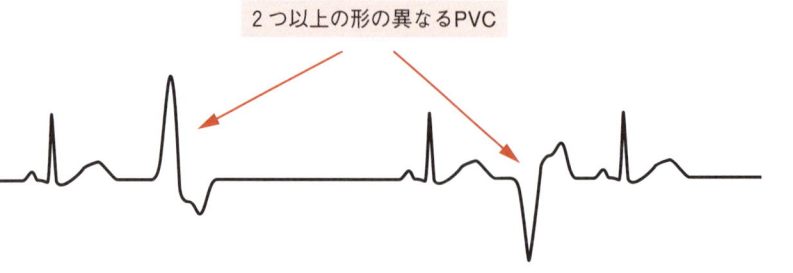

図3 ● 多源性 PVC

二段脈，三段脈

通常の収縮と期外収縮が交互に出現すると二段脈（bigeminy）となる．二段脈とは，QRS 間隔が長短を交互に繰り返す状態を指す．また，2 回正常収縮が出現し，1 回期外収縮が出現することを繰り返すものを三段脈（trigeminy）と呼ぶ．

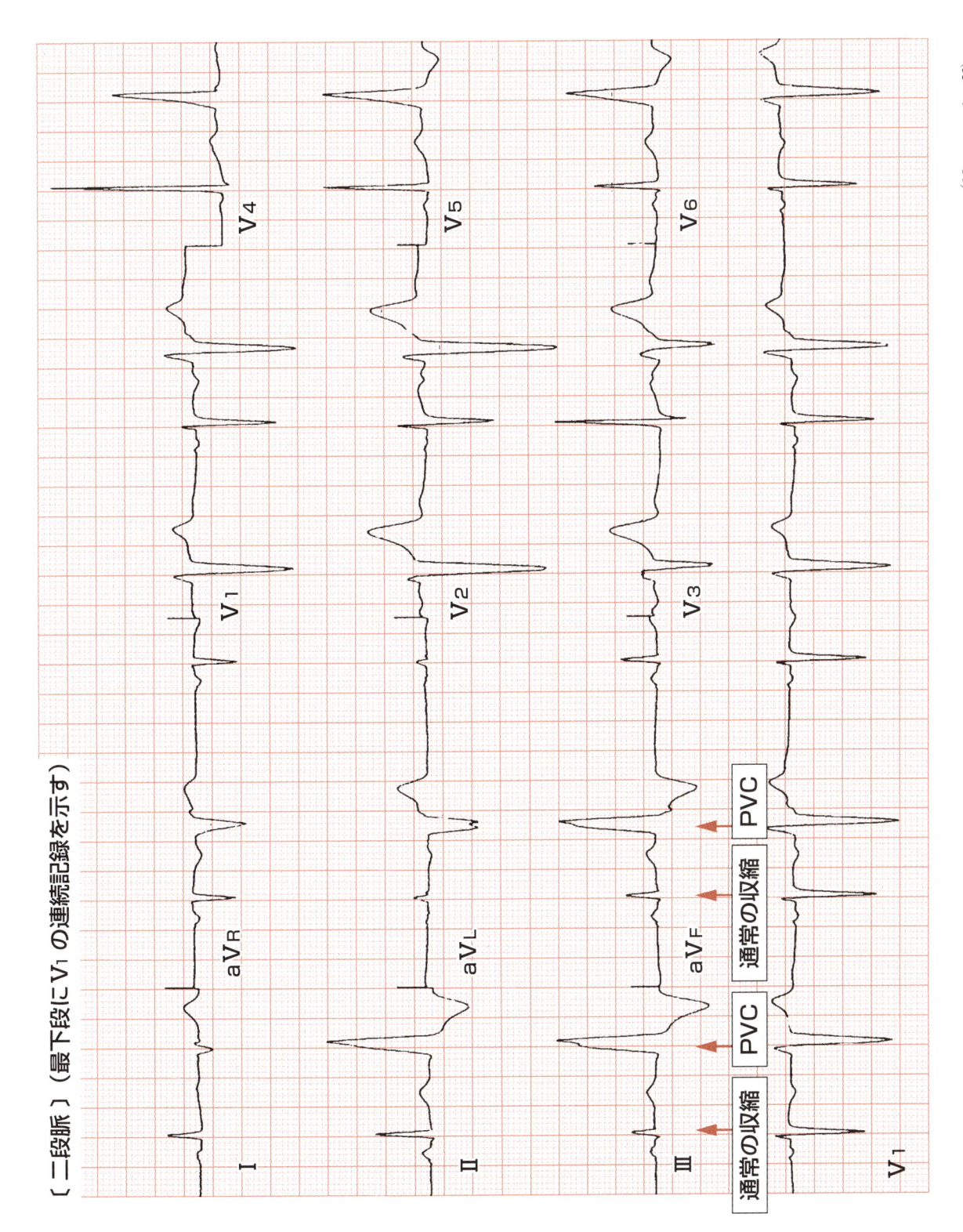

〔二段脈〕（最下段にV₁の連続記録を示す）

Chapter 15 予定より早くPやQRSが入る

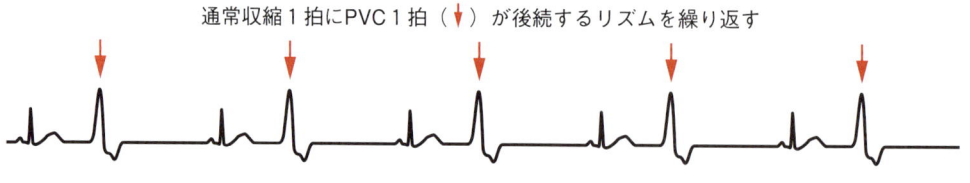

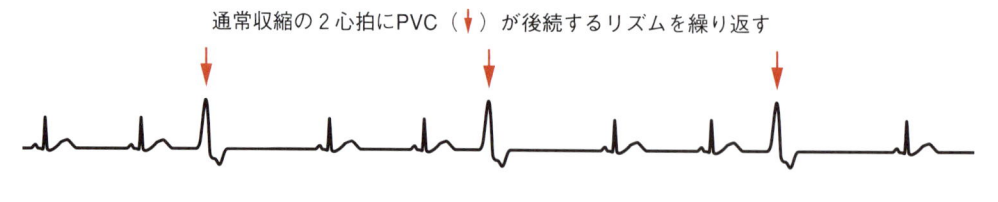

二段脈
通常収縮1拍にPVC1拍（↓）が後続するリズムを繰り返す

三段脈
通常収縮の2心拍にPVC（↓）が後続するリズムを繰り返す

図4 ● 二段脈，三段脈の心室期外収縮

ここがポイント！

〔 二段脈の法則 〕

心室期外収縮はいったん出始めると1つおきに繰り返し出現しやすくなる．すなわち二段脈になる．これを二段脈の法則と呼ぶ．心室期外収縮は長いRR間隔の後に出やすい傾向があり，そのため心室期外収縮後の長い代償性休止期の後の正常QRSの後に心室期外収縮が出現しやすいためである

memo

二連発,三連発,short run

心室期外収縮が2回連続して出現するものを二連発(couplet),3回連続して出現するものを三連発(triplet)と呼ぶ.三連発以上連発するものを short run と呼ぶ.

どれだけ連発すれば心室頻拍であるかといった定義はあいまいであるが,三連発以上あるいは四連発以上をいうものが多い.

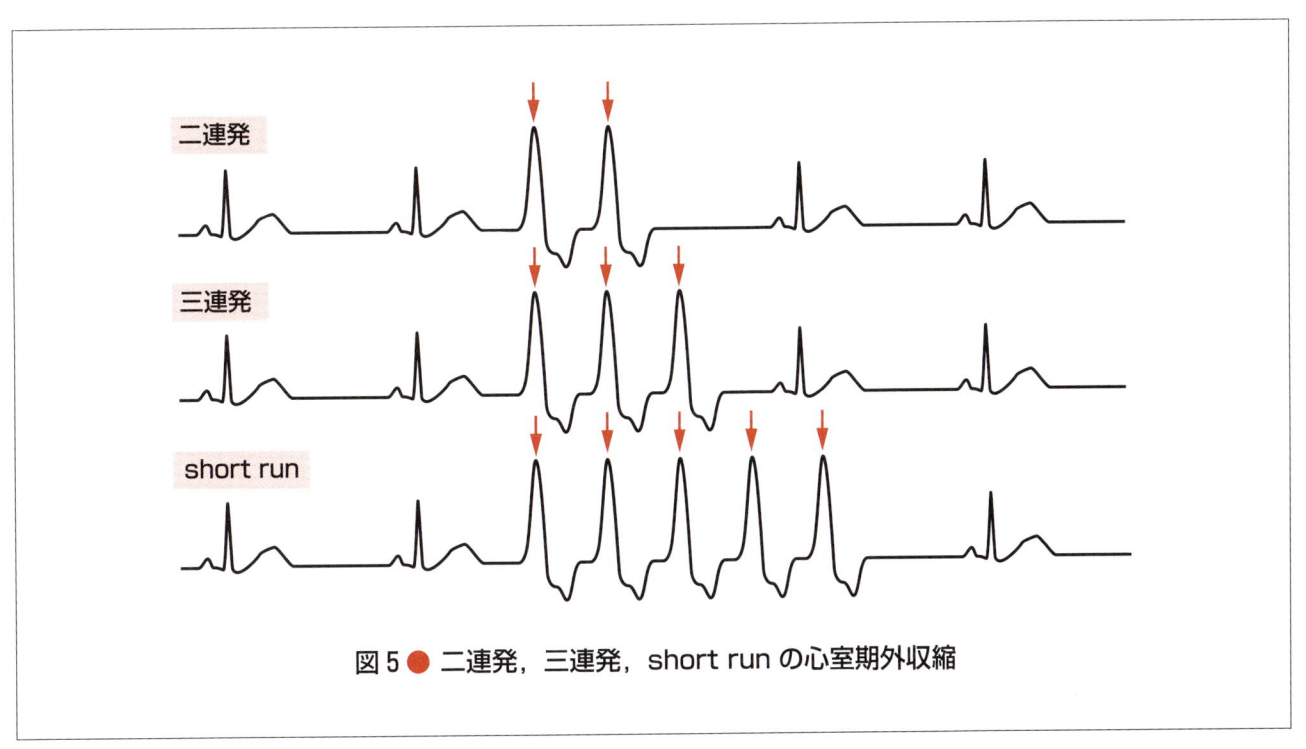

図5 ● 二連発,三連発,short run の心室期外収縮

R on T 型

先行するT波の頂点付近に出現する心室期外収縮を R on T 型と呼ぶ.

この形の心室期外収縮は心室頻拍,心室細動を生じやすく,危険である.

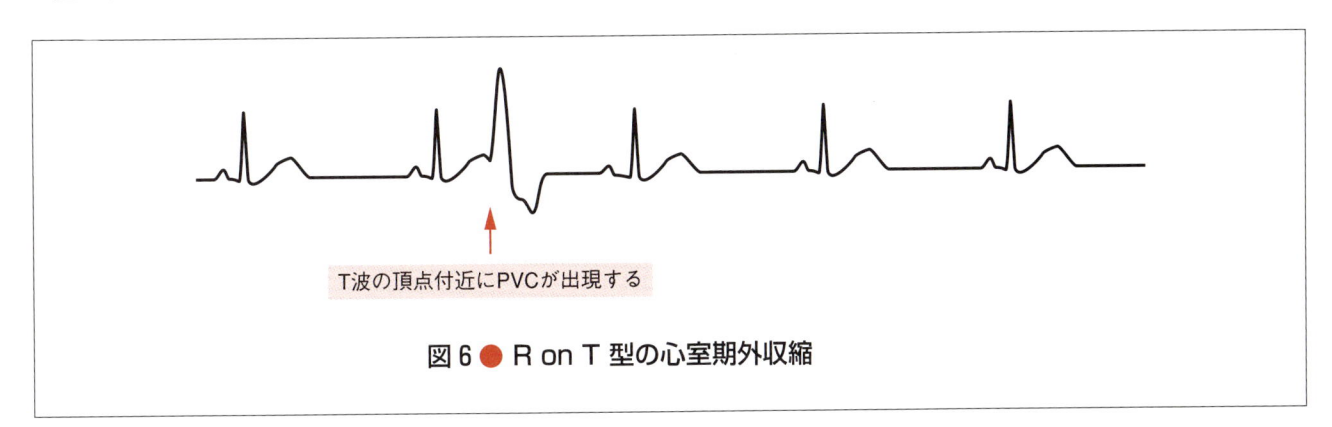

T波の頂点付近にPVCが出現する

図6 ● R on T 型の心室期外収縮

Chapter 15 予定より早くPやQRSが入る

4 副収縮 〈parasystole〉

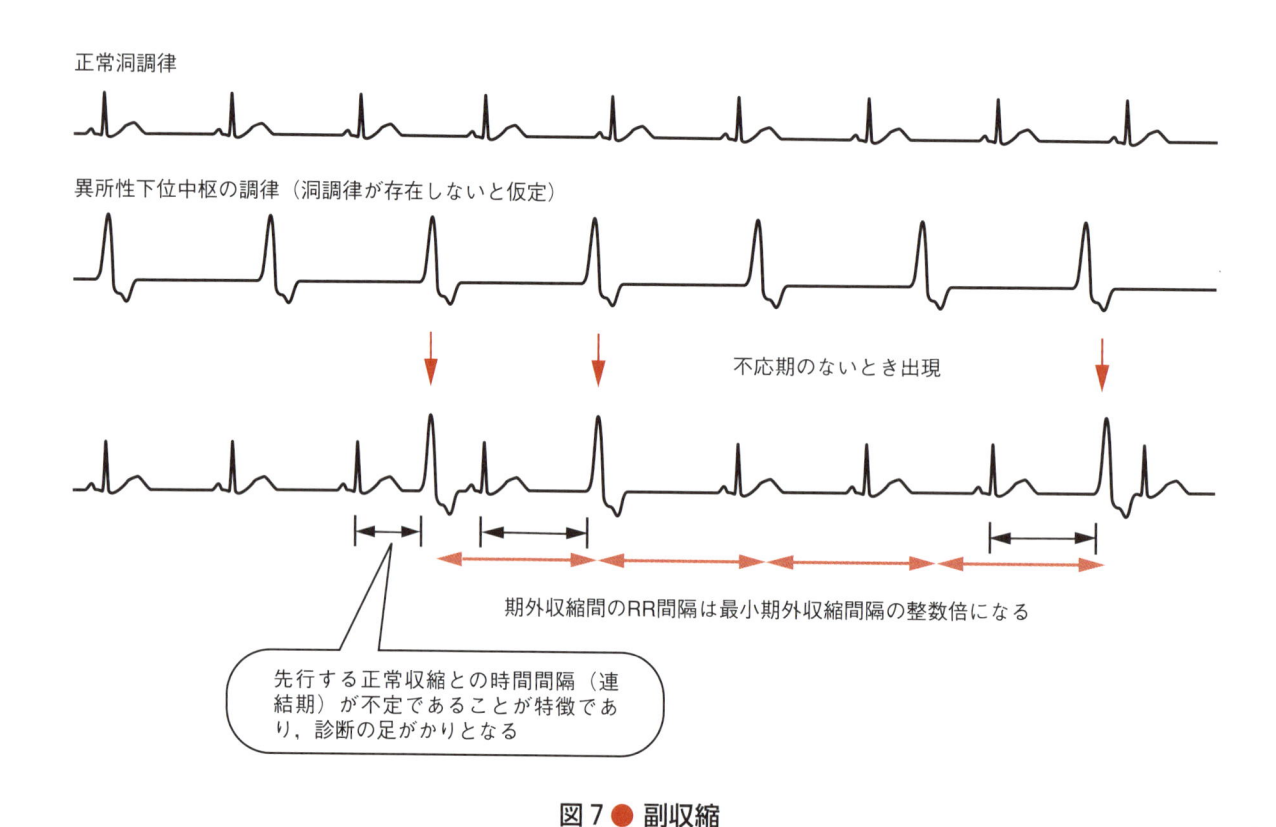

正常洞調律

異所性下位中枢の調律（洞調律が存在しないと仮定）

不応期のないとき出現

期外収縮間のRR間隔は最小期外収縮間隔の整数倍になる

先行する正常収縮との時間間隔（連結期）が不定であることが特徴であり，診断の足がかりとなる

図7 ● 副収縮

体験談　20連発の心室頻拍が！

　17歳の男子高校生．数日前から動悸がするとの主訴で来院した．身体所見上異常はなく，心電図も正常であった．とくに問題はないと思われたが，かなりの件数のホルター心電図が可能な病院に勤めていたこともあり，同日ホルター心電図をつけてもらい，翌日再診した．その結果心室期外収縮のshort runが多発しており，最も長いもので約20連発の心室頻拍が認められた．直ちに入院とし，メキシレチンを開始したところ著効を示し，心室期外収縮は全く認められなくなった．1週間ほど前に上気道炎症状があったとのことで心筋炎による不整脈が考えられた．1週間で退院し，外来でメキシレチンを漸減しても心室期外収縮の出現は認められなくなった．

　外来の診療だけではこのような場合に見逃すことも多いと考えられ，十分な検査をすることが大切であると感じられた．

　3カ月後転勤により，この少年の外来は後任の先生に譲ったが，転勤の2カ月後に転勤先の病院でこの少年とばったり出くわした．バイクで転んで骨折したとのこと．元気なのはよいことですがほどほどに．

（山﨑　明）

副収縮の発生機序

副収縮とは，期外収縮が洞調律と一致しない固有の調律で出現するものである．

すなわち，心室の収縮が通常の洞調律と異所性下位中枢（心房，房室接合部あるいは心室）の2つ以上の調律により支配されている状態である．**異所性の下位中枢は多くは心室性**である．

2つ以上のペースメーカが同時に存在しており，それぞれが固有のリズムで興奮しているが，通常の洞調律の合間の，不応期が消失したときのみ異所性下位中枢からの興奮が伝達され，それぞれが心筋を興奮させている状態である．

それぞれのペースメーカが存在し続けるために**進入ブロック**という機序が働いている．

一般に異所性下位中枢が存在しても，通常は洞調律による興奮がそこを通過した際に放電されてしまい，異所性下位中枢による心筋収縮は生じない．ところが，進入ブロックがあり，洞調律からの興奮が異所性下位中枢に入りこむことができない場合，基本調律に対して競合的に他の調律を保ち続ける．この調律が，心筋の不応期でない瞬間に伝達されると心筋の興奮を生じ，異所性下位中枢における収縮も規則的に伝達される．2段脈，3段脈などとは異なり，先行する通常の興奮と副収縮の連結期は不定となることが最大の特徴である．

副収縮のRR間隔は，一定であるかあるいは最短期外収縮間隔の整数倍である．心電図を長く連続して記録することが副収縮の診断に必要である．

基本調律と副収縮の興奮が衝突した場合には両者の中間的な波形となる（**融合収縮，fusion beat**）．副収縮は心室性が大部分であり，心房細動のときなどに房室接合部性のものが観察されることがある．副収縮自体まれであるが，心房副収縮はきわめてまれである．

臨床的意義

副収縮は頻度の少ない調律異常である．正常者でも認められることがあるが，何らかの心疾患に合併して認められることが多い．心室副収縮はR on T現象を生じることがあるが，その機序は期外収縮とは異なっており，心室頻拍を誘発する危険は少ないと考えられているが，例外もある．

ここがポイント！

結局，副収縮とは

① 先行の基本収縮と期外収縮の連結期が不定であり，

② 副収縮間の間隔は最短の期外収縮間隔の整数倍である

5 上室期外収縮 〈 supraventricular premature contraction ： SVPC 〉

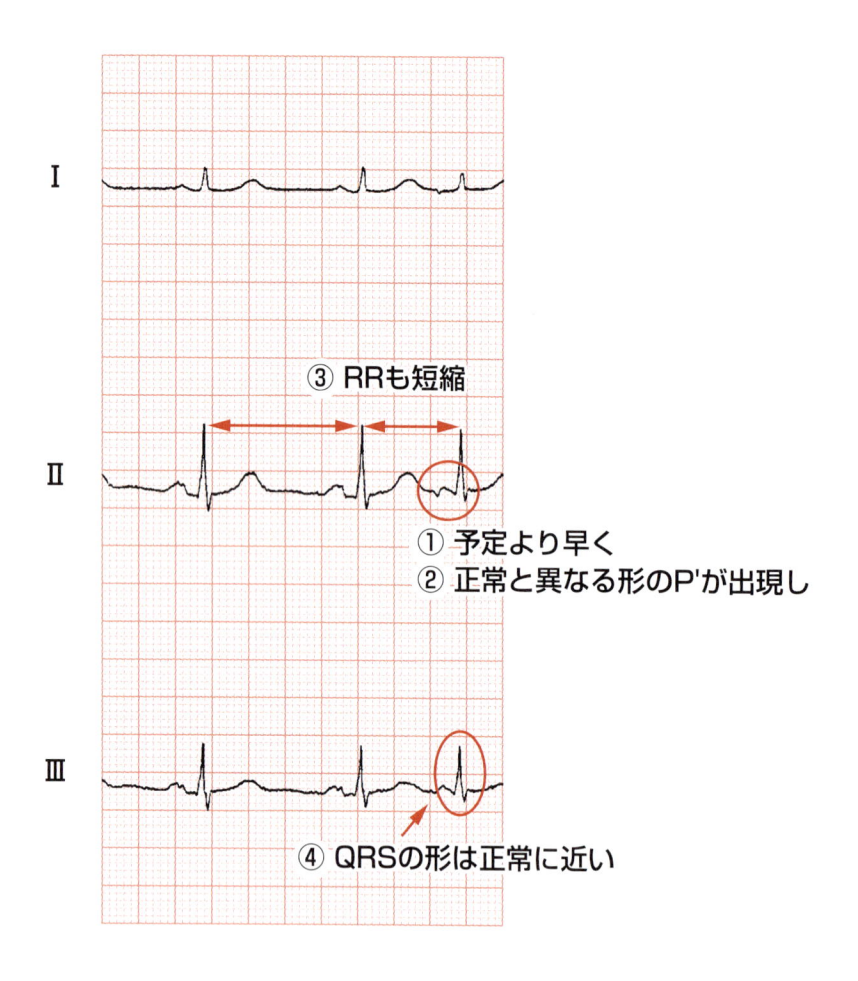

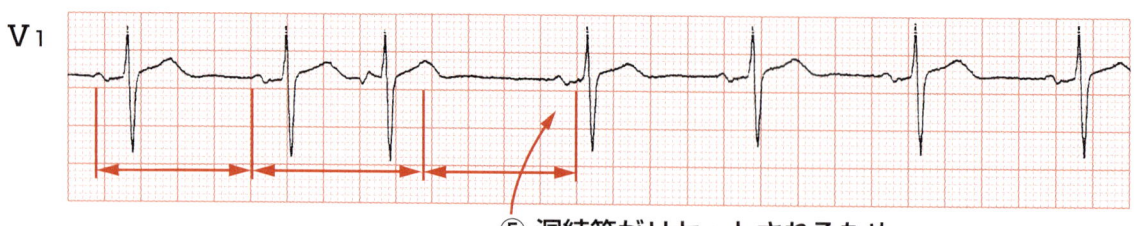

③ RRも短縮

① 予定より早く
② 正常と異なる形のP'が出現し

④ QRSの形は正常に近い

⑤ 洞結節がリセットされるため，次の正常P波はこれまでのPP間隔の2倍より早期に出現する（不完全代償休止期）

（10 mm ＝ 1 mV）

上室期外収縮の心電図の特徴

上室期外収縮は，予測される周期より早期に，心房あるいは房室接合部の異所性興奮により P'波が出現し，それに続く QRS が出現する．異所性の P'波の形は洞調律と異なる．P'波が早期に出現しそれに続いて QRS が出現するため，RR 間隔はそれまでの RR 間隔より短縮する．QRS の形は通常の QRS とほぼ同じである．洞結節は早期の P'波の出現により一度リセットされるため，上室期外収縮は不完全代償休止期を伴う（参照 chapter15-2），すなわち上室期外収縮を挟む P 波の間隔は正常 PP 周期の 2 倍以内である．

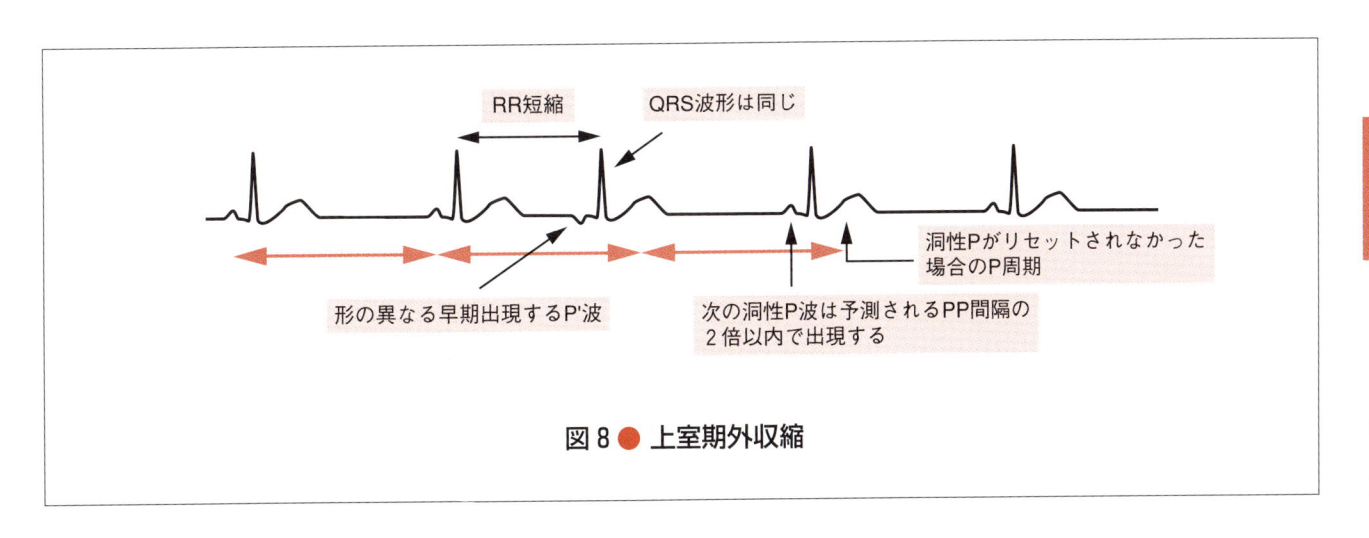

図8 ● 上室期外収縮

ここがポイント！

結局，上室期外収縮は
① 予測される周期より早期の P'-QRS-T の出現
② P'波の形は洞調律と異なる
③ RR 間隔が短縮する
④ QRS の形は通常のものとほぼ同じ形
⑤ 洞結節がリセットされる
　のが特徴である

6 上室期外収縮の分類

上室期外収縮はその出現形式により，以下のように分類される．

1. 二段脈，三段脈
2. 二連発，三連発，short run
3. 非伝導性（ブロックされた）上室期外収縮（blocked SVPC）
4. 心室内変行伝導を伴う上室期外収縮

二段脈，三段脈

心室期外収縮と同様に，通常の収縮と期外収縮が交互に出現するものを二段脈（bigeminy），2回の通常収縮と1回の期外収縮が交互に出現するものを三段脈（trigeminy）とよぶ．

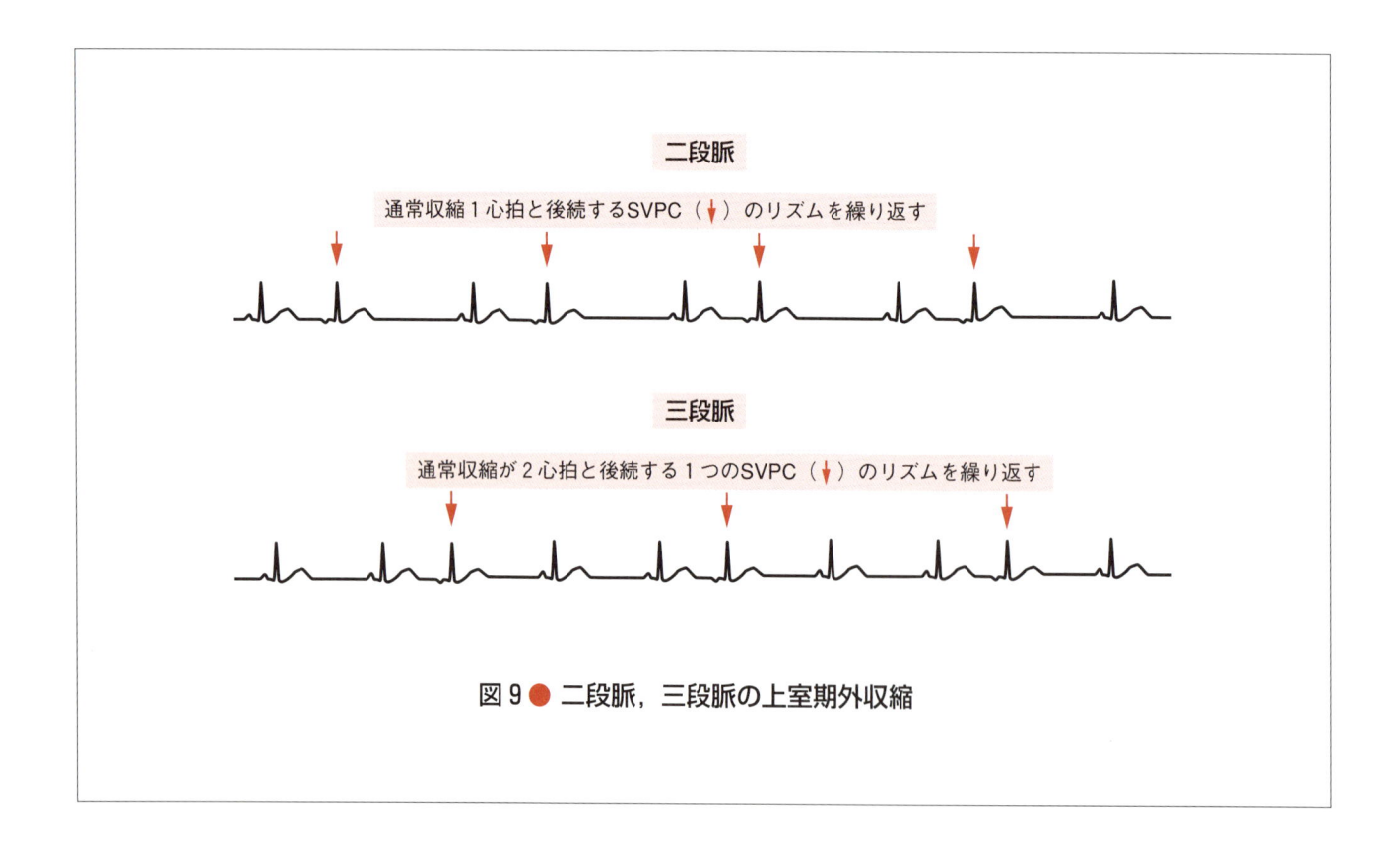

二段脈
通常収縮1心拍と後続するSVPC（↓）のリズムを繰り返す

三段脈
通常収縮が2心拍と後続する1つのSVPC（↓）のリズムを繰り返す

図9 ● 二段脈，三段脈の上室期外収縮

二連発，三連発，short run

これも心室期外収縮と同様，上室期外収縮が2回連続して出現するものを二連発（couplet），3回連続して出現するものを三連発（triplet）と呼ぶ．

どれだけ連発すれば上室頻拍であるかといった定義はあいまいであるが，三連発以上あるいは四連発以上をいうものが多い．三連発以上を short run と呼ぶ．

上室期外収縮が連発した場合，2発目以降でも先行するP'波が認められることが多い．

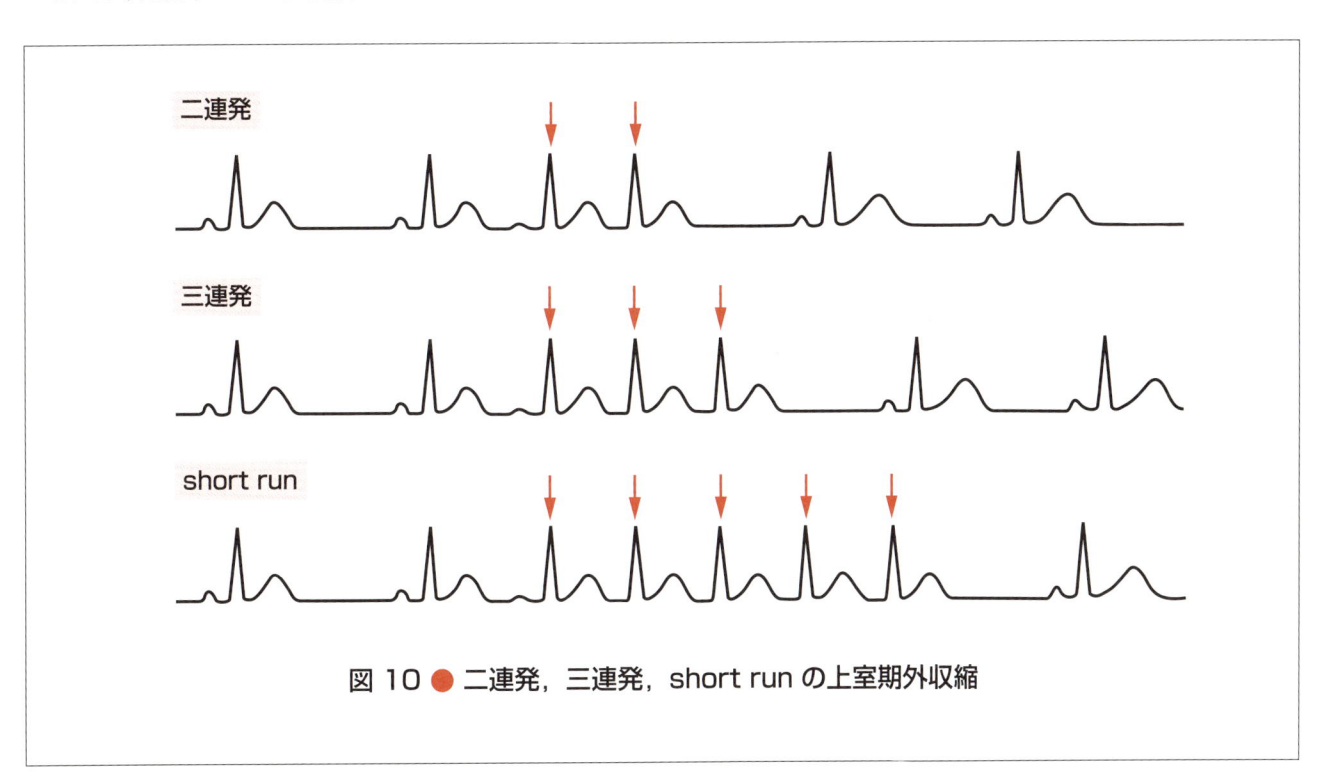

図10 ● 二連発，三連発，short run の上室期外収縮

非伝導性（ブロックされた）上室期外収縮（blocked SVPC）

（参照 chapter16-5, p274）

非常に早期に上室期外収縮のP'波が出現し，直前の正常QRSの強い不応期が残っているとき，上室期外収縮は房室接合部あるいはヒス束を通過することができず，心室への興奮が出現しない．これがブロックされた上室期外収縮である．一見，P波の出現の後にQRSが出現しないため，Ⅱ度房室ブロックとの鑑別も必要であるが，Ⅱ度房室ブロックはPP間隔が一定であるので鑑別は容易である．

また，この早期興奮のP'波はT波と重なることが多く，1つの誘導のみでは発見できないこともある．RR間隔が突然延長し，PP間隔が通常のPP間隔の2倍以内の時はブロックされた上室期外収縮であることが多く，12誘導すべてのT波を詳細に観察すると，通常のT波とごくわずかに形が異なることより，そこにP'が重なっていることがわかる．

Chapter 15 予定より早くPやQRSが入る

心室内変行伝導〈aberrant intra-ventricular conduction〉を伴う上室期外収縮

先行するP'波があり，上室期外収縮にもかかわらずQRS幅が広くなることがある．これは心室内変行伝導を伴う上室期外収縮である．

本例は上室期外収縮が2段脈で出現し，1つおきに変行伝導を伴う上室期外収縮，非伝導性上室期外収縮となっている．

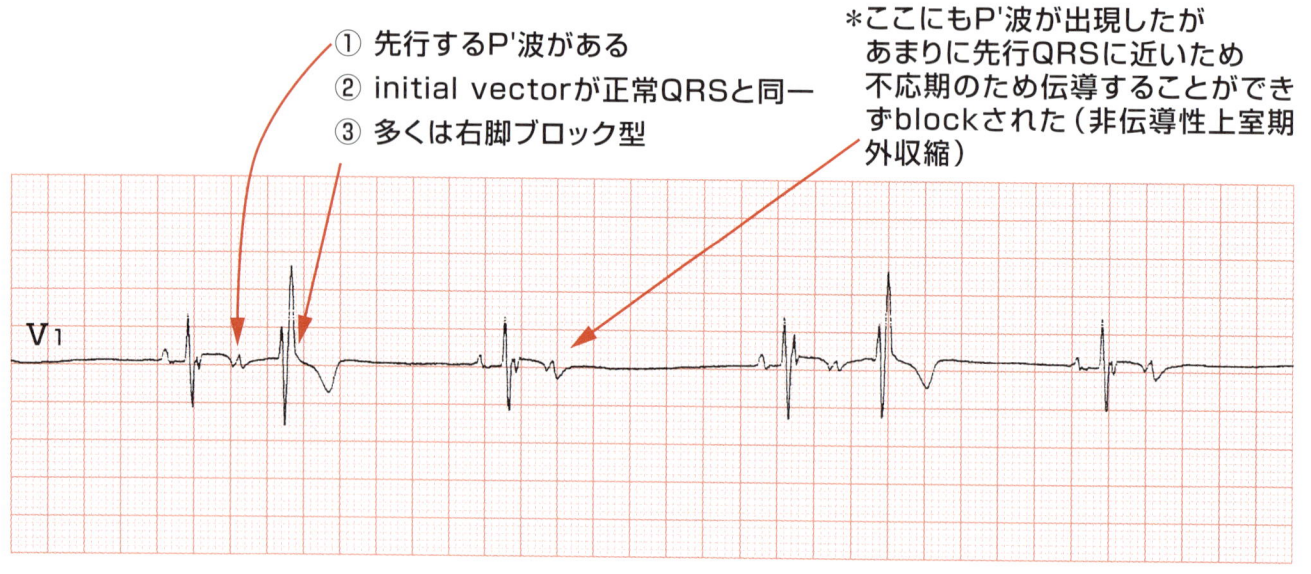

① 先行するP'波がある
② initial vectorが正常QRSと同一
③ 多くは右脚ブロック型

＊ここにもP'波が出現したがあまりに先行QRSに近いため不応期のため伝導することができずblockされた（非伝導性上室期外収縮）

V₁

(10 mm = 1 mV)

心室内変行伝導の機序

心室内に不応期が残っている状態で上室からの早期興奮が伝導すると，**心室内の伝導は遷延し，幅が広い QRS を伴う上室期外収縮**を生じることがある．これが心室内変行伝導を伴う上室期外収縮で，QRS の幅が広い期外収縮のため，心室期外収縮との鑑別が必要となる．

先行する P'波があり，心室内への伝導は通常の経路をとるため，QRS の initial vector（最初の立ち上がりの方向）は通常の QRS と同じである．

心室の興奮からの回復過程は，通常左脚のほうが右脚よりも早く，右脚に不応期が残っていることが多いため，心室内変行伝導を伴う上室期外収縮の QRS 波形は**右脚ブロック型**になることが多い．左脚，右脚ともに不応期が残っている場合は伝導しないので前述の非伝導性（ブロックされた）上室期外収縮となる．

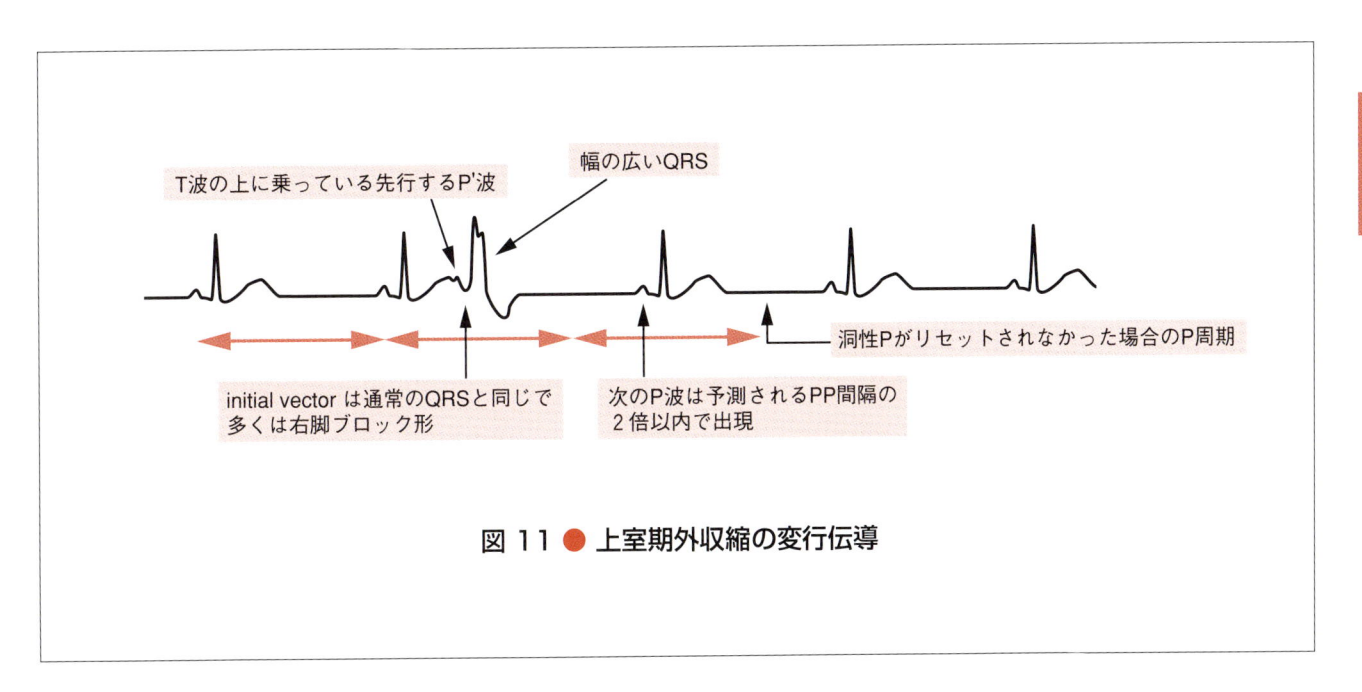

図 11 ● 上室期外収縮の変行伝導

ここがポイント！

結局，上室期外収縮の心室内変行伝導は

① 先行する P' 波がある
② initial vector は通常の QRS と同じ
③ 多くは右脚ブロック型の QRS 波形
　　の特徴を有する

Chapter 15 まとめ

「予定より早く P や QRS が入る」心電図の読み方

本章では，期待される次の周期よりも早く P や QRS が出現する心電図の読み方を扱った．

《 RR が短縮している場合 》

先行する P 波あるいは正常と形が異なる P'波があるかをみる（T 波の中に隠れている P'波にも注意する）

《 先行する P 波または P'波がある場合 》

1 形が正常収縮と異なり，予定より早期に出ている P'波があり，QRS の形が正常収縮と同じであれば**上室期外収縮**

2 T 波の上に P'波があり，QRS の幅が 2.5 mm 以上あるが，initial vector が正常収縮と同じであれば**上室期外収縮の変行伝導**

3 先行する P 波があるが，形は正常 P 波と同一で PP 間隔が保たれており，PQ 間隔が短く，QRS が 2.5 mm 以上で QRS と逆向きの深い T 波があれば，**心室期外収縮**（正常 P 波が出た直後に出現した PVC である），または間欠性 WPW 症候群

《 先行する P 波も P'波もない場合 》

4 QRS が早期に出現しており，幅が 2.5 mm 以上，さらに大きな QRS と QRS と逆向きの深い T 波があれば**心室期外収縮**

そのほか，

5 正常収縮の間に心室期外収縮が入りこんでいるのが**間入性心室期外収縮**

6 心室期外収縮の後，正常収縮が 1 拍分休むのが**代償性休止期を伴った心室期外収縮**

7 期外収縮と正常収縮が交互に出現するのが**二段脈**，期外収縮と正常収縮 2 回が交互に出現するものが**三段脈**

8 期外収縮が 2 回連続で出現するのが**二連発**，3 回連続で出現するのが**三連発**

9 正常収縮と期外収縮の連結期が不定であり，期外収縮の間隔が最短の期外収縮間隔の整数倍であるのが**副収縮**

10 予定より早く P'波が出現しても QRS がないものは**ブロックされた上室期外収縮**（参照 chapter16-5, p274）

Let's try

Question 1

15歳の女子，学校検診で不整脈を指摘され受診した．この不整脈の診断は何か？

(誘導の切りかえ時も連続記録されている)

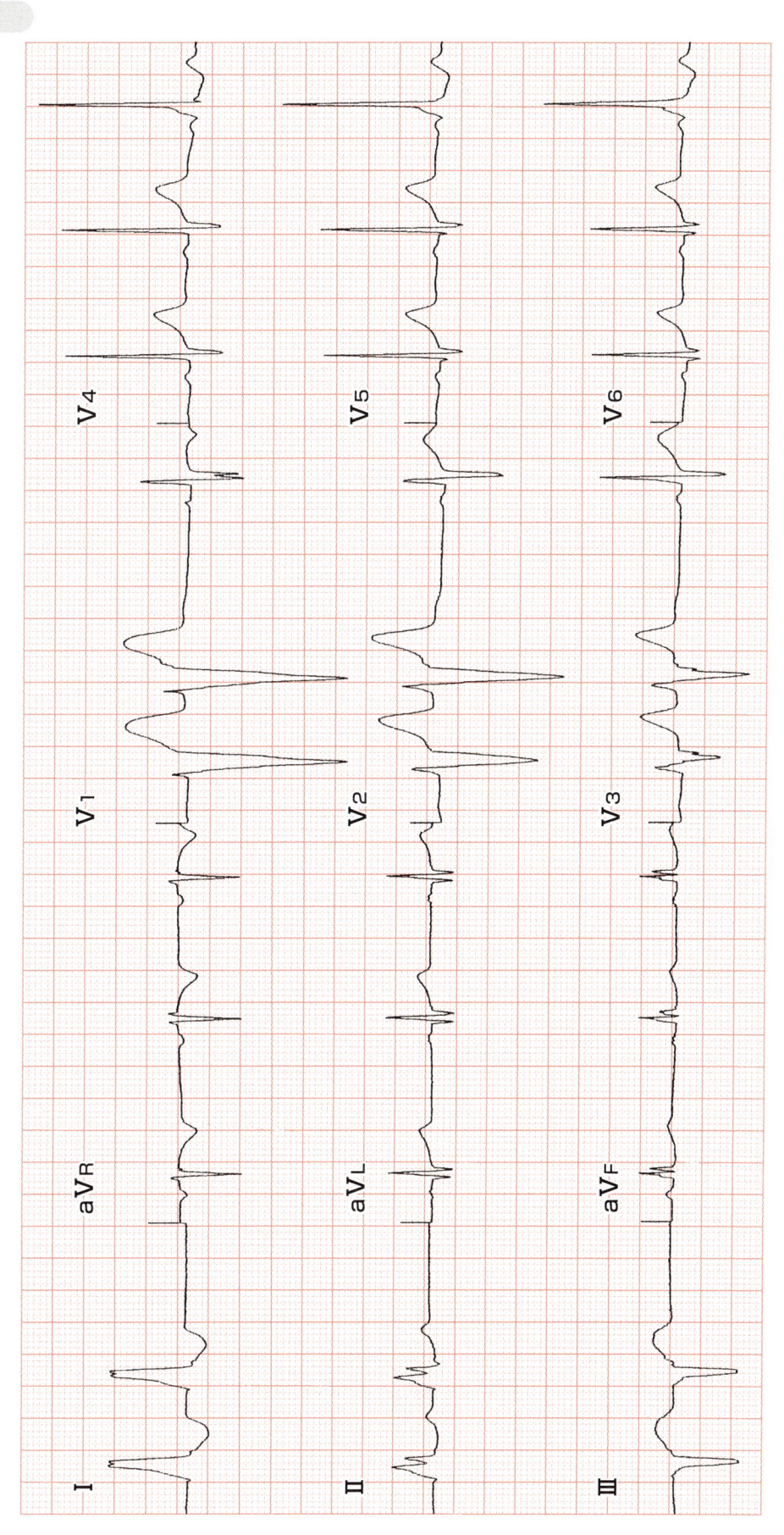

(10 mm = 1 mV)

Chapter 15 予定より早くPやQRSが入る

Let's try

Answer 1
① 心室期外収縮二連発
② 心室期外収縮と通常収縮の融合収縮

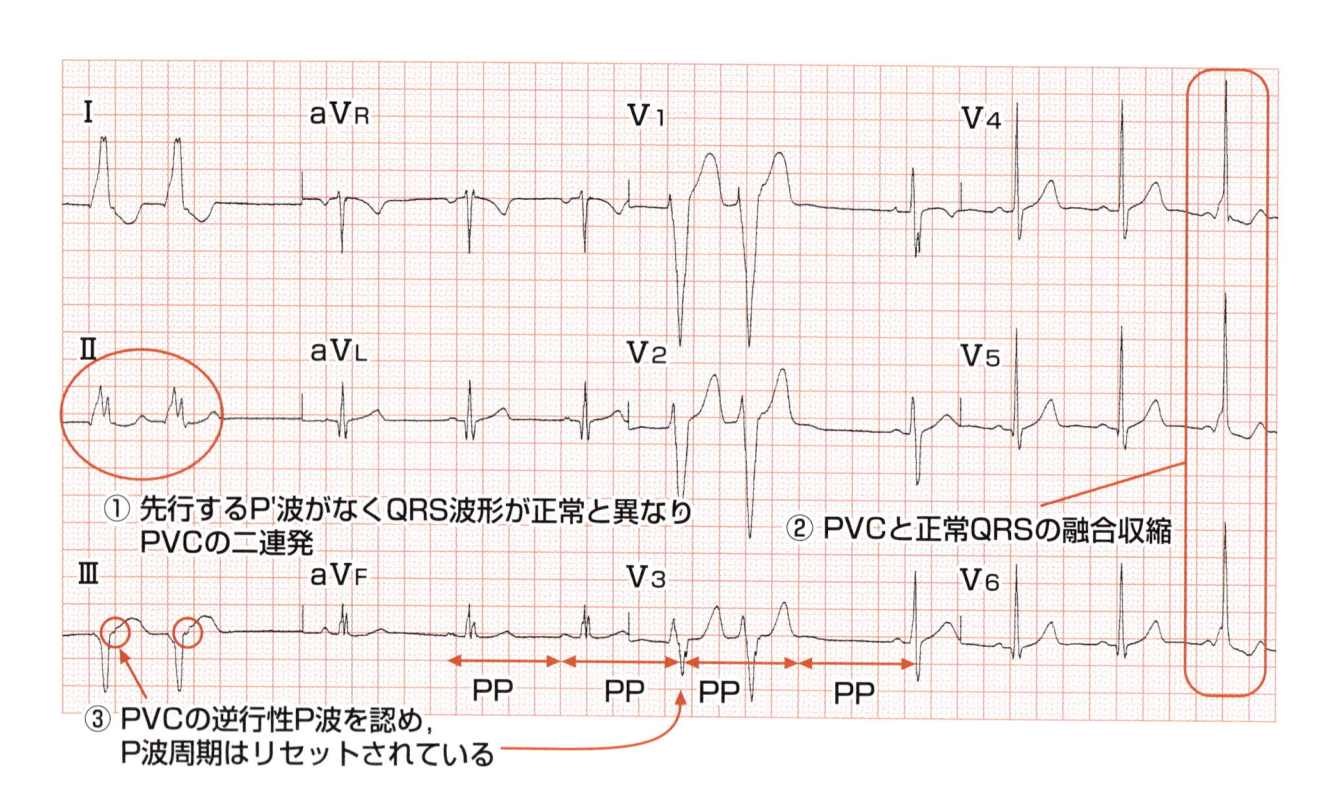

① 先行するP'波がなくQRS波形が正常と異なり PVCの二連発

② PVCと正常QRSの融合収縮

③ PVCの逆行性P波を認め，P波周期はリセットされている

PP　PP　PP　PP

① 多発性の早期収縮を認めるが，P'波が先行せずQRSの形が正常と異なり，心室期外収縮である．また，この心室期外収縮は二連発で出現している．

② 心室の収縮の際，2つの刺激が異なった方向からほぼ同時にくると（例えば洞調律と心室期外収縮），それぞれの刺激が心室を異なった方向から収縮させ，QRSの形は両者（洞調律と心室期外収縮）の融合した波形となる．これを融合収縮（fusion beat）という．本心電図の最後のQRSは，心室期外収縮の出現のタイミングが房室結節からの洞調律の伝導とほぼ同時であるために洞結節からの興奮と心室期外収縮が重なった融合収縮の形態をとっている．

③ 心室期外収縮から房室接合部への逆行伝導は通常，房室接合部で減衰され消失するが，時に逆行性伝導が生じることもある．本例ではこの心室期外収縮の室房逆行伝導が生じており，心室期外収縮のQRS波形の直後に逆行性のP波を認める．このとき，この逆行性の伝導が洞結節をリセットするため，PP間隔は保たれない．

Let's try

Question 2

84歳の女性．前壁と下壁の陳旧性心筋梗塞の既往あり．うっ血性心不全を生じ，治療のため入院となった．この不整脈は何か？

（誘導の切りかえ時も連続記録されている）

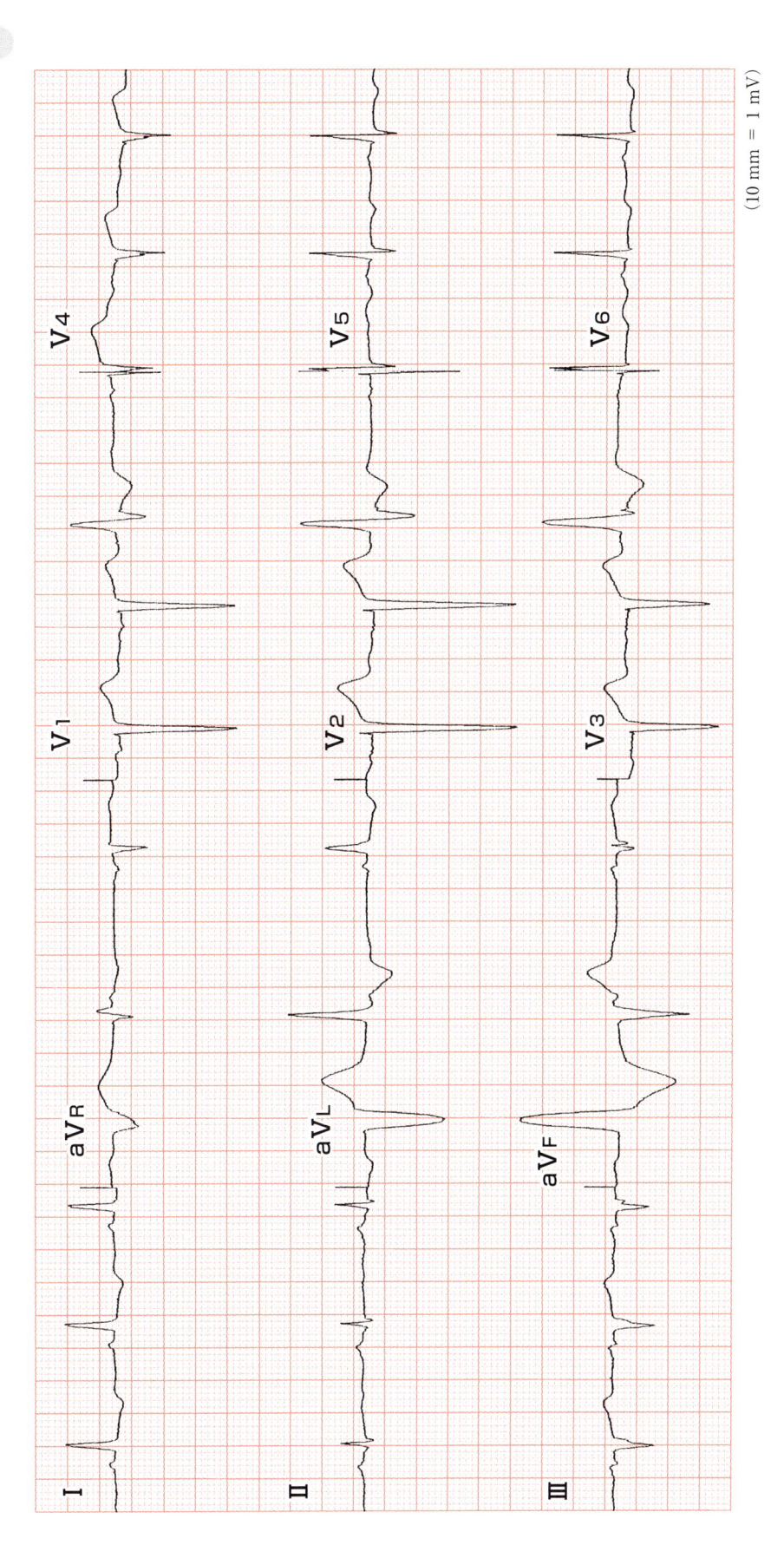

(10 mm = 1 mV)

Chapter 15 予定より早くPやQRSが入る

Let's try

Answer 2　心室期外収縮二連発，多源性心室期外収縮

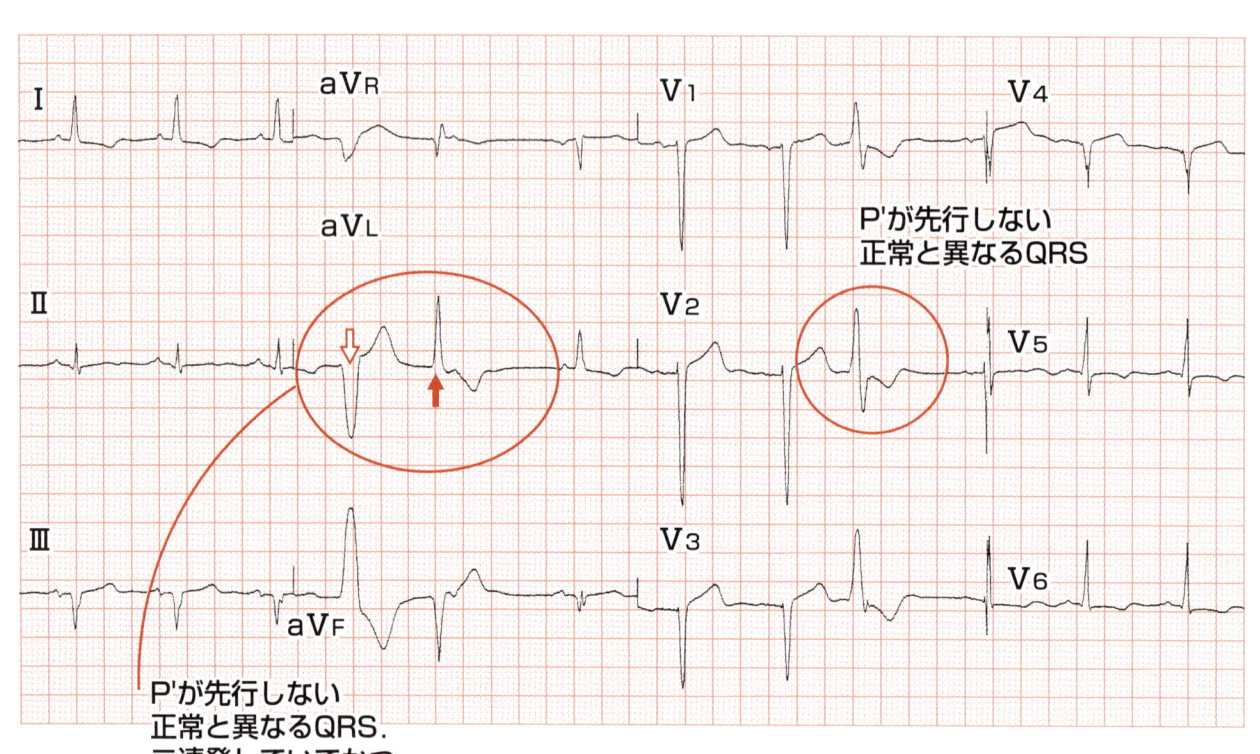

P'が先行しない正常と異なるQRS

P'が先行しない正常と異なるQRS．二連発していてかつ2つのQRSの形は互いに異なる

早期収縮を認めるが，P'波が先行せず，QRSの形が正常と異なるので，心室期外収縮の多発と診断される．心室期外収縮は二連発がみられる．二連発の1拍目（⇩）と2拍目（↓）の形が異なっている．これは心室期外収縮の起源が異なっていることを示し，本例では2つのfocusがある多源性心室期外収縮である．

memo

Let's try

Question 3

63歳の男性．自覚症状はないが，健診で完全左脚ブロックを指摘された．受診時の心電図で不整脈が多発していた．この不整脈の診断は何か？

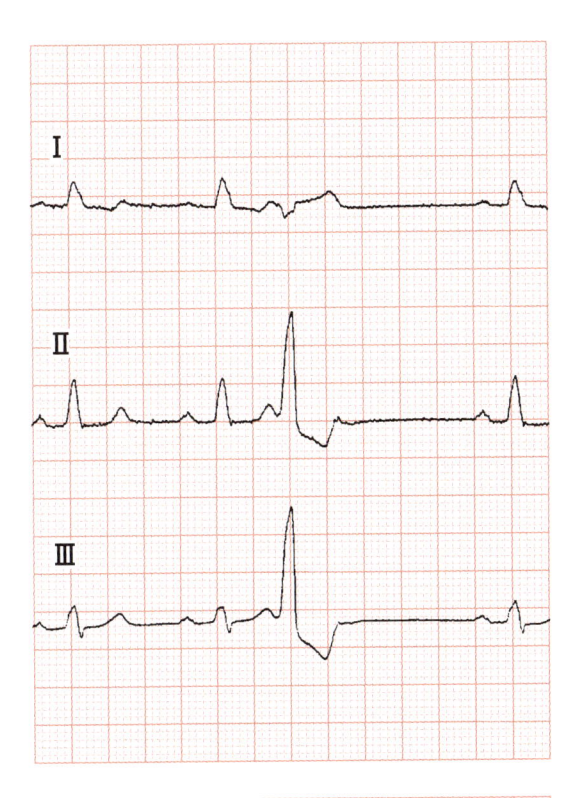

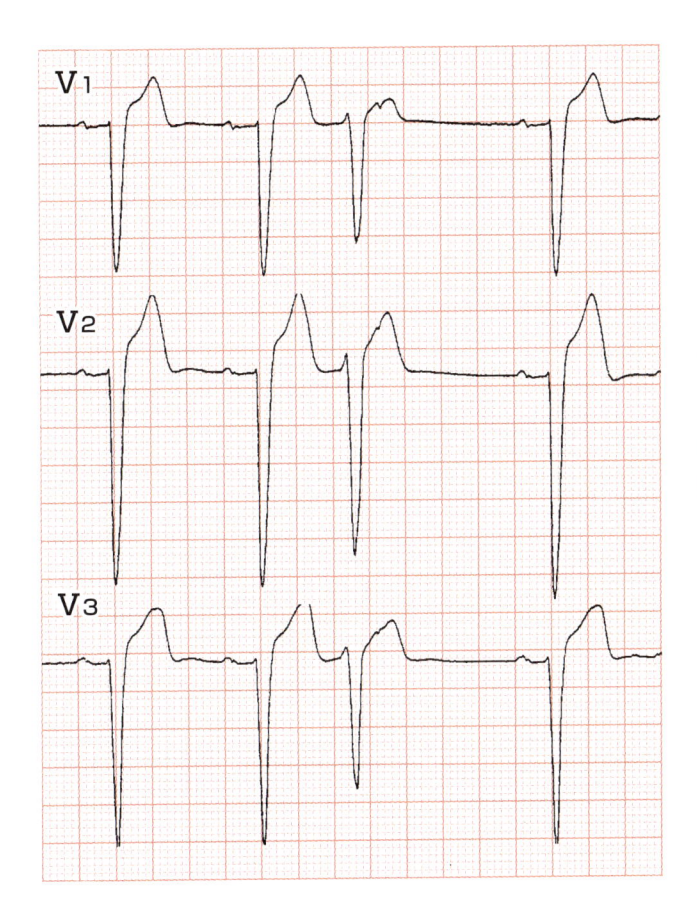

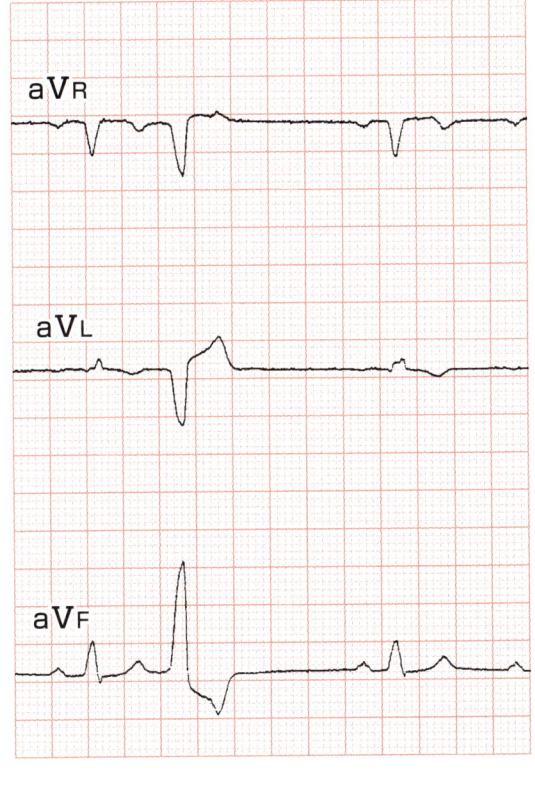

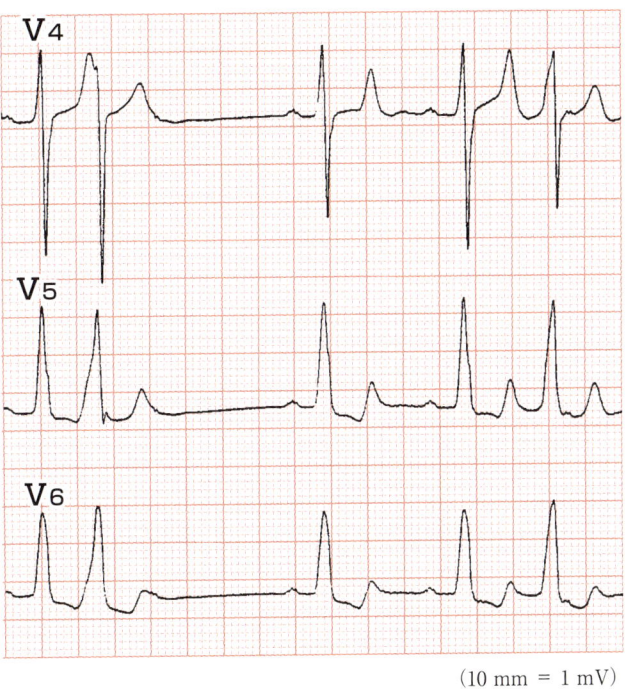

(10 mm = 1 mV)

Let's try

Answer 3　多発性心室期外収縮，R on T 型心室期外収縮

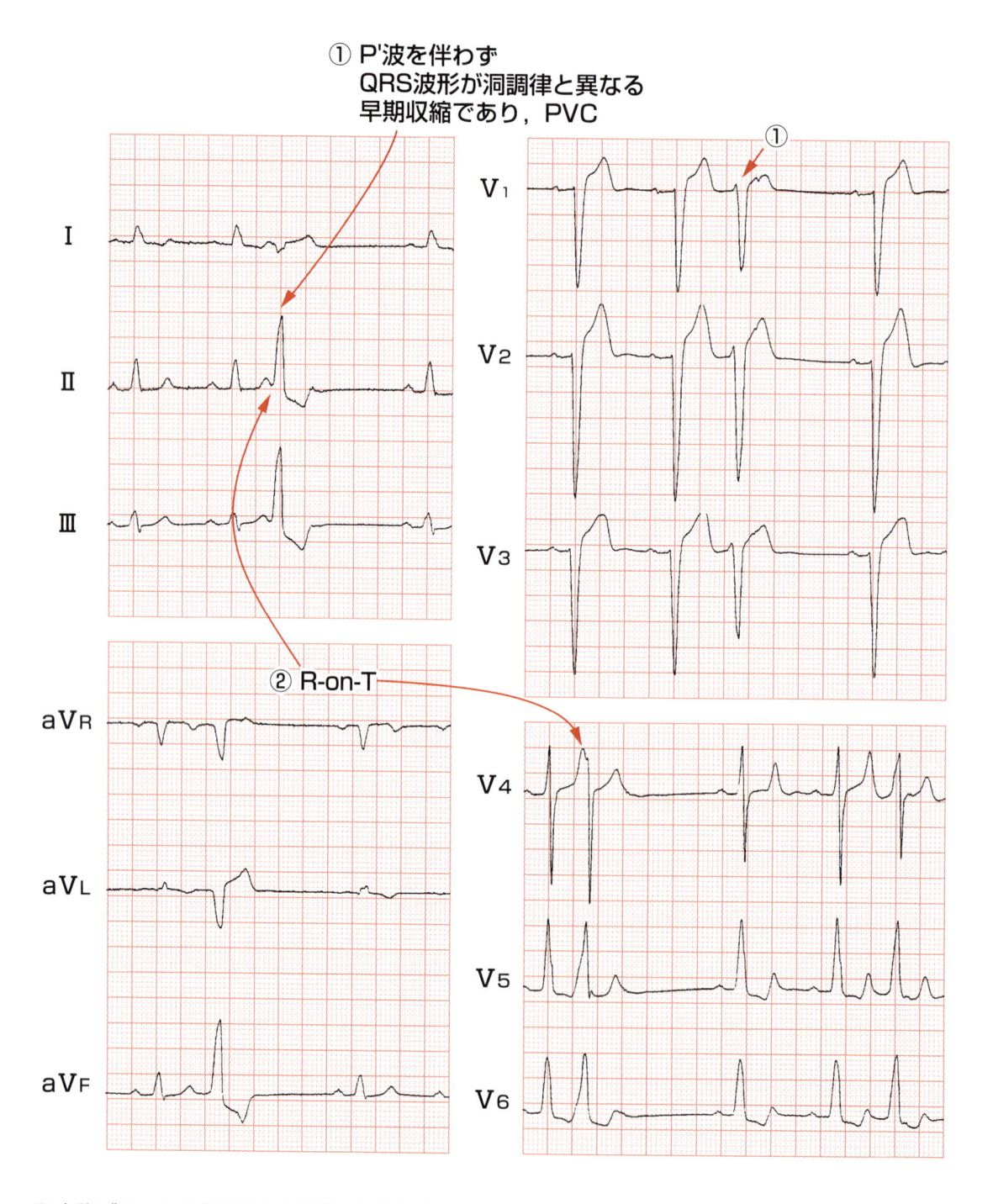

① P'波を伴わず QRS波形が洞調律と異なる早期収縮であり，PVC

② R-on-T

◎ 左脚ブロックの心電図であるが，早期収縮がみられる．この早期収縮は，① P'波が先行せず，QRS波形が他のものと異なることから心室期外収縮である．②時には T 波の頂点付近に心室期外収縮が出現しており，R on T 型心室期外収縮である．

◎ この患者は精査・治療のため直ちに入院となった．

Let's try

Question 4

16歳の男性．健診で不整脈を指摘された．この不整脈は何か？

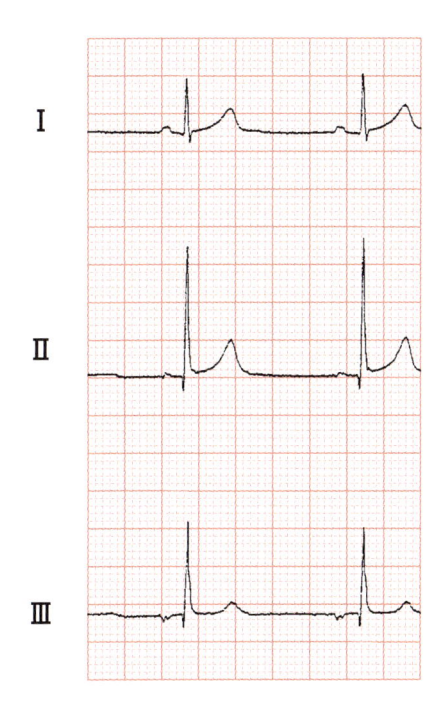

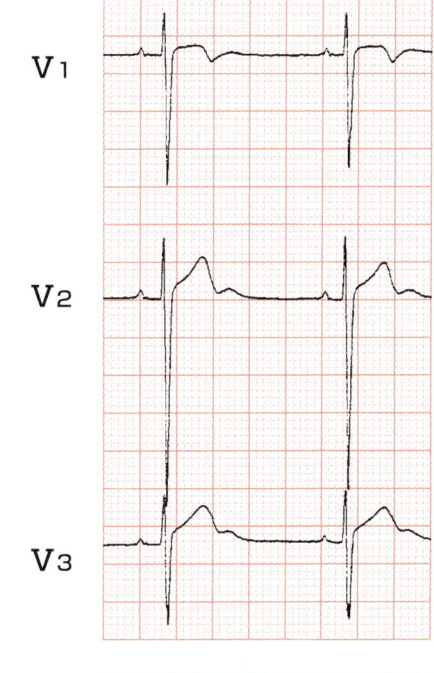

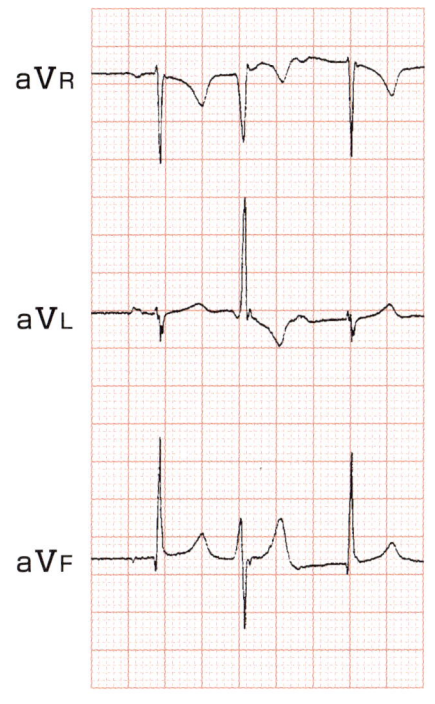

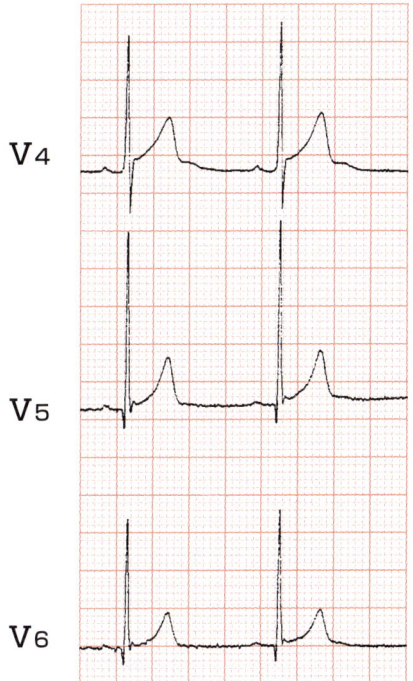

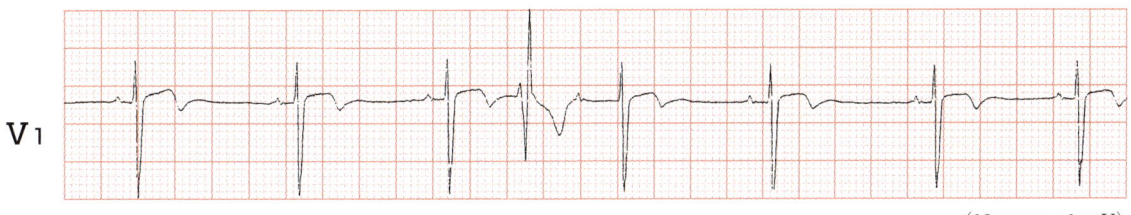

(10 mm = 1 mV)

Let's try

Answer 4 間入性心室期外収縮, ventriculophasic sinus arrhythmia を伴う

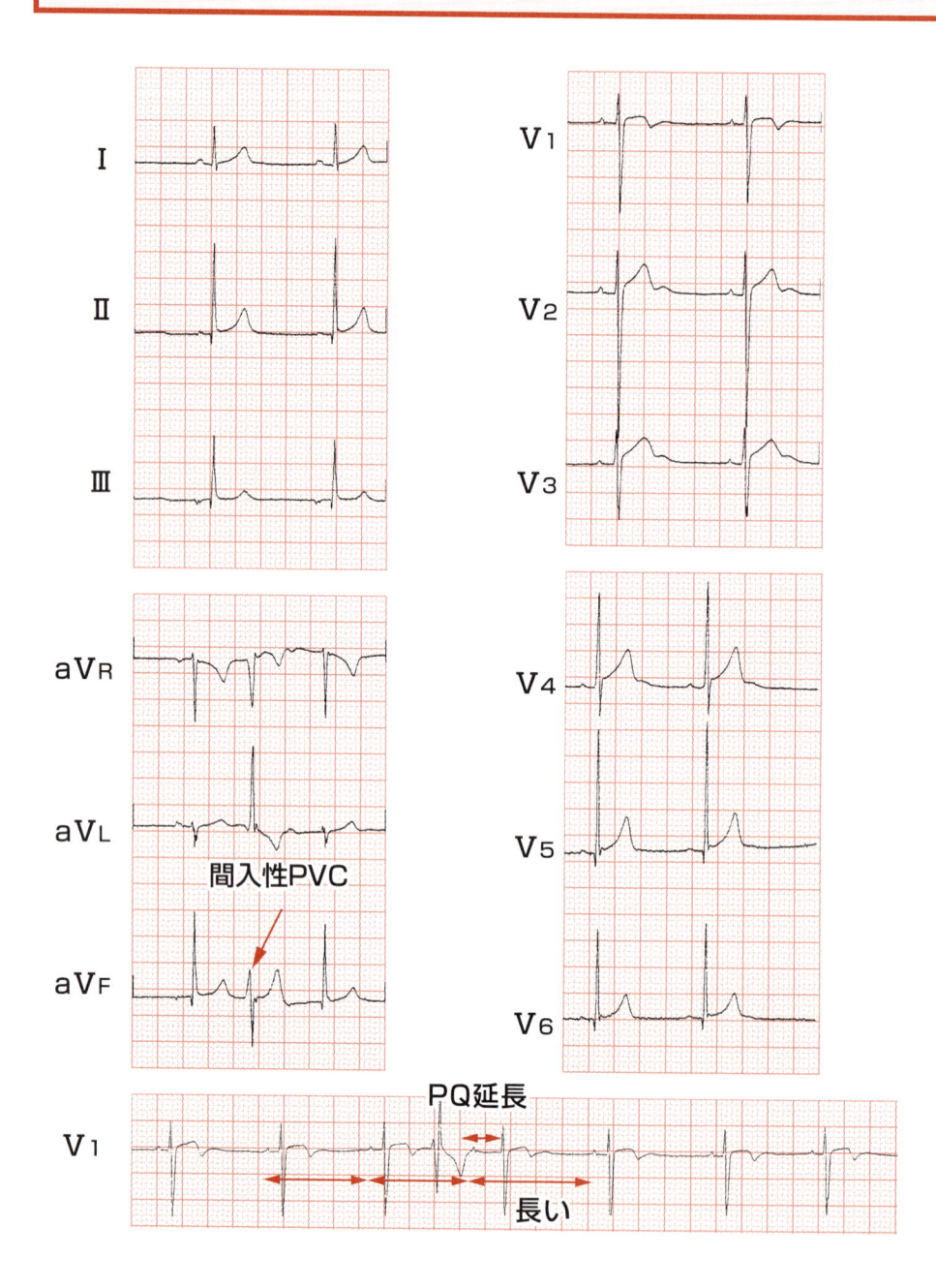

(ECG: I, II, III, aVR, aVL, aVF, V1–V6; 長いV1ストリップ)

間入性PVC

PQ延長

長い

◎ 本例の早期収縮は先行 P' を伴わず PVC である．間入性の形で入っている．PVC 後の正常 P 波と QRS の PQ 時間が延長しているのは，PVC が房室接合部に不応期を残した（潜行伝導）ためである．

◎ **ventriculophasic sinus arrhythmia とは，2 度房室ブロックや完全房室ブロックの際に心室波を挟む PP 間隔より次の PP 間隔が長くなる生理的現象のことである**．本例では間入性心室期外収縮後，その次の P 波のタイミングは延長しており，ventriculophasic sinus arrhythmia と考えられる．

ひとくちメモ：心房細動における，心室期外収縮と心室内変行伝導の鑑別

心室内変行伝導を伴う上室期外収縮は，

① 先行する P'波がある
② initial vector は通常の QRS と同じ
③ 多くは右脚ブロック型の QRS 波形

という特徴を有する．このうち P'波の存在が上室期外収縮であることを最もよく示している．

心房細動のときにも心室内変行伝導を伴うことがある．心房細動は RR 間隔が全く不規則なため，短い RR 間隔で早期に房室接合部から興奮が心室に伝わると心室の不応期のため，変行伝導が生じるためである．心房細動に心室内伝導障害が生じた場合，"心室内変行伝導を伴う上室期外収縮"と心室期外収縮との鑑別ではなく，"早いタイミングで入った QRS が変行伝導した"のか心室期外収縮かの鑑別となるため，"先行する P'波の有無"は両者の鑑別に使えず，心室期外収縮との鑑別は困難である．しかし変行伝導である場合，前述の②，③の特徴に加えて，「④変行伝導は長い RR 間隔の次に短い連結期で生じた QRS に生じやすい」という特徴を有することを利用すれば鑑別可能なことが多い．個々の QRS の不応期はその前の RR 間隔に比例するため，長い RR 間隔で生じた QRS の不応期は長く，その後短い間隔で生じた QRS は不応期にぶつかる可能性が大きいためである．

心房細動で頻脈になったときに心室内変行伝導が出現した場合，幅の広い QRS が連続して出現し，心室頻拍と鑑別が必要なことがある．この場合の鑑別のポイントは，上述の2，3に加えて，RR 間隔が絶対的に不定である，といった点があげられる．

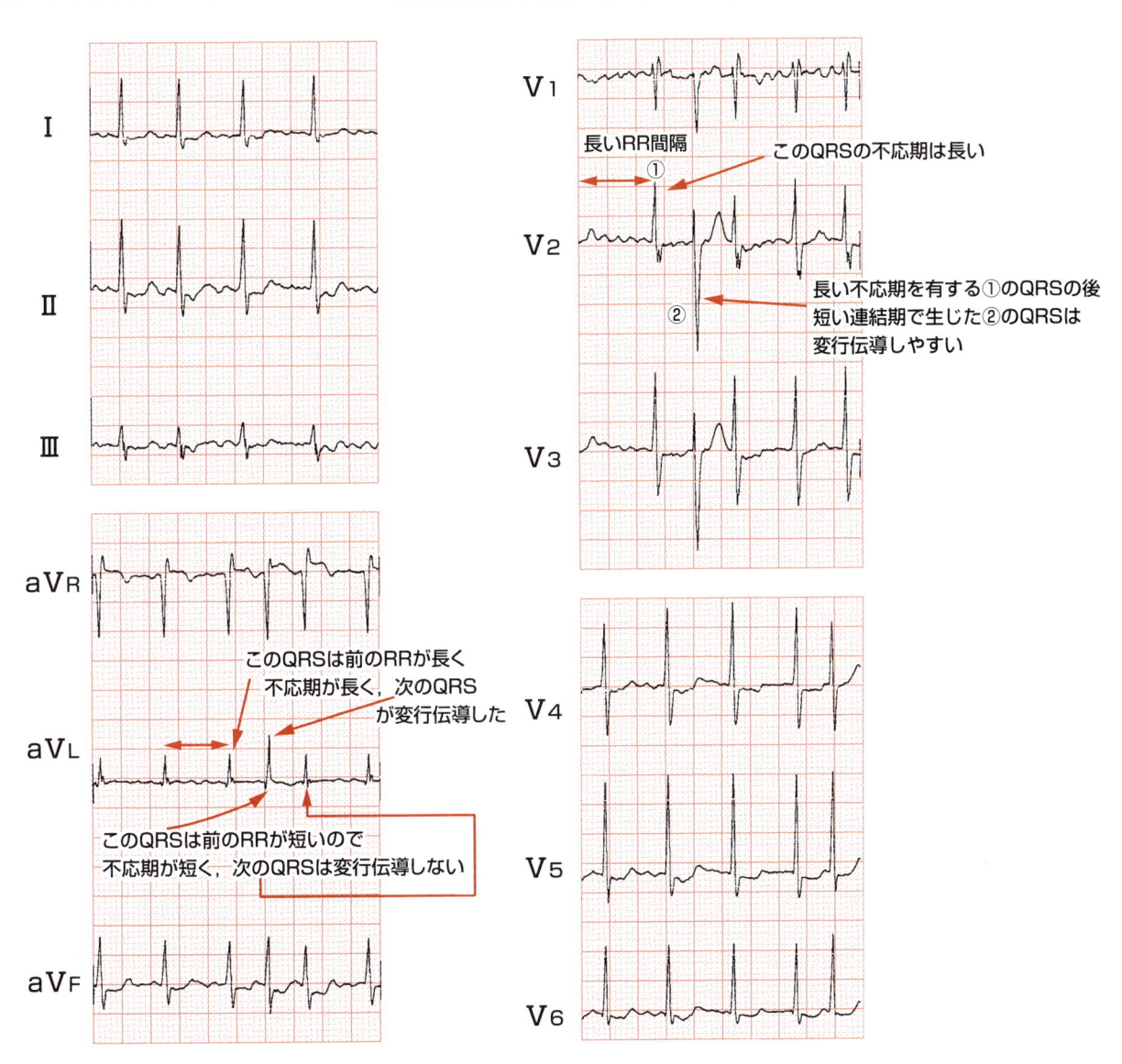

Chapter 16 予定のところに P や QRS が入らない

神谷英樹

1 洞停止 〈sinus arrest〉

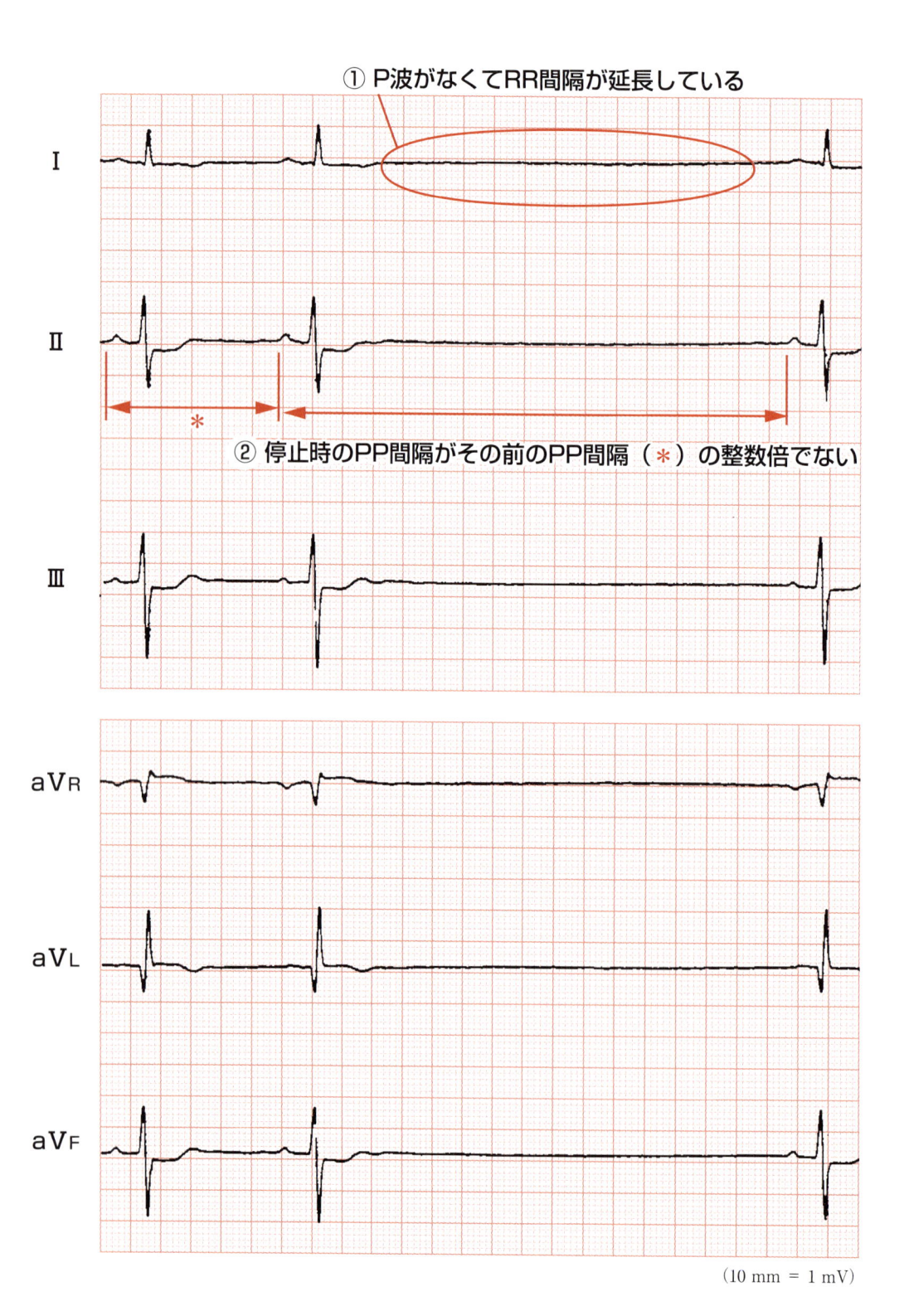

① P波がなくてRR間隔が延長している

② 停止時のPP間隔がその前のPP間隔（＊）の整数倍でない

(10 mm = 1 mV)

洞停止の心電図と鑑別疾患

洞停止は，洞結節の刺激発生が一時的に欠如した状態である．3秒以上の休止期をもつものを指すことが多い．洞停止により延長したPP間隔は，次のP波の出現がアット・ランダムなため，その前後のPP間隔の整数倍にならないことが多い（図1）．

鑑別疾患として，次項に述べる洞房ブロックがあげられるが，洞房ブロックの場合は，延長したPP間隔が前後のPP間隔の整数倍となる（MobitzⅡ型Ⅱ度洞房ブロック）か，PP間隔が短縮した後，P-QRSが脱落する（Wenckbach型Ⅱ度洞房ブロック）．

一方，ブロックされた上室期外収縮の後の休止期も洞停止と間違えやすい．とくに，上室期外収縮による早期P'波がT波と重なる場合には見落としやすいので，突然P-QRSが脱落していたらその直前のT波付近に上室期外収縮のP'波がないか確認する必要がある．

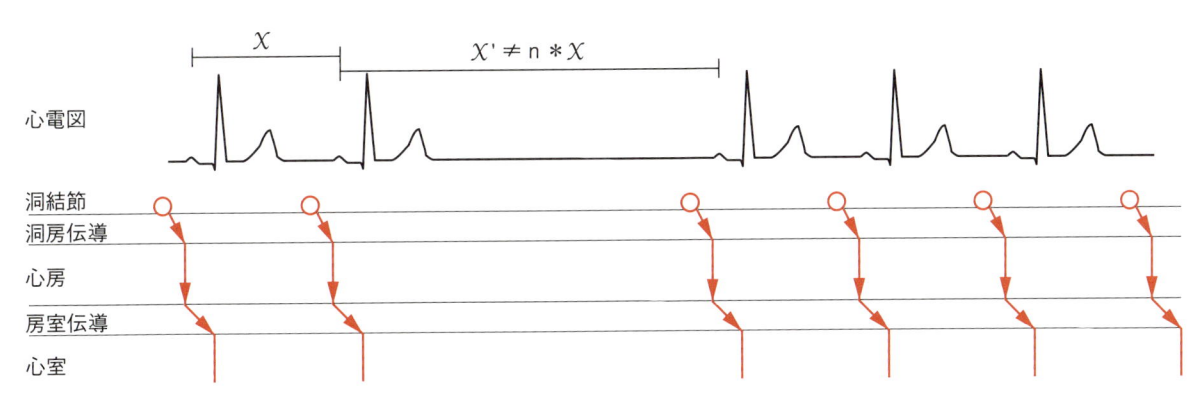

図1 ● 洞停止
停止時のPP間隔がその前のPP間隔の整数倍でない

ここがポイント！

結局，洞停止は，
① P波を欠くRR間隔の3秒以上の延長があり
② 洞停止時のPP間隔が前後のPP間隔の整数倍にならない
　ことで診断される

Chapter 16 予定のところに P や QRS が入らない

2 洞房ブロック〈sinoatrial block : SA block〉

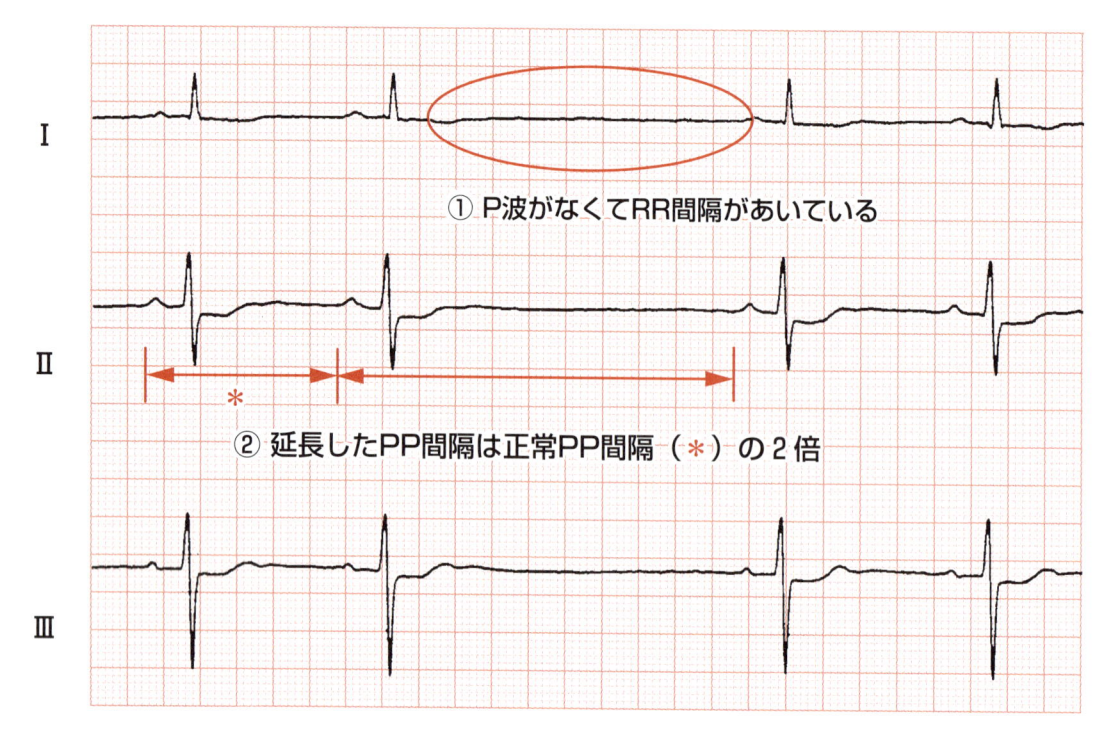

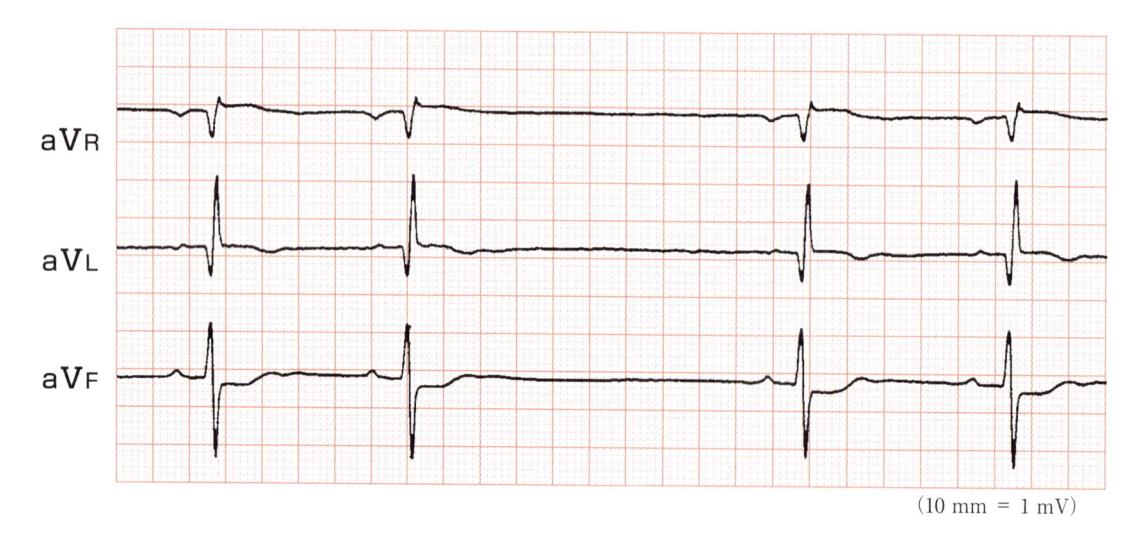

① P波がなくてRR間隔があいている

② 延長したPP間隔は正常PP間隔（＊）の2倍

(10 mm = 1 mV)

洞房ブロックの分類と心電図

洞房ブロックとは、洞結節の刺激生成は保たれているものの、洞結節から心房への刺激伝導（洞房伝導）が障害されている状態である。洞房伝導時間延長のみのⅠ度、間欠的に洞房伝導が途絶するⅡ度（Mobitz Ⅱ型、Wenckebach型）、完全に途絶したⅢ度に分類される。

A) **Ⅰ度洞房ブロック**は、洞房伝導時間が延長しているが、体表面心電図では診断できない（図2A）。

B) **Mobitz Ⅱ型Ⅱ度洞房ブロック**の場合は、突然洞房伝導が欠落する。このため、心電図でも突然 P-QRS が欠落するが、洞結節は規則的に活動しているので、延長した PP 時間は前後の PP 時間の整数倍となる（図2B）。

C) それに対し、**Wenckebach 型Ⅱ度洞房ブロック**は洞房伝導時間が徐々に延長した後に途絶する。心電図では、PP 間隔が短縮した後、P-QRS が脱落する（図2C）。PP 間隔が徐々に短縮するのは、洞房伝動時間の1拍ごとの延長の程度が、初めに強くその後徐々に弱まるためである。

D) **Ⅲ度洞房ブロック**の場合には，P波は認めず，通常，接合部性補充調律により心拍が保たれる（図2D）．この場合は，体表面心電図では補充収縮を伴う洞停止と区別できない．

結局，体表面心電図で診断できる洞房ブロックは，ときどきP波が脱落するⅡ度洞房ブロックのみである．

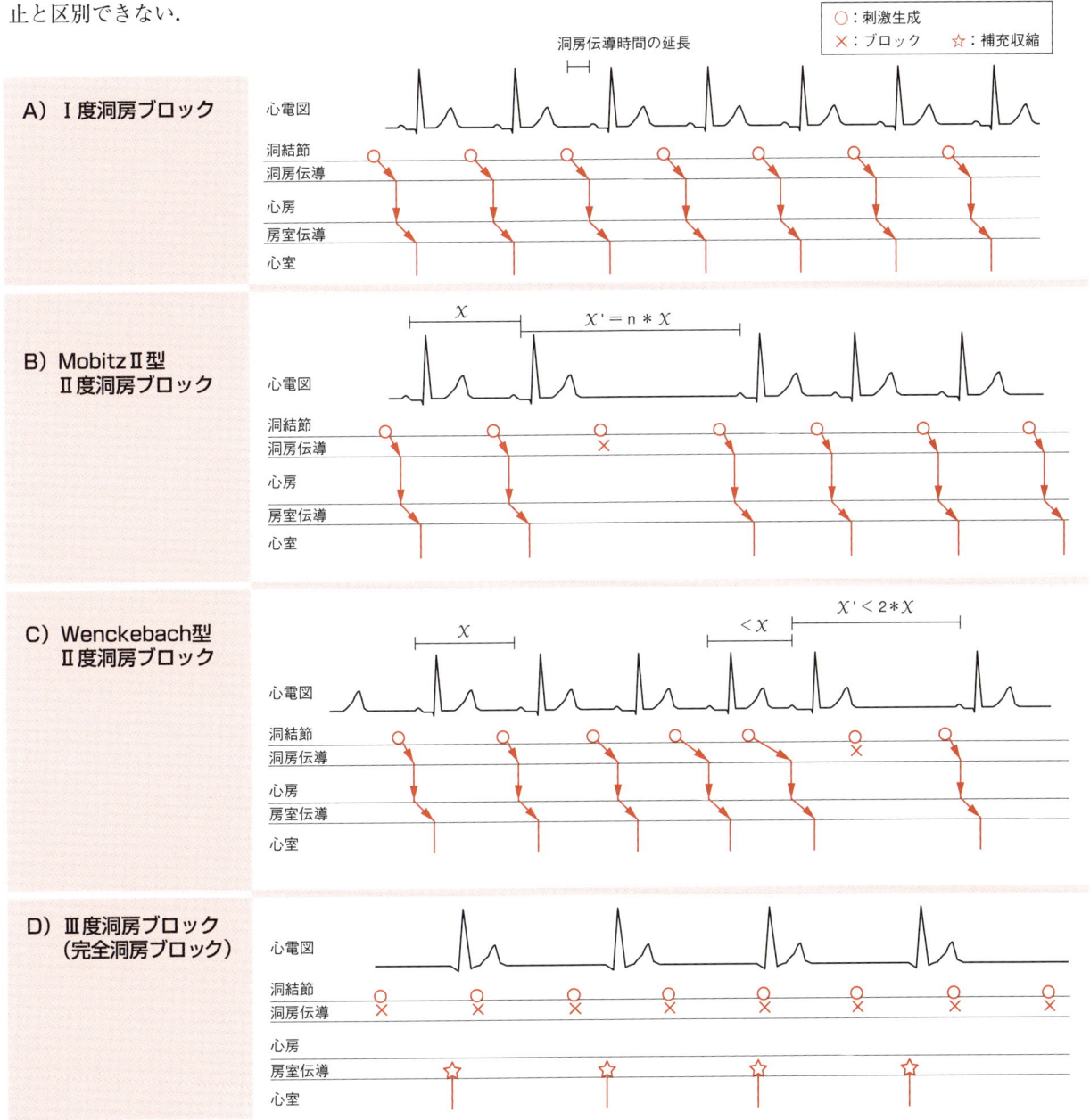

図2 ● 各種洞房ブロック

A) Ⅰ度洞房ブロック
B) MobitzⅡ型 Ⅱ度洞房ブロック
C) Wenckebach型 Ⅱ度洞房ブロック
D) Ⅲ度洞房ブロック（完全洞房ブロック）

○：刺激生成　×：ブロック　☆：補充収縮

ここがポイント！

結局，洞房ブロックは，
① P波を欠くRR間隔の延長があり，
② 延長したPP間隔は，前後のPP間隔の整数倍である［MobitzⅡ型（図2B）］，または，
③ PP間隔が短縮した後にP-QRSが脱落する［Wenckebach型（図2C）］
ことで診断される

3 Mobitz Ⅱ型Ⅱ度房室ブロック〈Mobitz type Ⅱ second degree atrioventricular block ： Mobitz type Ⅱ AV block〉

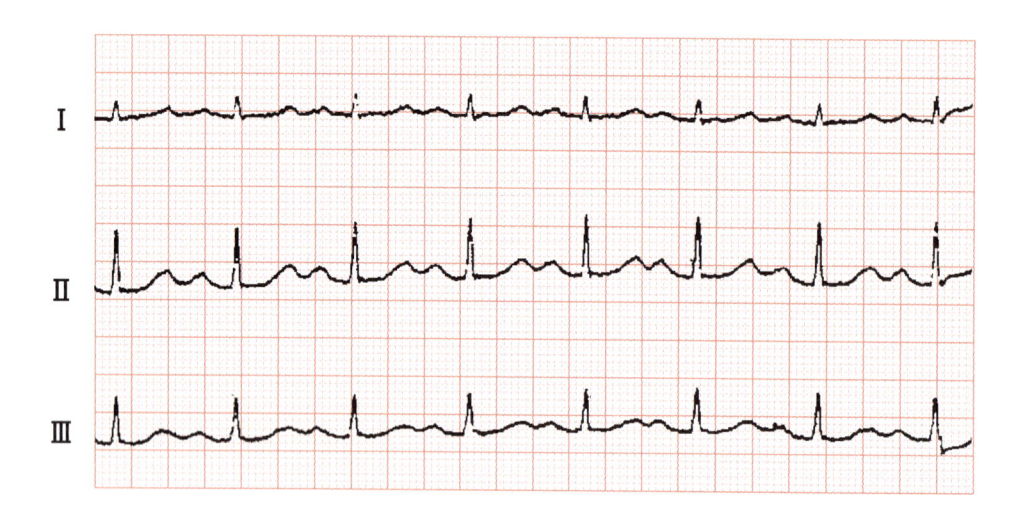

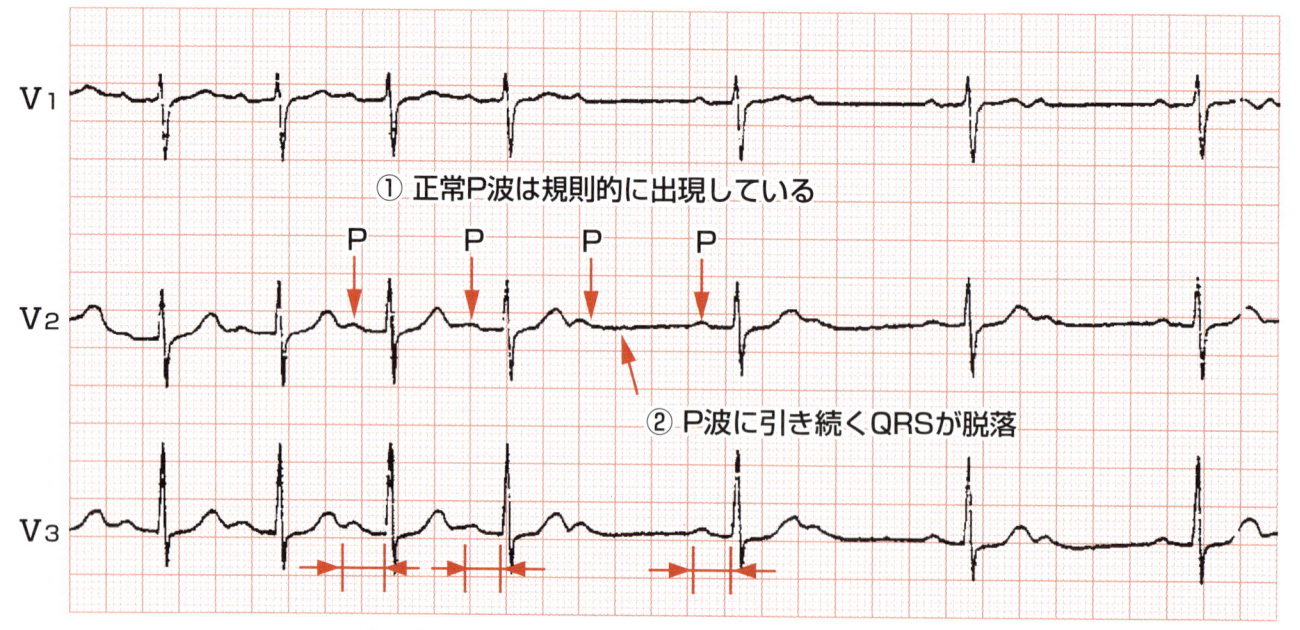

① 正常P波は規則的に出現している

② P波に引き続くQRSが脱落

③ ブロックの生じる前後のPQ時間は一定

(10 mm = 1 mV)

上段はⅠ度房室ブロック，下段はⅠ度房室ブロックからMobitz Ⅱ型房室ブロックを生じ，その後2：1房室ブロックとなっている

3 Mobitz Ⅱ型Ⅱ度房室ブロック
〈Mobitz type Ⅱ second degree atrioventricular block：Mobitz type Ⅱ AV block〉

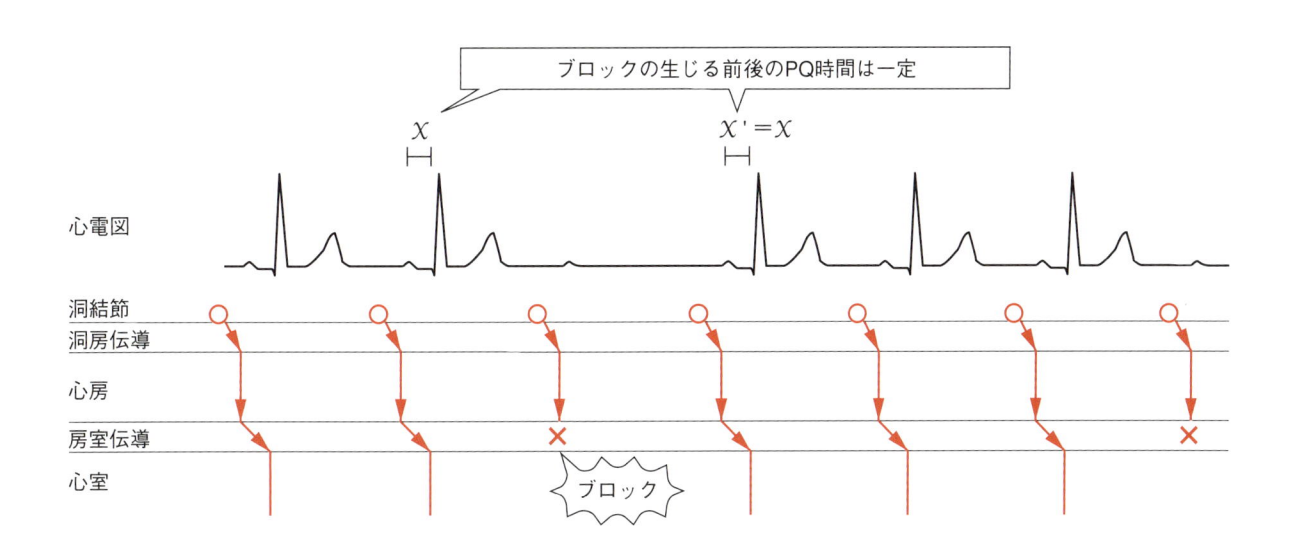

Mobitz Ⅱ型Ⅱ度房室ブロックの心電図

房室ブロックとは，房室伝導系の障害で，Ⅰ度，Ⅱ度（Mobitz Ⅱ型，Wenckebach 型），Ⅲ度に分けられる．Ⅰ度房室ブロックは，房室伝導時間の延長（PQ 時間が 0.20 秒以上），Ⅱ度房室ブロックは，間欠的に房室伝導が途絶する状態，Ⅲ度房室ブロックは，完全に伝導が途絶した状態である．

ここでは，そのうち，Mobitz Ⅱ型（Mobitz type Ⅱ）房室ブロックについて述べる．

この房室ブロックでは，心房までの刺激伝導系は正常であるので，P 波は正常に出現する．ところが，房室伝導系の障害のために，心室に刺激が伝わらず，QRS が欠落する．

次項に述べる Wenckebach 型（Wenckebach block = Mobitz Ⅰ型，Mobitz type Ⅰ block）との相違点は，先行 PQ 時間がブロックの前後で一定であることである．PQ 時間は，正常のことも，延長していることもある．ただし，2 拍以上連続して正常伝導がない場合は，Mobitz Ⅱ型，Wenckebach 型の分類は不可能である．このような場合は，高度房室ブロックとして扱われる．

また，Mobitz Ⅱ型房室ブロックは，ヒス束以下での伝導障害（ヒス束－心室間のブロックであり **HV ブロック**という）のため，完全房室ブロックに移行しやすく，その時には出現する補充収縮の QRS 幅は 0.12 秒以上である．さらに補充調律の心拍数は極端に遅い．

図3 ● Mobitz Ⅱ型Ⅱ度房室ブロック

ここがポイント！

結局，Mobitz Ⅱ型Ⅱ度房室ブロックは，
① 正常な P 波は規則的に出現するが
② それに引き続く QRS が間欠的に欠落し
③ PQ 時間が一定である
　　ことで診断される

4 Wenckebach 型Ⅱ度房室ブロック 〈Wenckebach type second degree atrioventricular block ： Wenckebach type AV block〉

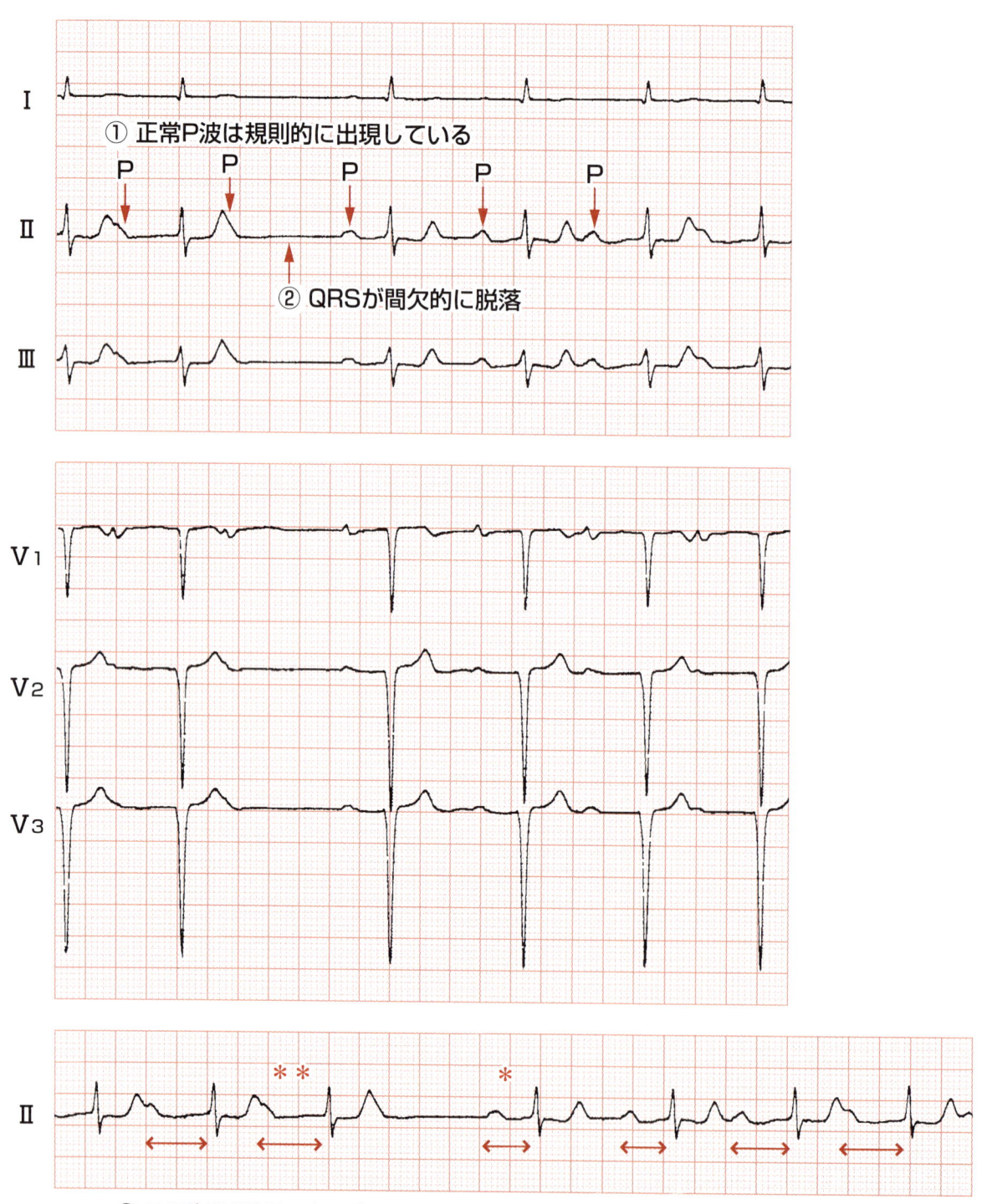

① 正常P波は規則的に出現している

② QRSが間欠的に脱落

③ PQ時間がだんだん延長してQRSが脱落する．よってブロック直前のPQ時間（＊＊）はブロック直後のPQ時間（＊）より長い

（10 mm = 1 mV）

4 Wenckebach型II度房室ブロック
〈Wenckebach type second degree atrioventricular block : Wenckebach type AV block〉

Wenckebach型II度房室ブロックの心電図

Wenckebach型（Wenckbach block = Mobitz I 型，Mobitz type I block）II度房室ブロックは，房室伝導系の障害のために間欠的にQRSが欠落するが，先行するPQ時間が徐々に延長した後，QRSが欠落するものをいう．ブロック直後には房室伝導時間が回復するためPQ時間は短くなる．このため，**ブロック直後のPQ時間は，ブロック直前のPQ時間よりも短くなる**．

Wenckebach型房室ブロックでは，QRSが脱落する前のRR時間は徐々に短縮することが多い．これは，以下のように説明される．このブロックでは，QRSが脱落する前にPQ時間が徐々に延長していくが，その延び方は，最初の短いPQ時間からの延びが急激で，その後の延び方はだんだん鈍くなっていくことが多い．すなわち，はじめのPQ時間がPQ，次のPQ時間はそれよりn_1延び，その次にはさらにn_2延びるとすると，PQ時間は

PQ
PQ + n_1
PQ + n_1 + n_2
PQ + n_1 + n_2 + n_3

と漸増していくが，$n_1 > n_2 > n_3$ ……であることが多い．
ここで，PP時間をPPとするとRR時間は順次，

PP + n_1
PP + n_2
PP + n_3

となる．ここで$n_1 > n_2 > n_3$ ……のため，RR時間は徐々に短縮することになる．ただし，すべての例で，$n_1 > n_2 > n_3$ ……となるわけではなく，例外もある．

このブロックは，大多数がヒス束より上のブロック（心房とヒス束間のブロックで**AHブロック**という）のため，高度なブロックに進展しても出現する補充収縮は心室のヒス束付近より生ずるため，その幅は0.12秒以下であることが多い．

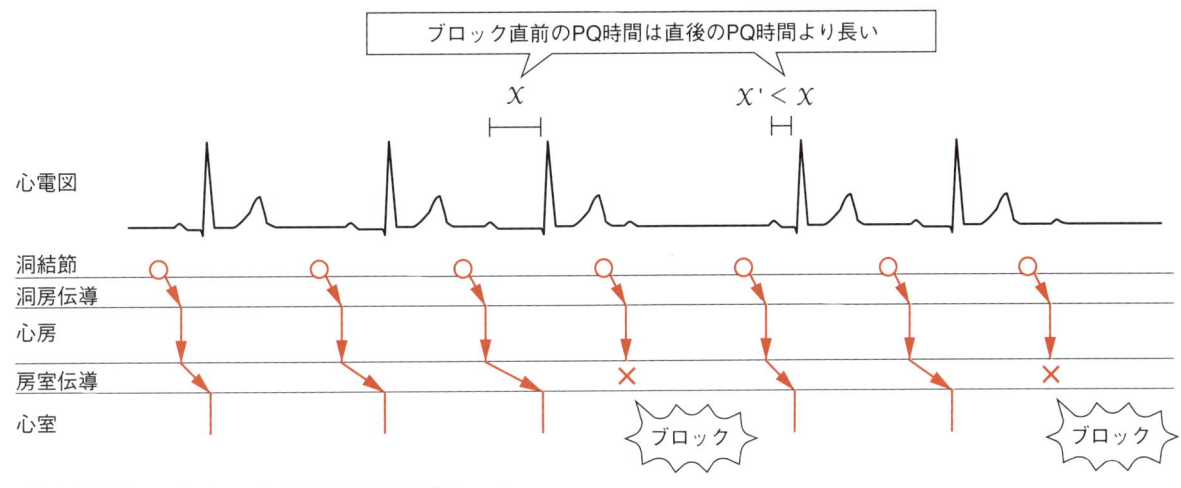

図4 ● Wenckebach型II度房室ブロック

ここがポイント！

結局，Wenckebach型II度房室ブロックは，
① 正常なP波が規則的に出現するが
② それに引き続くQRSが間欠的に欠落し
③ ブロック直前のPQ時間は，直後のPQ時間より長い
　ことで診断される

Chapter 16 予定のところに P や QRS が入らない

5 非伝導性（ブロックされた）上室期外収縮
〈blocked SVPC〉

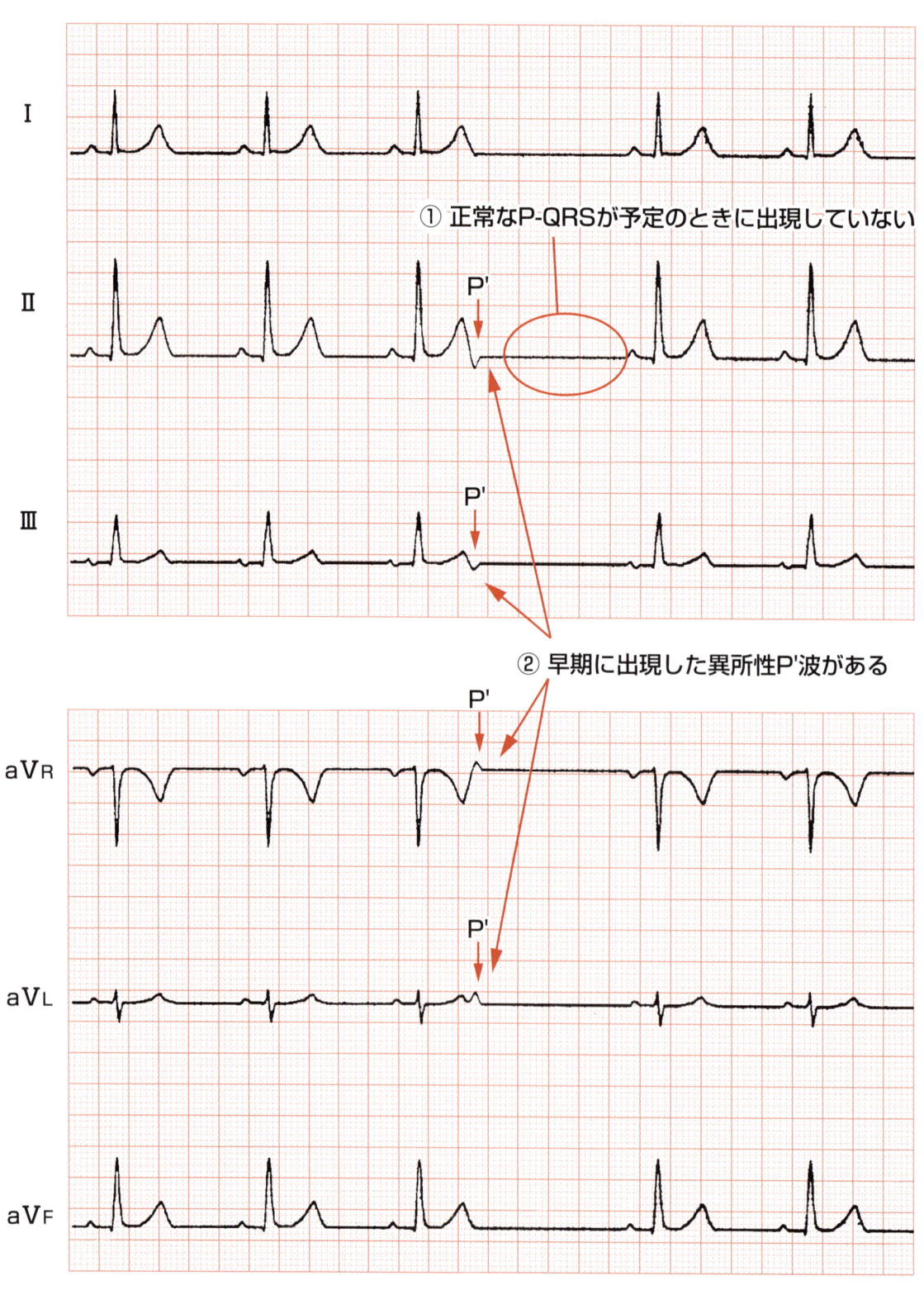

① 正常なP-QRSが予定のときに出現していない

② 早期に出現した異所性P'波がある

(10 mm = 1 mV)

5 非伝導性（ブロックされた）上室期外収縮〈blocked SVPC〉

ブロックされた上室期外収縮の鑑別

洞停止や洞房ブロック，房室ブロックと間違えやすい心電図に，ブロックされた上室期外収縮がある．上室期外収縮の連結期が短い場合や，房室伝導の不応期が延長している場合，上室期外収縮による心房興奮が房室伝導の絶対不応期に当たることがある．

このとき，早期 P'波は認められるが，刺激は心室に伝導されず，それに引き続く QRS が欠落する．Ⅱ度房室ブロックと間違えやすいが，QRS の欠落する P 波が予定より早く出現し，多くの場合には，正常 P 波とは異なった形をしていることで診断できる．この早期 P'波は T 波と重なることが多いため，**T 波のわずかな変形としてのみとらえられる**ことが多い．このようなときには，その存在に気がつかず，洞停止や洞房ブロックと間違えやすい．

また，上室期外収縮が房室伝導の相対不応期に当たった場合，早期 P 波に引き続く PQ 時間が延長し，一見 Wenckebach 型Ⅱ度房室ブロック様の心電図を呈することがある．

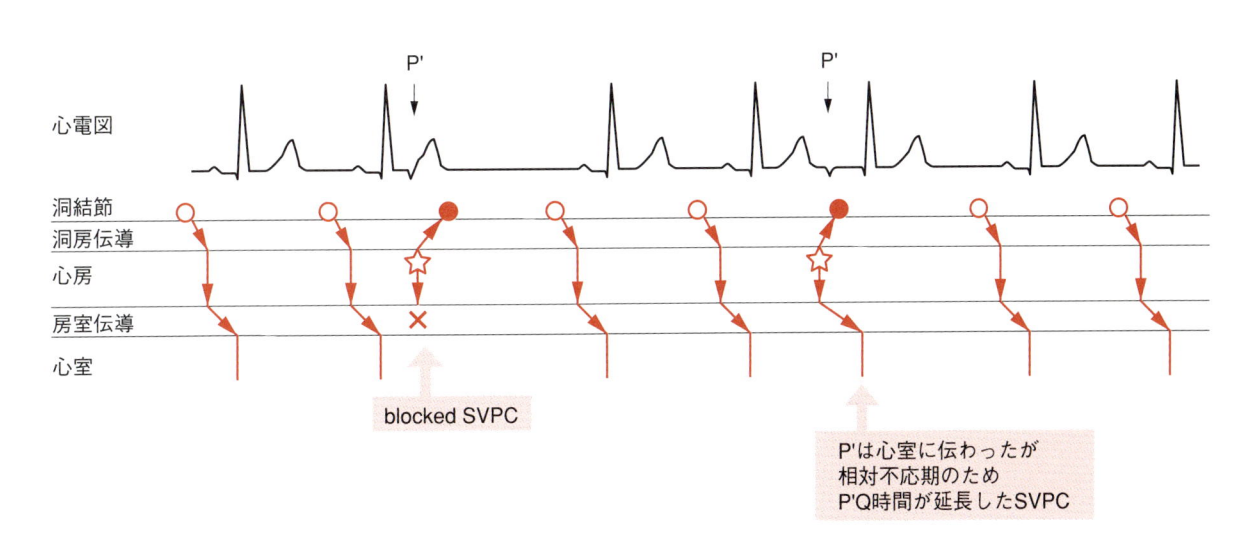

図5 ● ブロックされた上室期外収縮

ここがポイント！

結局，ブロックされた上室期外収縮は，
① 正常な P–QRS が予定のときに出現していないが
② 早期に出現する異所性 P'波が存在する

ことで診断される．しかし，早期 P'波は T 波のわずかな変形としてのみ認められることが多く，注意深い観察が必要である

Chapter 16 まとめ

「基本調律が洞調律であるが,予定のところに P や QRS が入らない,徐脈を呈する（RR 間隔が延長する）」心電図の読み方

まず,基本調律が洞調律で,RR 間隔の正常な部分では,P-QRS 関係が成り立っていることを確認する．正常の P-QRS 関係が 2 拍以上続かないときは,高度房室ブロックであるので,該当の項を参照．

1 延長した RR 間隔の間,とくに T 波に重なった早期 P'波を探す．これがあれば,ブロックされた上室性期外収縮（blocked SVPC）．

> 以下の鑑別では "P があるのに QRS が出ていない" のか "P がないから QRS が出ていない" のかが焦点となる．

2 正常 P 波は規則的に出現するが,QRS が脱落する場合では,脱落した QRS の前後の PQ 時間を見る．
 a）これが同一ならば,Mobitz II 型 II 度房室ブロック．
 b）QRS 脱落の前の PQ 時間が後よりも長ければ,Wenckebach 型 II 度房室ブロック．

3 P 波も脱落している場合,RR 間隔の延長する直前に PP 間隔が徐々に短縮していれば,Wenckebach 型洞房ブロック．

4 上記のいずれでもなく,P-QRS が脱落する場合,延長した PP 間隔,前後の PP 間隔の整数倍ならば,Mobitz II 型洞房ブロック,非整数倍で PP 間隔が 3 秒以上ならば,洞停止．

上記のいずれにも当てはまらなければ,洞不整脈（参照 chapter1-ひとくちメモ参照,p28）,移動性ペースメーカ（wandering pacemaker）（参照 chapter3-4,p74）を疑う．

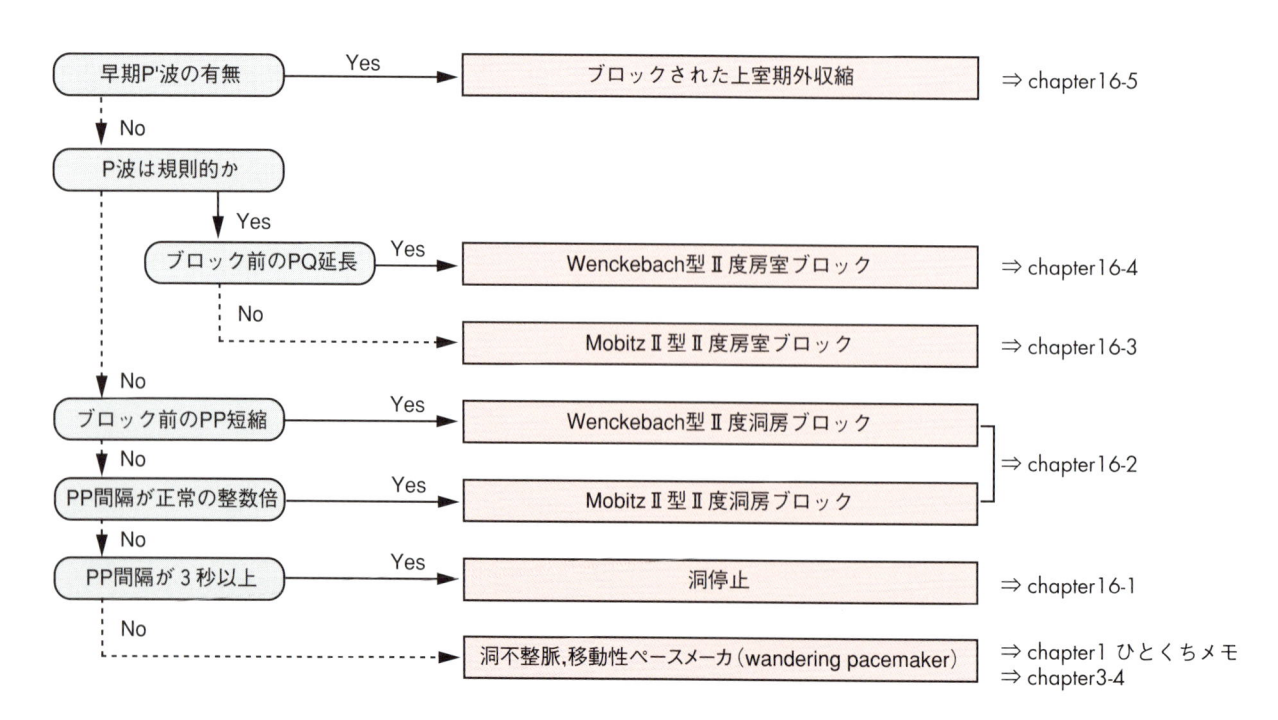

判定	結果	参照
早期 P'波の有無 → Yes	ブロックされた上室期外収縮	⇒ chapter16-5
↓ No		
P 波は規則的か → Yes		
ブロック前の PQ 延長 → Yes	Wenckebach 型 II 度房室ブロック	⇒ chapter16-4
No	Mobitz II 型 II 度房室ブロック	⇒ chapter16-3
P 波規則的? No		
ブロック前の PP 短縮 → Yes	Wenckebach 型 II 度洞房ブロック	⇒ chapter16-2
No		
PP 間隔が正常の整数倍 → Yes	Mobitz II 型 II 度洞房ブロック	⇒ chapter16-2
No		
PP 間隔が 3 秒以上 → Yes	洞停止	⇒ chapter16-1
No	洞不整脈,移動性ペースメーカ (wandering pacemaker)	⇒ chapter1 ひとくちメモ / ⇒ chapter3-4

Let's try

Question 1

68歳の男性．健診で不整脈を指摘され来院した．診断は何か？

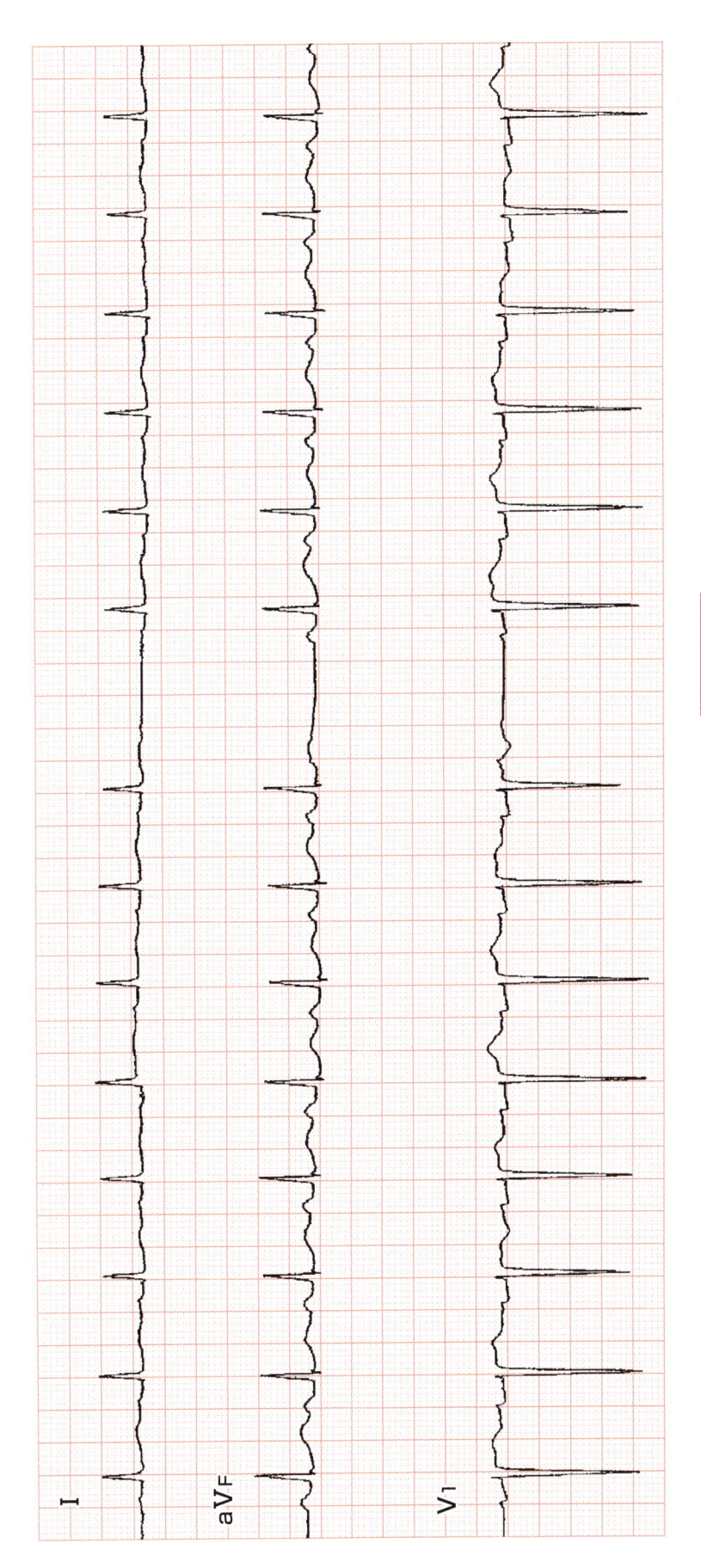

（10 mm = 1 mV）

Let's try

Answer 1　blocked SVPC

① 予定のところにP-QRSがない

② 直前のT波にP'波が重なっている

(10 mm = 1 mV)

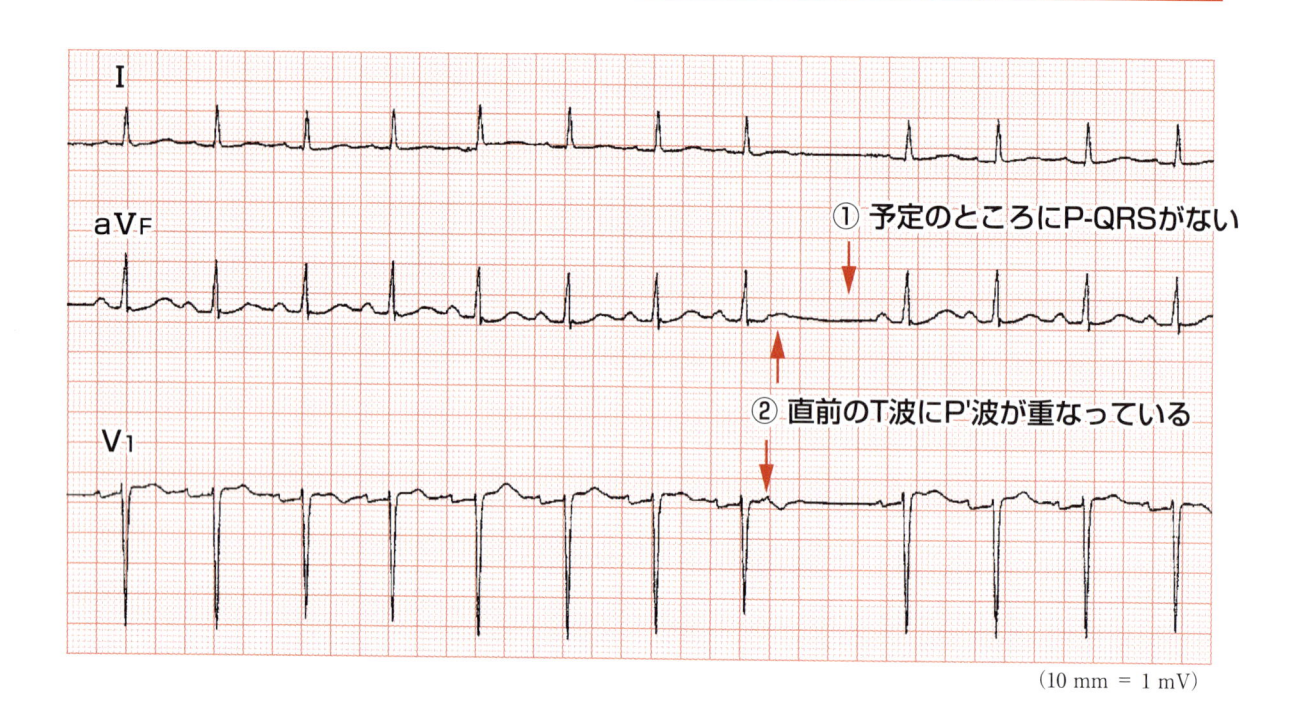

① 正常なP-QRSが予定のところに出現していない．

　『まとめ』で述べたように"PがあるのにQRSがない"ならⅡ度房室ブロックで，"PがないからQRSもない"なら洞停止や洞房ブロックであるが，もう1つの可能性，blocked SVPC考えなければならない．よくみると

② P-QRSが脱落した直前のT波にSVPCのP'波が重なっているのが発見できる．よってblocked SVPCである．実際の診療上はblocked SVPCはよくみられる現象である．

memo

ひとくちメモ：Wenckebach 型と Mobitz Ⅱ型の機序と扱い方

1) Wenckebach 型房室ブロック

Wenckebach 型房室ブロックは、迷走神経過緊張によるものが多い．運動選手や若年健常者の睡眠中などに多くみられるが、無症状であれば、とくに治療の必要はない．このような例では、**ヒス束上ブロック（AH block）**であることがほとんどで、予後は良好である．しかし、稀ではあるが、Adams-Stokes 発作や心不全症状を伴うものでは、治療が必要となる．薬物療法としては、副交感神経遮断薬や交感神経刺激薬が用いられるが、効果が不安定であることが多い．このような場合には、ペースメーカ植込みを考慮するが、電気生理学的検査を行い、ブロック発生の機序を明確にしてからが望ましい．

2) Mobitz Ⅱ型ブロック

Mobitz Ⅱ型ブロックは、その障害部位はヒス束下（HV block）にあり、ヒス束内や心室内の広汎な刺激伝導系の障害の上に生じ、予後不良である．すなわち Mobitz Ⅱ型ブロックを示す例は、すでに脚ブロックや分枝ブロックを生じていて QRS 幅が延長していることも多い．交感神経遮断薬や交感神経刺激薬、運動負荷などはブロックを悪化させることがあるので、原則として禁忌である．Adams-Stokes 発作や心不全症状を伴うものでは、直ちに体外式ペースメーカによる治療が必要である．無症状であっても、電気生理学的検査を行い、ヒス束下のブロックが確認されれば、より高度なブロックに移行する可能性が高いので、ペースメーカ植込みの適応となる．

体験談　Wenckebach 型Ⅱ度房室ブロックの判定

研修医の頃のことである．Ⅱ度房室ブロックの心電図を目にした．教科書を紐解く．

「Wenckebach 型Ⅱ度房室ブロックは、先行する PQ 時間が徐々に延長し、云々…」

おもむろにデバイダを取り出し、PQ 時間を計測する．確かに、PQ 時間は変動している．しかし、「徐々に延長」ではないのだ．やや延長した、同一の PQ 時間が連続することがある．困った．その時、恩師である Y 教授が通りかかった．

「ブロック直後の PQ 時間が直前の PQ 時間より短かければ、Wenckebach 型と言ってよい」

まさに、目から鱗、であった．

手もとにある数冊の教科書には、必ず「徐々に延長」と記載されている．しかし、この言葉は、時に、初心者を混乱させる．そこで筆者は、悩める研修医に、ちょっと誇らしげに言う．

「Wenckebach 型の診断には、ブロック直前直後 2 つの PQ 時間だけを比較すればいいんだよ」

（神谷英樹）

Chapter 17 徐 脈

田部井史子

1 洞徐脈 〈 sinus bradycardia 〉

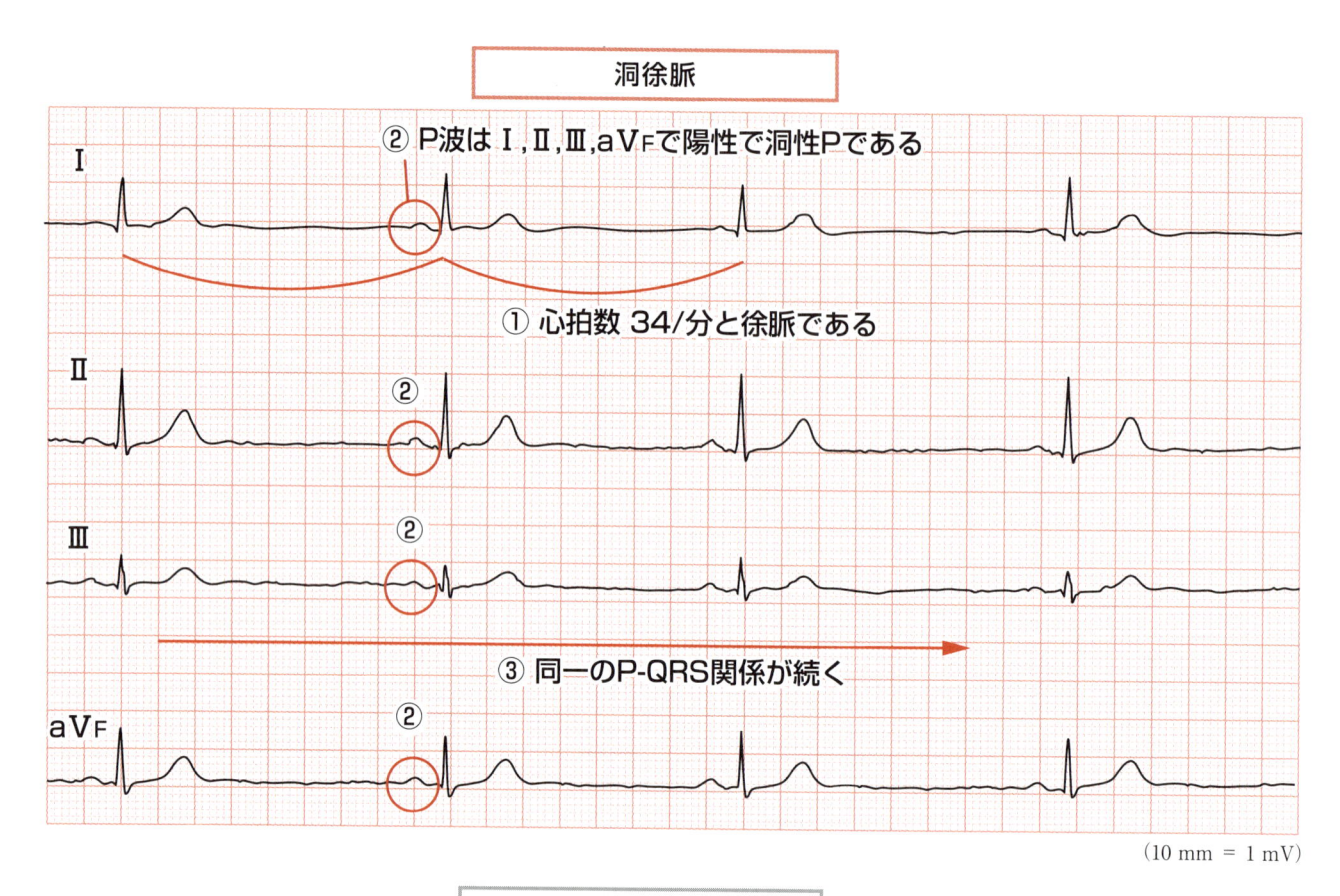

洞徐脈

① 心拍数 34/分と徐脈である
② P波はⅠ,Ⅱ,Ⅲ,aVFで陽性で洞性Pである
③ 同一のP-QRS関係が続く

(10 mm = 1 mV)

〈参考 A〉異所性心房調律

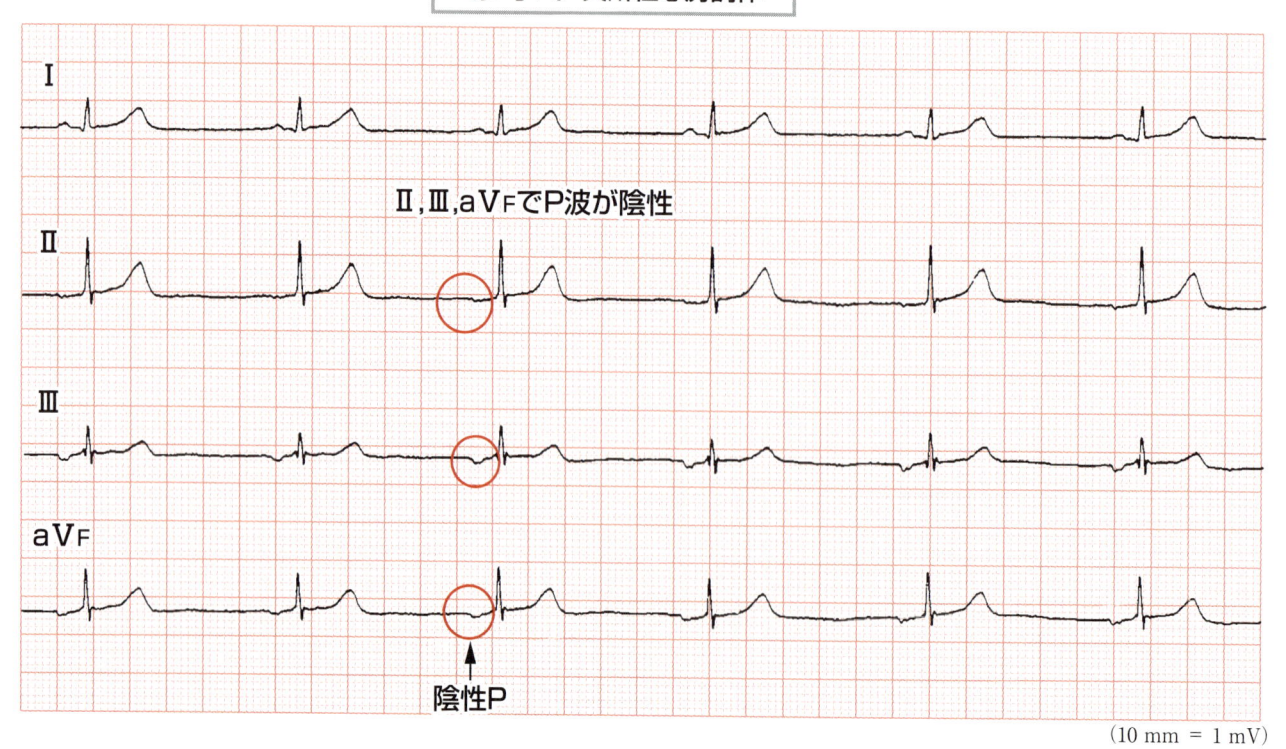

Ⅱ,Ⅲ,aVFでP波が陰性

陰性P

(10 mm = 1 mV)

1 洞徐脈〈sinus bradycardia〉

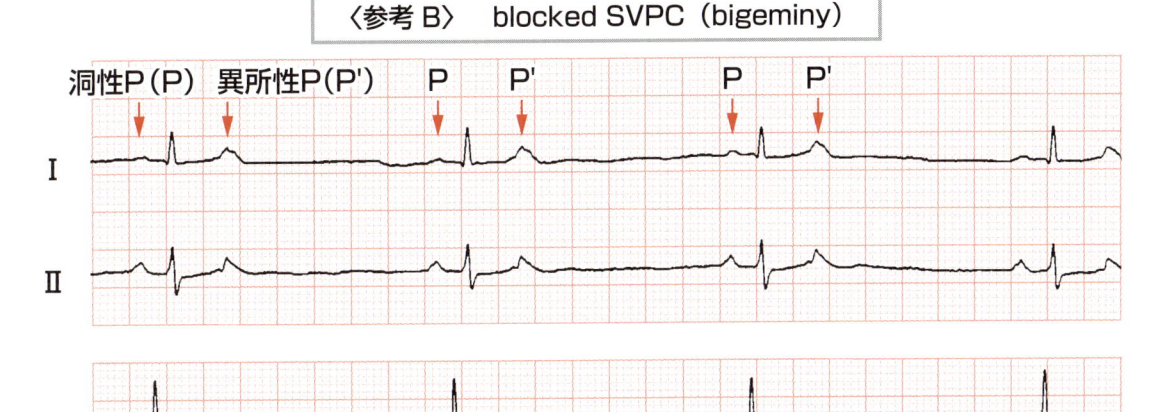

〈参考B〉 blocked SVPC（bigeminy）

洞性P(P)　異所性P(P')　P　P'　　P　P'

（10 mm ＝ 1 mV）

　洞徐脈は洞結節からの刺激発生頻度が低下したために心拍数が減少した状態である．洞結節から出た刺激は正常の刺激伝導系を通り心室まで伝導されるため，心拍数が少ない以外正常のP-QRSが形成される．

洞徐脈

　毎分60未満（50未満とするものもある）を徐脈という．洞徐脈ではこれ以外に異常がない．すなわち正常のP波（Ⅰ，Ⅱ，Ⅲ，aVF誘導で陽性）とそれに続くQRSが存在する（1：1の房室伝導），PQ時間一定，PP間隔一定である．各心拍のP波，QRS，T波のそれぞれは同一の波形を示すなどが確認される．

鑑別診断

1）**洞房ブロック**：ときにPP間隔が延長し，そのPP間隔が基本調律の整数倍である（参照⇒次項目，chapter17-2/chapter16-2）（MobitzⅡ型Ⅱ度洞房ブロック，p269）．
　＊高度の徐脈でPP間隔が一定の時は単純に洞徐脈と考えないで2：1の洞房ブロックの可能性を考える必要がある．
2）**洞停止**：延長したPP間隔は長くて不整である（参照⇒次項目，chapter17-2/chapter16-1, p266）．
3）**異所性調律**：P波波形の変化がある（chapter3-3, p72）．
　⇒〈参考A〉ではⅡ，Ⅲ，aVFでP波は陰性であり異所性心房調律と考えられる．
4）**房室ブロック**：PQ時間の延長もしくはQRSの脱落がみられる（参照⇒chapter16-3, 4, p270〜273）．
5）**心室へ伝導されない上室期外収縮の二段脈**：早期出現のP'波がある（参照⇒chapter16-5, p274）．
　⇒〈参考B〉では異所性P'波がT波の上にのっている．

ここがポイント！

洞徐脈は，結局
　① 心拍数60（または50）/分未満であるが，
　② P波はⅠ，Ⅱ（Ⅲ，aVF）で陽性，すなわち洞性のPであり，
　③ 同一のP-QRS関係が続く
　　ものである

Chapter 17 徐脈

2 洞不全症候群〈sick sinus syndrome : SSS〉

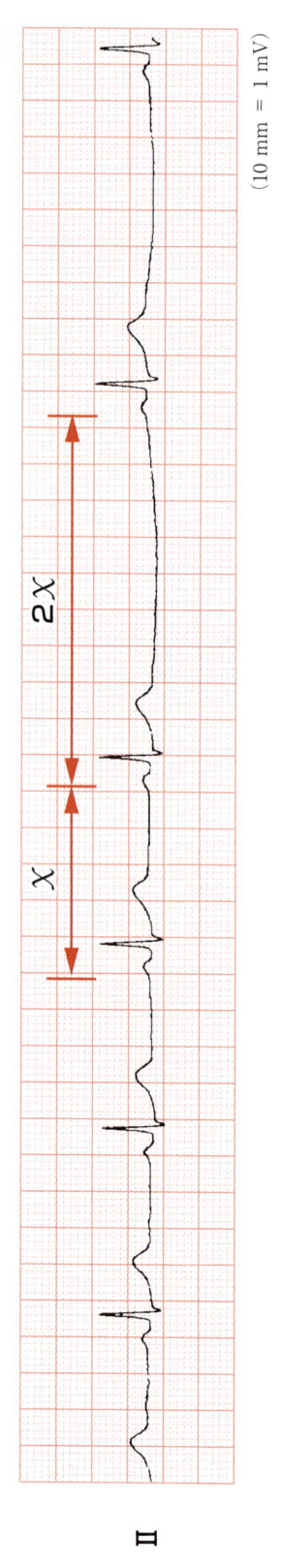

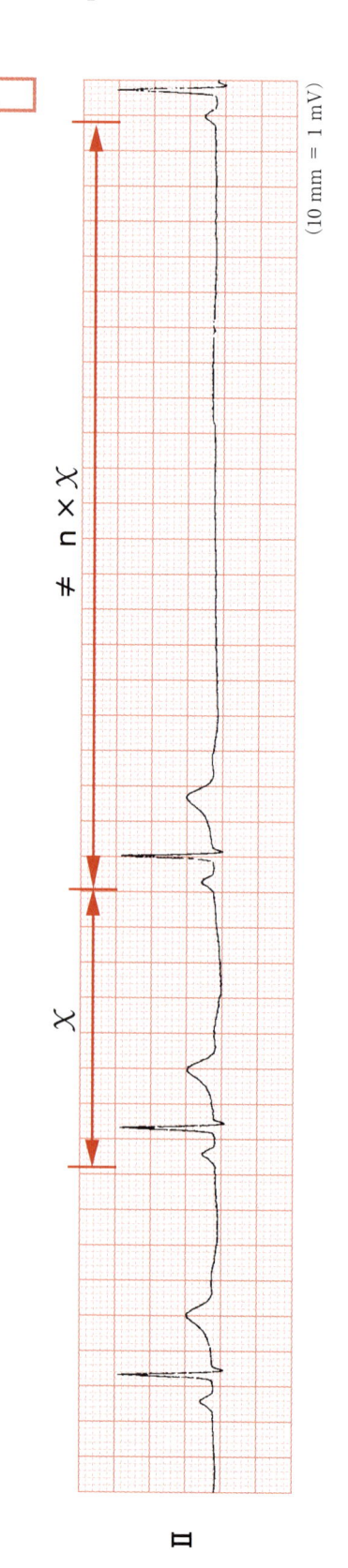

洞徐脈，洞房ブロック，洞停止など洞結節機能不全に関係した不整脈をすべてをひっくるめて洞不全症候群と呼ぶ．現在最も引用されているのは Rubenstein の分類である（表1）．

洞房ブロック（sinoatrial block：SA block）

洞結節からの興奮発生は正常であるが洞結節と心房の間で興奮伝導障害が生じたものである．P 波が QRS とともに脱落し，PP 間隔が急に延長する．しかも延長した PP 間隔は他の PP 間隔の整数倍である（Mobitz Ⅱ型Ⅱ度洞房ブロック）（参照 chapter16-2, p268）．

洞停止（sinus arrest）

洞結節の自動能が一時的に停止し，一過性に興奮発生が停止する状態である．その回復は一定していないため，停止期間は全く不規則である．P 波が QRS とともに脱落し，PP 間隔が急に延長するが，延長した PP 間隔は不定であり，正常の PP 間隔の整数倍にならない．PP 間隔が3秒以上または正常の PP 間隔の3倍以上に延長する場合をさすことが多い（参照 chapter16-1, p266）．

表1 ● Rubenstein による洞不全症候群の分類

Ⅰ型	洞徐脈	原因不明の心拍数 50/分以下の持続性徐脈
Ⅱ型	洞停止あるいは洞房ブロック	房室接合部補充収縮あるいは心室補充収縮を伴うもの
Ⅲ型	徐脈頻脈症候群	Ⅰ型あるいはⅡ型の徐脈性不整脈を呈し，かつ少なくとも1回の発作性上室頻拍あるいは心房細動を呈したもの

ここがポイント！

洞不全症候群は，結局
　① 洞機能の低下した徐脈を主体とした病態であり
　② Ⅰ. 持続的洞徐脈，Ⅱ. 洞停止または洞房ブロック，Ⅲ. 徐脈頻脈症候群
　　のいずれかを示す

Chapter 17 徐脈

3 徐脈頻脈症候群 〈 bradycardia-tachycardia syndrome 〉

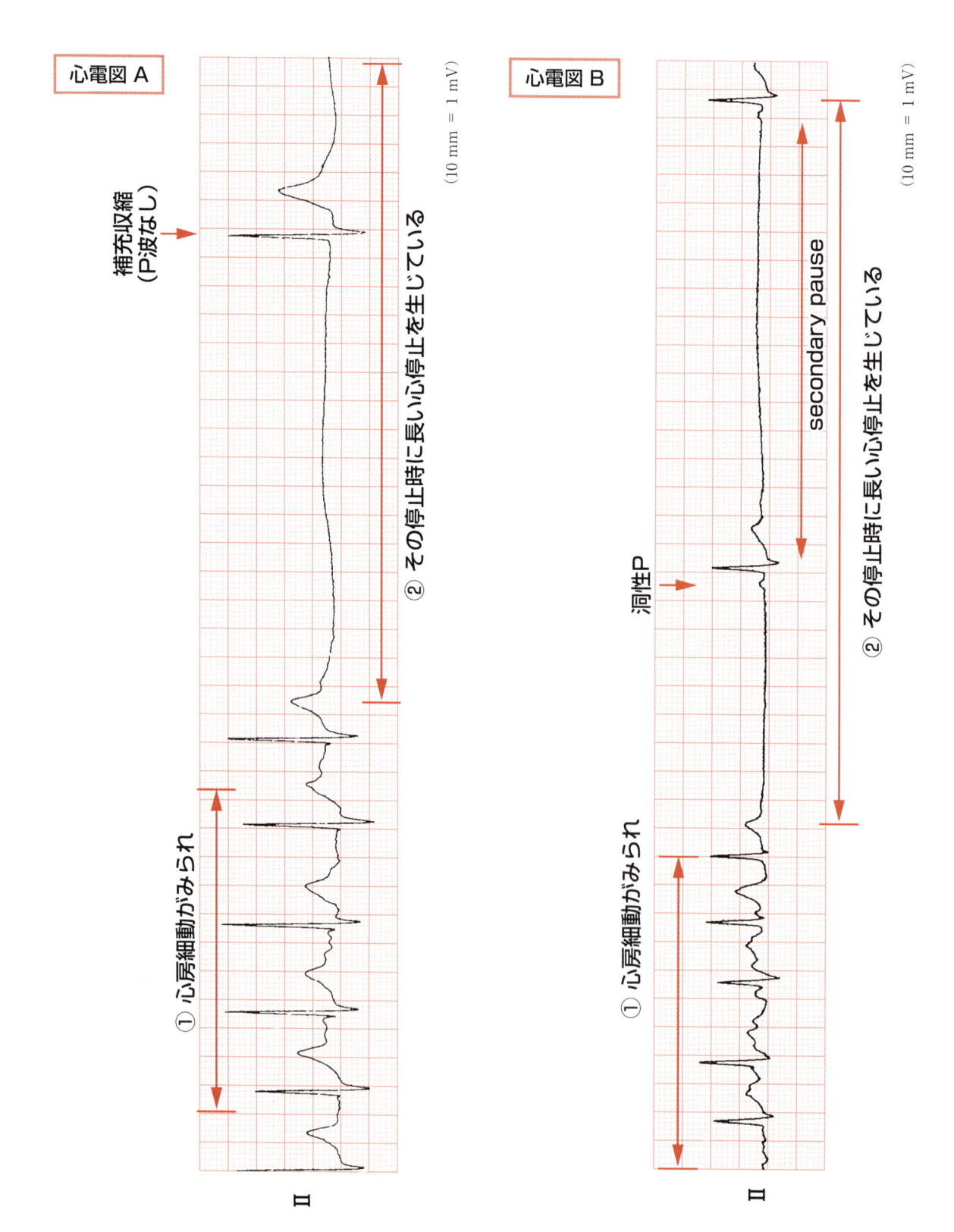

心電図 A
- 補充収縮（P波なし）
- ① 心房細動がみられ
- ② その停止時に長い心停止を生じている
- (10 mm = 1 mV)
- Ⅱ

心電図 B
- 洞性P
- secondary pause
- ① 心房細動がみられ
- ② その停止時に長い心停止を生じている
- (10 mm = 1 mV)
- Ⅱ

3 徐脈頻脈症候群 〈bradycardia-tachycardia syndrome〉

徐脈頻脈症候群

洞結節ないし洞房伝導などの障害による徐脈性不整脈と同時に上室性の頻拍性不整脈を合併する場合をいう．頻拍性不整脈のほとんどは発作性心房細動で，発作性上室頻拍や発作性心房粗動の場合もある．頻拍発作停止直後に洞結節が異常に抑制を受け洞調律の回復が著明に延長する形（overdrive suppression）をとることが多い．

心電図 A は心房細動の停止後約 3.6 秒の心停止状態となっている．その後の QRS には P 波が先行しておらず，房室接合部からの補充収縮である．

心電図 B では心停止からの回復時 QRS に P 波が先行しており洞結節が回復している．また頻拍停止後第 1 拍目までの間隔より第 1 拍目から第 2 拍目までの間隔に著明に延長がみられることがあり secondary pause と呼ばれる．secondary pause が長い場合も洞結節機能の異常と考えてよい．

一般に 6〜8 秒間心拍が停止すると失神するので，本症候群は頻拍発作停止時に失神することも多い重要な症候群である．頻拍性不整脈を予防するための薬剤で徐脈が悪化することが多いので薬剤による治療は困難で，ペースメーカ植込みが必要となることが多い．

ここがポイント！

徐脈頻脈症候群は結局，
① 頻脈（心房細動，上室頻拍，心房粗動など）と徐脈（洞停止，洞房ブロック，洞徐脈など）が両方みられるもので
② 頻脈停止直後に長い心停止が現れることが多い

Chapter 17 徐脈

4　2：1房室ブロック〈2：1 AV block〉

2：1房室ブロック

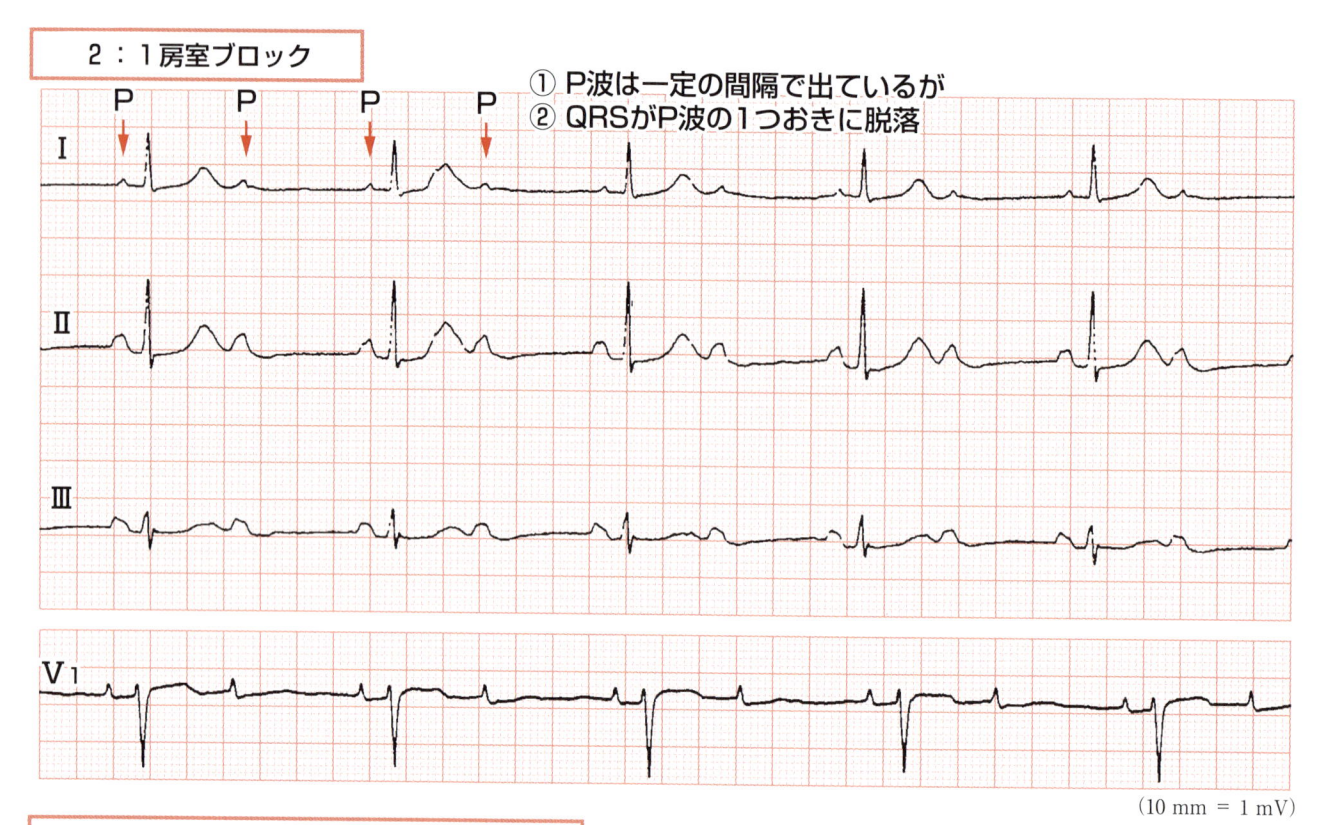

① P波は一定の間隔で出ているが
② QRSがP波の1つおきに脱落

（10 mm ＝ 1 mV）

〈参考C〉blocked SVPCの2段脈

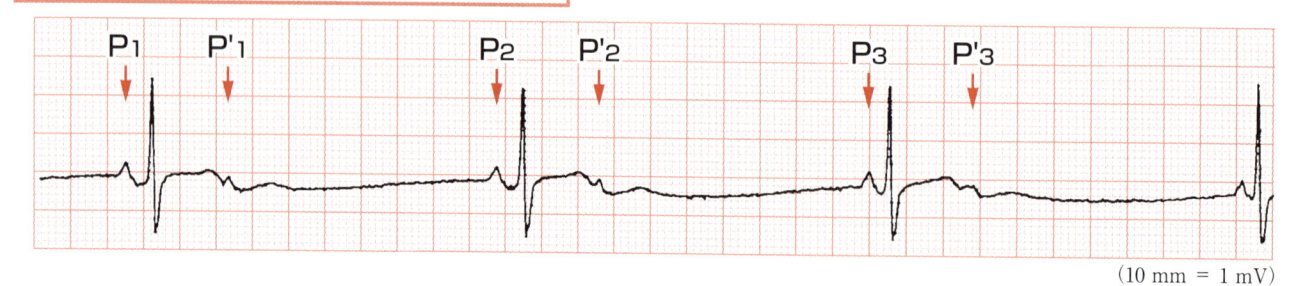

（10 mm ＝ 1 mV）

　房室伝導が時に途絶するⅡ度房室ブロックのうち，房室伝導比が2：1の場合は2：1ブロックと別に呼ぶ．この場合 Wenckebach 型，Mobitz Ⅱ型の区別ができない．

鑑別診断

1）心室へ伝導されない上室期外収縮（blocked SVPC）の2段脈：早期出現の，形が異なるP波（P'）があり，P_1-P'_1 と P'_1-P_2 は間隔が等しくない．
⇒〈参考C〉

2）洞停止または洞房ブロック：P波とQRSが同時に脱落する．

ここがポイント！

2：1房室ブロックは，結局
① P波は一定の間隔で出現する
② P波の1つおきにQRSが脱落する
③ 伝導されているPR時間は一定で，通常正常範囲の長さである

5 高度房室ブロック〈advanced AV block〉

① P波は規則的に出ている

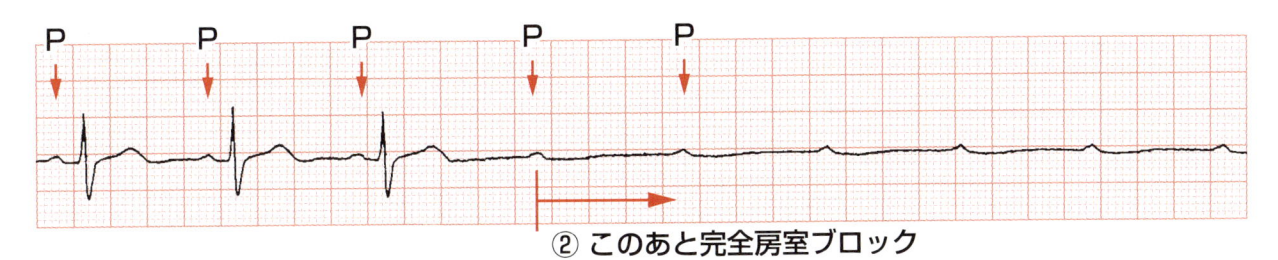

② このあと完全房室ブロック

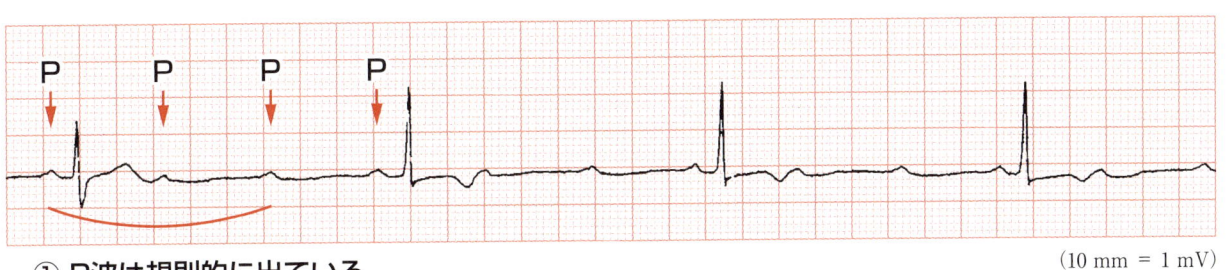

① P波は規則的に出ている
② 3つのP波のうち1つしか心室に伝わっていない

(10 mm = 1 mV)

　房室伝導比が2：1より低い場合を高度房室ブロックと呼ぶ．P波は一定の間隔で出現し続けるが，それに続くQRSの脱落が高度で伝導比が2：1より低くなる．上段の例は3拍の正常QRSがみられたあと，完全房室ブロックとなっている．下段は1つのP波がQRSを形成したあと，2つのP波がブロックされる周期を繰り返し，3つのP波のうち1つしか心室に伝導されていない．

> **ここがポイント！**
>
> 高度房室ブロックは，結局
> ① P波は一定の間隔で出現するが
> ② 心室に伝導されないP波が2個以上連続する
> 　　ものである

Chapter 17 徐脈

6 完全房室ブロック（Ⅲ度房室ブロック）
⟨ complete atrioventricular block (third-degree AV block) ⟩

QRS 幅の狭い完全房室ブロック

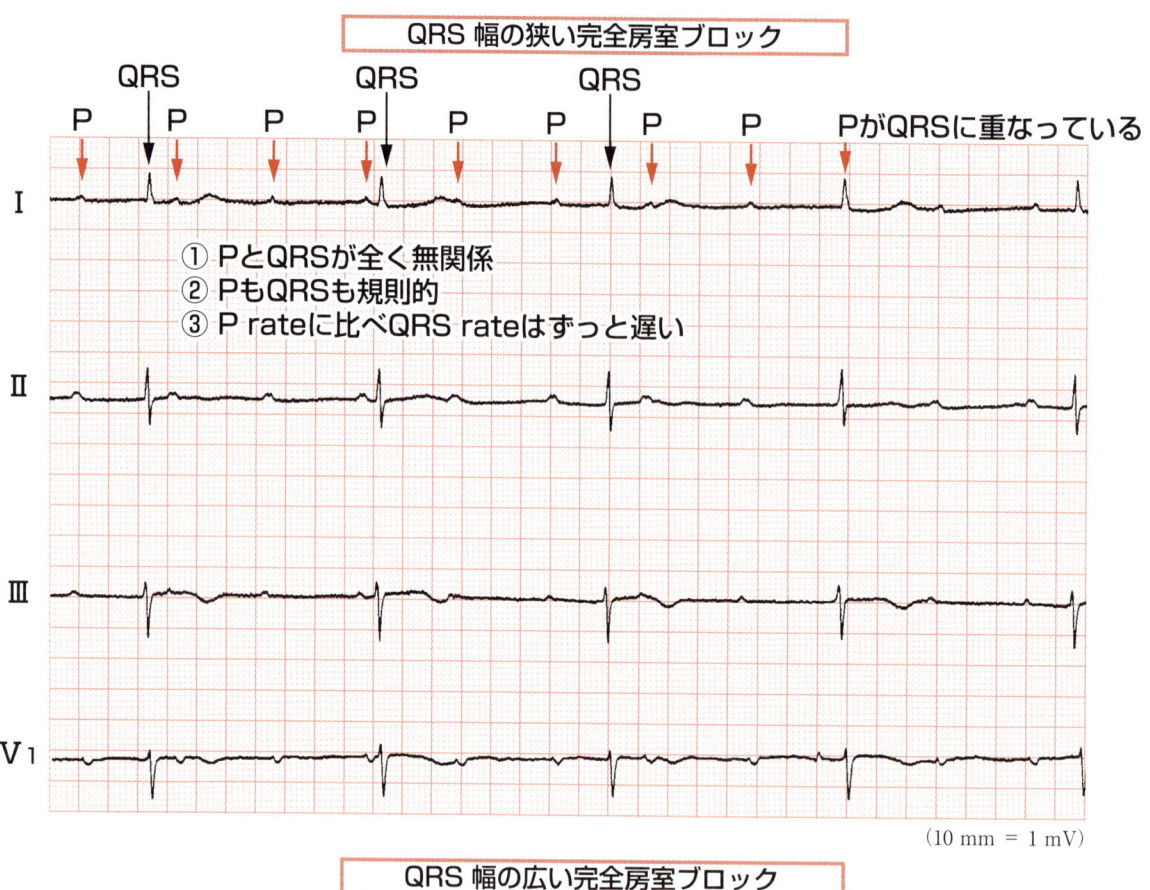

① PとQRSが全く無関係
② PもQRSも規則的
③ P rateに比べQRS rateはずっと遅い

PがQRSに重なっている

(10 mm = 1 mV)

QRS 幅の広い完全房室ブロック

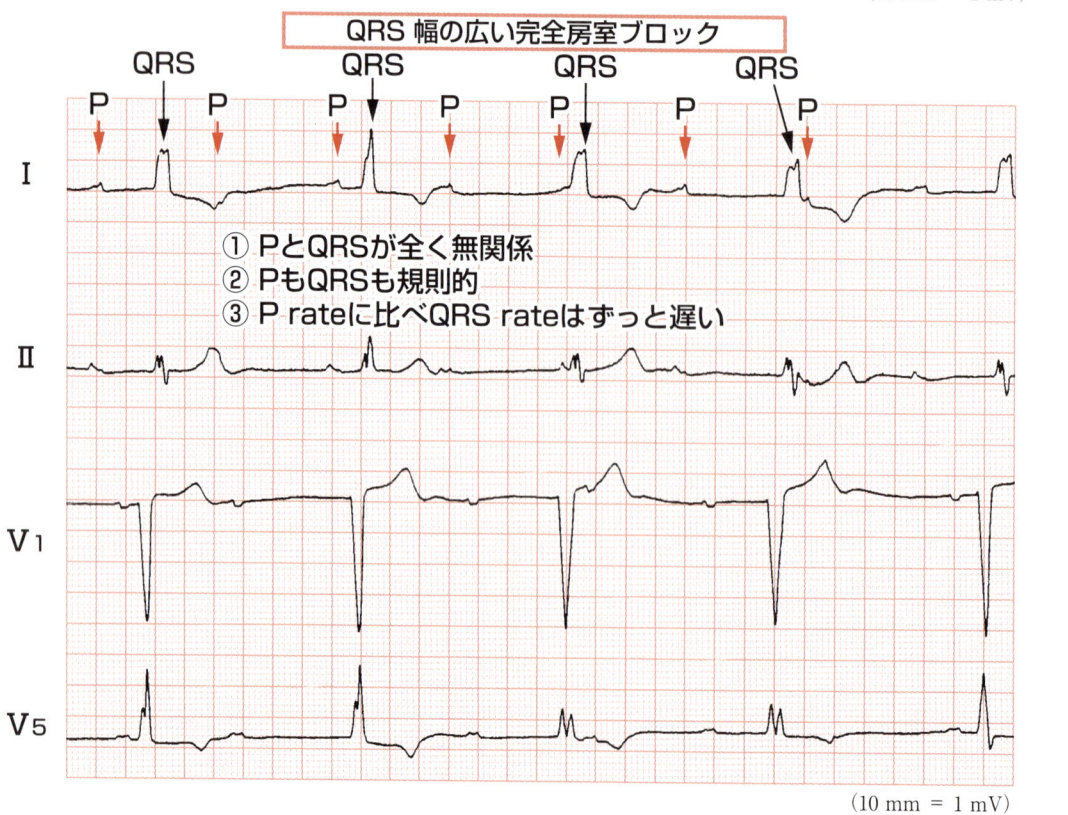

① PとQRSが全く無関係
② PもQRSも規則的
③ P rateに比べQRS rateはずっと遅い

(10 mm = 1 mV)

6 完全房室ブロック（Ⅲ度房室ブロック）
〈complete atrioventricular block（third-degree AV block）〉

完全房室ブロック

完全房室ブロック（Ⅲ度房室ブロック）は，**心房から心室への興奮伝導が全く途絶している状態であり，心房と心室の収縮がお互いに全く無関係に起きているもの**を指す．

心拍は房室接合部あるいは心室からのゆっくりした**補充調律**による．

1 QRS 幅が狭く形が正常に近い完全房室ブロック

補充調律の QRS の幅が狭く形が正常に近いものは一般にブロック部位が房室結節か多くはヒス束内にあり，心室を支配する刺激は房室接合部下部やヒス束から出るので心拍数は比較的保たれる．

2 QRS 幅が広く変形が強い完全房室ブロック

これに対し補充調律の QRS の幅が広く変形の強いものではブロック部位が下位にあり，心室を支配する刺激は心室の一部から出ていると考えられ徐脈傾向が強くなる．1 より 2 のほうが補充調律の発生頻度は不安定で危険性が高い．

心電図上は，P 波は規則的に出現しているのにそれに伴った QRS の出現がなく，これとは全く無関係に QRS が規則的に出現している状態となる．いわゆる房室解離の状態であるが，完全房室ブロックによる房室解離は当然 P 波頻度＞ QRS 頻度となる（P 波頻度＜ QRS 頻度となる房室解離は徐脈による補充調律や心室頻拍などのときである（参照 chapter14 ひとくちメモ，p238）．

ここがポイント！

完全房室ブロックは，結局
　① P 波と QRS のつながりが全くなく，お互いに全く無関係に出現するもので
　② P 波も QRS も一定の間隔で出現し（PP 間隔，RR 間隔一定）
　③ PP 間隔より RR 間隔のほうが長い　　　　　　　　ものである

　　　ブロックの部位が低い程 QRS の幅は広く，心拍数が少なくなる傾向にある

Chapter 17 まとめ

「徐脈」を呈する心電図の読み方

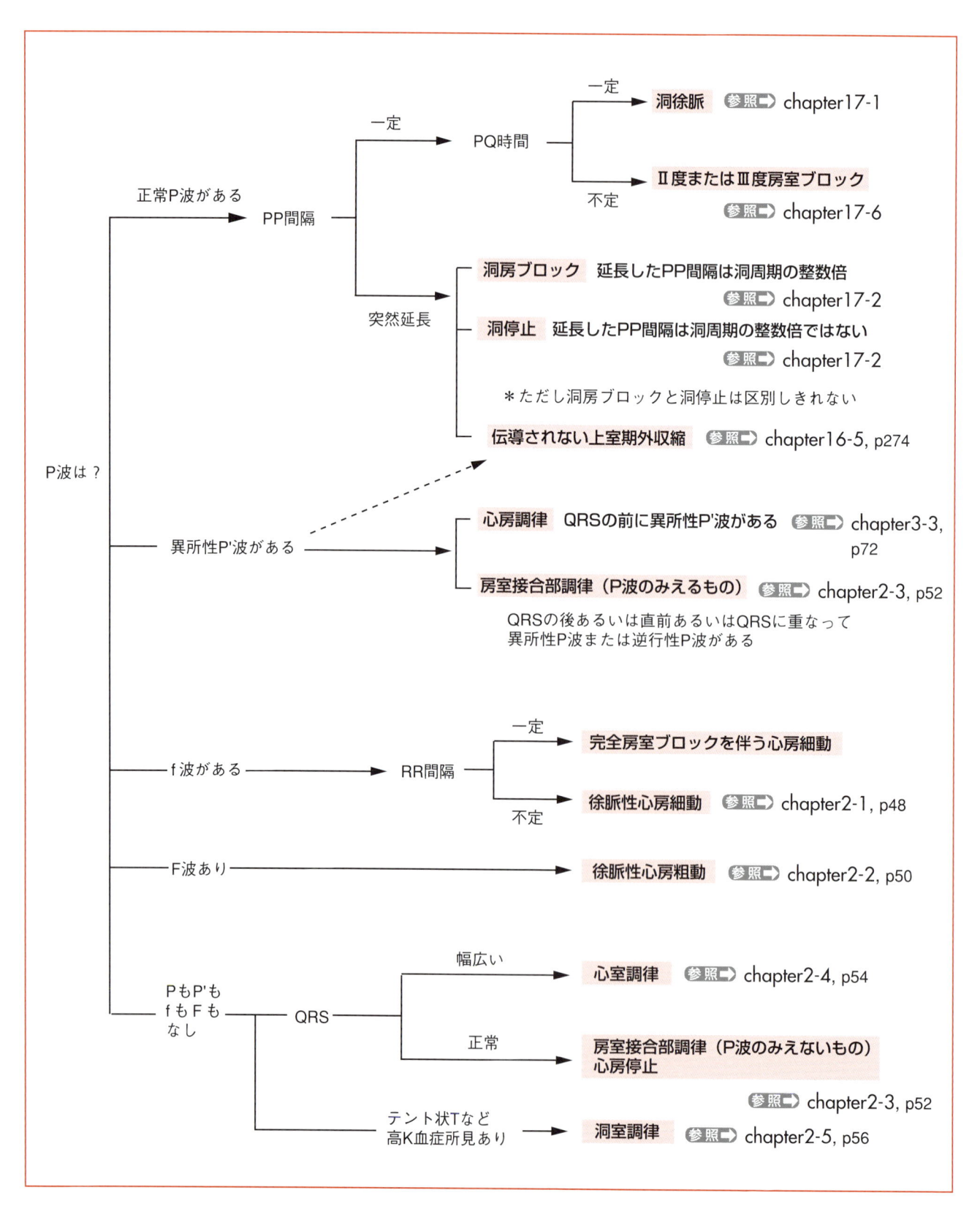

```
P波は？
├─ 正常P波がある ── PP間隔
│                    ├─ 一定 ── PQ時間
│                    │          ├─ 一定 ──→ 洞徐脈  参照 chapter17-1
│                    │          └─ 不定 ──→ Ⅱ度またはⅢ度房室ブロック  参照 chapter17-6
│                    └─ 突然延長
│                               ├─ 洞房ブロック  延長したPP間隔は洞周期の整数倍  参照 chapter17-2
│                               ├─ 洞停止  延長したPP間隔は洞周期の整数倍ではない  参照 chapter17-2
│                               │   *ただし洞房ブロックと洞停止は区別しきれない
│                               └─ 伝導されない上室期外収縮  参照 chapter16-5, p274
│
├─ 異所性P'波がある ┈┈┈┈┈→
│                    ├─ 心房調律  QRSの前に異所性P'波がある  参照 chapter3-3, p72
│                    └─ 房室接合部調律（P波のみえるもの）  参照 chapter2-3, p52
│                        QRSの後あるいは直前あるいはQRSに重なって
│                        異所性P波または逆行性P波がある
│
├─ f波がある ── RR間隔
│                ├─ 一定 ──→ 完全房室ブロックを伴う心房細動
│                └─ 不定 ──→ 徐脈性心房細動  参照 chapter2-1, p48
│
├─ F波あり ──────────────→ 徐脈性心房粗動  参照 chapter2-2, p50
│
└─ PもP'も fもFも なし ── QRS
                            ├─ 幅広い ──→ 心室調律  参照 chapter2-4, p54
                            ├─ 正常 ──→ 房室接合部調律（P波のみえないもの）
                            │            心房停止  参照 chapter2-3, p52
                            └─ テント状Tなど高K血症所見あり ──→ 洞室調律  参照 chapter2-5, p56
```

Let's try

Question 1

56歳の女性．労作時息切れを主訴に近医を受診し，徐脈を指摘され本院に紹介された．
心電図診断は何か？

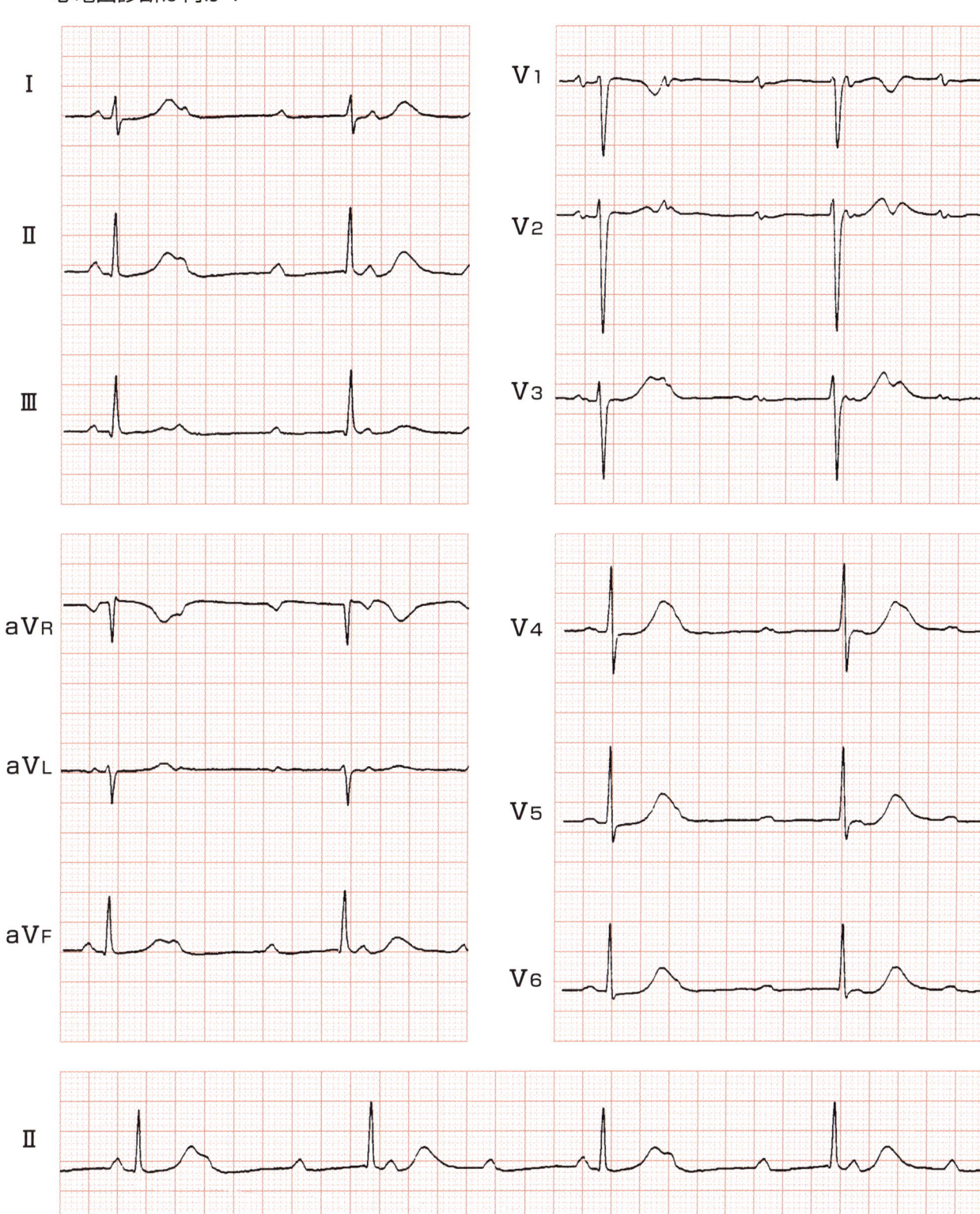

(10 mm = 1 mV)

Let's try

Answer 1　ventriculophasic sinus arrhythmia を伴う完全房室ブロック

QRS（↑）が出現すると，それをはさむPP（＊）より，その次のPP（#）が長くなる

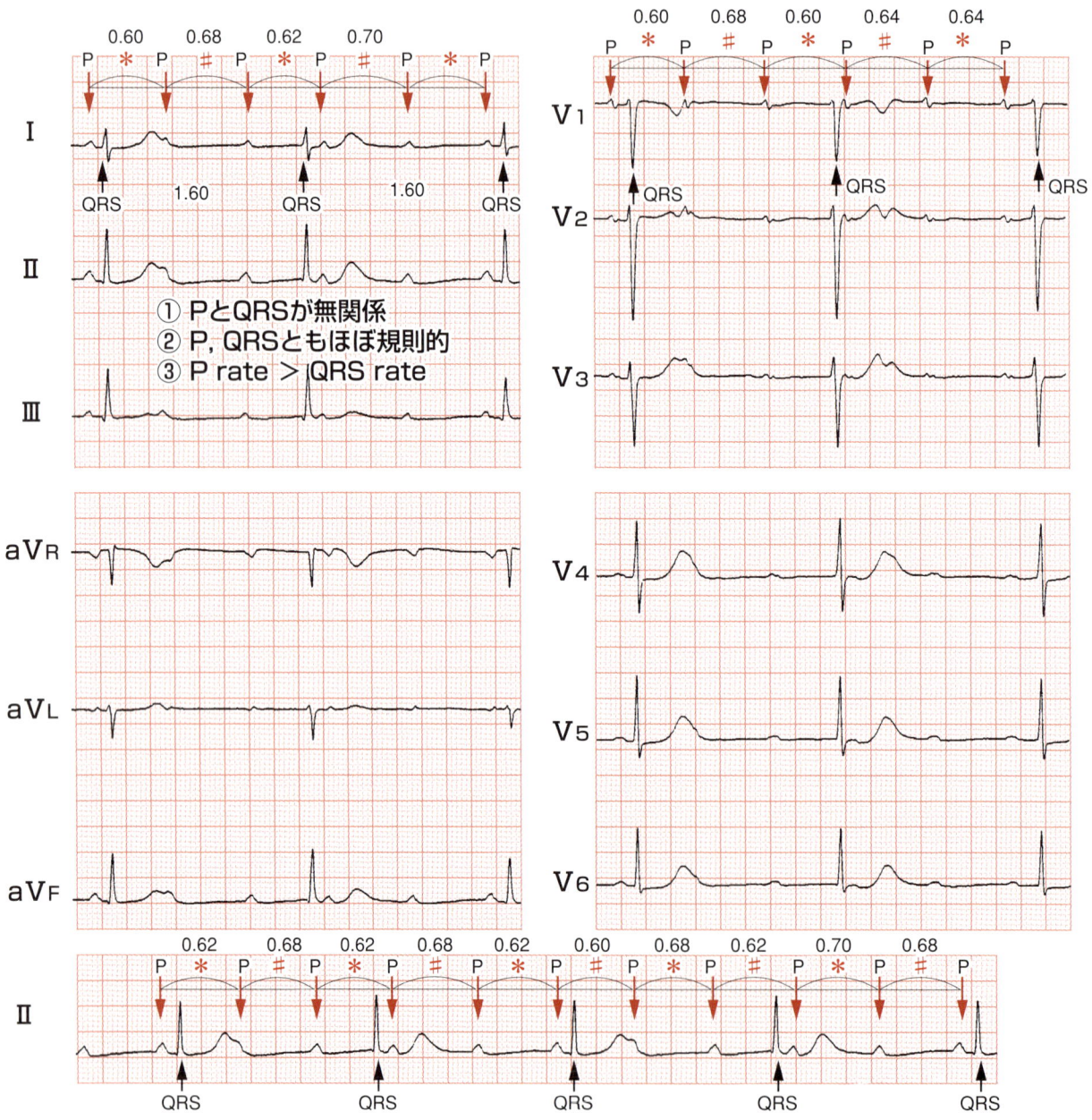

① PとQRSが無関係
② P, QRSともほぼ規則的
③ P rate ＞ QRS rate

◎ ① P と QRS は全く無関係に出現し，P と QRS に全くつながりがなく，② P, QRS ともほぼ規則的に出現しており，③ P rate ＞ QRS rate である．よって完全房室ブロックといえる．一般に完全房室ブロックでは PP 間隔一定，RR 間隔一定である．しかし本例では QRS は一定の間隔で出現し RR 間隔は一定であるが，よくみると PP 間隔は長短交互している．これは "**ventriculophasic sinus arrhythmia**" という洞性不整脈の表れである．

◎ 心室収縮に伴う心拍出があると，頸動脈洞，大動脈圧受容体からの反射で迷走神経興奮が起こり，そのあとの R を挟まない PP 間隔が延長すると考えられている（心室収縮による迷走神経興奮の極期は先行する R 波から 0.3 〜 0.5 秒後にあると推定され，この時の PP 間隔が延長する）．

ひとくちメモ：escape bigeminy

　徐脈が高度になると房室接合部あるいは心室からの補充収縮が出現し，補充収縮による二段脈となることがある．これを **escape bigeminy** と呼ぶ．

　二段脈というと心室期外収縮や上室期外収縮が正常収縮をはさんで1つおきに出ているものを指すことが多いが，実は RR 間隔が長短を規則的に繰り返すものが広く二段脈と呼ばれている．

　上段の**心電図1**は高度の洞徐脈の結果補充収縮が起き，洞調律と補充収縮の二段脈（escape bigemini）になっている．

　下段の**心電図2**は心房細動で心室期外収縮が出ているものであるが，期外収縮に続く休止期の長さがほぼ等しいことから休止期の終わりに出る QRS は補充収縮であろうと考えられる．期外収縮のあとに長い代償休止期があり上部からの刺激が長く心室に来ないために補充収縮が起きて二段脈となっている．

　これも escape bigeminy である．

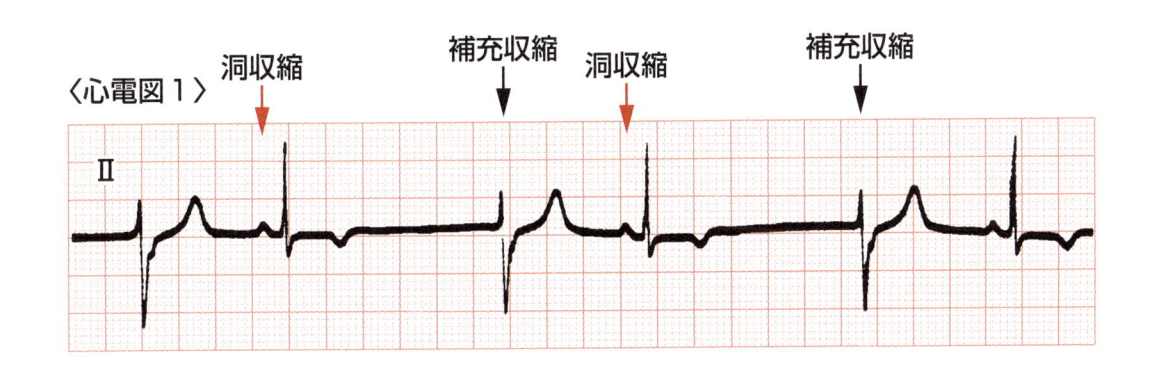

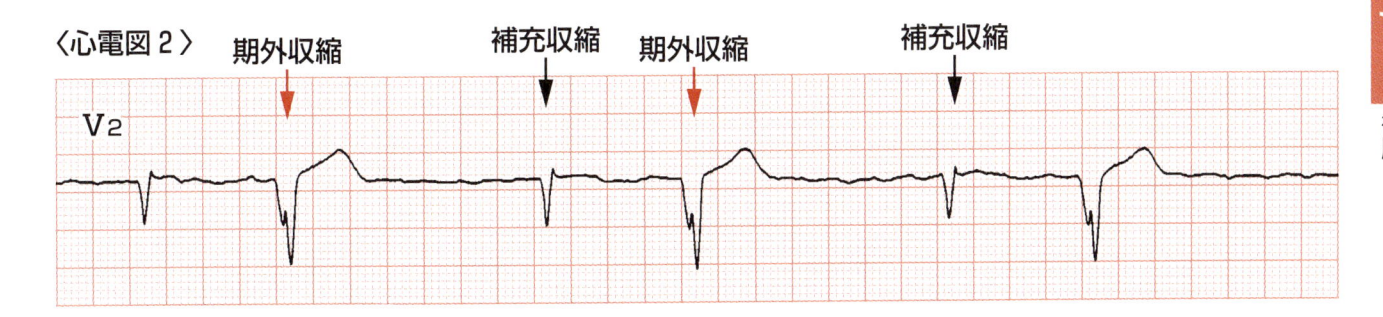

〈心電図1〉 洞収縮　補充収縮　洞収縮　補充収縮
II

〈心電図2〉 期外収縮　補充収縮　期外収縮　補充収縮
V₂

memo

Chapter 18 頻脈（幅の狭いQRSで規則的なもの）
narrow QRS regular tachycardia

久賀圭祐

1 洞頻脈 〈sinus tachycardia〉

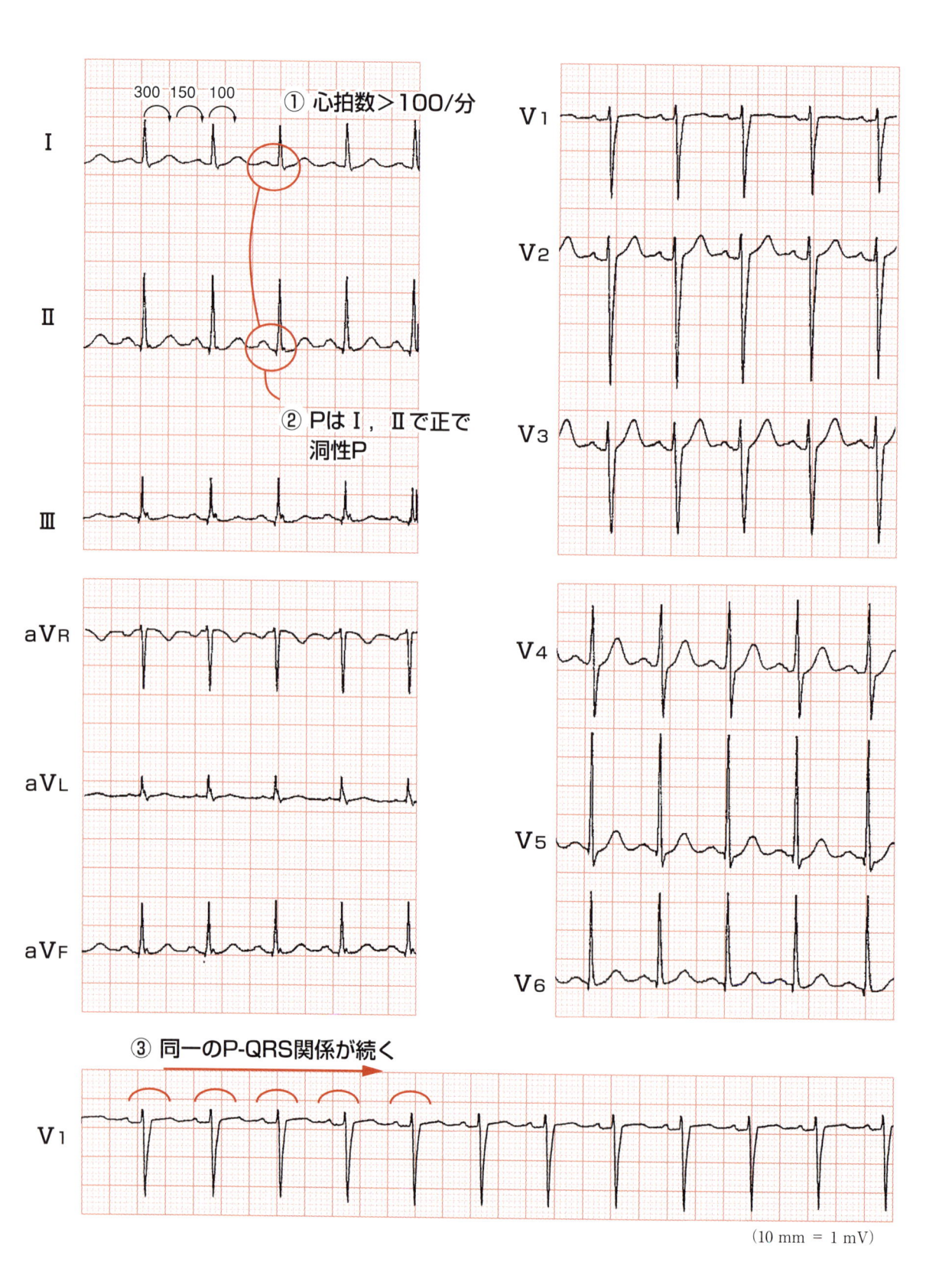

① 心拍数＞100/分

② PはⅠ，Ⅱで正で洞性P

③ 同一のP-QRS関係が続く

(10 mm = 1 mV)

1 洞頻脈 〈sinus tachycardia〉

洞頻脈の心電図

洞結節の刺激生成頻度が増加した状態であり，通常心拍数が100/分以上の場合に洞頻脈と呼ぶ．心房興奮過程は正常の洞調律と変わらないのでP波形も正常の洞調律と比較しても不変である．すなわちP波はⅠ，Ⅱ，(Ⅲ，aVF)で陽性である．PQ時間あるいは房室伝導比は交感神経の緊張状態などによって変化するが，通常はP波とQRS波は1：1伝導を示し，PQ時間は正常である．

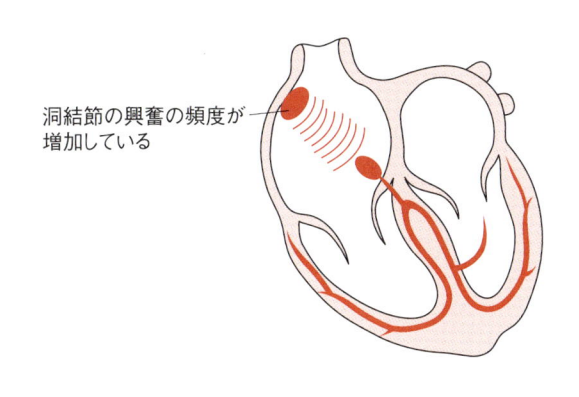

洞結節の興奮の頻度が増加している

図1 ● 洞頻脈

ここがポイント！

洞頻脈は，結局

① 心拍数100/分以上の頻脈で
② P波はⅠ，Ⅱ，(Ⅲ，aVF)で陽性，すなわち洞性のPであり
③ 同一のP-QRS関係が続くもの

である

Chapter 18 頻 脈（幅の狭い QRS で規則的なもの）

2 発作性上室性頻拍〈PSVT〉－
房室回帰性頻拍〈atrioventricular reciprocating tachycardia ： AVRT〉

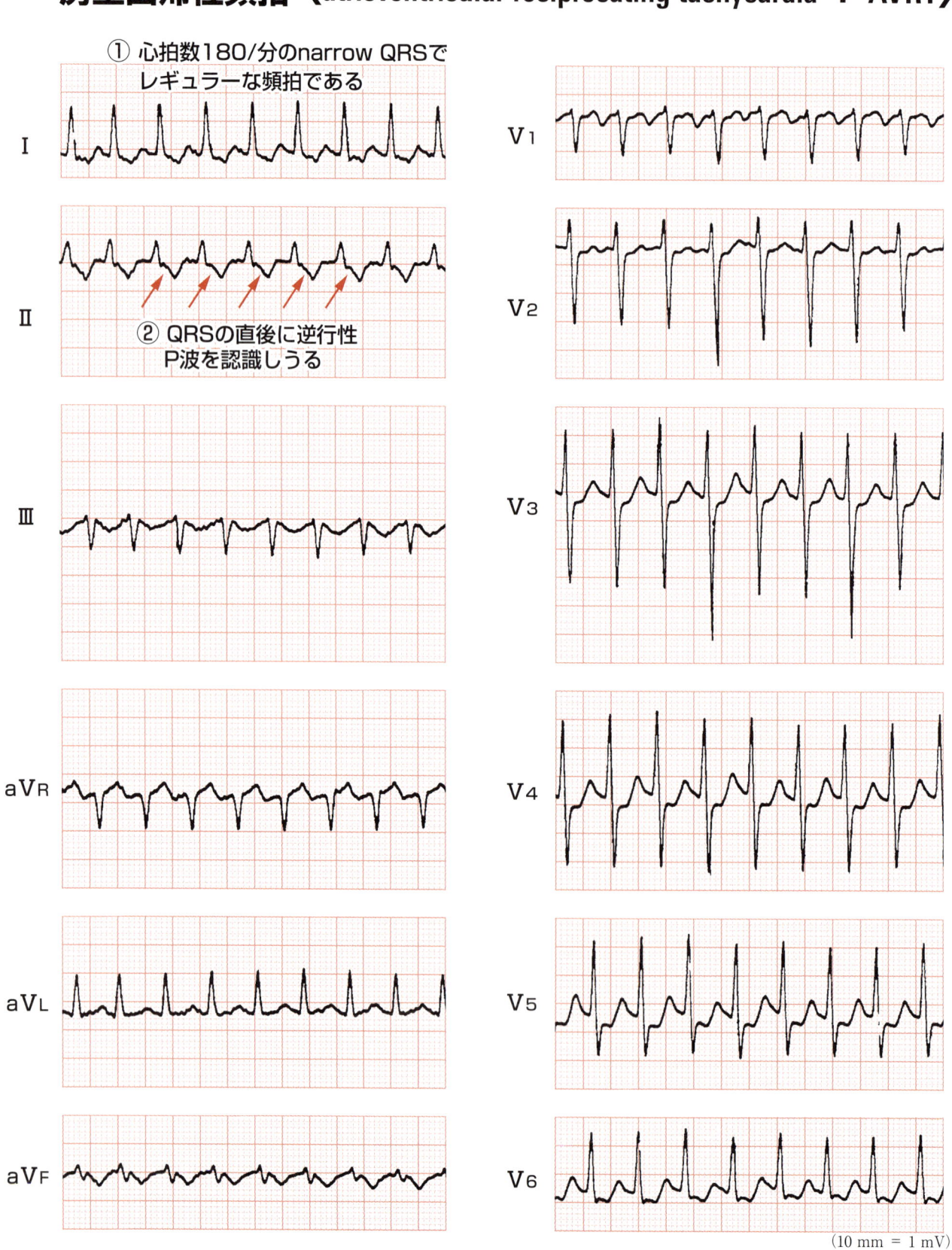

① 心拍数180/分のnarrow QRSで
レギュラーな頻拍である

② QRSの直後に逆行性
P波を認識しうる

(10 mm = 1 mV)

2 発作性上室性頻拍〈PSVT〉 ― 房室回帰性頻拍〈atrioventricular reciprocating tachycardia : AVRT〉

AVRT の心電図

房室回帰性頻拍（AVRT）は副伝導路（ケント束）を有する（WPW 症候群）例に生ずるリエントリ性頻拍である．

房室結節を順行し，副伝導路を逆行する上室性頻拍で，頻拍回路としては，心房→房室結節 → ヒス束 → 脚枝 → 心室 → 副伝導路 → 心房 という興奮を反復する（図2）．

洞調律で，副伝導路の順行伝導があれば心電図ではデルタ波が認められる（顕性 WPW 症候群）ので，このような例に上室性頻拍が生じた場合は AVRT であることが多い．一方副伝導路は逆行伝導のみで洞調律でもデルタ波はなく，AVRT を生じることにより副伝導路が明らかになる潜在性 WPW 症候群もある．

非発作時の心電図にデルタ波が認められていても AVRT を生ずるとケント束は心室→心房間の逆行伝導のみに使われ，心室は正常な刺激伝導系のみを通って興奮するので，デルタ波のない正常 QRS 波形の頻拍となる．

心室興奮後に，心房は副伝導路の逆行伝導を介して房室弁輪から上に向かって興奮するので，QRS 波の後に心房波（P'波）が認められ，第Ⅱ，Ⅲ，aＶF誘導（下壁誘導）では下向きとなる．ST-T 波と重なって認識が困難であることもある．QRS 波は原則的には洞調律と同一で幅は狭いが，頻拍依存性に脚ブロックを生じると幅が広くなることもあり，P'波の認識が困難となる．

心拍数は 150 〜 200/分の間にあることが多い．

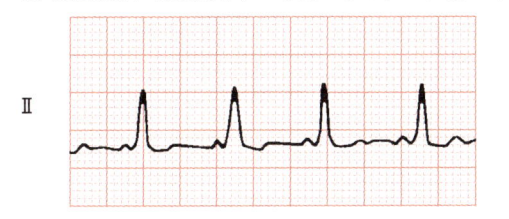

図2 ● 左側ケント束をもつ顕性 WPW

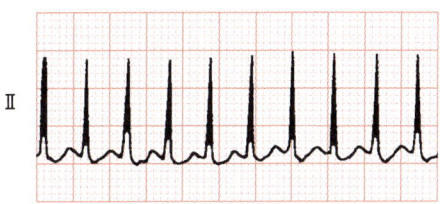

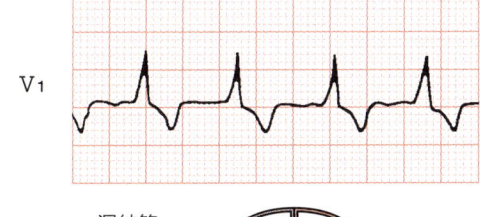

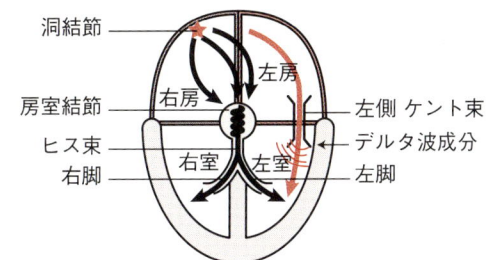

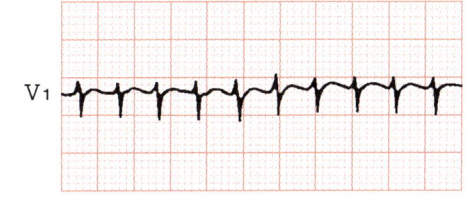

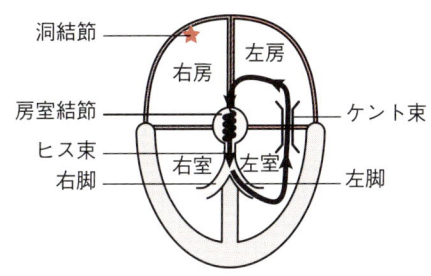

ここがポイント！

房室回帰性頻拍 AVRT は，結局
① narrow QRS の regular tachycardia で
② P'波は QRS 波から離れてその直後に認められうる
② QRS 波は頻拍依存性の脚ブロックが合併しなければ洞調律と同一である
　　ことで診断できる

頻 脈（幅の狭い QRS で規則的なもの）

3 発作性上室性頻拍〈PSVT〉－房室結節回帰性頻拍
〈atrioventricular nodal reentrant tachycardia ： AVNRT〉

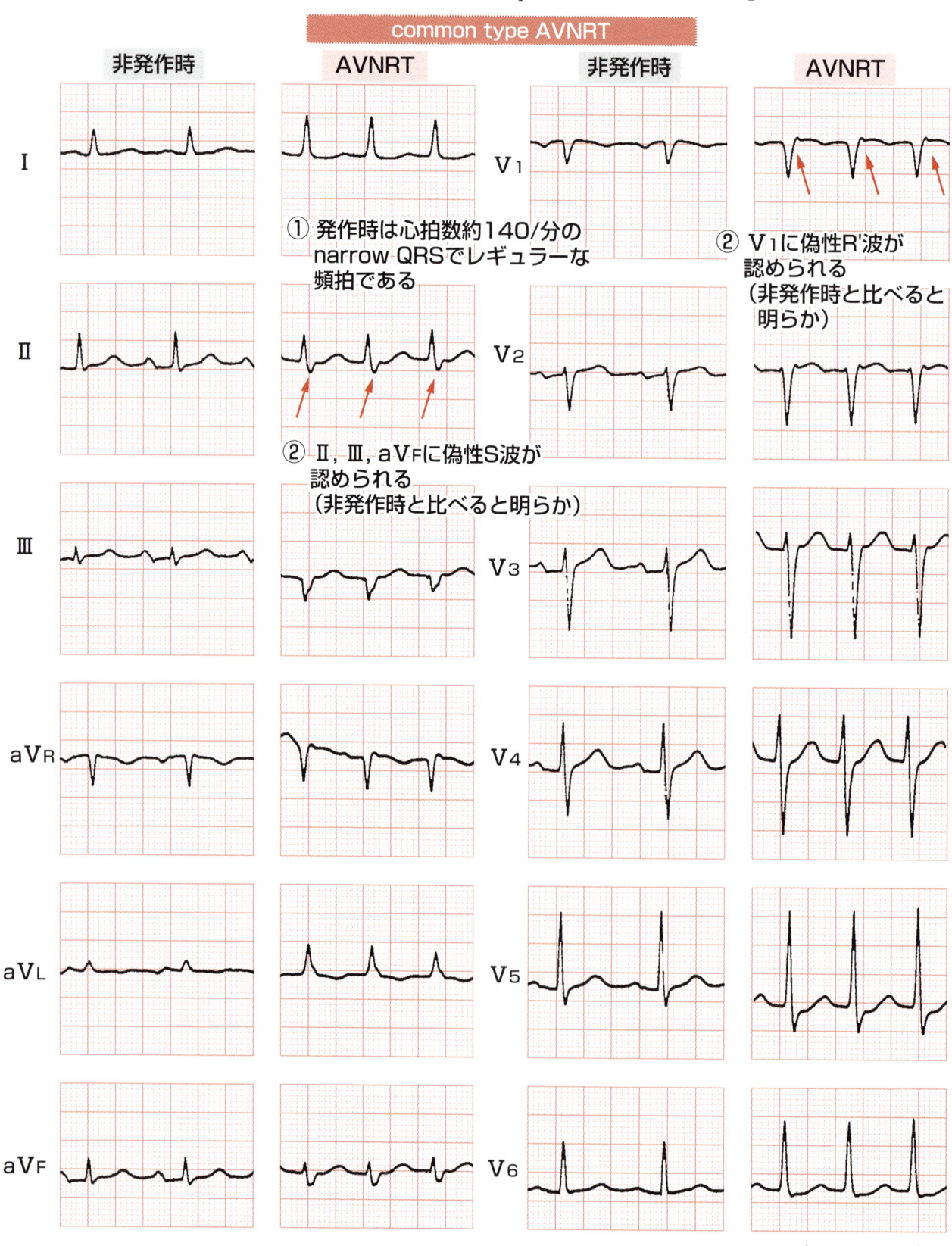

common type AVNRT

① 発作時は心拍数約140/分の narrow QRSでレギュラーな頻拍である

② Ⅱ, Ⅲ, aVFに偽性S波が認められる（非発作時と比べると明らか）

② V₁に偽性R'波が認められる（非発作時と比べると明らか）

(10 mm = 1 mV)

3 発作性上室性頻拍〈PSVT〉— 房室結節回帰性頻拍〈atrioventricular nodal reentrant tachycardia：AVNRT〉

uncommon type AVNRT

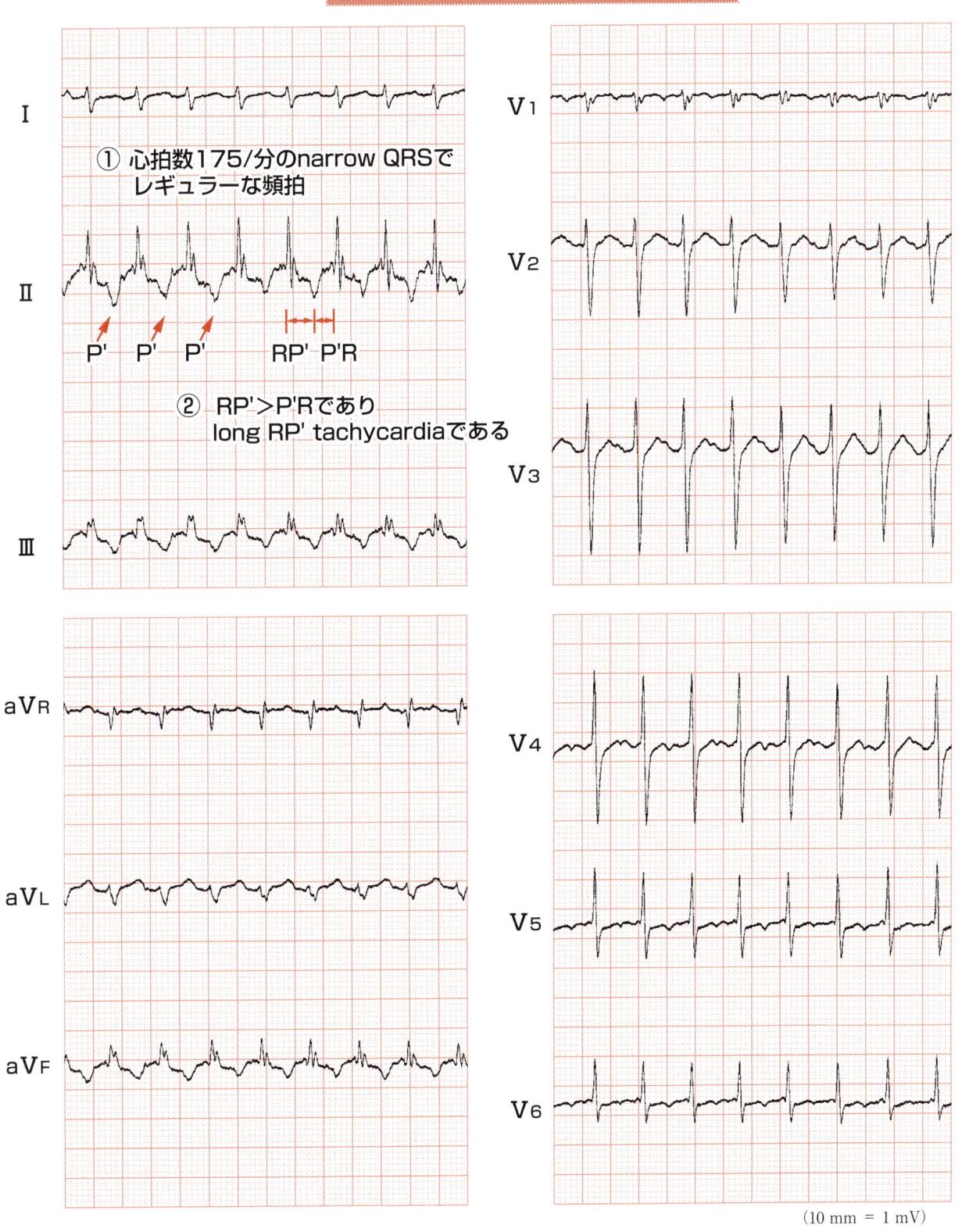

① 心拍数175/分のnarrow QRSでレギュラーな頻拍

P' P' P'　RP' P'R

② RP'>P'Rであり long RP' tachycardiaである

（10 mm = 1 mV）

頻 脈（幅の狭い QRS で規則的なもの）

AVNRT の発症機序

房室結節付近に二重伝導路が存在し，これをリエントリ回路とする頻拍が生じる．すなわち房室結節の後下方に房室結節に連絡する遅伝導路（slow pathway）が存在すると，前上方に存在する速伝導路（fast pathway）との間を相互に旋回することにより上室性頻拍を生じる．これを房室結節回帰性頻拍（AVNRT）という．

common type AVNRT（図3B）

AVNRT は，順行路として遅伝導路を，逆行路として速伝導路を伝導するものの方が圧倒的に多いので，これを通常型（common type あるいは slow/fast）AVNRT と呼んでいる．

common type AVNRT では心室が興奮した直後に刺激が速伝導路を逆行性に上行し心房を興奮させる．すなわち心房と心室の興奮の時相はほぼ同一であり，(i) 逆行性の心房興奮による P'波は QRS 波と重なる例が半数（48％）である（図4 i）．また，(ii) P'波が生じるタイミングがやや早いと第Ⅱ，Ⅲ，aVF 誘導において"偽性 q 波"を生じることがある（2％）（図4 ii）．一方 (iii) P'波が生じるタイミングがやや遅いとV₁誘導において"偽性 R'波"あるいは，第Ⅱ，Ⅲ，aVF 誘導において"偽性 S 波"を生じることがある（46％）（図4 iii）．

uncommon type AVNRT（図3C）

まれであるが，リエントリの回り方が common type とは逆で，順行路を速伝導路とし，逆行路を遅伝導路とすることがあり，これを稀有型（uncommon type あるいは fast/slow AVNRT）という．このとき逆行伝導は遅伝導路

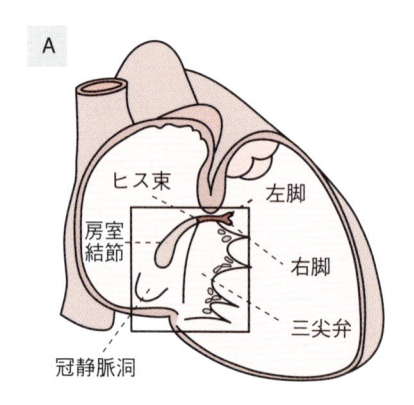

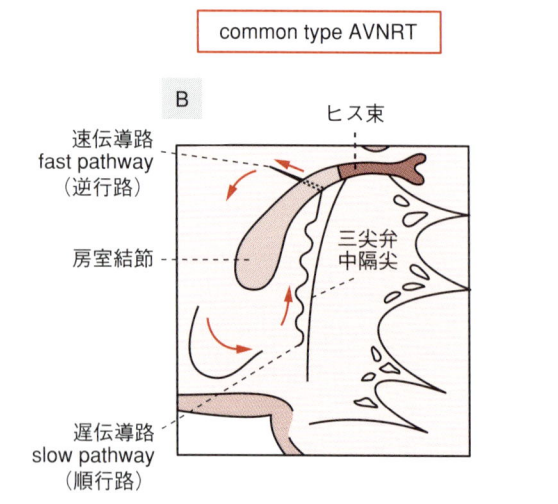

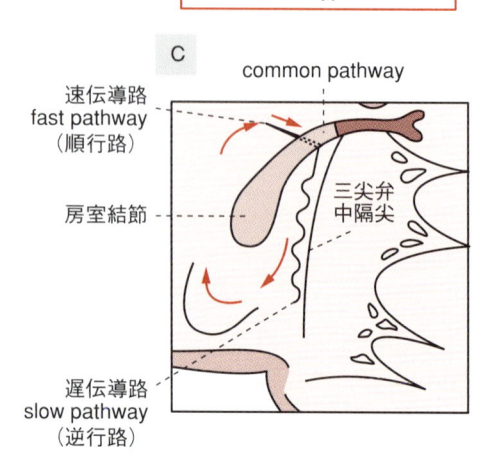

図3 ● AVNRT の発症機序

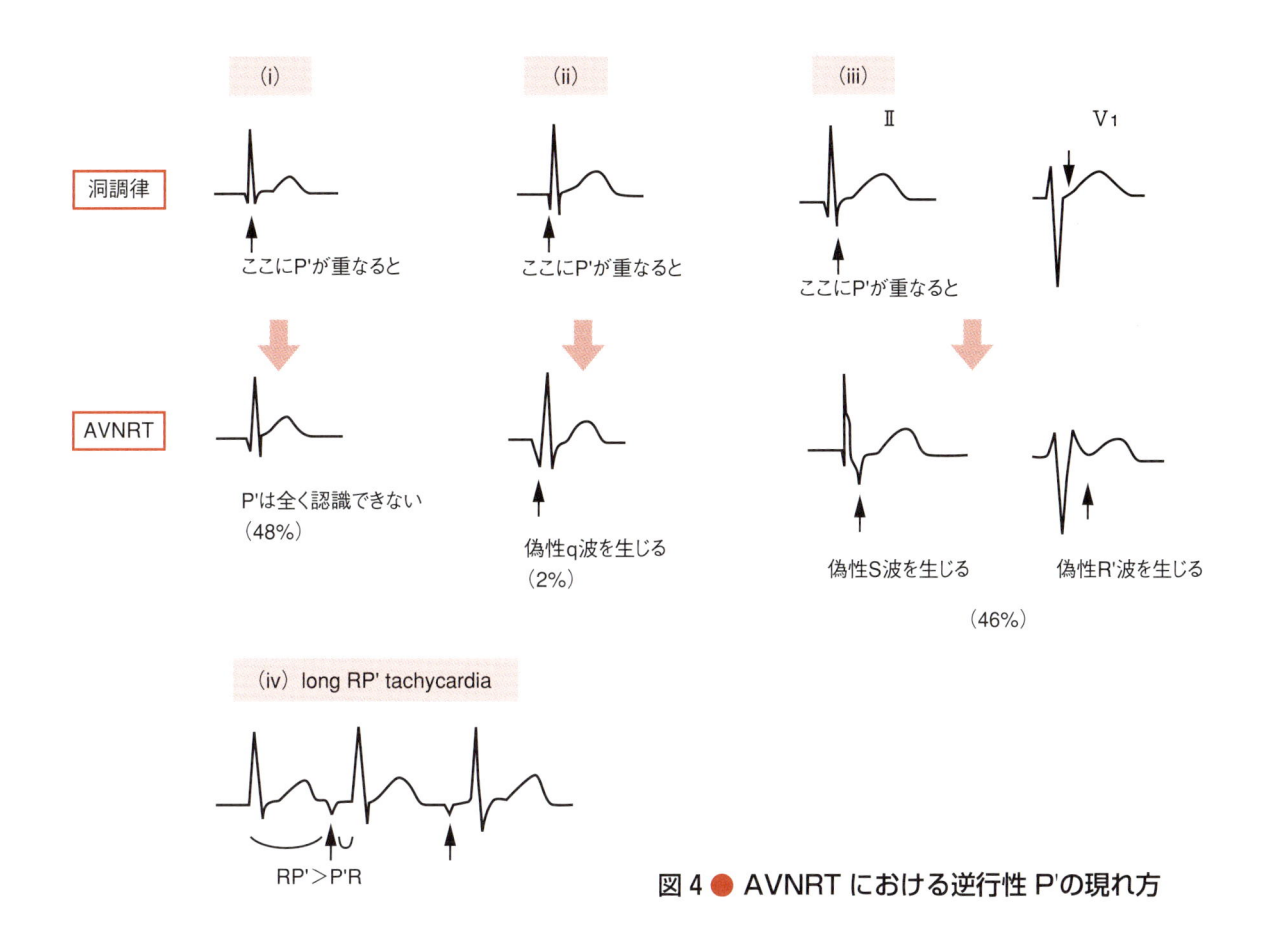

図4 ● AVNRTにおける逆行性P'の現れ方

(slow pathway) であるので，逆行性のP'はQRSから大きく離れた部位に出現し，RP'時間＞P'R時間となる (long RP' tachycardia)（図4 iv）．long RP' tachycardia はこの頻拍以外には，心房頻拍か，伝導時間の長い特殊なケント束を逆行伝導路とするAVRTなどに限られ，特徴的な所見である．

ここがポイント！

common type AVNRTでは，結局
① QRS波形が洞調律時と同一の narrow QRS regular tachycardia で，
② P'波は，QRS波と重なって認められない例が半数，残りの半数では
③ QRS波の直後にⅡ, Ⅲ, aVF 誘導において"偽性S波"
　V1において"偽性R'波"として認められることがある．また，まれにP'波が第Ⅱ, Ⅲ, aVF 誘導においてQRS波の直前に"偽性Q波"として認められることもある

uncommon type AVNRTでは，
① QRS波形が洞調律時と同一の narrow QRS regular tachycardia で，
② P'波は long RP' tachycardia（RP'＞P'R）の特徴を示す

Chapter 18

頻 脈（幅の狭い QRS で規則的なもの）

4 発作性上室性頻拍〈PSVT〉－
SANRT〈sinoatrial nodal reentrant tachycardia〉

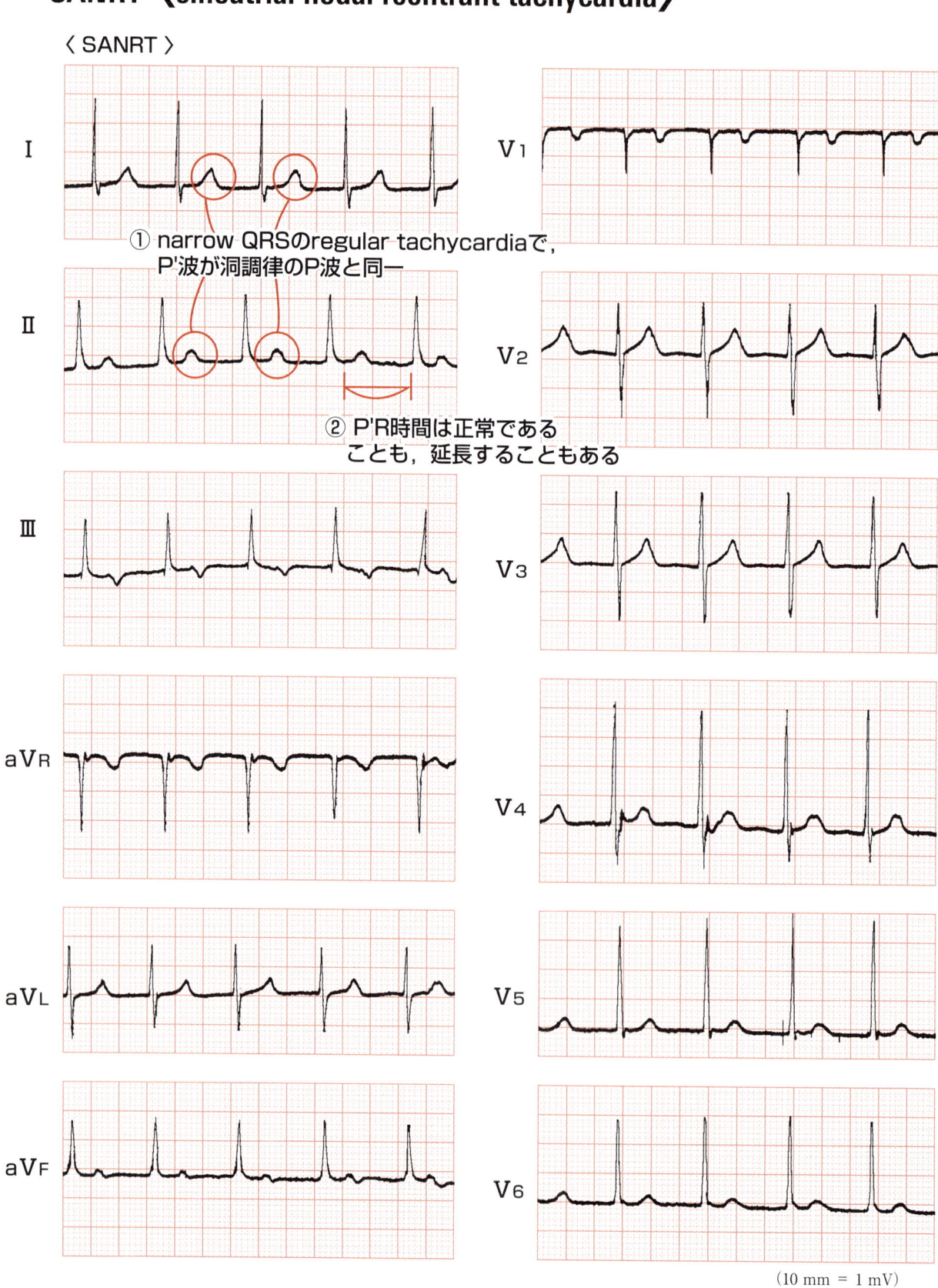

〈 SANRT 〉

① narrow QRSのregular tachycardiaで，P'波が洞調律のP波と同一

② P'R時間は正常であることも，延長することもある

(10 mm = 1 mV)

4 発作性上室性頻拍〈PSVT〉—
SANRT〈sinoatrial nodal reentrant tachycardia〉

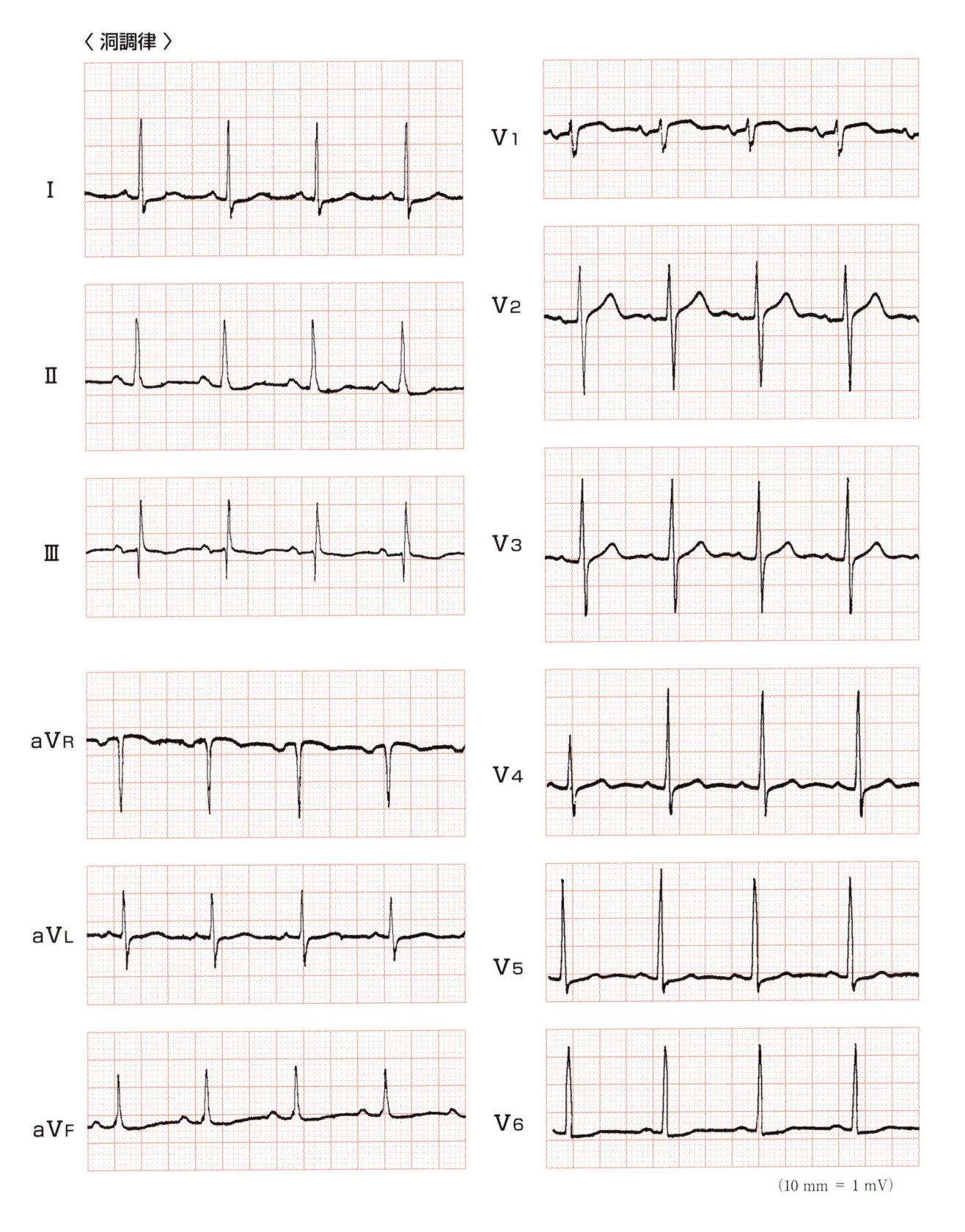

〈洞調律〉

(10 mm = 1 mV)

Chapter 18 頻脈（幅の狭い QRS で規則的なもの）

SANRT の心電図

洞結節および近傍の心房をリエントリ回路とする頻拍である．リエントリ性であるので，上室期外収縮あるいは電気生理検査の心房プログラム刺激で再現性をもって誘発，停止ができる．

P'波形は洞調律と同一である．

心拍数は 140/分以下であることが多い．

心室はリエントリ回路に含まれないので，房室ブロックが生じても存続する．

P'R 時間は不定であり，変動したり，1 度，2 度の房室ブロックを示すことが多い．1 度房室ブロックを示すと，P'波は先行する T 波に重なり判別しにくいことも多い．

ひとくちメモ：発作性上室性頻拍（paroxysmal supraventricular tachycardia：PSVT）とは

PSVT とは，心房，房室結節，副伝導路（ケント束など）が成立に関与する頻拍の総称である．リエントリを機序とする頻拍がほとんどであり，臨床的には頻拍が発作的に生じることを繰り返すため，発作性の名称がつけられた．PSVT は上室性の頻拍であるので

①原則的に QRS は正常な刺激伝導路を通って成り立つため，正常波形同様幅が狭い（narrow QRS tachycardia）

②心拍が規則的であることが多い（regular tachycaidia）

③心室起源の頻拍に特徴的な心室捕捉がない

などの特徴がある．

PSVT はその発生機序により以下に分類される．

Ⅰ．房室回帰性頻拍（AVRT）

Ⅱ．房室結節回帰性頻拍（AVNRT）

Ⅲ．洞（房）結節回帰性頻拍（SANRT）

Ⅳ．心房頻拍［(P) AT］

このうち（P）AT は，PSVT とは区別して分類されることも多い．本章 chapter18-2〜5 でⅠ.〜Ⅳ.について解説する．

memo

ここがポイント！

SANRT は，結局

① P'波形は洞調律の P 波形に一致する頻拍で，

② P'Q 時間はさまざまである

③ 心拍数は 140/分以下のことが多い

　　ことで診断できる

4 発作性上室性頻拍〈PSVT〉 —
SANRT〈sinoatrial nodal reentrant tachycardia〉

5 心房頻拍〈atrial tachycardia : AT〉

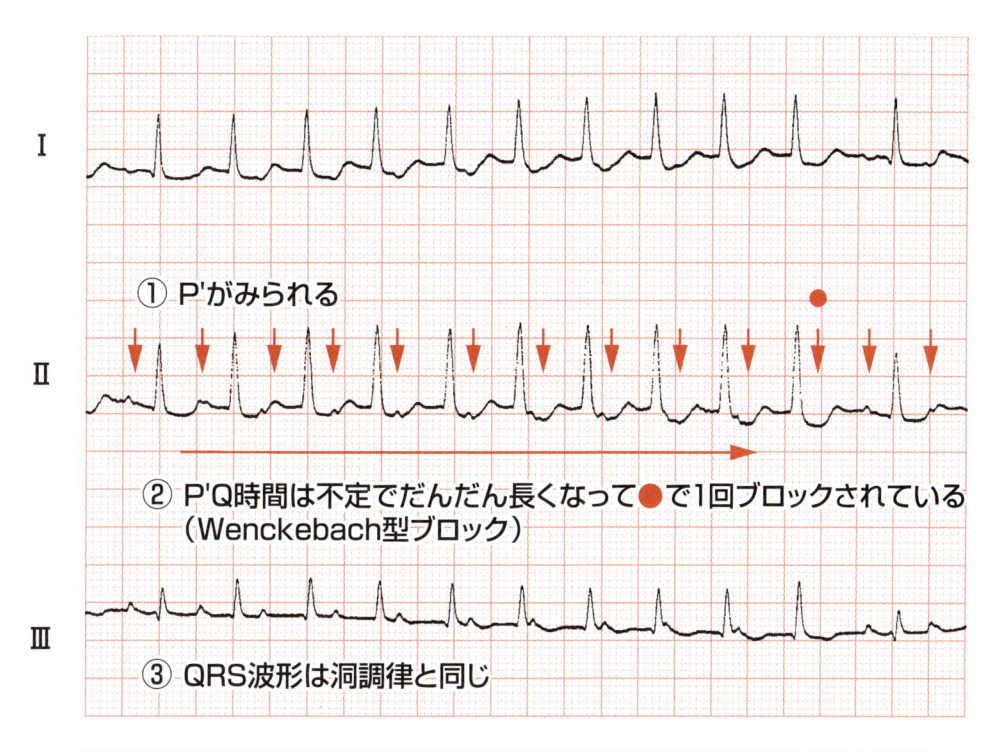

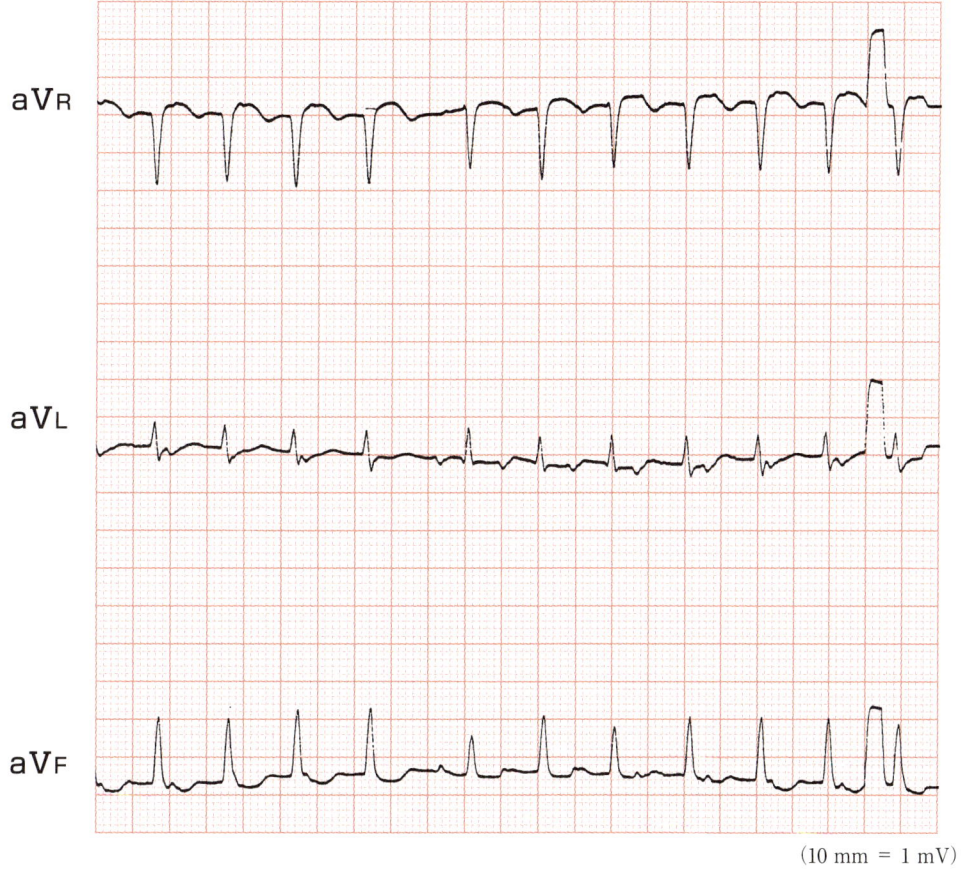

① P'がみられる

② P'Q時間は不定でだんだん長くなって●で1回ブロックされている（Wenckebach型ブロック）

③ QRS波形は洞調律と同じ

(10 mm = 1 mV)

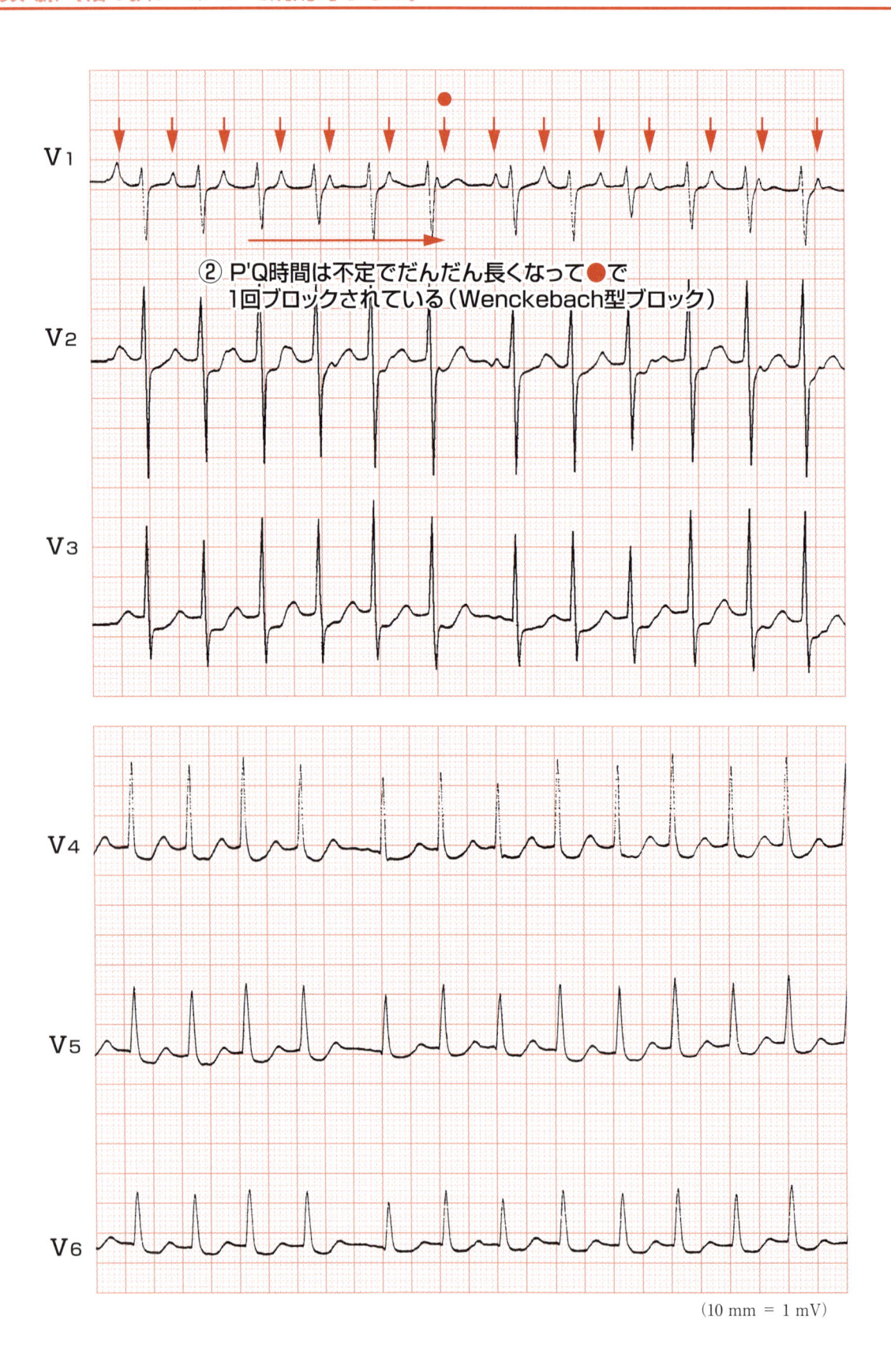

Chapter 18

頻 脈（幅の狭い QRS で規則的なもの）

② P'Q時間は不定でだんだん長くなって●で
1回ブロックされている（Wenckebach型ブロック）

(10 mm = 1 mV)

心房頻拍（AT）の分類と心電図

心房頻拍（AT）心房内に起源を有する頻拍があり，頻拍起源の機序により以下の3つに分類できる．

(A) 心房内リエントリ性頻拍（intraatrial reentrant tachycardia：IART）
(B) 異所性心房頻拍（ectopic atrial tachycardia）
(C) 心房瘢痕部心房頻拍（incisional atrial tachycardia）

上記のいずれの場合でも，①洞調律のP波とは異なる形のP波がみられ，②P'Q時間は一定ではなく，房室ブロックによりQRSが脱落することがあるが，頻拍は持続し，③QRS波形は洞調律と同じである，という所見を有する．とくにジギタリス投与時にブロックを伴うATが生じることがあり，PAT with blockと呼ばれている．

（A）心房内リエントリ性頻拍は，洞結節・房室結節を含まない心房内のリエントリにより生じるものである（図5 A）．（B）異所性心房頻拍は，心房内にある洞結節以外の異常自動能に起因する頻拍である（図5 B）．（C）心房瘢痕部心房頻拍は，心臓手術を受けた既往のある症例に生じるもので，心房切開線やパッチ閉鎖を行った瘢痕部周辺を旋回するマクロリエントリにより起こる（図5 C）．（A）〜（C）の鑑別は心電図上からは難しい．

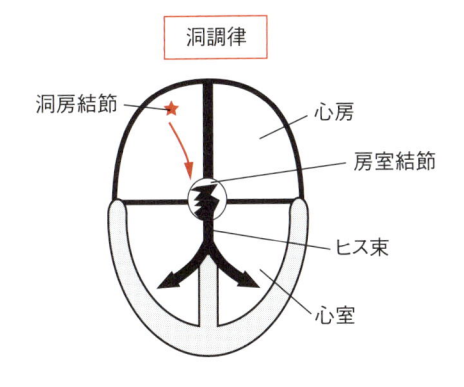

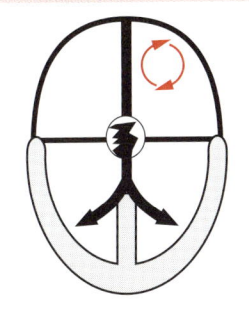

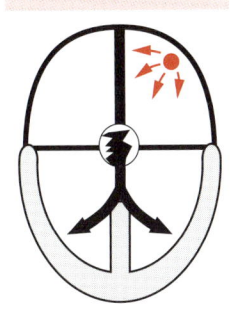

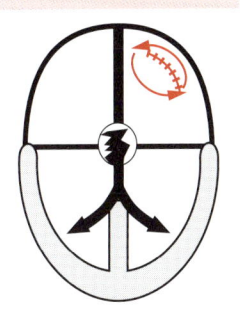

図5 ● 心房頻拍の分類

ここがポイント！

心房頻拍は結局，
① 洞調律とは異なる形のP'波がみられ
② P'Q時間は不定で種々の程度の房室ブロックを伴うこともあり
③ QRS波形は洞調律と同じ
　　という特徴を有する

Chapter 18

頻脈（幅の狭い QRS で規則的なもの）

6　2：1 伝導の心房粗動 〈 atrial flutter (AFL) 2：1 conduction 〉

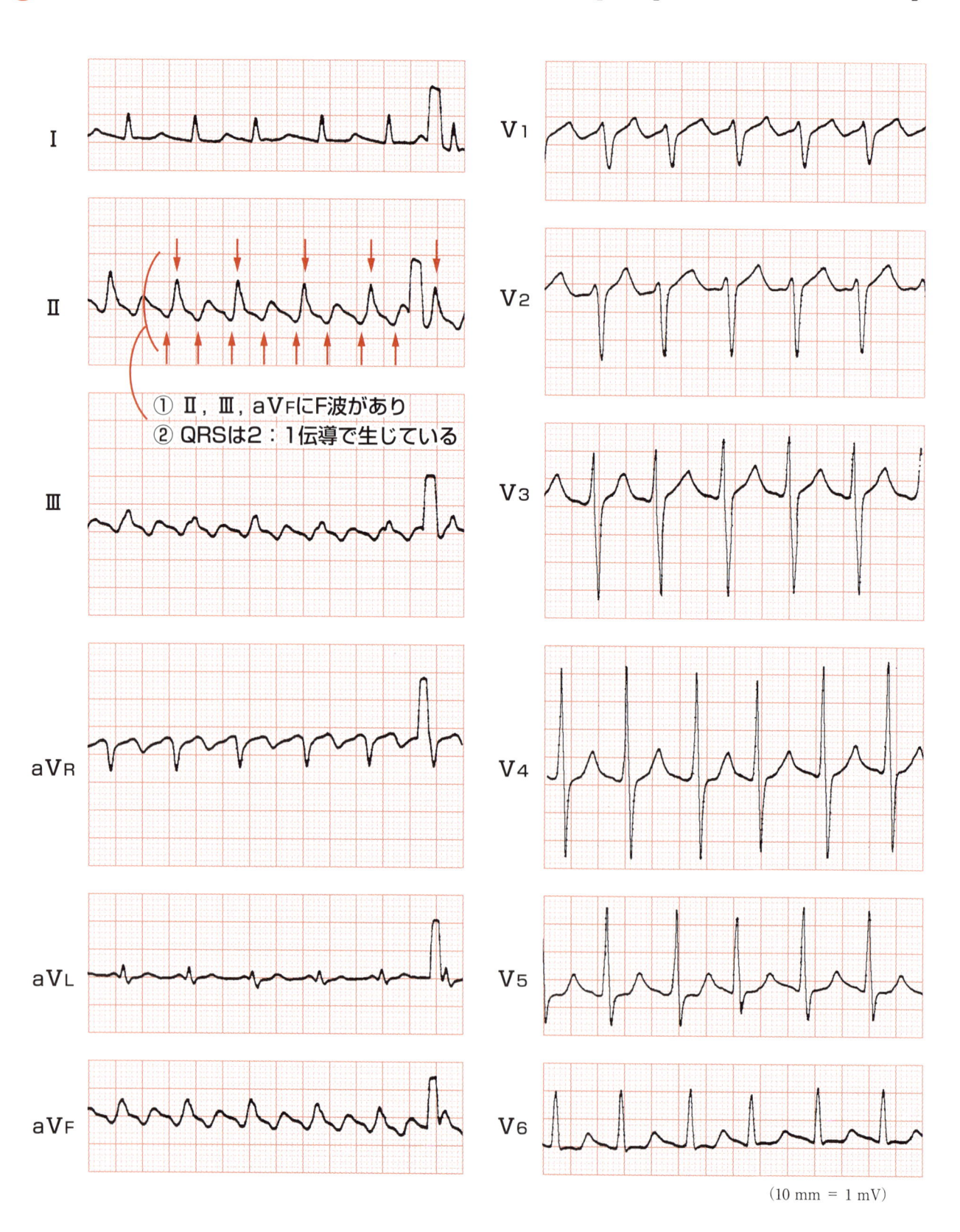

① Ⅱ，Ⅲ，aVFにF波があり
② QRSは2：1伝導で生じている

（10 mm ＝ 1 mV）

2：1 伝導の通常型心房粗動

　心房粗動は，通常右房内を反時計方向に旋回するリエントリ性頻拍であり，心房の興奮頻度は 250〜350/分ほどになる（抗不整脈薬を使用している場合はもっと遅くなる）．P 波のかわりに鋸歯状（saw tooth apprearance）と呼ばれる F 波が規則正しく出現する．通常は，下壁誘導（Ⅱ，Ⅲ，aVF）において，F 波の下行する部分は緩徐で，上行する部分は急峻である．心房レートが速いので心室には 1：1 に伝導することは少なく，2：1，4：1 と偶数比で伝導するものが多い．伝導比が変動するために RR 間隔は不整となり，一見すると心房細動のように見えるものもある．

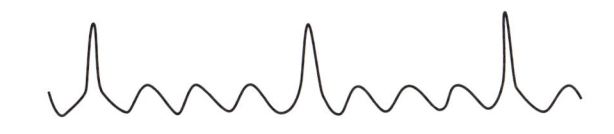

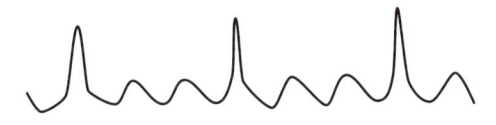

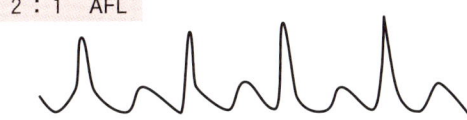

図6 ● 種々の房室伝導比の心房粗動

AFL が 2：1 に伝導すると 2 つの F 波のうち 1 つは QRS に重なり規則的な F 波が一見，認識しづらく AFL であることに気付きにくいが，F 波が Ⅱ，Ⅲ，aVF で大きいことを知れば診断は難しくない．また，Valsalva 手技などにより，一時的に房室伝導比を低下させれば明瞭な鋸歯状の F 波が確認され，診断できることもある

ここがポイント！

通常型心房粗動は，結局

① 鋸歯状の F 波が 250〜350/分で規則正しく生じる．F 波は Ⅱ，Ⅲ，aVF で大きく
　F 波の下行部分は緩徐であり，
　F 波の上行部分はより急緩である
② 房室伝導比は 2：1，4：1 と偶数比となることが多く
　2：1 伝導のとき narrow QRS regular tachycardia となる

Chapter 18 まとめ

「narrow QRS tachycardia」の心電図の読み方

1 まず，P'波を見つけることが第1のポイントである．

2 次いでP'波とQRS波とのタイミングを検討する．P'波のタイミングは変動することもある（心房性頻拍，洞結節リエントリ性頻拍など）ので，数秒以上記録することが必要である．

3 P'波はST部分，T波と重なり認識が困難なこともあり，さらにQRS波と重なり全く認識できない場合や，QRSと一部重なり偽性q波・偽性S波（第Ⅱ，Ⅲ，aVFに出現することがある），偽性r'波（V1に出現することがある）を形成することもある．下壁誘導，V1などについて洞調律の心電図と慎重に比較することが大事である．

4 迷走神経刺激手技（Valsalva手技，Aschner法，Czermak法など）や，房室伝導を抑制する薬剤（ATP，ベラパミル，β遮断薬，ジギタリスなど）を投与すると，P'波が見やすくなったり，伝導比が変化したり，P'波のタイミングが変動することがある．

鑑別のフローチャートを下に示す．

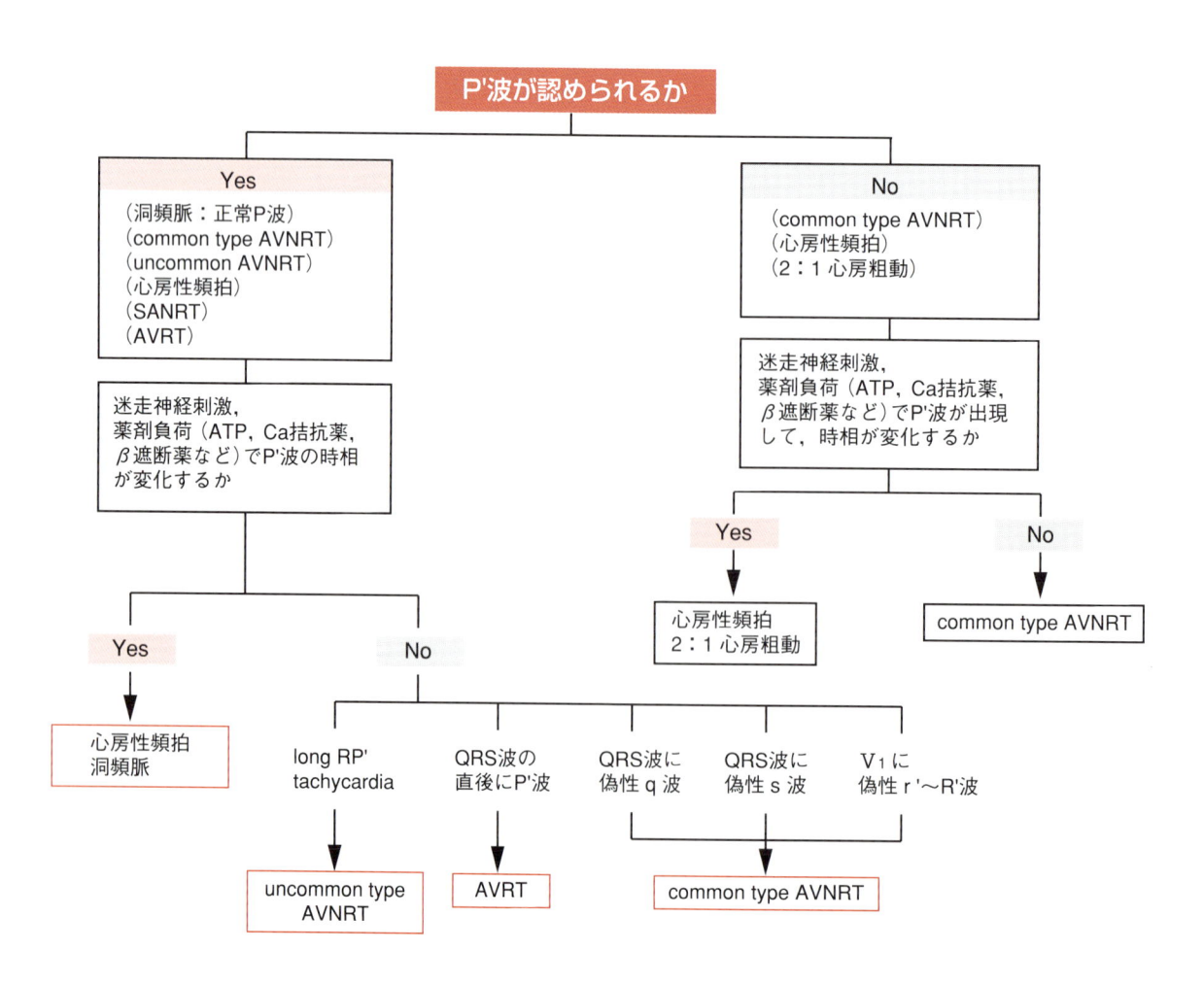

```
                    P'波が認められるか
                    ┌──────┴──────┐
                   Yes            No
              (洞頻脈：正常P波)    (common type AVNRT)
              (common type AVNRT) (心房性頻拍)
              (uncommon AVNRT)    (2：1心房粗動)
              (心房性頻拍)
              (SANRT)
              (AVRT)
                   │                │
            迷走神経刺激，       迷走神経刺激，
            薬剤負荷（ATP，Ca拮抗薬，  薬剤負荷（ATP，Ca拮抗薬，
            β遮断薬など）でP'波の時相   β遮断薬など）でP'波が出現
            が変化するか           して，時相が変化するか
                                    ┌────┴────┐
                                   Yes        No
                                 心房性頻拍   common type AVRNT
                                 2：1心房粗動
       ┌────┴─────┐
      Yes           No
   心房性頻拍    ┌──┬──┬──┬──┐
   洞頻脈      long RP'  QRS波の  QRS波に  QRS波に  V1に
             tachycardia 直後にP'波 偽性q波  偽性s波  偽性r'〜R'波
                │        │        │        │        │
            uncommon type  AVRT    common type AVNRT
            AVNRT
```

Let's try

Question 1

17歳女性．生来健康であったが，1年ほど前より急に胸がドキドキし始める発作が生じるようになった．当初この発作は5分ほどでおさまっていたが，最近1時間以上続くようになった．本日も発作が生じ来院した．心電図診断は何か？

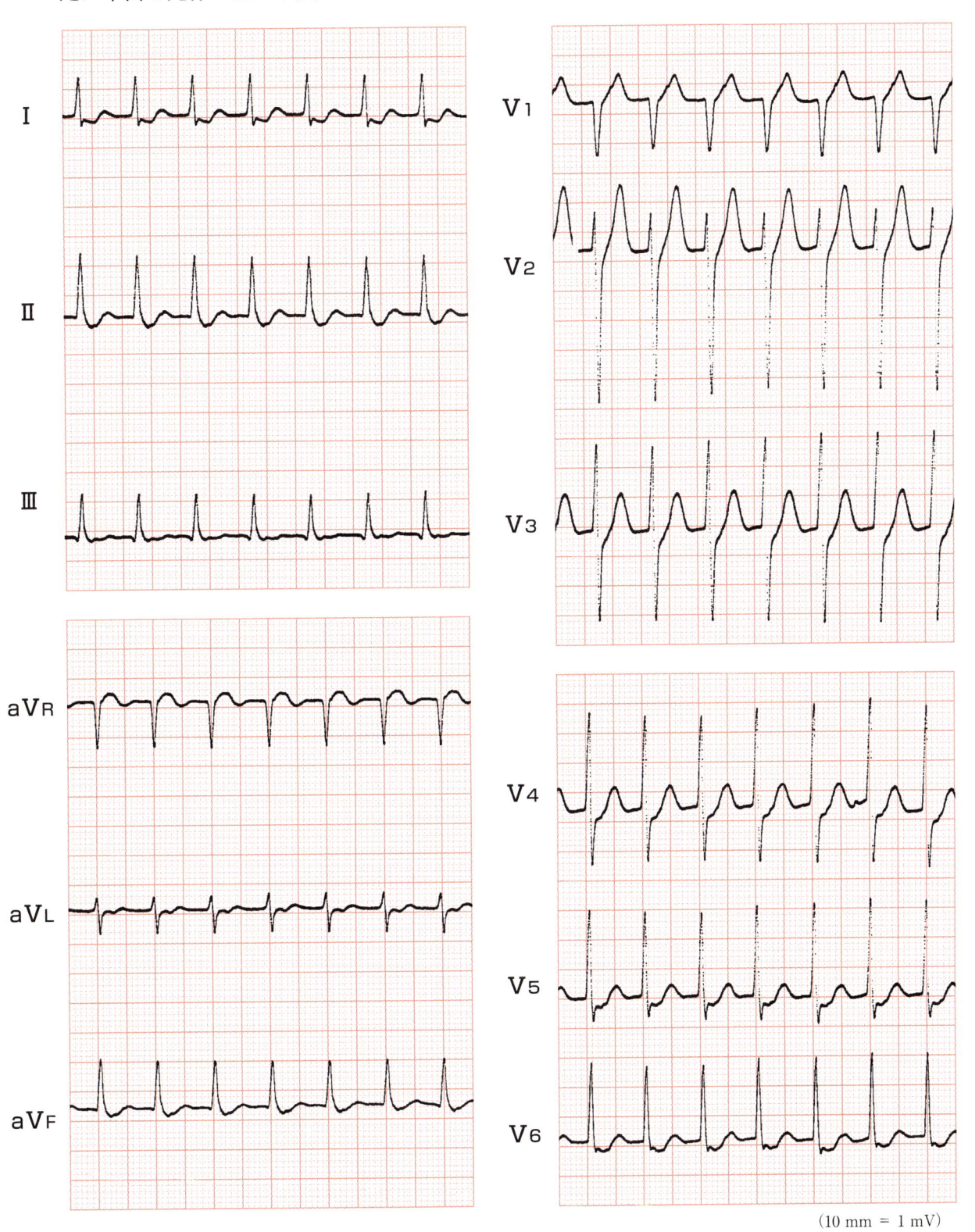

(10 mm = 1 mV)

Let's try

Answer 1　AVRT

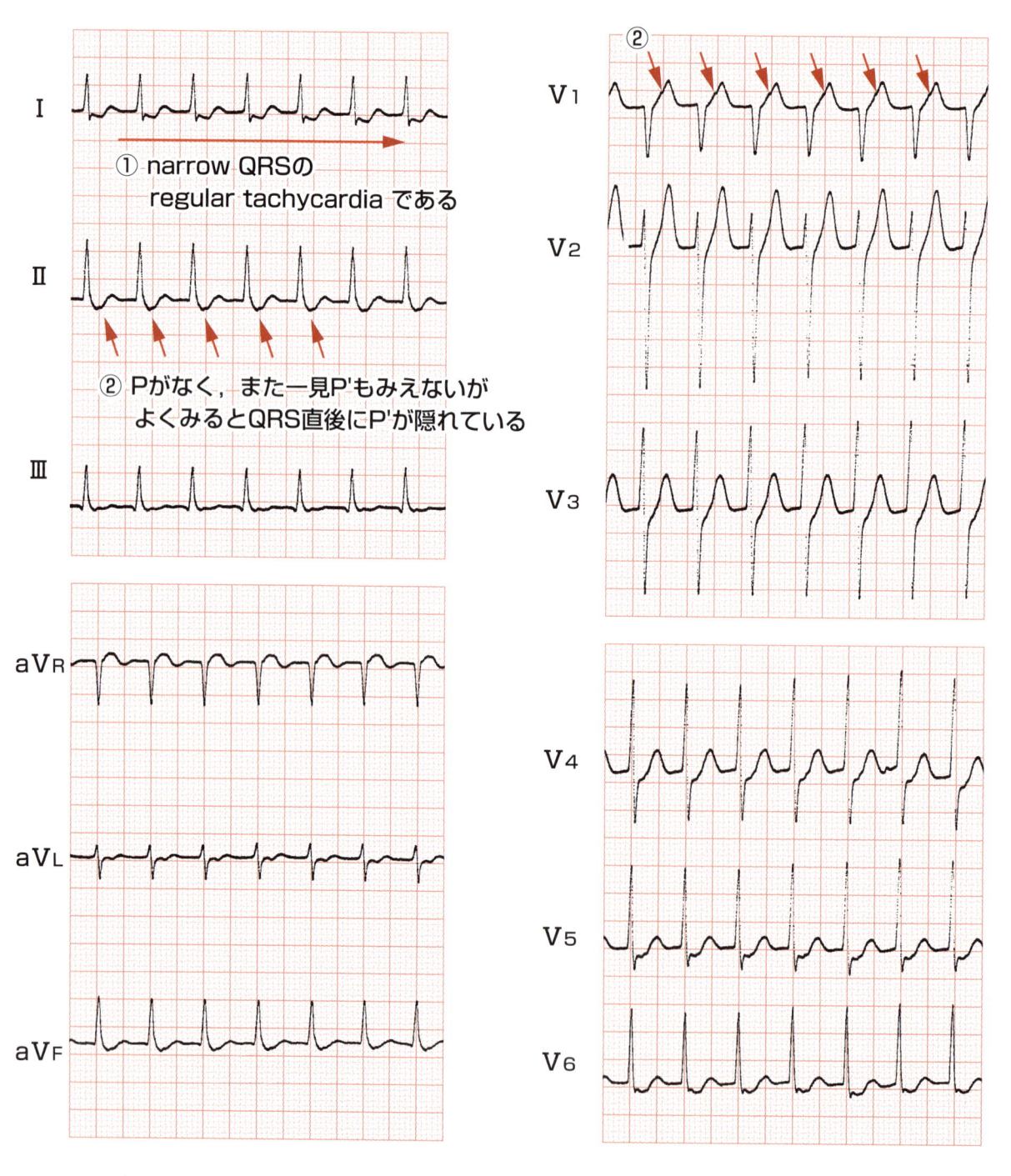

① narrow QRSの regular tachycardia である

② Pがなく，また一見P'もみえないが よくみるとQRS直後にP'が隠れている

① narrow QRS の regular tachycardia であり，一見 P'波が認められにくい．すなわち，洞性頻脈，心房頻拍，心房粗動（2：1伝導）ではないようで，PSVT（AVRT または AVNRT）である．よくみると，②IIおよびV1の QRS 直後に何やら波形の"ゆれ"が常にみられ，ここに P'波が重なっているのが認識できる．すなわち AVRT である．本例は電気生理学的検査によりケント束が確認され，これを焼灼して以後頻拍発作は出現しなくなった．

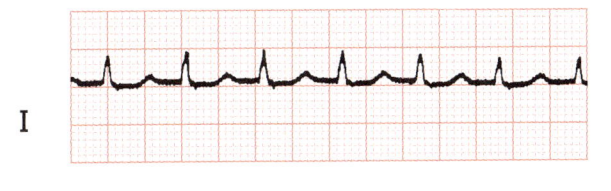

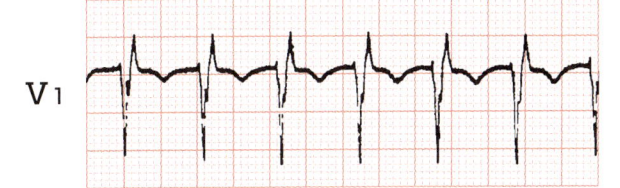

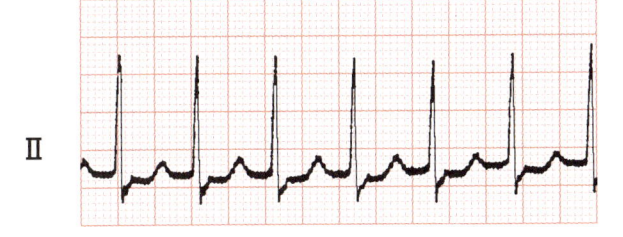

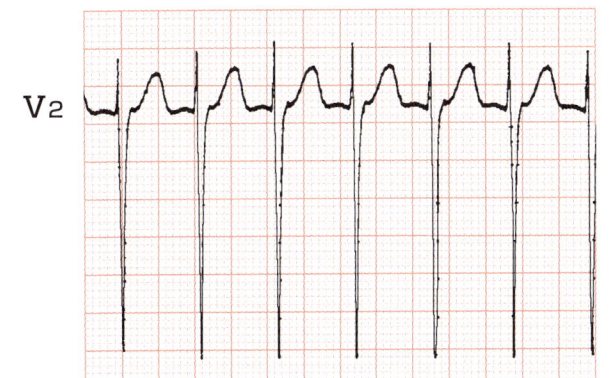

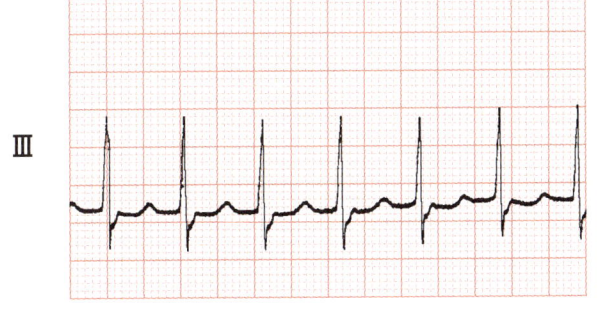

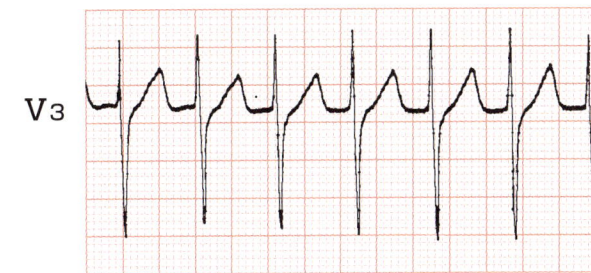

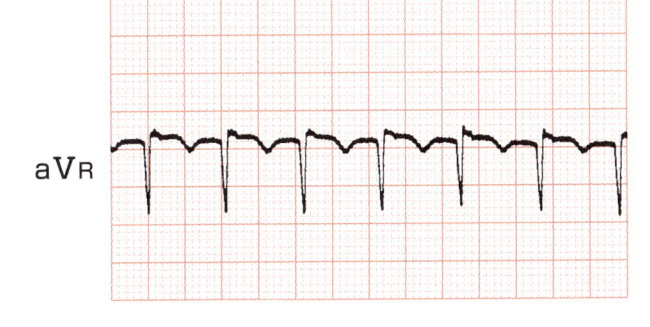

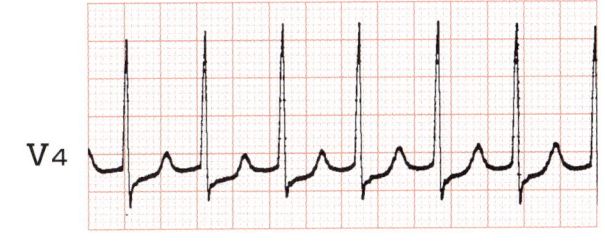

Let's try

Question 2

72歳，女性．肺気腫で通院していたが，動悸のために当科を受診した．動悸の心電図と洞調律の心電図を示す．心電図診断は何か．

〈 動悸発作 〉

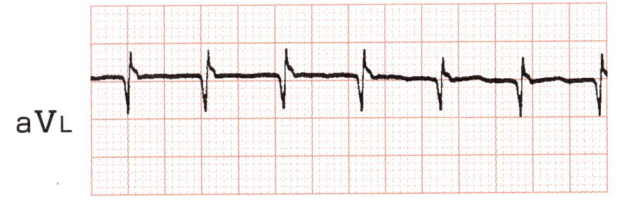

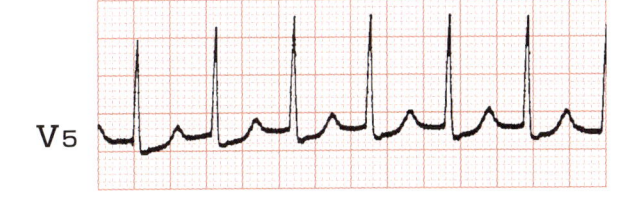

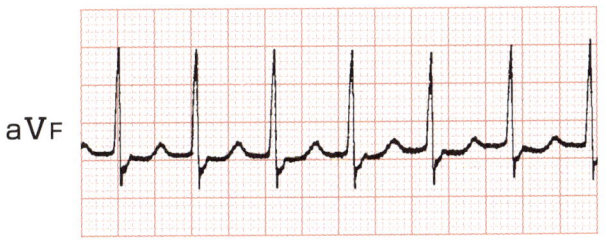

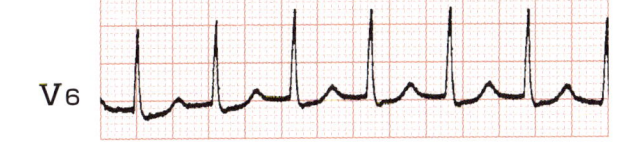

(10 mm = 1 mV)

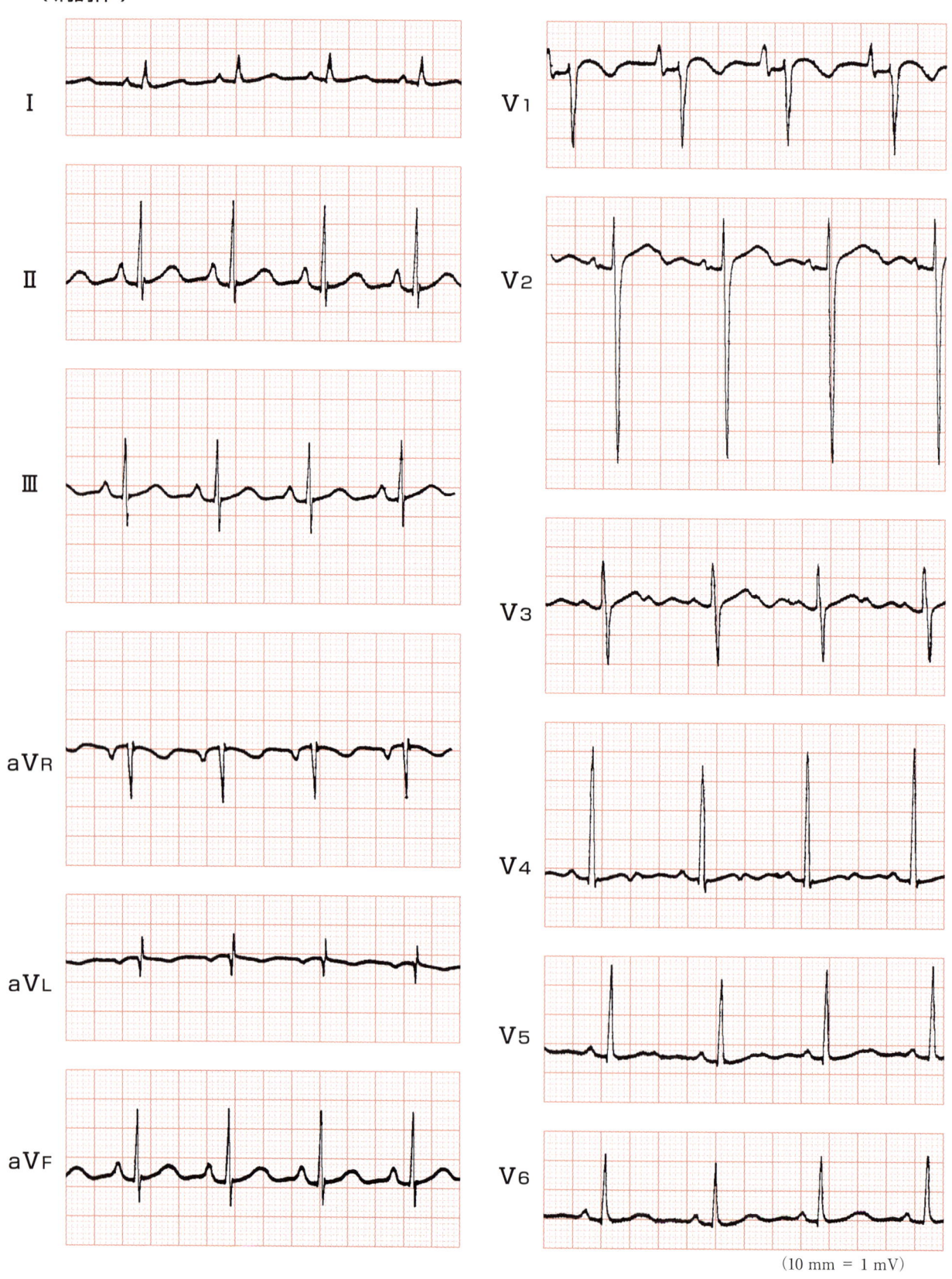

Chapter 18 Let's try

〈 洞調律 〉

I

II

III

aVR

aVL

aVF

V1

V2

V3

V4

V5

V6

(10 mm = 1 mV)

Answer 2
① AVNRT (common type)
② 右房負荷

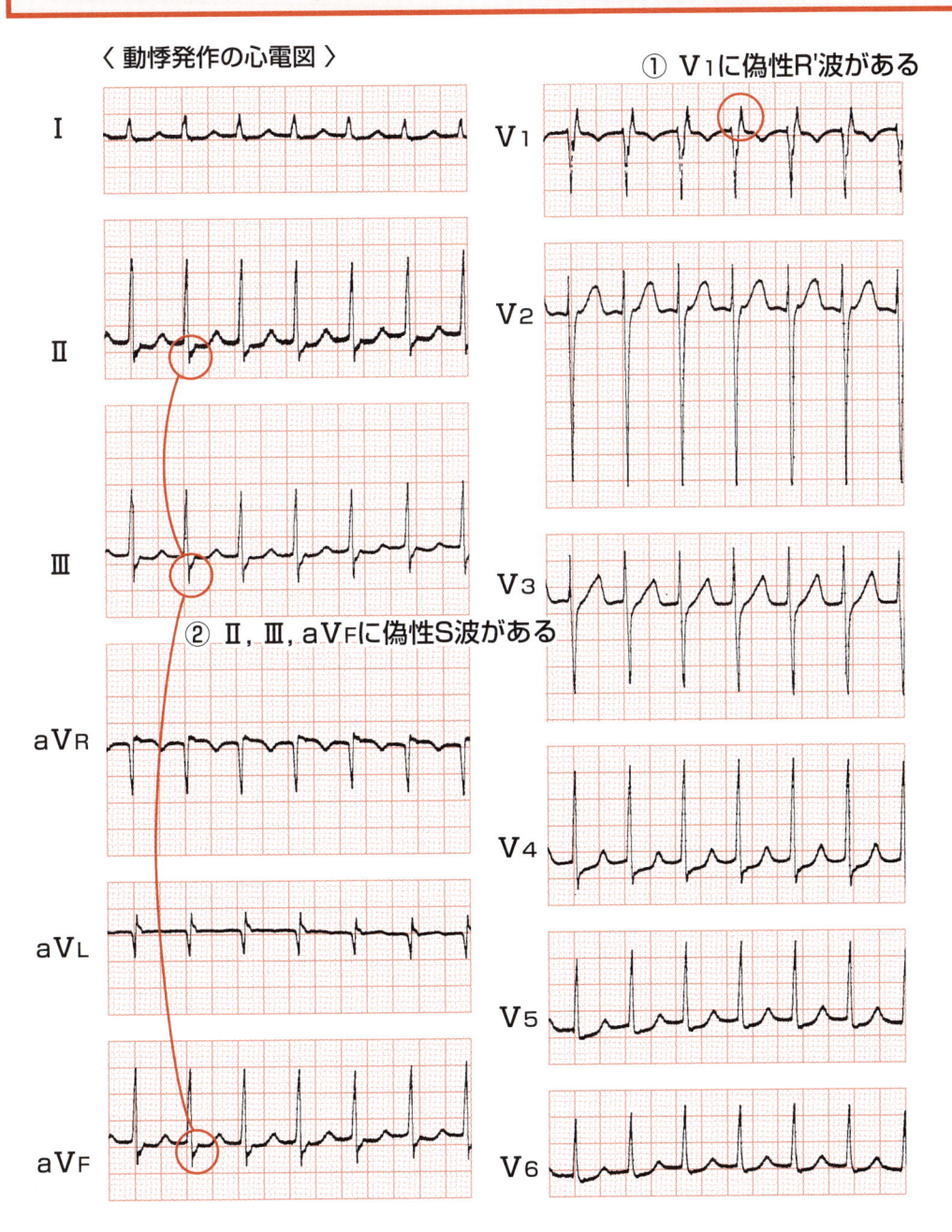

〈動悸発作の心電図〉

① V₁に偽性R'波がある

② Ⅱ,Ⅲ,aVFに偽性S波がある

narrow QRS の regular tachycardia である．よくみると

① V₁に偽性 R'波が認められる．

② Ⅱ，Ⅲ，aVF に偽性 S 波が認められる．ことから，AVNRT（common type）と診断できる．

なお，本症例では，洞調律の心電図で，Ⅱ，Ⅲ，aVF，V₁において高い P 波が認められ，肺気腫による右房負荷所見と考えられる．本例の偽性 R'波が著明であるのも右房負荷で P 波が増高しているためと考えられる．

Chapter 19 頻脈（幅の広いQRSで規則的なもの）
wide QRS regular tachycardia

久賀圭祐

1 心室頻拍〈ventricular tachycardia : VT〉

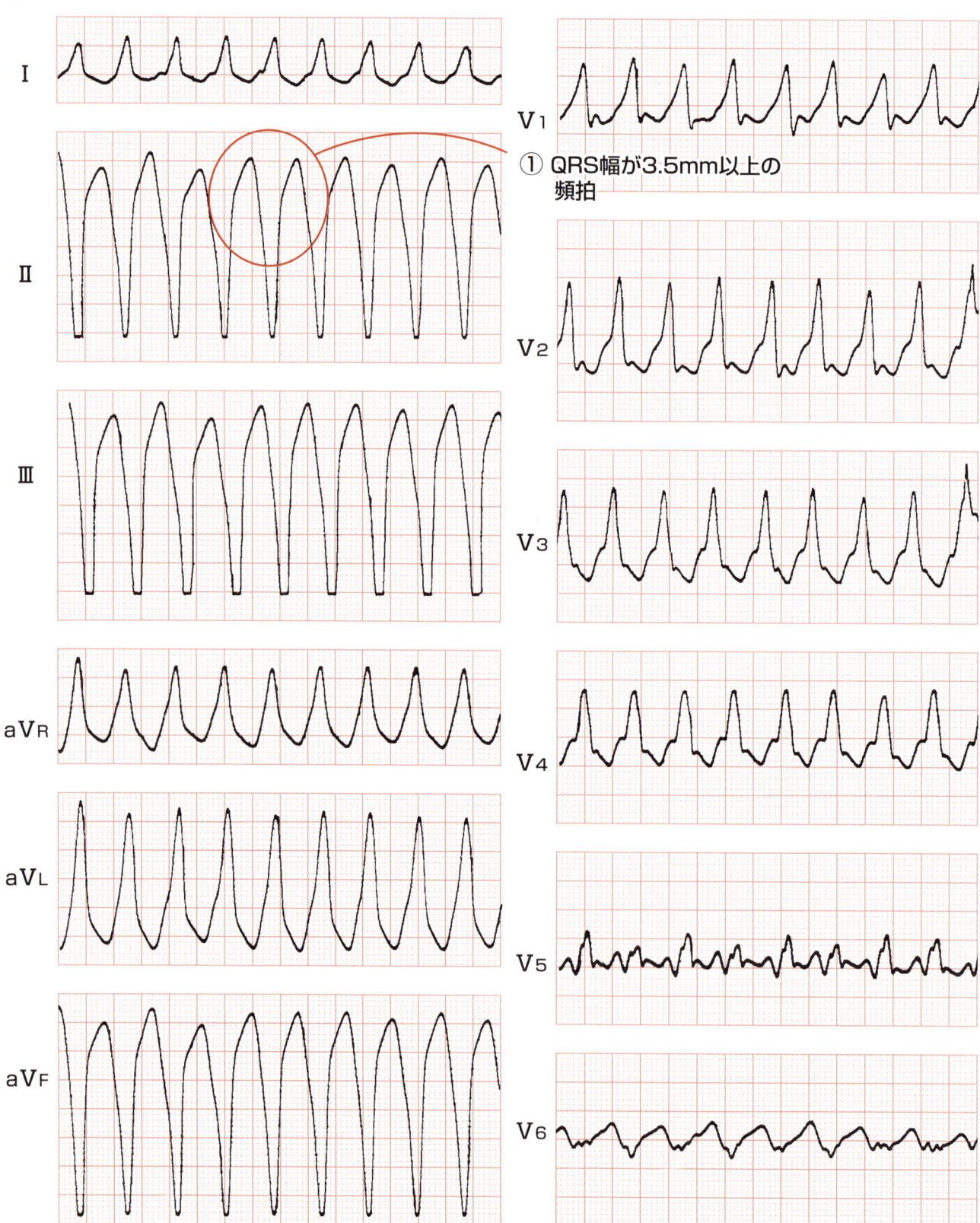

① QRS幅が3.5mm以上の頻拍

（10 mm = 1 mV）

1 心室頻拍〈ventricular tachycardia：VT〉

心室頻拍の心電図

心室内で，リエントリ，異常自動能あるいは triggered activity 機序により，100/分以上の反復性の興奮が生じるものである．通常 3 拍以上のものを心室頻拍と呼び，30 秒未満を非接続性（nonsustained VT），30 秒以上のものを接続性心室頻拍（sustained VT）と呼んでいる．

多くの例で心筋梗塞，心筋症，心臓手術後など基礎心疾患を有しており，障害された心筋を focus とするリエントリにより生じる．

心室頻拍の心電図は，興奮が固有心室筋から生じるために QRS 波の幅は広くなり，通常は 3.5mm（0.14 秒）を超え，典型的な右脚ブロックあるいは左脚ブロックとは違った波形になる．P 波は認識できないことも多いが，心室から心房への逆行伝導がなければ**房室解離**（「まとめ」p326 参照）を生じる．上室性興奮の**心室捕捉**（「まとめ」p326 参照）の所見があれば診断的価値が高い．

右脚ブロックに類似した波形であれば左室由来であり，左脚ブロックに類似していれば右室あるいは中隔由来である．

電気軸は上室性の伝導では認められない高度の左軸偏位あるいは右軸偏位（north west orientation）となることもある．

心室頻拍は QRS 波形が一定で心拍数が規則的なことが多く，**単形性（monomorphic）心室頻拍**と呼ぶ．これに対し QRS 波形が刻々と変わるものを**多形性（polymorphic）心室頻拍**と呼ぶ．多形性心室頻拍のうち QT 延長を伴う場合，**torsade de pointes 型心室頻拍**という．

ここがポイント！

心室頻拍の心電図は，結局

① QRS 幅は 3.5mm（0.14 秒）以上であり
② 右脚ブロックあるいは左脚ブロックと異なる波形を呈する頻拍で
③ 電気軸は高度の軸偏位を生じることがある
④ 房室解離あるいは心室捕捉があれば心室頻拍の診断は確実である

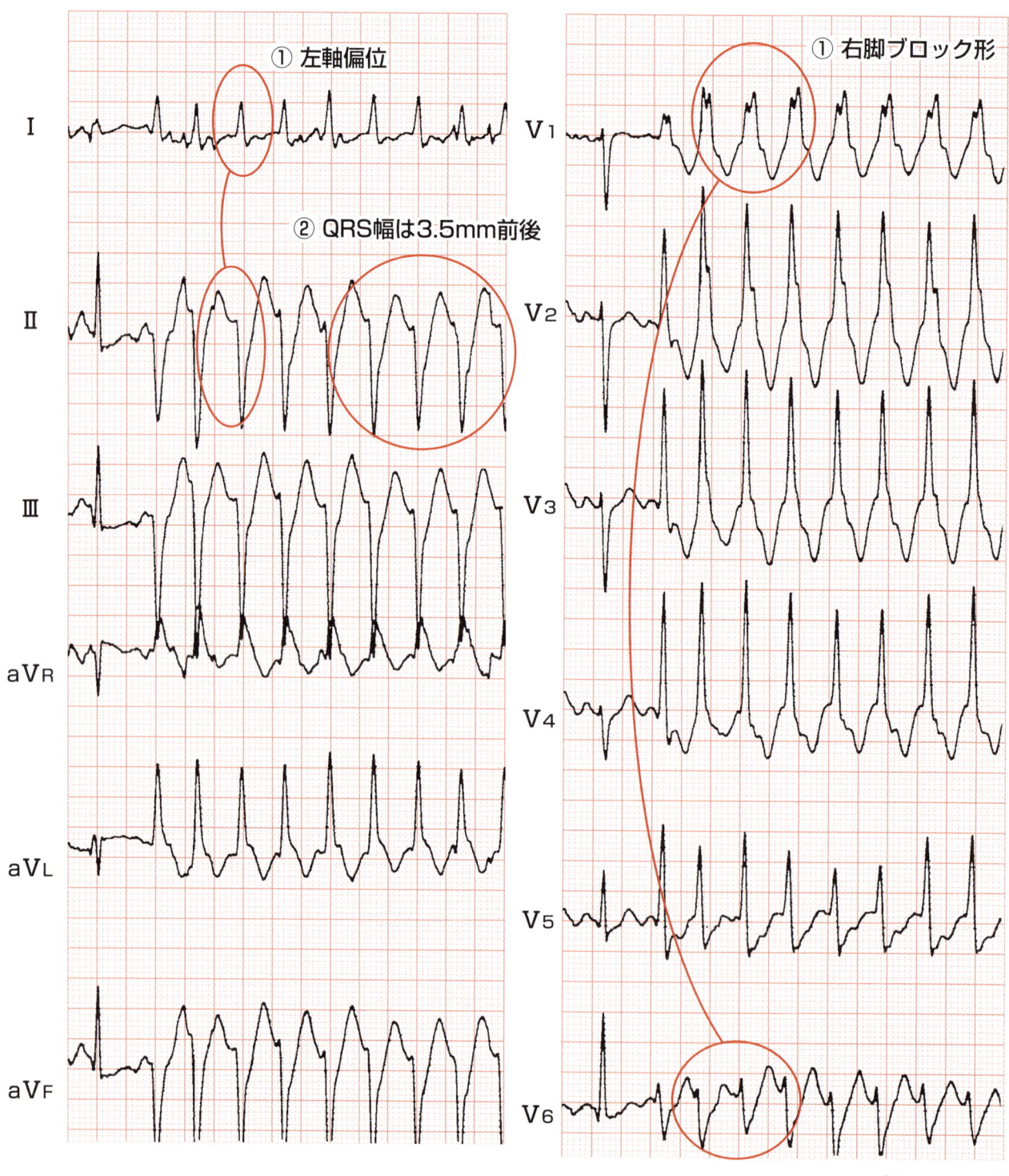

Chapter 19 頻脈（幅の広いQRSで規則的なもの）

2 特発性心室頻拍（左室の左脚後枝起源）

① 左軸偏位
② QRS幅は3.5mm前後
① 右脚ブロック形

(10 mm = 1 mV)

左脚後枝起源心室頻拍の心電図の特徴

　右脚ブロック型で左軸偏位を示すので，左脚の後枝付近にあるリエントリ回路から発生すると考えられている．基礎心疾患がないものがほとんどである（特発性心室頻拍）．

　回路に刺激伝導系が含まれ，刺激伝導系を利用するので通常の心室頻拍よりも心室の伝導時間が短く，QRS波は3.5mm（0.14秒）前後である．

　上室性頻拍で右脚ブロック左軸偏位を合併したものとの鑑別が問題となるが，この心室頻拍では左側胸部誘導のR波高が低い．

　リエントリ回路にCa電流に依存性の部分があるために，Ca拮抗薬であるベラパミルが停止に有効であり，「右脚ブロック＋左軸偏位＋ベラパミル」心室頻拍と呼ばれる．

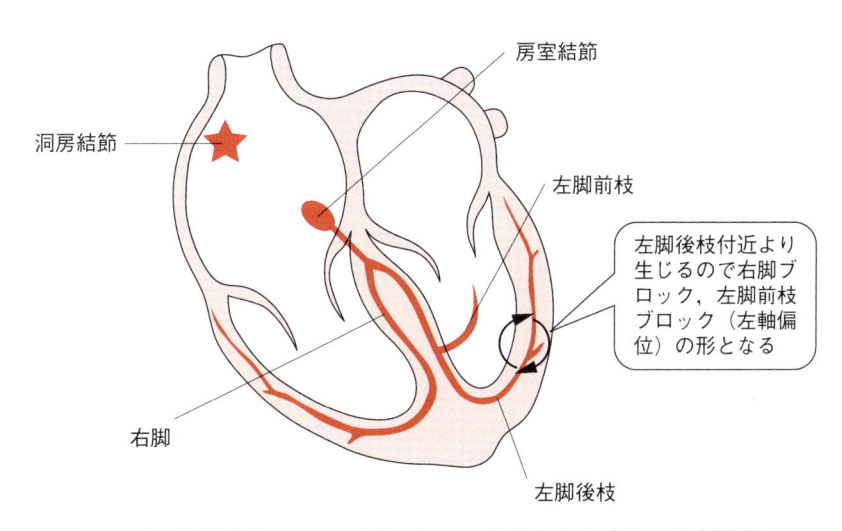

図1● 特発性心室頻拍（左室の左脚後枝起源）の発症機序

ここがポイント！

特発性心室頻拍（左室の左脚後枝起源）は，結局

① 右脚ブロック型で左軸偏位を示す頻拍で
② QRS幅は3.5mm（0.14秒）前後である
③ 右脚ブロックと左脚前枝ブロックを合併した上室性頻拍のQRS波形と比べて，左側胸部誘導のR波高が低い

　　ことより診断できる

Chapter 19 頻脈（幅の広い QRS で規則的なもの）

3 特発性心室頻拍（右室流出路起源）

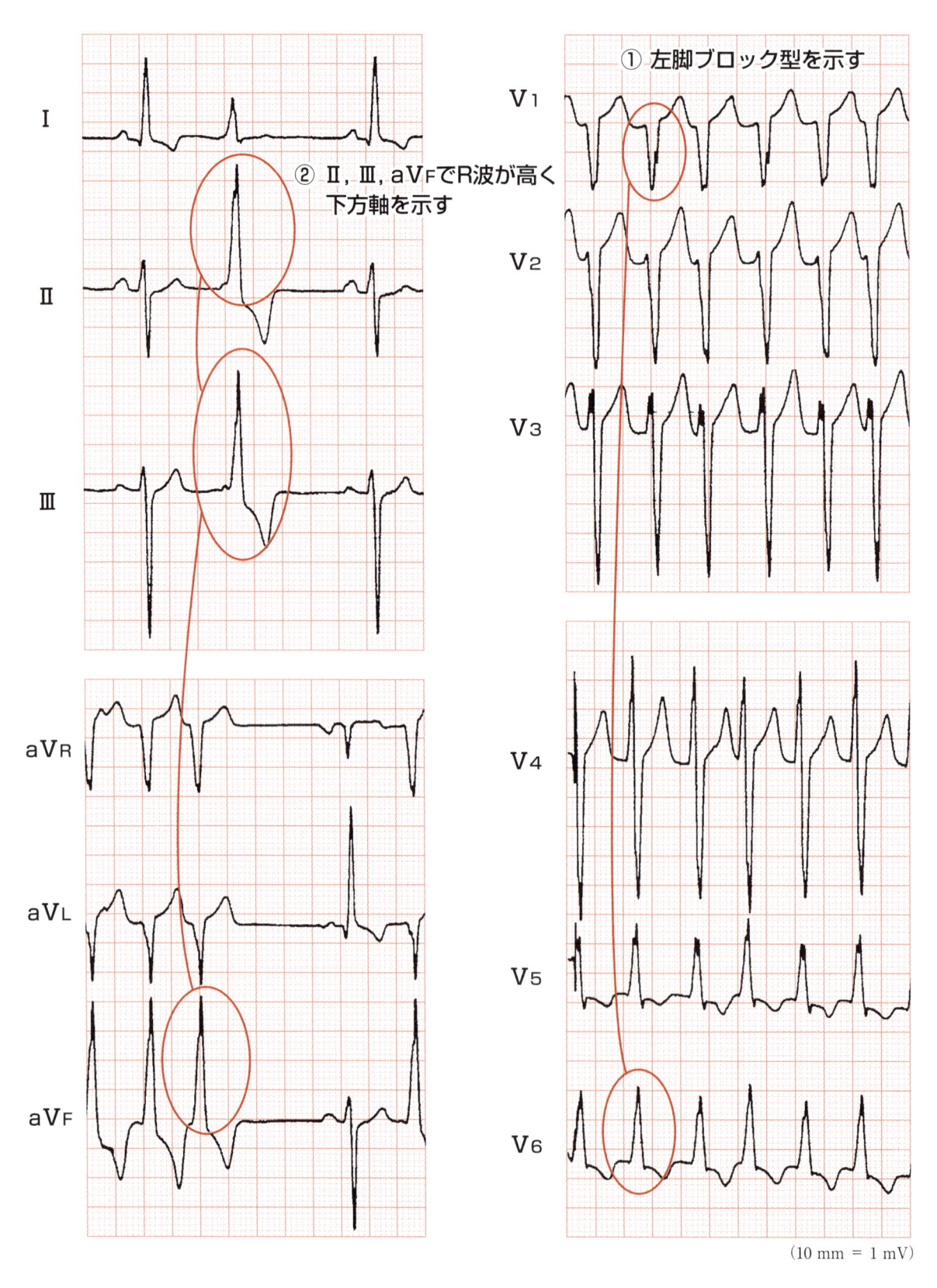

② Ⅱ, Ⅲ, aV_Fで R波が高く下方軸を示す

① 左脚ブロック型を示す

(10 mm = 1 mV)

心電図の特徴

基礎心疾患を合併せず，右室流出路を起源とする心室頻拍である．この心室頻拍は運動で誘発され，この例のように持続せず，数拍反復して生じることが多い．

① 左室，右室のいずれかをまず考えると，
QRS波は左脚ブロック型であるから，右室あるいは中隔由来である．

② 上方，下方のいずれかを考えると，
下方軸（Ⅱ，Ⅲ，aVFでR波が高い）なので上から下へ伝導することがわかる．

したがって，右室あるいは心室中隔の上方，すなわち右室の流出路付近から出ていることが考えられる．

③ 右室の流出路のうちで中隔側か自由壁側かを考えると，第Ⅰ誘導でQRS波が陽性であれば右から左へ興奮しているので自由壁側であり，rS型のように陰性成分が多いものは左から右への興奮が主であり中隔側である．

④ 移行帯は通常V3〜4であるが，近年移行帯が反時計方向に偏位（V1〜3）しているものは，左室の流出路を起源としていることが明らかにされている．

同部位を起源とする心室期外収縮も同様の波形を呈する．

ここがポイント！

特発性心室頻拍（右室流出路起源）は，結局

① 左脚ブロック型で移行帯はV3〜4

② 下方軸（Ⅱ，Ⅲ，aVFで高いR波）

を示す心室頻拍である

頻脈（幅の広い QRS で規則的なもの）

4 脚ブロックを伴う PSVT

〈 脚ブロックあり 〉（右脚ブロック）

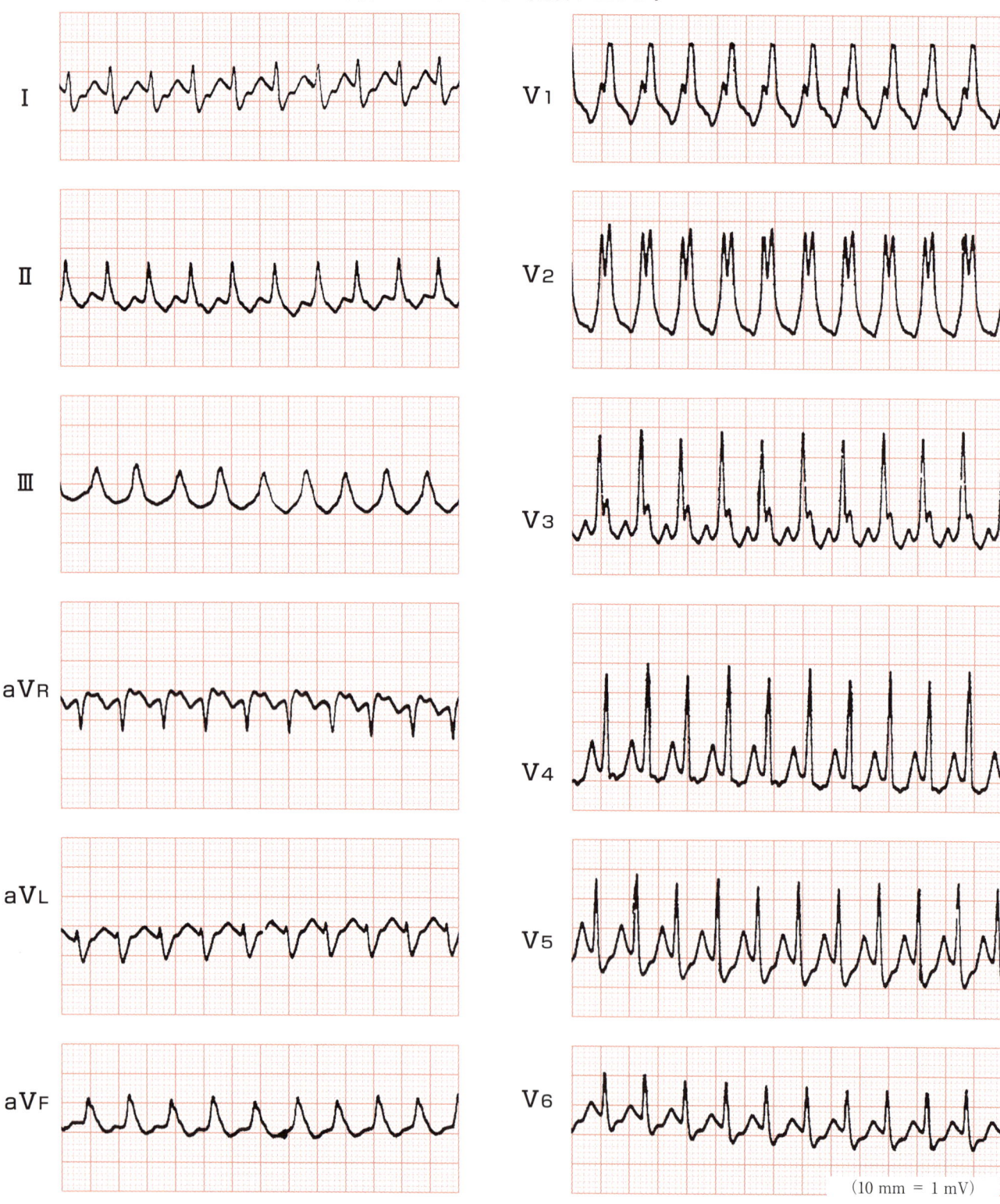

　心電図は QRS 時間が 0.14 秒といわゆる wide QRS regular tachycardia であり，心室頻拍と脚ブロックあるいは変行伝導を伴った上室性頻拍の鑑別が問題となる．

　QRS 波形をみると V1 で rSR'波形であり，軸は正常の下方軸であり，上室性伝導（上室性頻拍）に完全右脚ブロックを合併したものであると考えられる．

4 脚ブロックを伴う PSVT

〈 脚ブロックなし 〉

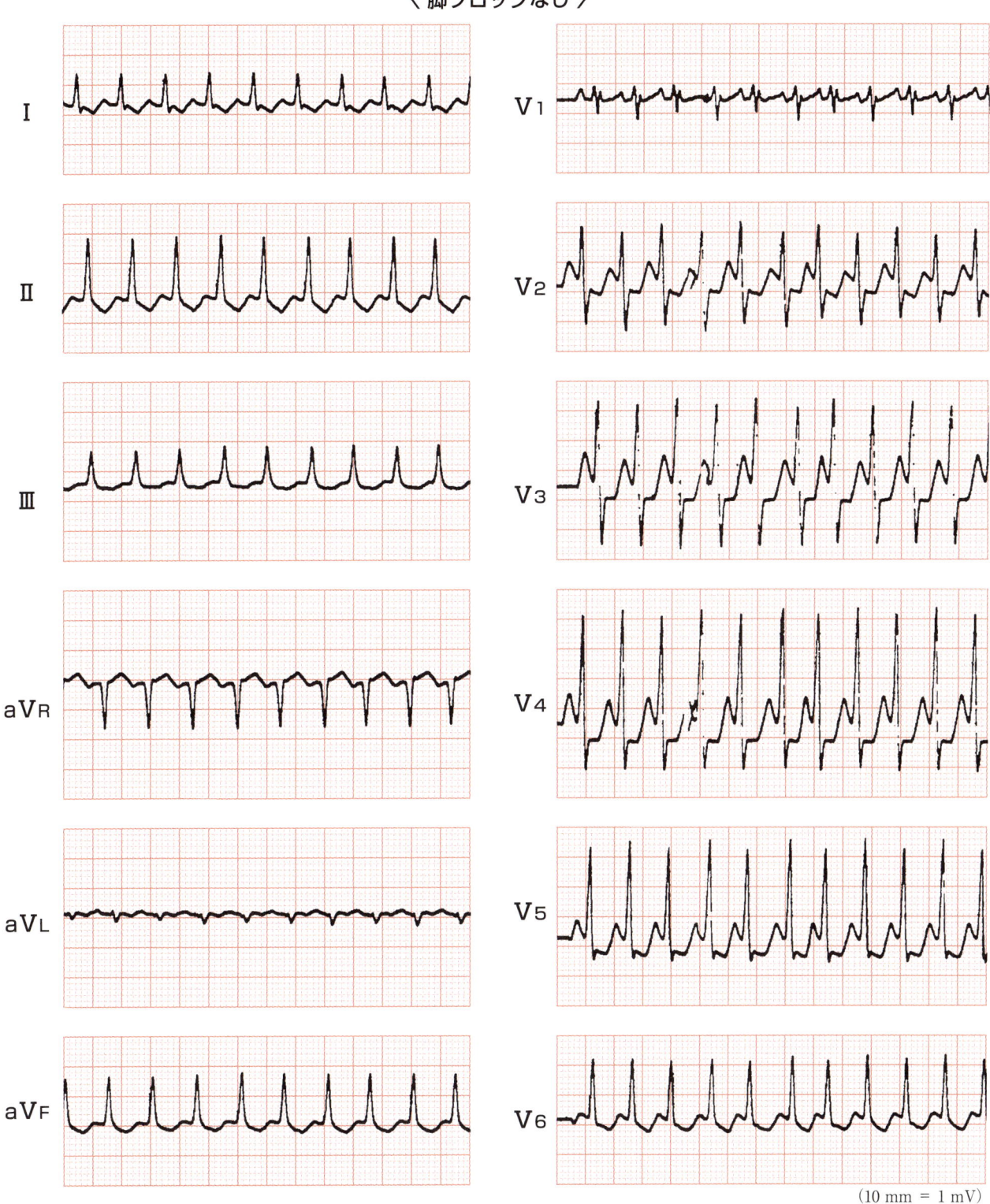

(10 mm = 1 mV)

頻拍となり，右脚あるいは左脚の不応期よりも頻拍周期が短くなると，それぞれ右脚ブロック，左脚ブロックとなる．右脚の不応期の方が長い例が多いので，右脚ブロックを生じることの方が多い．

本例の QRS 波形と，右脚ブロック様波形を呈する左室の左脚後枝起源の心室頻拍との QRS 波形の違いに注意していただきたい（後者では V6 の R 波が低い）．

実際には，心室頻拍と脚ブロックを伴った上室性頻拍の鑑別は困難であることもある．

上室性頻拍では，迷走神経刺激，ATP（アデホス）5～20 mg の静注で停止する可能性がある．鑑別が困難で血行動態が悪化する例では，直流通電を行う．

Chapter 19 頻脈（幅の広いQRSで規則的なもの）

5 副伝導路を順行伝導するPSVT

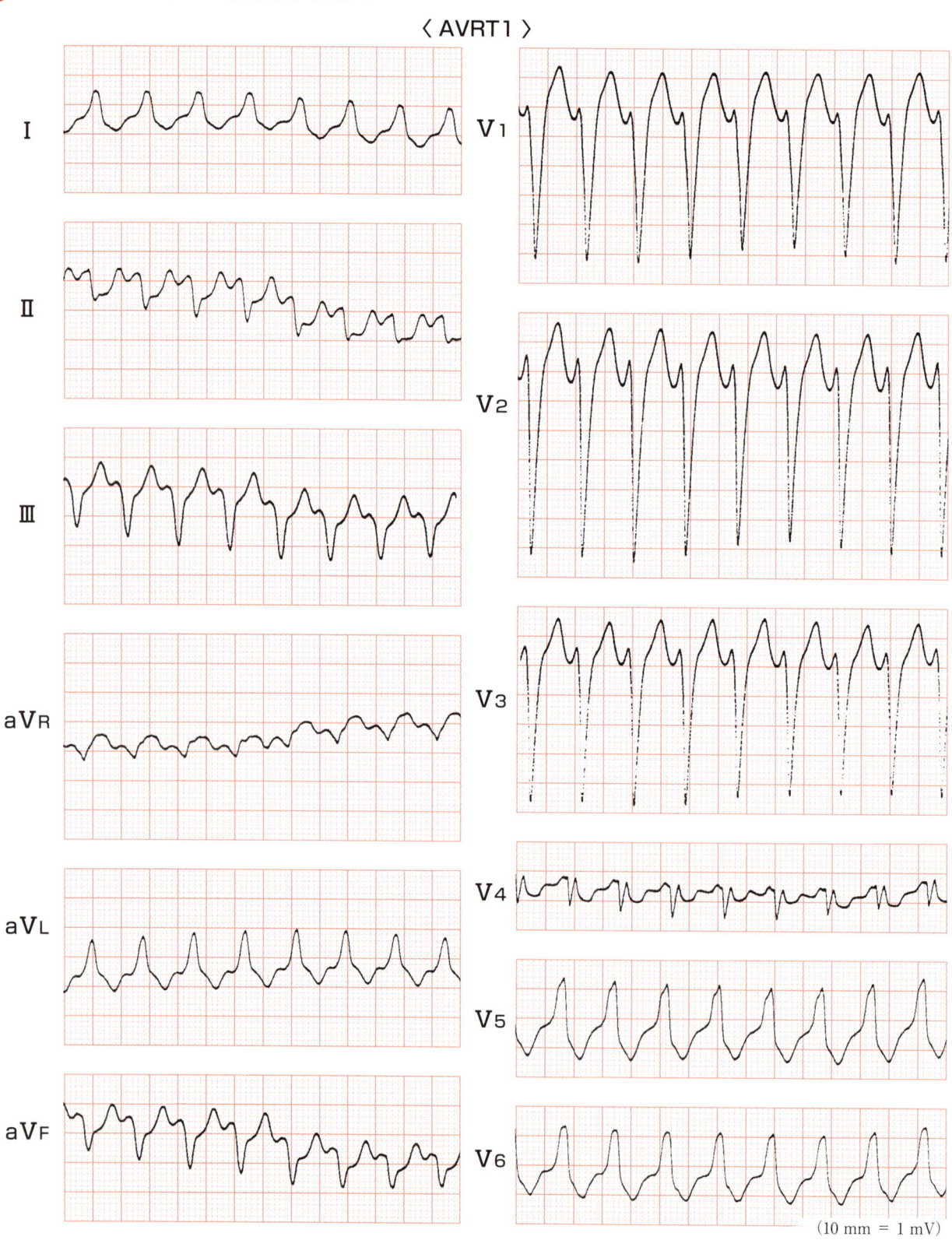

〈AVRT1〉

(10 mm = 1 mV)

　WPW症候群では，通常の房室回帰性頻拍（順行－房室結節，逆行－副伝導路）と異なり，逆旋回性房室回帰性頻拍［antidromic AVRT（順行－副伝導路，逆行－房室結節）］が生じることがあり，QRS波はwideであり，洞調律のデルタ波と極性は同一である．

　本症例は，antidromic AVRTではないが，2本の副伝導路が

5 副伝導路を順行伝導する PSVT

〈入院時〉

(10 mm = 1 mV)

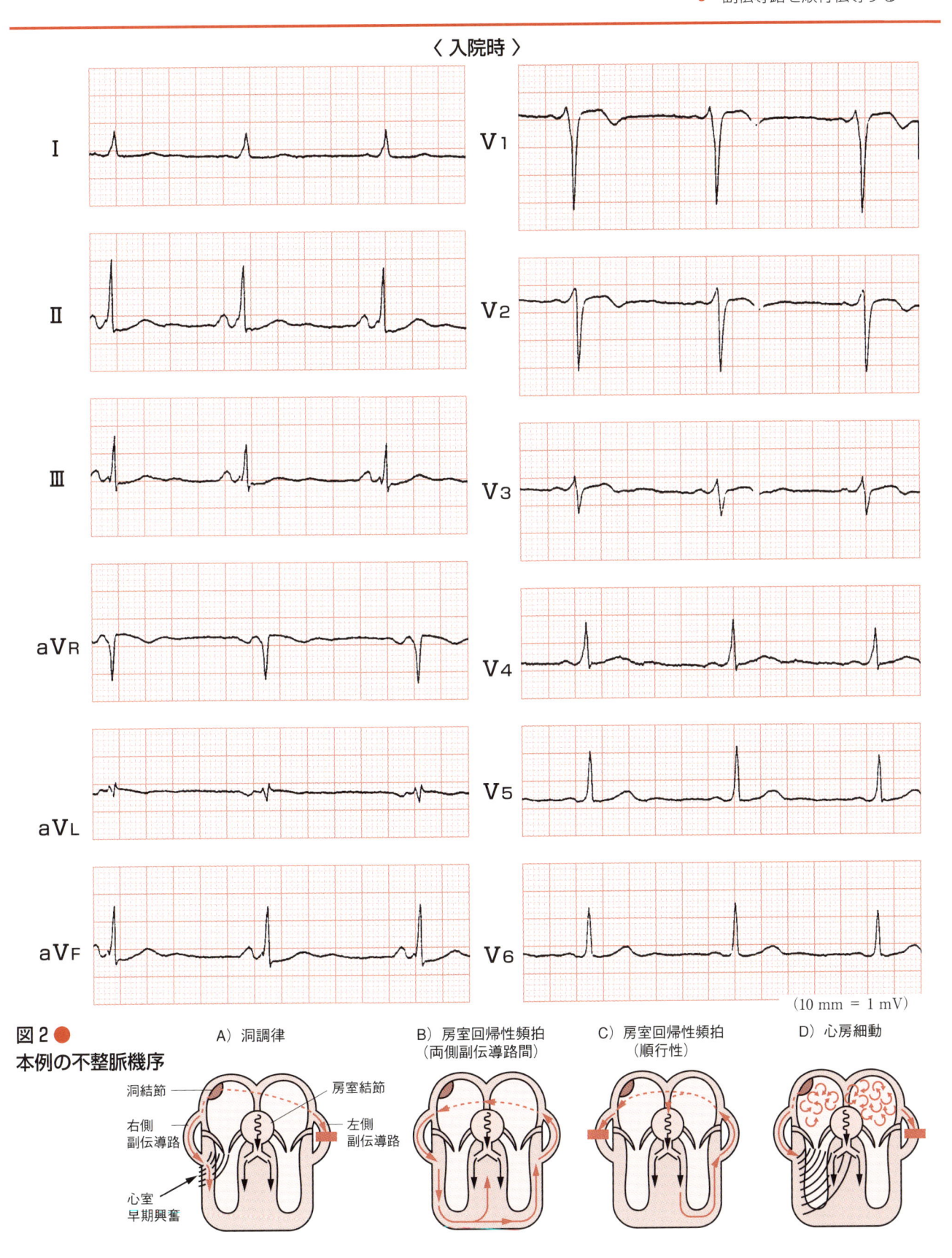

図2●
本例の不整脈機序

A）洞調律　　B）房室回帰性頻拍（両側副伝導路間）　　C）房室回帰性頻拍（順行性）　　D）心房細動

洞結節／房室結節／右側副伝導路／左側副伝導路／心室早期興奮

　右側壁と左側壁にあり，右側壁の副伝導路を順行し，左側壁の副伝導路を逆行伝導する AVRT を生じた（図2B）.
　この症例では，ほかに orthodromic AVRT〔順行−房室結節（右側壁副伝導路は伝導途絶），逆行−左側壁副伝導路〕（図2C），心房細動（図2D）と多彩な上室性不整脈を生じた.

Chapter 19 まとめ

「wide QRS regular tachycardia」の心電図の読み方

1 wide QRS tachycardia でまず第一に考えるのは心室頻拍であり，本章 chapter19-1（p317）に示した所見があれば診断できる．
鑑別すべき頻拍としては，

2 脚ブロックを伴う上室性頻拍（洞頻脈，発作性上室性頻拍，心房粗動，心房頻拍）がある．
その他はまれな病態であるが，

3 副伝導路を順行伝導する，AVRT・心房頻拍・心房粗動

4 1:1の心房粗動

5 Mahaim 束に合併する頻拍（順行― Mahaim 束，逆行―房室結節）などがある

ここで，**1** と **2** の鑑別が最も重要である．
以下の所見があれば心室頻拍といえる．ただし，いずれの所見も確認できないこともある．

(i) 房室解離

　心室頻拍のときも室房逆行伝導がない限り，心房は洞調律を維持しており，上室―洞調律，心室―心室頻拍の房室解離の状態にある．従って QRS 波形と全く関係なく P 波が出現しているのが認識できれば心室頻拍といえる．

　心室頻拍は前述のように心房と心室の収縮がバラバラで同期しておらず，心房収縮によるブースター効果と心室収縮が一致したり，しなかったりを常に繰り返している．従って理学的所見として，㋐ 頸静脈波における不規則なキャノン波（cannon wave），㋑ Ⅰ音の強度が変化する，㋒ 収縮期血圧が心拍ごとに変化する，などの所見がみられる．

(ii) 心室捕捉

　心室頻拍では前述のように房室解離の状態にあることが多く，心室頻拍の間に，心室の不応期が消失した瞬間に上室からの伝導が心室に伝わることがあり，このとき QRS 幅の狭い収縮が入り込む形となる．これを心室捕捉といい，心室頻拍の診断根拠となる．

Let's try

Question 1

68歳の男性．呼吸困難を伴う頻拍発作があり，来院した．心電図診断は何か？

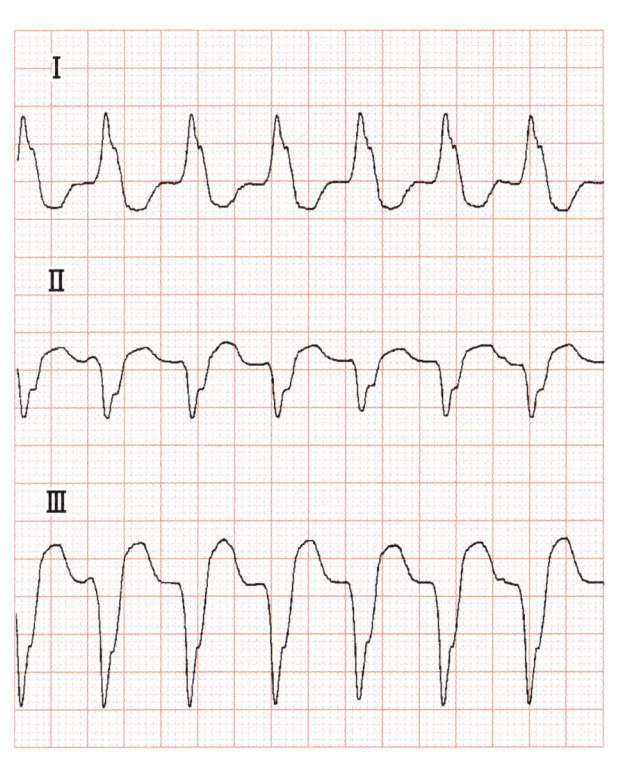

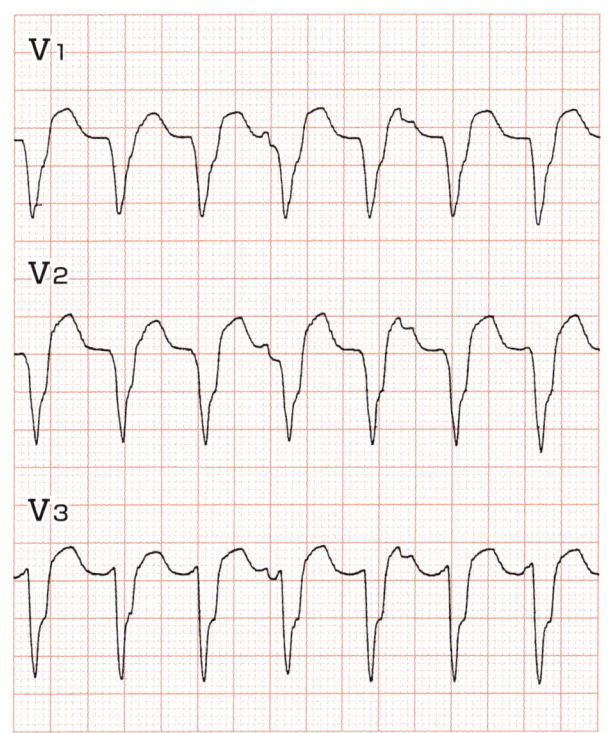

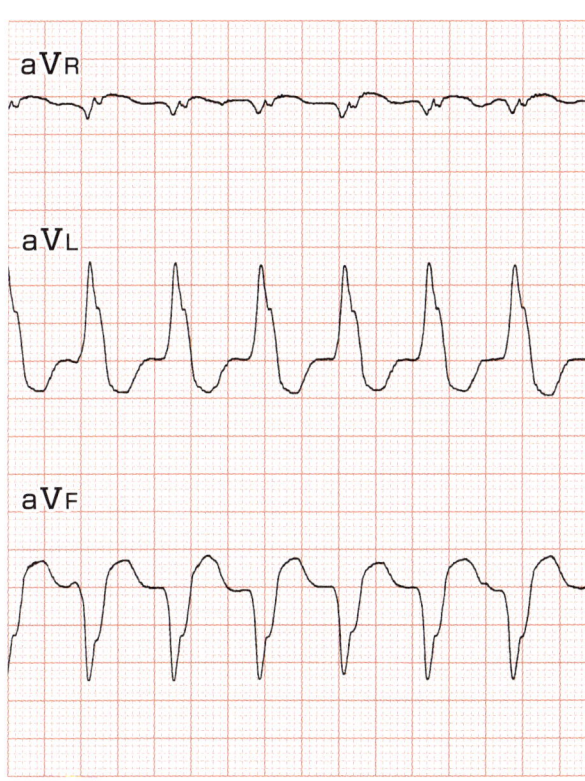

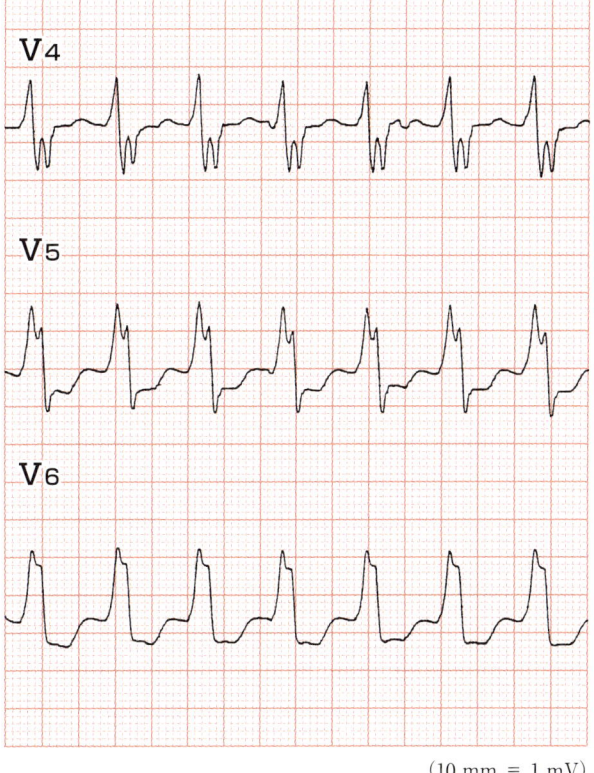

(10 mm = 1 mV)

Let's try

Answer 1　心室頻拍（房室解離を伴う）

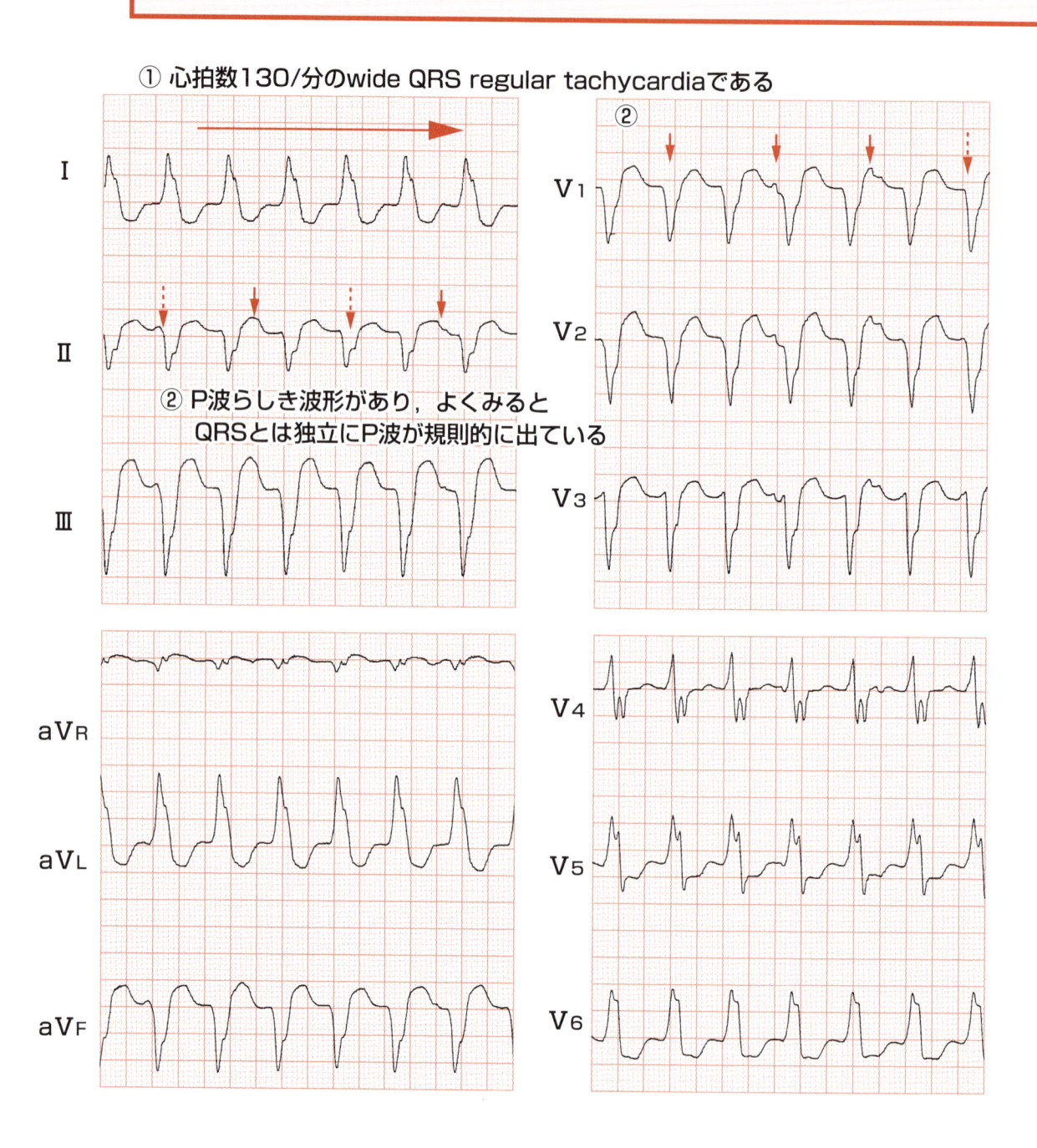

① 心拍数130/分のwide QRS regular tachycardiaである

② P波らしき波形があり，よくみるとQRSとは独立にP波が規則的に出ている

心拍数130/分の，① wide QRS regular tachycardia である．真っ先に心室頻拍を考えるが，脚ブロックや変行伝導を伴う上室性頻拍との鑑別が問題となる．心電図をよくみると，ときにP波らしき波形がまじっていることに気づく（②↓）．これは何かのアーチファクトかと思われるかもしれないが，みると規則的に繰り返し出現していることが確認できる．すなわちQRSとは関係なくP波が独立して出続けているわけで，房室解離の状態であるとわかる．従って診断は心室頻拍と確定する．

Let's try

Question 2

70歳の女性．ときに突然生じる頻拍発作があり，来院した．発作時の心電図を示す．
診断は何か？

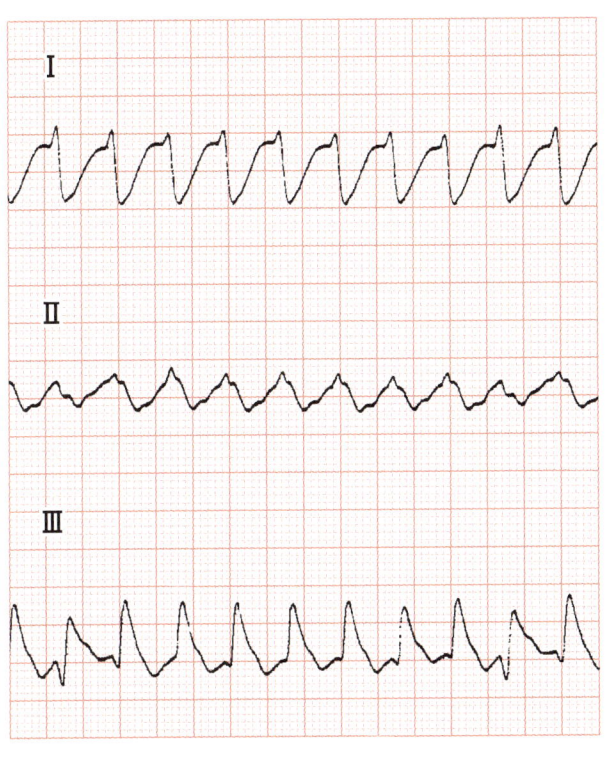

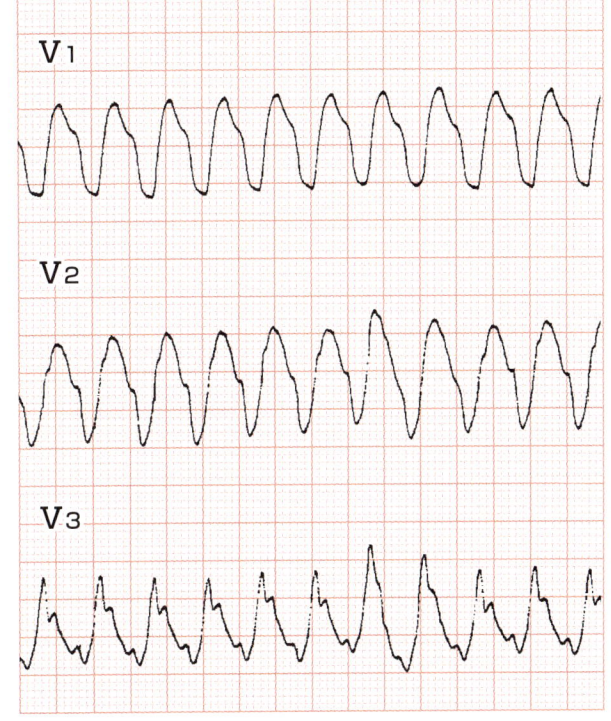

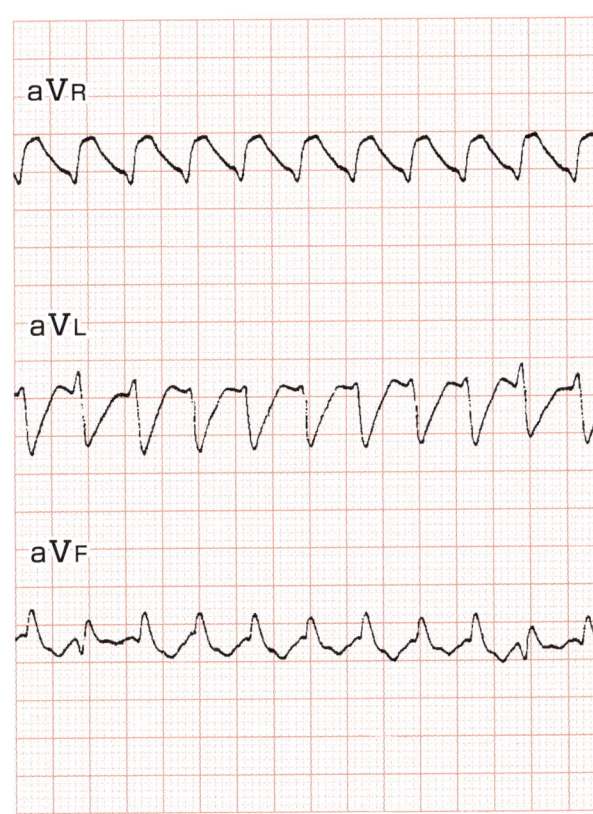

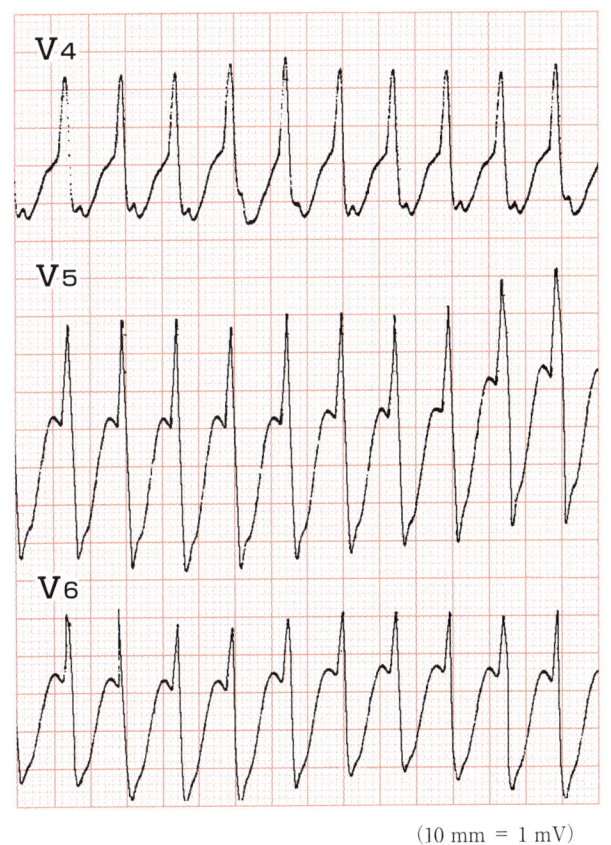

(10 mm = 1 mV)

Let's try

Answer 2　心室頻拍（心室捕捉を伴う）

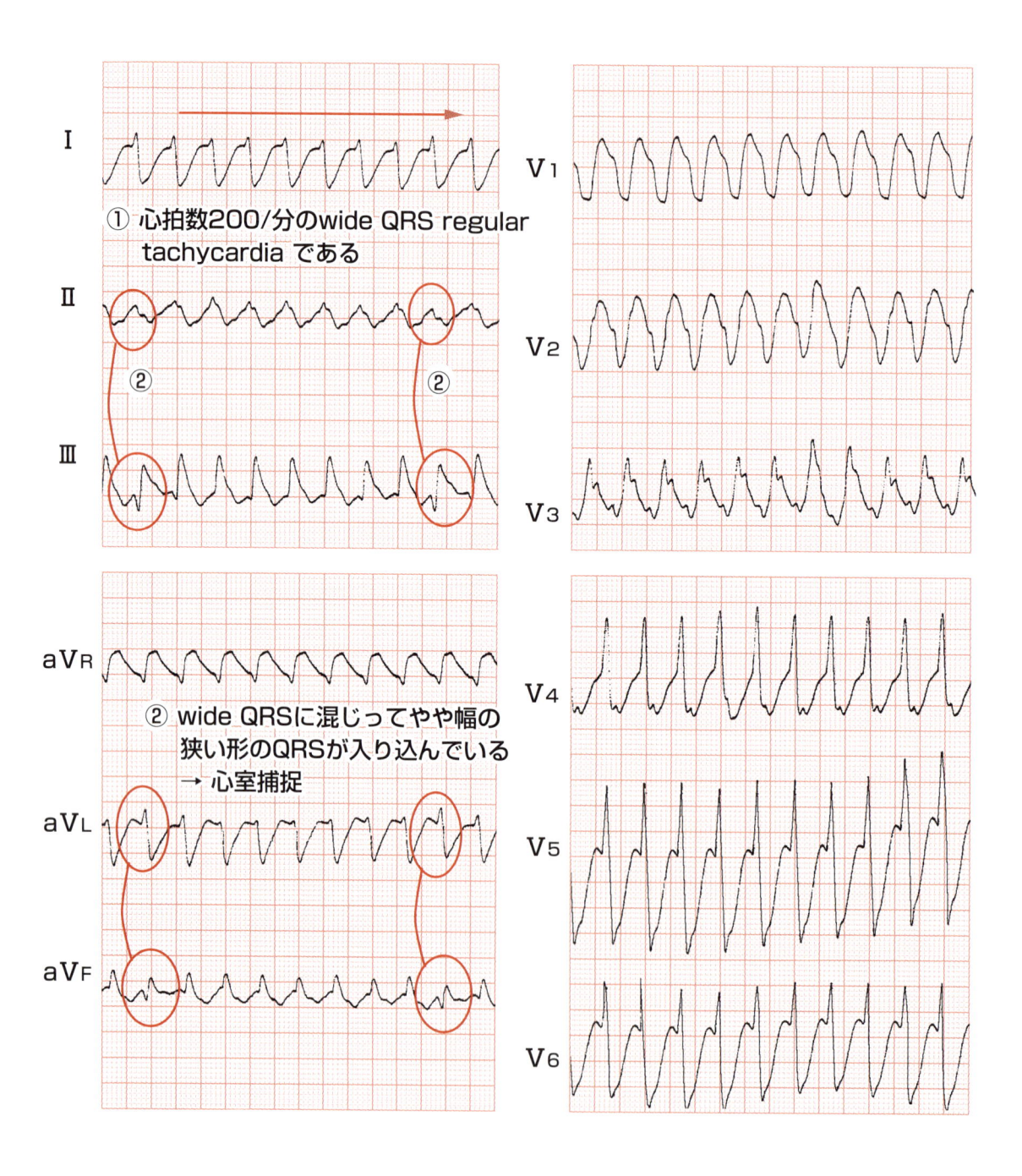

① 心拍数200/分のwide QRS regular tachycardia である

② wide QRSに混じってやや幅の狭い形のQRSが入り込んでいる
→ 心室捕捉

心拍数 200/分の，① wide QRS regular tachycardia である．まずは心室頻拍を考えるが，脚ブロックや変行伝導を伴う上室性頻拍との鑑別が問題となる．心拍数は早く，QRS の間に P 波を認めることはできないが，よくみると wide QRS に混じって，②やや幅の狭い形の QRS が混じっていることに気づく．これは心房心室が解離状態にあるときに心房からの興奮が心室にうまく入り込んで生じた心室捕捉の所見である．心室頻拍と確定できる．

ひとくちメモ：VT と PSVT および鑑別不能例への対処法

VT に対してはその血行動態から以下の 3 通りのいずれかの対応を行う．

1）脈のない VT（pulseless VT）
これは心停止の状態であり，心室細動と同様にただちに直流通電を行う．通常非同期で，200J，300J，360J と停止するまで繰り返す．

2）不安定な VT（unstable VT）
ショック状態や意識混濁を伴う血行動態の不安定な VT である．意識は消失していないので鎮静し，同期させて直流通電を行う．

3）安定している VT（stable VT）
静脈を確保してリドカインを 1 mg/kg 緩徐に静注する．

PSVT に対しては以下のいずれかを行う．

① 機械的迷走神経刺激法
頸動脈洞マッサージ
眼球圧迫（Asher 法）
Valsalva 法（息こらえ）

② 薬理学的迷走神経刺激法
ATP 10mg を 3 秒以内で急速に静注

③ 抗不整脈薬
ベラパミル（5mg/2ml アンプル）の 1/2～1A を 2 分で静注

wide QRS regular tachycardia をみたとき，それが VT なのか脚ブロックを伴う PSVT なのかの鑑別は実際には困難なことが多い．血行動態が不安定であれば，鎮静して直流通電がよい．血行動態が安定していれば，まず VT と考えてリドカインを用いる．これで停止しなければ PSVT の可能性を考え ATP を用いてみる．それでも停止しなければプロカインアミドを用いる．これでも停止しなければ直流通電がよい．

Chapter 20 頻脈（幅の狭いあるいは広いQRSで不規則的なもの）
narrow or wide QRS irregular tachycardia

大塚定徳

1 心室細動 〈ventricular fibrillation : Vf〉

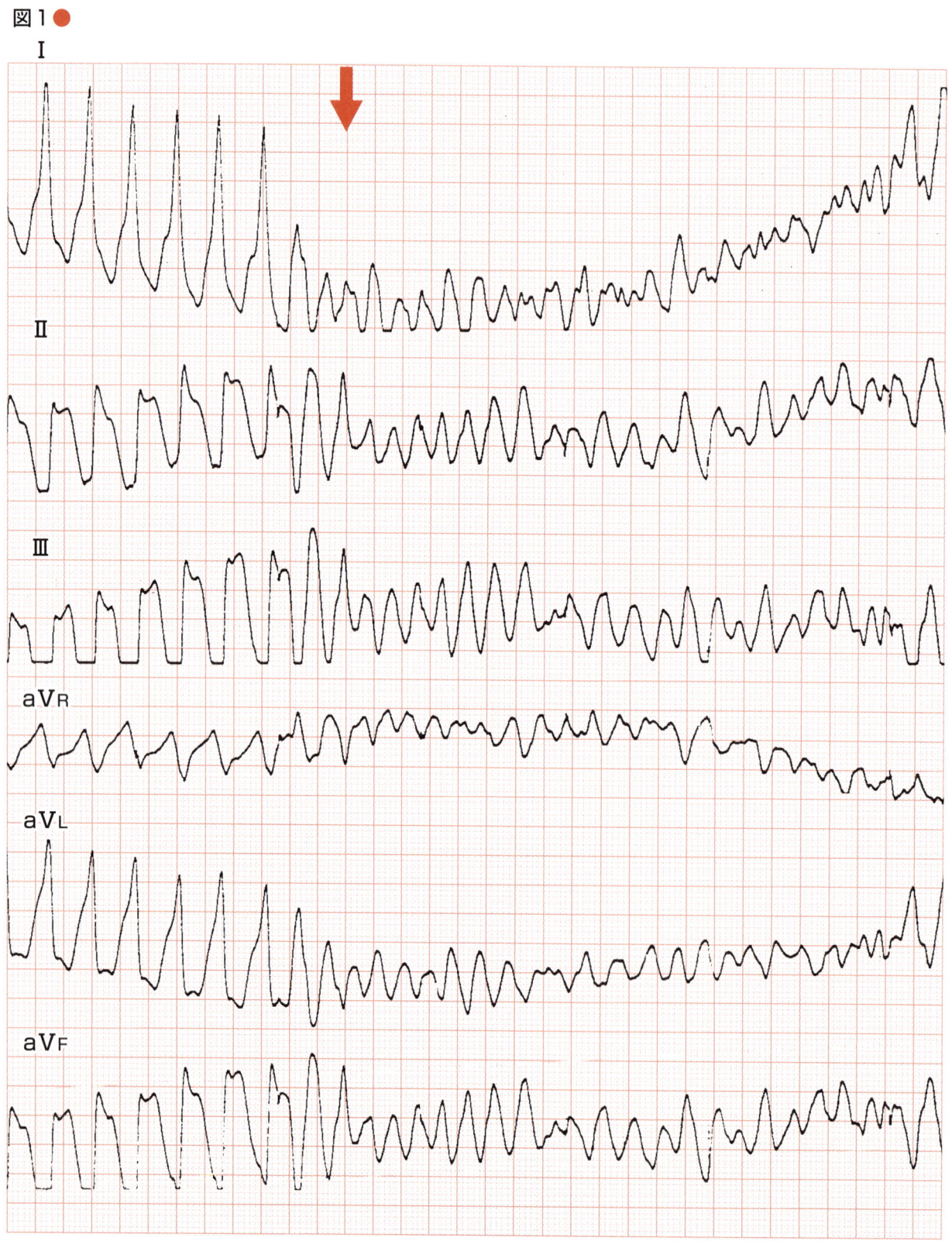

図1●

I / II / III / aVR / aVL / aVF

（10 mm = 1 mV）

心室細動とは

心室の電気的同期性が消失し，心室が局所的にそれぞれ脱分極・再分極を起こしている状態である．心房細動における心房のように心室収縮の同期性が消失し，いわば心室全体が細かく震えているようにみえる．臨床的には，心音は消失し心拍出は停止して，意識消失や痙攣を起こし，まもなく呼吸停止から死に至ることになる．治療には**電気的除細動**が必要であり，心肺蘇生によって循環を維持し直ちに除細動を行う．

発生要因

心室細動は，心筋梗塞や狭心症など虚血性心疾患に合併することが多いが，そのほかいろいろな状況において循環系の終末像として認められる．心室細動は心室に多数の局所的リエントリが出現している状況であり，虚血時の心室細動の発生には，細胞内カルシウムの貯留，フリーラジカルの作用，代謝障害，自律神経などが関与すると考えられている．

実際の心電図でみると

図1は心電図の肢誘導であるが，心筋梗塞で心室頻拍となり，これに続いて（矢印↓の部分から）心室細動が出現したことを示している．心室頻拍ではQRS波が規則的に認められるが，心室細動では細かい（速い）不規則な波形が認められる．

また図2は心肺停止の状態で救急外来に搬送された患者の心電図Ⅰ，Ⅱ，Ⅲ誘導である．図1に比べると波の幅は広くゆっくりしているが，図1と同様に，全く不規則な振幅ならびに波形がみられ心室細動の所見である．

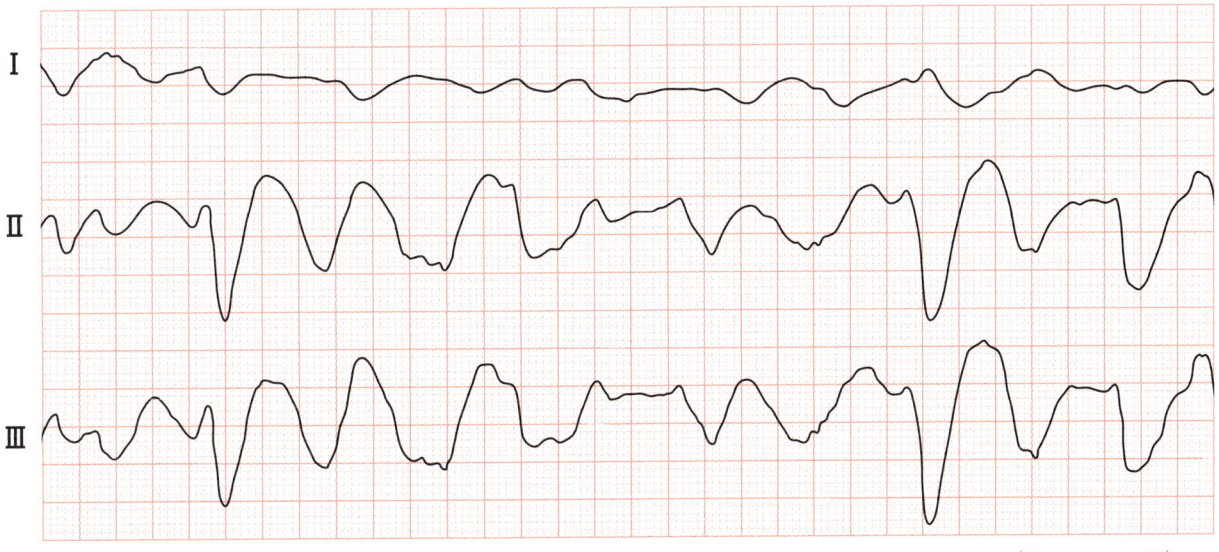

図2●

(10 mm = 1 mV)

ここがポイント！

結局，心室細動は

① 全く不規則な振幅ならびに波形を呈し

② QRS波，ST部分，T波などの区別はできず

③ 基線が不規則に揺れている（出現初期には波が300/分以上ある）

　　ことで診断される

Chapter 20 頻脈（幅の狭いあるいは広い QRS で不規則的なもの）

2 torsade(s) de pointes〈TdP〉

モニター心電図
（Ⅱ誘導）

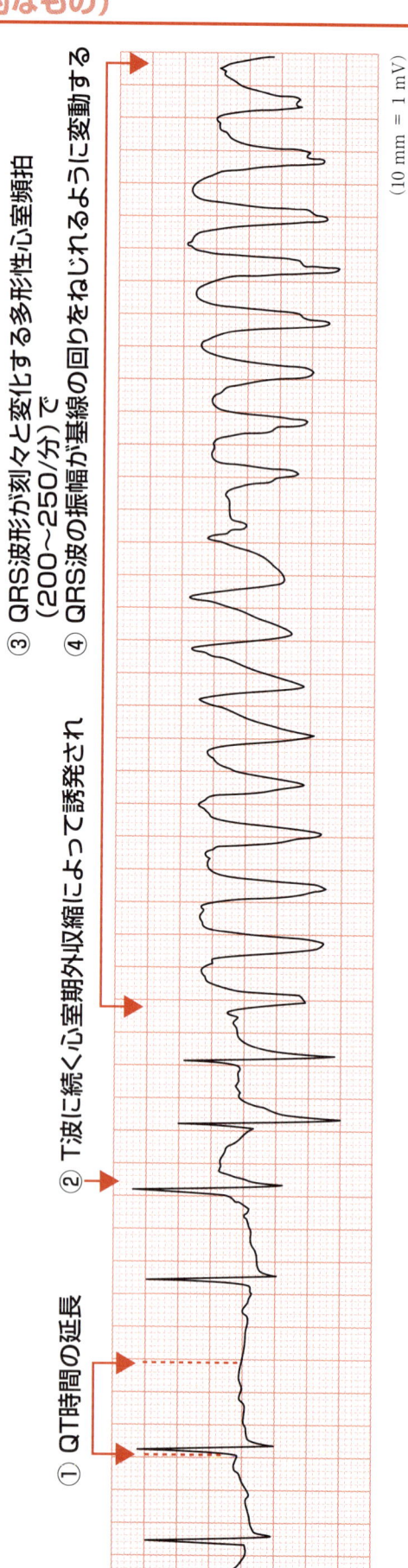

① QT時間の延長
② T波に続く心室期外収縮によって誘発され
③ QRS波形が刻々と変化する多形性心室頻拍（200〜250/分）で
④ QRS波の振幅が基線の回りをねじれるように変動する

(10 mm = 1 mV)

torsade(s) de pointes とは

　QRS波形が刻々と変化する多形性の心室頻拍（200〜250/分）で，QRS波の振幅が基線のまわりをねじれるように変動する特徴を示す．多くは数秒から数十秒でサイクル長が進行性に延長しtorsade(s) de pointes（TdP）は自然停止するが，TdPを繰り返したり，心室細動に移行し突然死することもある．また，TdPでは非発作時（洞調律時）の心電図でQT時間の延長ならびにU波の増大が認められ，QT時間が長いほどTdPを起こしやすく，長いT波に続いて心室期外収縮により誘発される．

実際のケースと治療

　左ページの心電図は心電図をモニターされていた66歳の男性腎不全患者で記録されたものである．T波が平低化しているためわかりにくいが，QT時間は0.52秒と延長している．3拍目のQRSに続いて心室期外収縮が出現し，さらに心室期外収縮が2拍出現して，その後に幅の広いQRS波が続いている．幅の広いQRS波は刻々と基線のまわりをねじれるように変化し，心拍数は200/分程度ある．

　本例は，発作性心房細動の治療のためにジソピラミド（200 mg/日，分2）が投与されていたが，腎不全のために過量投与となり，これが原因でTdPを起こしたと考えられた．ジソピラミドを中止するとともに，硫酸マグネシウムの静注とリドカインの投与により軽快した．

ここがポイント！

結局，torsade(s) de pointesは
① QT時間の延長（0.5秒以上）を伴い
② T波に続く心室期外収縮によって誘発され
③ QRS波形が刻々と変化する多形性心室頻拍（200〜250/分）で
④ QRS波の振幅が基線の回りをねじれるように変動する
　ことで診断される

Chapter 20 頻脈（幅の狭いあるいは広いQRSで不規則的なもの）

3 偽性心室頻拍 〈pseudoventricular tachycardia : pseudo-VT〉

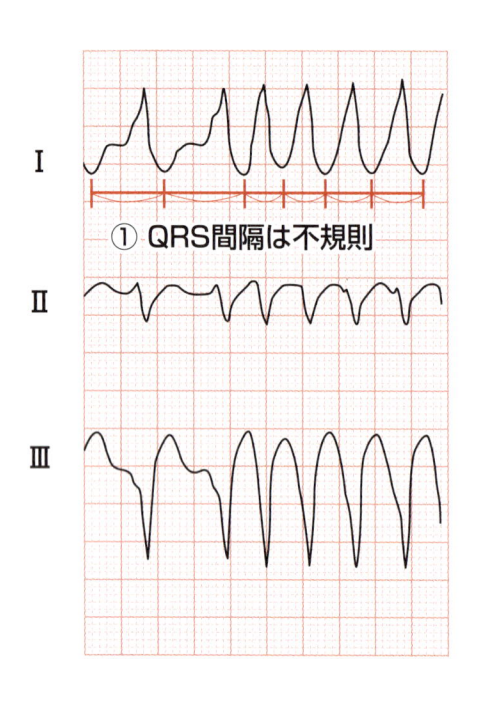

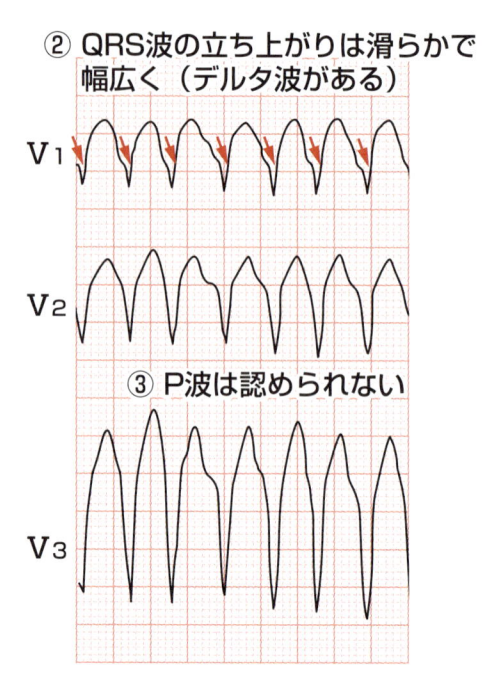

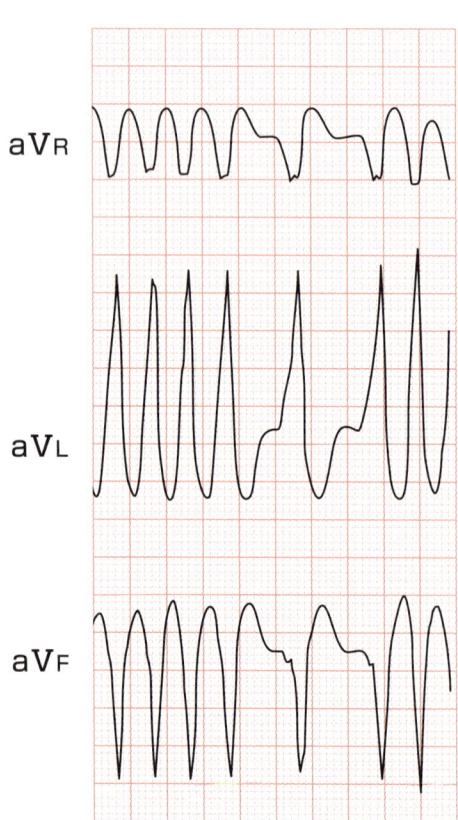

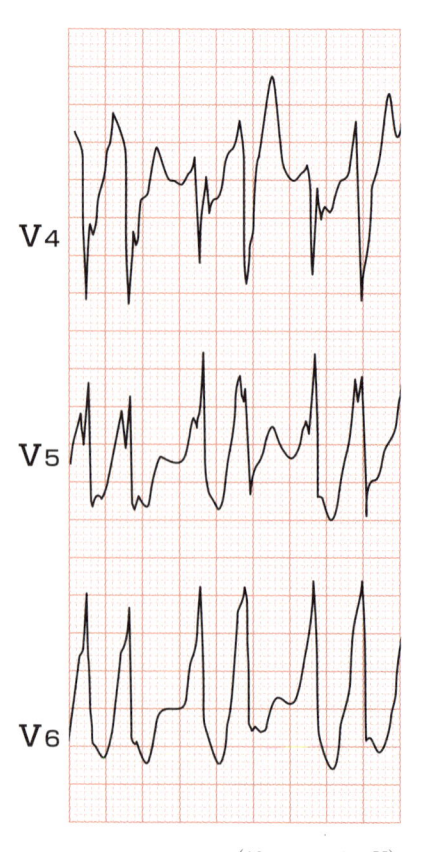

① QRS間隔は不規則

② QRS波の立ち上がりは滑らかで幅広く（デルタ波がある）

③ P波は認められない

(10 mm = 1 mV)

3 偽性心室頻拍
〈pseudoventricular tachycurdia : pseudo-VT〉

偽性心室頻拍（WPW症候群の心房細動）の心電図

WPW症候群に伴う頻拍発作には上室性頻拍と心房細動の2種類があるが，副伝導路の不応期が短く順行伝導を有する場合（顕性WPW症候群の場合）には，心房細動の興奮は房室結節よりも不応期の短い副伝導路を通って心室に伝導されやすい（参照 chapter4-1「WPW症候群」，p80）．そのため，デルタ波によってQRS波の幅は広くなり，心室頻拍のような波形を呈する．このためWPW症候群に伴う心房細動を偽性心室頻拍という．

WPW症候群の心房細動では，副伝導路の不応期が短い場合（200ミリ秒以下）には心房細動の興奮が心室に伝わりやすく，また，T波の時相（心室の受攻期）に心房から興奮が伝わるために心室細動になりやすい．一方，WPW症候群では心室の興奮が副伝導路を逆行して心房に伝わり心房細動を起こしやすいことも知られている．

治療

治療には，200/分以上の頻拍では電気的除細動が適応となる．また，血行動態が比較的保たれている場合には，除細動の準備下に副伝導路の不応期を延長させる抗不整脈薬も適応となる．通常の心房細動では房室結節の伝導を抑制する**ジギタリス**が有効であるが，ジギタリスは副伝導路の不応期を短縮させることがあり，WPW症候群の心房細動には単独で用いるべきでない．抗不整脈薬のうちIa群，Ic群，Ⅲ群は副伝導路の不応期を延長するため有効である．一方，Ⅳ群，Ib群は副伝導路に作用しない．

左ページの図はWPW症候群の心房細動の心電図である．デルタ波があるためQRS波の幅が広く心室頻拍と鑑別する必要があるが，QRS波の間隔は全く不規則である．この症例では副伝導路の不応期が短いために心拍数は250/分と非常に速く，**電気的除細動**を行った．

ここがポイント！

結局，偽性心室頻拍（WPW症候群の心房細動）は
① QRS波の間隔は全く不規則で，
② QRS波の立ち上がりは滑らかで幅広く（デルタ波がある）
③ P波は認められない
④ また，非発作時の心電図でデルタ波が認められる
　　ことで診断される

Chapter 20 まとめ

「頻脈（narrow or wide QRS irregular tachycardia）」の心電図の読み方

本章では QRS 幅が正常あるいは広い頻脈性不整脈（不規則な頻脈）についてまとめた．これに該当する不整脈としては，
- 心室細動（参照➡ chapter20-1）
- 偽性心室頻拍（WPW 症候群の心房細動）（参照➡ chapter20-3）
- torsade(s) de pointes（参照➡ chapter20-2）
- 多形性心室頻拍
- 頻拍性心房細動

などがある．いずれも心ポンプ機能を低下させる危険な不整脈であり，重要である．
規則的な頻脈（上室性頻拍，心室頻拍，洞性頻脈など）については他の章を参照されたい．

● 鑑別診断のポイント ●

まず，QRS 波の間隔が不規則で，かつ，頻脈であることを確認し，QRS 波を観察する．

1 もし明らかな QRS 波を見つけられず，振幅や波形が不揃いの波であれば，**心室細動**である

2 QRS 波の振幅や波形，間隔が不規則で，かつ幅が広くデルタ波があれば，**WPW 症候群の心房細動**である

3 QRS 波の幅が広く，波形が刻々と変化し，振幅が基線の回りをねじれるように変動するならば，**torsade(s) de pointes** である．基本調律で QT 延長を認める

4 QRS 波の幅が広く，波形が変化する頻拍で，基本調律で QT 延長を認めなければ，**多形性心室頻拍**である

5 QRS 波の間隔が全く不規則で，QRS 波の幅が正常で同じ波形であれば，**心房細動**である．P 波が消失し，通常は f 波を認める

6 QRS 波の間隔が全く不規則で，ほとんどの QRS 波の幅，波形が正常であるが時に幅の広い QRS 波が混在するならば，**心室期外収縮ないし変行伝導を伴う心房細動**である．変行伝導では，右脚ブロックで左軸偏位を示すのが一般的である．P 波が消失し，通常 f 波を認める

7 QRS 波の間隔が全く不規則で，QRS 波の幅が広く，同じ QRS 波形であれば，**脚ブロックないし心室伝導障害を伴う心房細動**である．P 波が消失し，通常 f 波を認める

Let's try

Question 1

77歳,女性.全身倦怠感を主訴に救急外来を受診した.その時のモニター心電図記録を示す.診断は何か?

〈モニター心電図〉

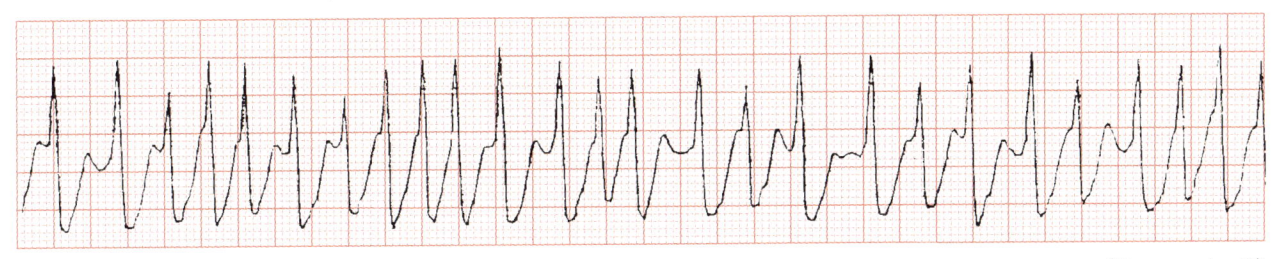

(10 mm = 1 mV)

Let's try

Answer 1　偽性心室頻拍（WPW症候群の心房細動）

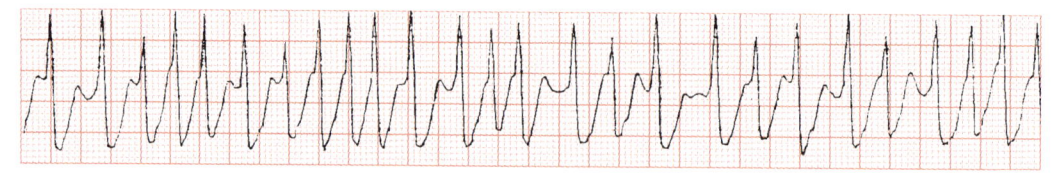

図A ● 発作時　　　　　幅が広く不規則なQRS波

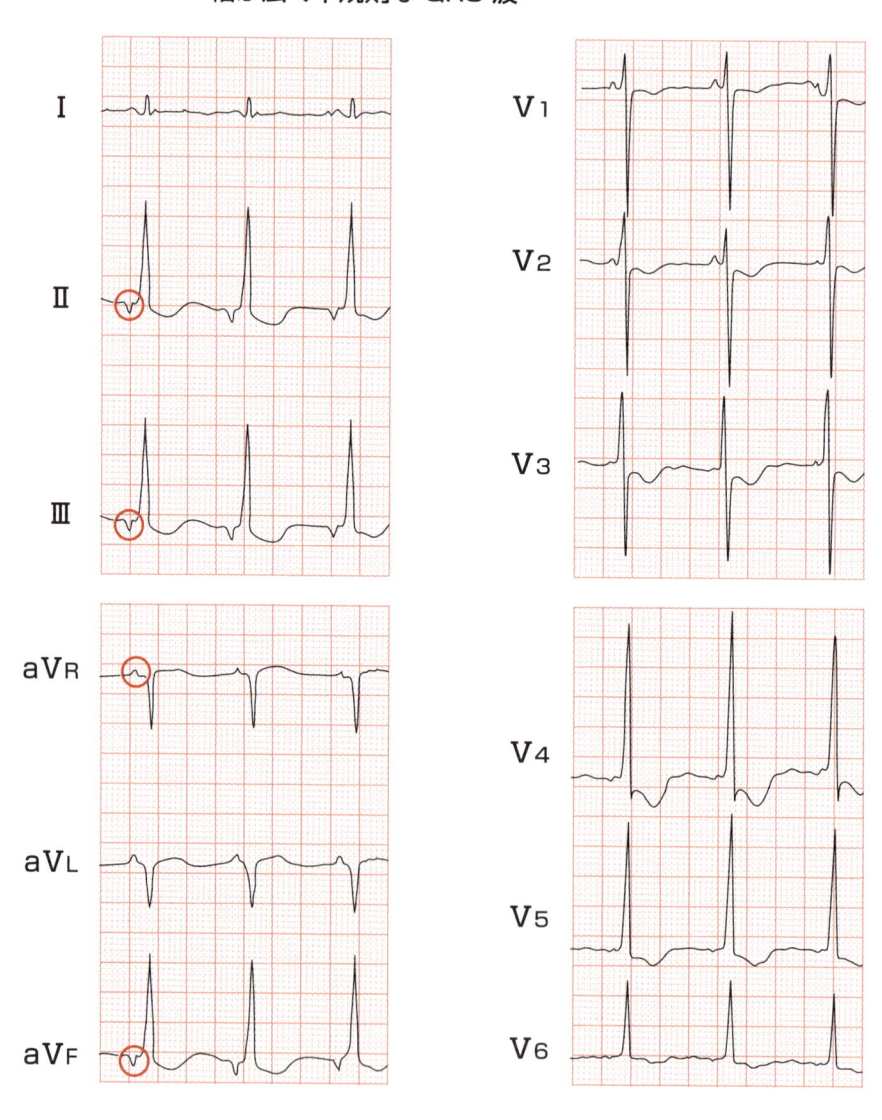

図B ● 非発作時

○ 心電図では，全く不規則なQRS波と考えられる波が認められる．また，QRS波の立ち上がりは滑らかで幅が広い．P波は認められない．振幅が基線のまわりをねじれるような変化はない．したがって，この心電図からはWPW症候群の心房細動と考えられる．

○ 図Bは，非発作時の患者の心電図である．QRS波の立ち上がりが滑らかでデルタ波を認め，顕性WPW症候群である．したがって，図AはWPW症候群の心房細動であると診断できる．なお心電図で，P波がⅡ，Ⅲ，aVFで陰性で，aVRで陽性であることから異所性心房調律であることもわかる．この症例ではジソピラミドの静注を行い洞調律に回復させた．

Let's try

Question 2

65歳男性．動悸と易疲労感を主訴に来院した．受診時の標準12誘導心電図を図に示す．診断は何か？

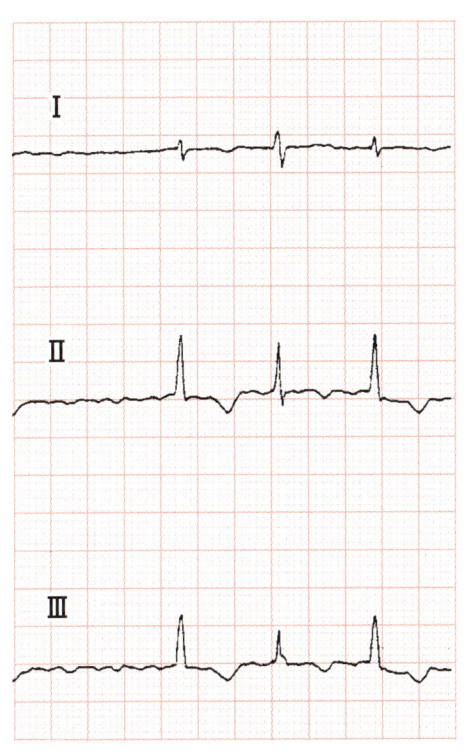

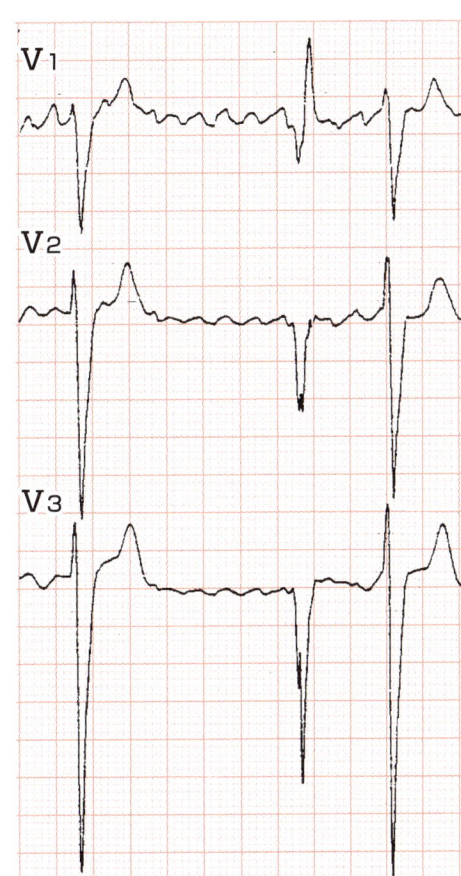

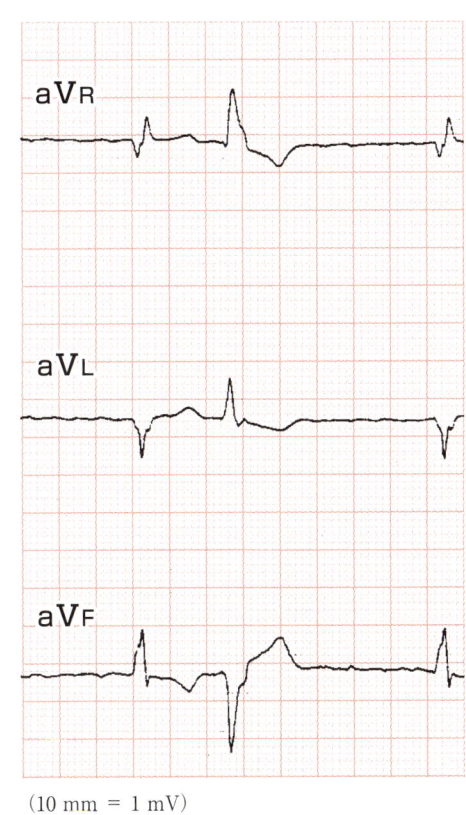

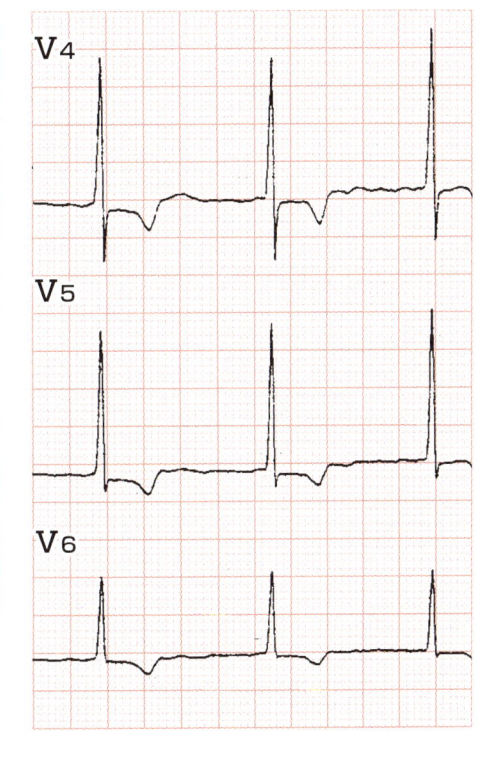

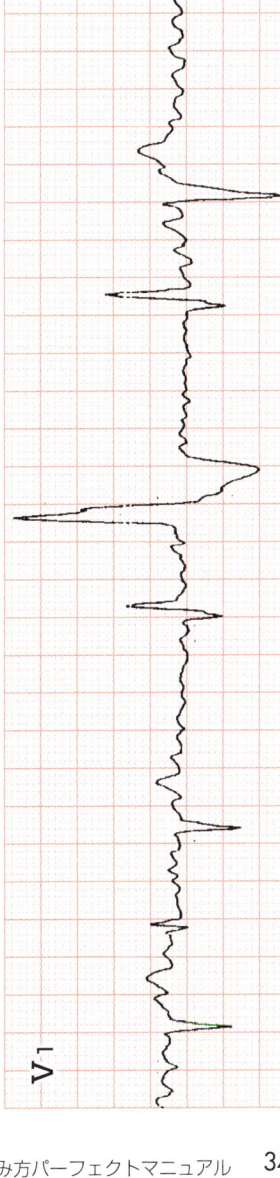

I

II

III

aVR

aVL

aVF

V1

V2

V3

V4

V5

V6

V1

(10 mm = 1 mV)

Chapter 20 頻脈（幅の狭いあるいは広いQRSで不規則的なもの）

Chapter 20 Let's try

Answer 2 変行伝導，心室期外収縮を伴う心房細動

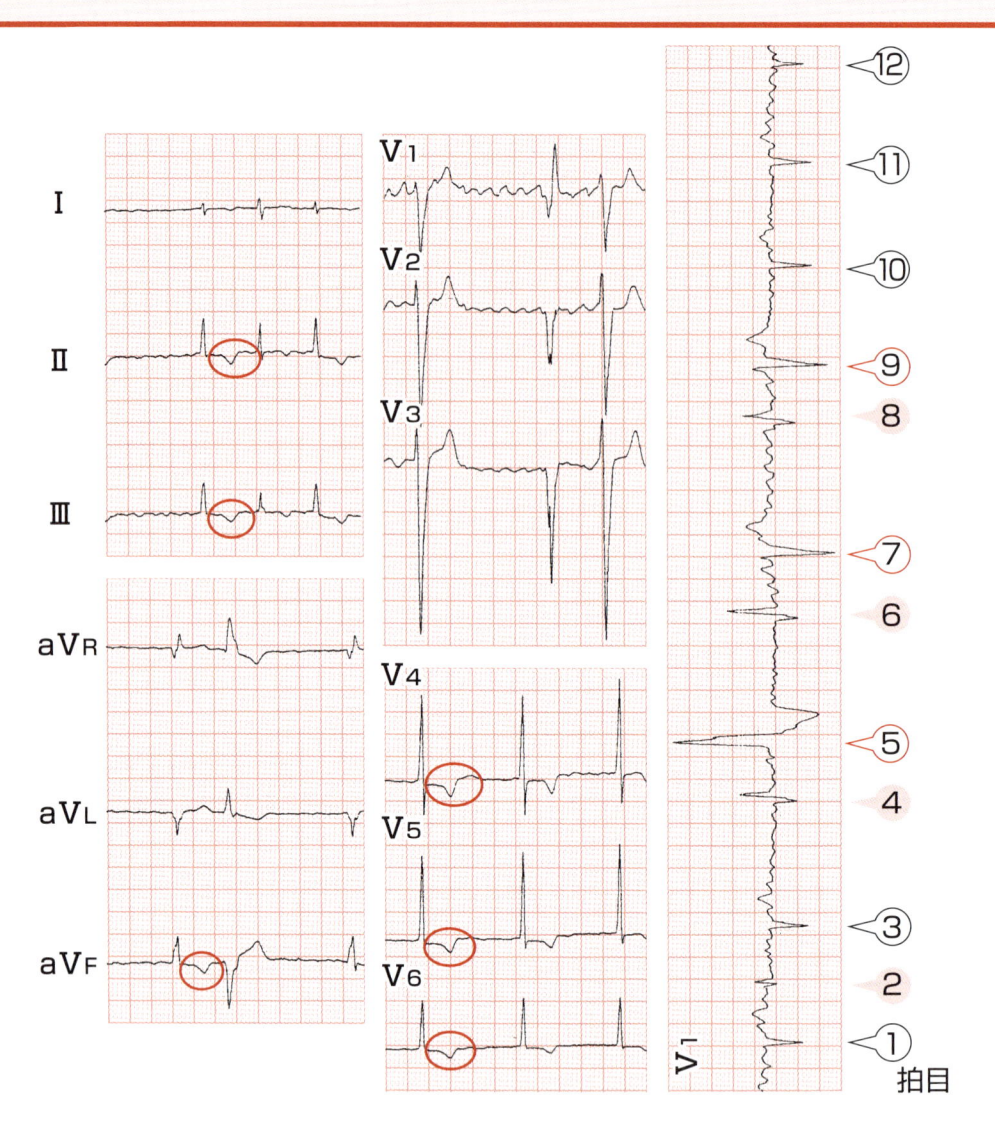

◎ QRS 波の出現は全く不規則であり，f 波を認めることから，基本調律は心房細動であることがわかる．ただし，QRS 波形は一定でなく 3 種類のパターンを認める．図右側に縦置きで示した V1 誘導の連続記録において，1 拍目，3 拍目および最後の 3 拍は QRS 波の幅が狭く正常な QRS 波と考えられる．5 拍目，7 拍目，9 拍目は QRS 波の幅が広く，初期ベクトルが正常 QRS と異なり，心室期外収縮と思われる．一方，2 拍目，4 拍目，6 拍目，8 拍目の QRS 波は rSR パターンで右脚ブロックを呈している．従って，この心電図からは心室期外収縮を伴う心房細動で，時に右脚ブロックとなることがわかる．また，II，III，aVF，V4，V5，V6 で ST 下降と T 波の逆転も認める．

◎ この心電図の右脚ブロックであるが，散発性に起こり，2 拍目は右脚が不応期から十分回復していないために生じた機能的脚ブロックによると思われる．このような機能的原因により生じる心室の伝導障害を心室内変行伝導と呼ぶ．4，6，8 拍目は連結期が長く，また互いにその連結期が等しいことより促進した心室補充収縮と思われる．

◆ 心室内変行伝導とは？

　心室内変行伝導は，再分極が終了していない時点での興奮，不応期の不均一による局所的伝導遅延，先行周期の延長による活動電位持続時間の延長，再分極の延長，心拍数の増加に伴う不応期の短縮不全などによって起こる機能的な脚ブロックであり，右脚ブロックを呈するのが一般的である（参照➡ chapter5-1「右脚ブロック」p92）．左脚ブロックの場合は不顕性の障害のことが多いと考えられている．心室期外収縮と鑑別する必要がある．

ひとくちメモ：torsade(s) de pointes の発症背景，治療法

1）原因は？

torsade(s) de pointes の原因としては，抗不整脈薬，三環系抗うつ薬，電解質異常（低カリウム血症，低マグネシウム血症），中枢神経障害（頭部外傷，くも膜下出血など），徐脈，など後天的なものと，常染色体劣性遺伝で聴力障害を伴う Jervell and Lange-Nielsen 症候群と常染色体優性遺伝で聴力障害を伴わない Romano-Ward 症候群が知られている．先天性のものでは原因遺伝子がつきとめられ，心筋イオンチャネルの異常によるものであることが明らかにされている．

電気生理学的な機序としては，早期後脱分極（early afterdepolarization：EAD）が関係していることが知られている．EAD は先行する活動電位の再分極の途中（第2相または第3相）から生じる振動性の膜電位変化であり，活動電位持続時間（APD）の過度の延長に続いて発生する．心筋活動電位の再分極には，内向き Na^+ 電流の遅い不活性化成分，L 型の内向き Ca^{2+} 電流，さらに数種類の K^+ 電流や Cl^- 電流が複雑に関与し，それらのバランスで APD が規定される．これらのうちのいずれかの内向き電流の増大，または外向き電流の減少（あるいは両者の組み合わせ）によって APD が延長し，EAD が発生する．EAD は徐脈時や外液の K^+ 濃度が低いときに起こりやすい．

2）治療法は？

多形性心室頻拍の治療は QT 延長の有無により異なる．QT 時間が正常であれば通常の心室頻拍と同様に対処する．しかし，QT 延長がある時には，Ⅰa 群，Ⅰc 群，Ⅲ群の薬物は QT 延長を悪化させるため使用すべきでない．

後天性の torsade(s) de pointes では，まずマグネシウムを静注し，次いで心房ないし心室ペーシングを行い心室頻拍を予防する．イソプロテレノールはペーシングまでのつなぎとして使われるが，悪化させることがあり注意する．抗不整脈としてはリドカイン，メキシレチン，フェニトインが有効である．カリウムチャネル開口薬も使われる．これとともに，QT 延長の原因を特定し是正する必要がある．

一方，先天性 QT 延長症候群には，β 遮断薬，交感神経切断術，ペーシング，植込み型除細動器などが適応となる．

体験談　腎不全患者の薬物投与量は注意が必要

腎不全患者は心疾患を合併することが多く，心血管作動薬が使用される．しかし，本章の torsade(s) de pointes の例のように，腎不全患者に腎排泄性の薬物を投与する場合には，過量投与とならぬよう注意が必要である．

抗不整脈薬の，プロカインアミド（アミサリン®），ジソピラミド（リスモダン®），シベンゾリン（シベノール®），ピルメノール（ピメノール®），フレカイニド（タンボコール®），ピルジカイニド（サンリズム®）などは減量する必要がある．抗不整脈薬は陰性変力作用とともに催不整脈作用があり，とくに心機能低下例では危険な不整脈が誘発されやすい．適切な投与量は血中濃度で評価すべきであるが，心電図上の QRS 幅の増大や QT 時間の延長が目安となる．

一方，肝排泄性の薬剤は腎機能低下の影響を受けにくい．一般に，水溶性の薬物は腎排泄性，脂溶性の薬物は肝排泄性である．

腎不全患者で投与量を減量しなければならないそのほかの主な心血管作動薬としては，ジゴキシン，ACE 阻害薬（ただし肝排泄性のものを除く），アテノロール（テノーミン®）などがある．

（大塚定徳）

Chapter 21 先天性心疾患

石光敏行

1 心房中隔欠損〈atrial septal defect : ASD〉

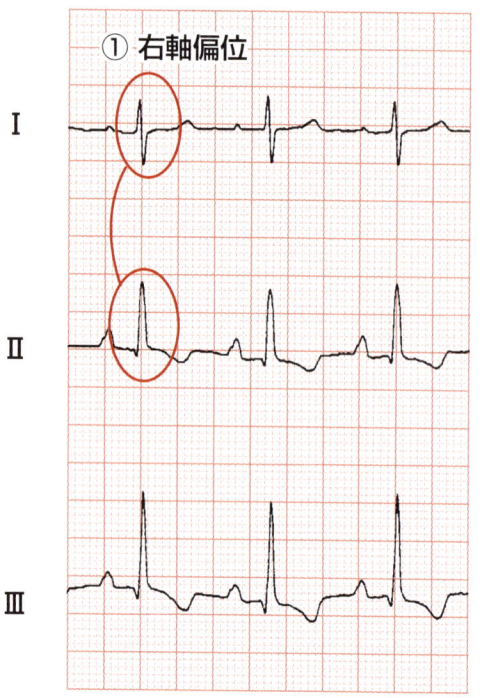

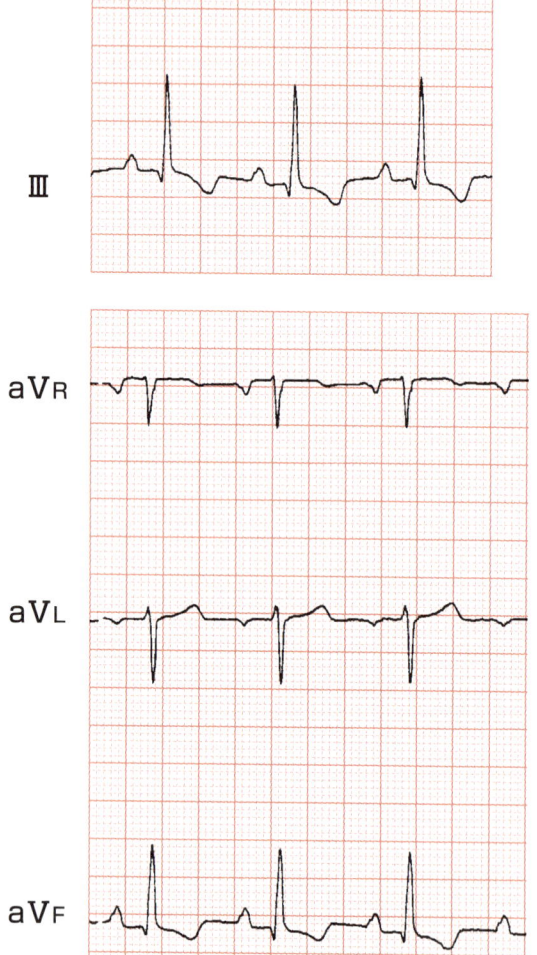

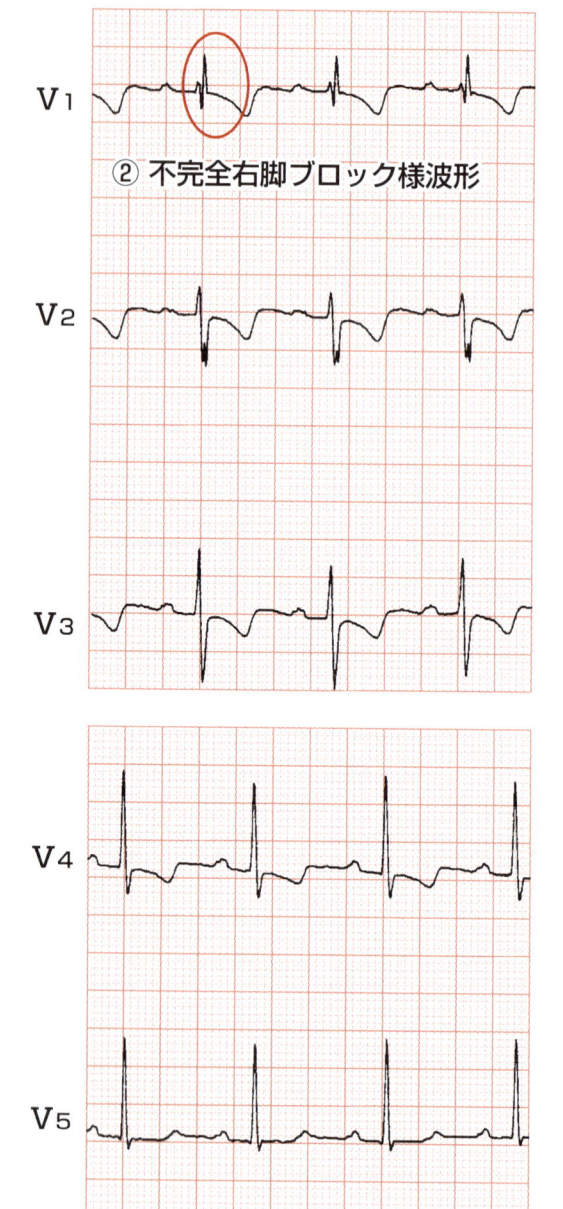

① 右軸偏位

② 不完全右脚ブロック様波形

(10 mm = 1 mV)

心房中隔欠損とは

心房中隔欠損は心房中隔に欠損を有する疾患であり，その先天性心疾患に占める頻度は新生児期には8〜15％，成人では37〜55％で**女性に多い（2：1）**．欠損孔の部位より，**二次孔欠損型，一次孔欠損型，静脈洞欠損型，単心房型**に分類される．

乳幼児期に心不全を呈する例を除くと，本症の多くは中年に至るまで無症状で発育も正常者と変わりがない．このため健診時に発見される例が稀ではない．

左右短絡血流量が肺体血流比（Qp/Qs）で2を超える例は，40歳を過ぎると加齢とともに，心不全，肺高血圧，上室性不整脈，三尖弁閉鎖不全などを合併してくる．

心電図の特徴

P波は変化を示さないことが多いが，ときに右房負荷，両房負荷の形をとる．QRS電気軸は正常ないし軽度の**右軸偏位**を示す．僧帽弁閉鎖不全を合併する一次孔欠損では左軸偏位を呈する．約90％の症例において，右側胸部誘導のQRS波形は**特徴的な不完全右脚ブロック様波形**を示す．このQRS波形は閉鎖手術後に正常化することがある．

肺高血圧を合併し右室圧負荷が加わると右側胸部誘導でのR波が高くなり，左側胸部誘導でのS波が深くなる．40歳を超えると加齢とともに，PQ時間，QRS時間の延長や心房性期外収縮，心房細動・粗動などの上室性不整脈が出現する．

表1 ● 心房中隔欠損の頻度

新生児期	8〜15％
成人	37〜55％

表2 ● 心房中隔欠損の分類

- 二次孔欠損型
- 一次孔欠損型
- 静脈洞欠損型
- 単心房型

図1 ● 心房中隔欠損の模式図

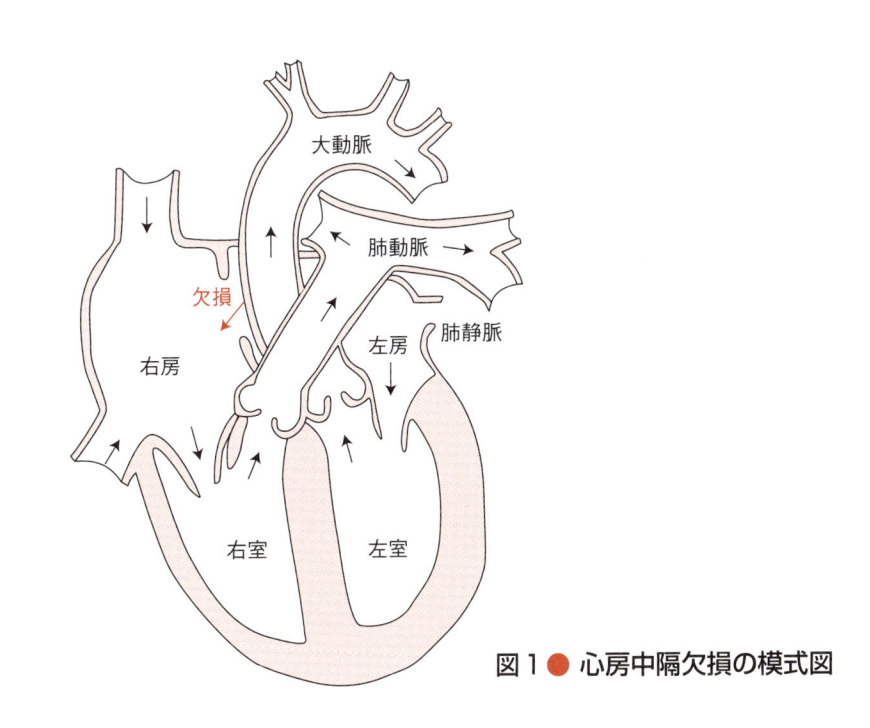

ここがポイント！

心房中隔欠損に特徴的な心電図所見は

① 右軸偏位（二次孔型），左軸偏位（一次孔型）
② 不完全右脚ブロック様波形
③ 高齢者での上室性不整脈   である

Chapter 21 先天性心疾患

2 心室中隔欠損〈ventricular septaldefect：VSD〉／動脈管開存〈patent ductus arterious：PDA〉

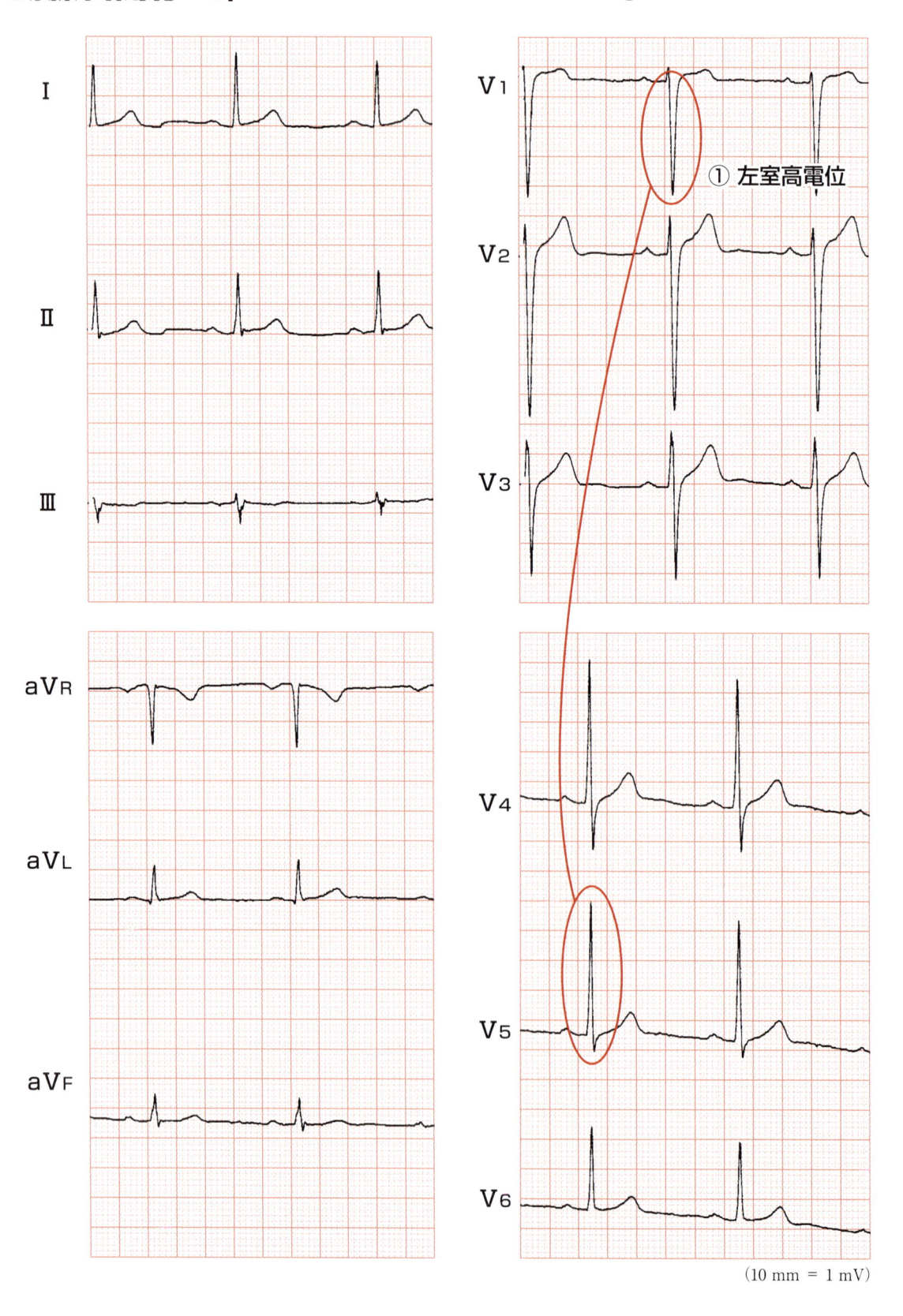

① 左室高電位

(10 mm = 1 mV)

2 心室中隔欠損〈ventricular septaldefect：VSD〉／動脈管開存〈patent ductus arterious：PDA〉

心室中隔欠損と心電図の特徴

心室中隔欠損は心室中隔に欠損孔があり，左右短絡をきたす．新生時期の先天性心疾患に占める頻度は約30％と心奇形で最も頻度が高いが，成人では25〜30％と心房中隔欠損の半数程度になる．

欠損孔の部位より，室上稜上部欠損，膜性周囲部欠損，流入部欠損，筋性部欠損に分類される．小欠損例で自然閉鎖がみられるが大欠損例では肺高血圧を呈してくる．

小欠損例ではP波に変化はみられない．左房拡大例ではP波の分裂，肺高血圧例では左房負荷と右房負荷の両方の特徴を兼ねそなえ高く鋭い上向棘のあとに幅広い陰性棘がみられる．小欠損例のQRSは正常であるが，左右短絡量の多い例は左室肥大を呈する．さらに肺高血圧が加わると両室肥大になる．

動脈管開存と心電図の特徴

動脈管開存は動脈管の閉鎖機転が損なわれ出生後も動脈管が存続する疾患である．新生時期の先天心奇形に占める頻度は約10％であるが，小児期に治療されるため成人期の頻度は2％程度に減少する．

動脈管を介して短絡血流は　肺動脈 → 左房 → 左室 → 大動脈 → 肺動脈　と流れるため左房・左室に容量負荷がかかる．このため，左右短絡量の多い例は左室肥大を呈する．肺高血圧を伴うと心室中隔欠損と同様に右室肥大の所見が加わり，両室肥大となる．P波の変化は心室中隔欠損と類似している．

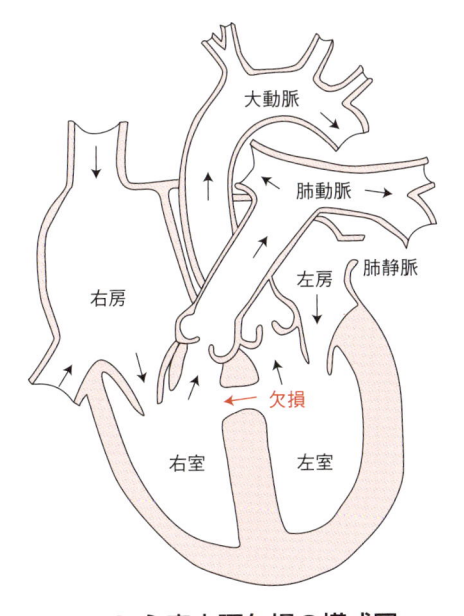

図2 ● 心室中隔欠損の模式図

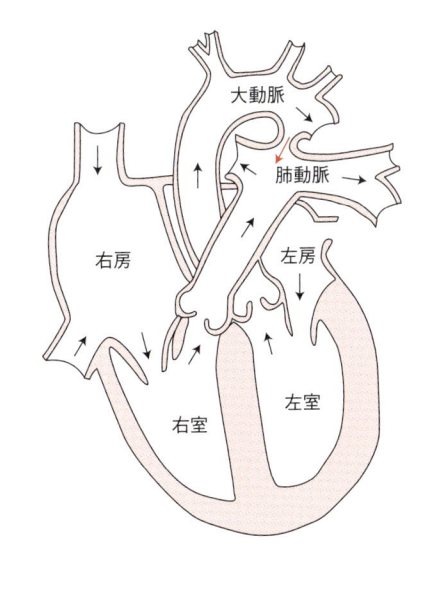

図3 ● 動脈管開存の模式図

ここがポイント！

心室中隔欠損/動脈管開存に特徴的な心電図所見は

① 左室肥大
② 肺高血圧を伴うと両室肥大　である
　　※軽症例は正常心電図を示す

3 肺動脈弁狭窄 〈 pulmonary stenosis : PS 〉

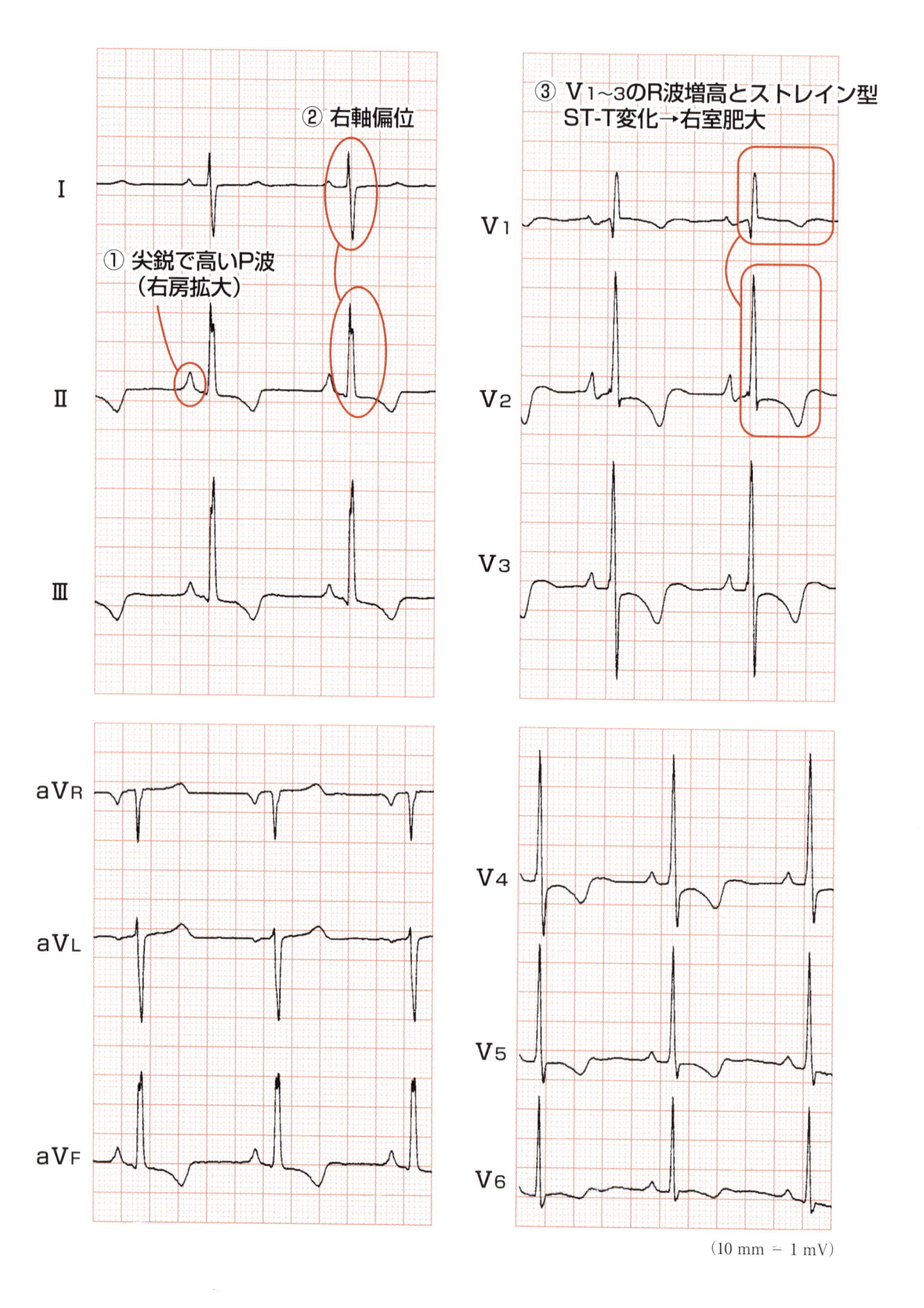

① 尖鋭で高いP波（右房拡大）

② 右軸偏位

③ V1〜3のR波増高とストレイン型ST-T変化→右室肥大

(10 mm = 1 mV)

肺動脈弁狭窄とは

肺動脈弁が狭く短絡病変のない疾患である．
軽症例：生涯無症状である．
中等症：加齢につれて心不全症状，さらに進むと不整脈が出現する．
重症例：小児期から心不全症状を呈し，突然蒼白になる「心不全発作」を起こして急死する例もある．卵円孔開存を有する重症例ではチアノーゼをみる．

心電図の特徴

P波は軽症例では正常であるが，重症例ではⅡ，Ⅲ，aVFに尖鋭で高いP波がみられる．軽症例のQRSは正常である．中等症以上では右軸偏位，右室負荷所見をみる．右側胸部誘導でT波が陽性ならば右室圧は左室圧とほぼ同等である．V1，V2のST部分が下降しストレイン型を示す場合は右室圧が左室圧を凌駕している例が多い．V1からV5の方へT波の逆転が早急に進行する例は肺動脈弁口の高度狭窄が強く疑われる．狭窄の進行に従い，心電図は正常，右室肥大，右室ストレインと移行するので経過観察に役立つ．

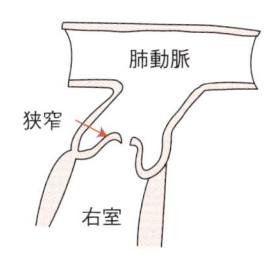

図4 ● 肺動脈弁狭窄の模式図

ここがポイント！

肺動脈弁狭窄に特徴的な心電図所見は
　① 尖鋭で高いP波
　② 右軸偏位
　③ 右室肥大　　である
　　　※軽症例は正常心電図

Chapter 21 先天性心疾患

4 Fallot 四徴症 〈tetralogy of Fallot : TOF〉

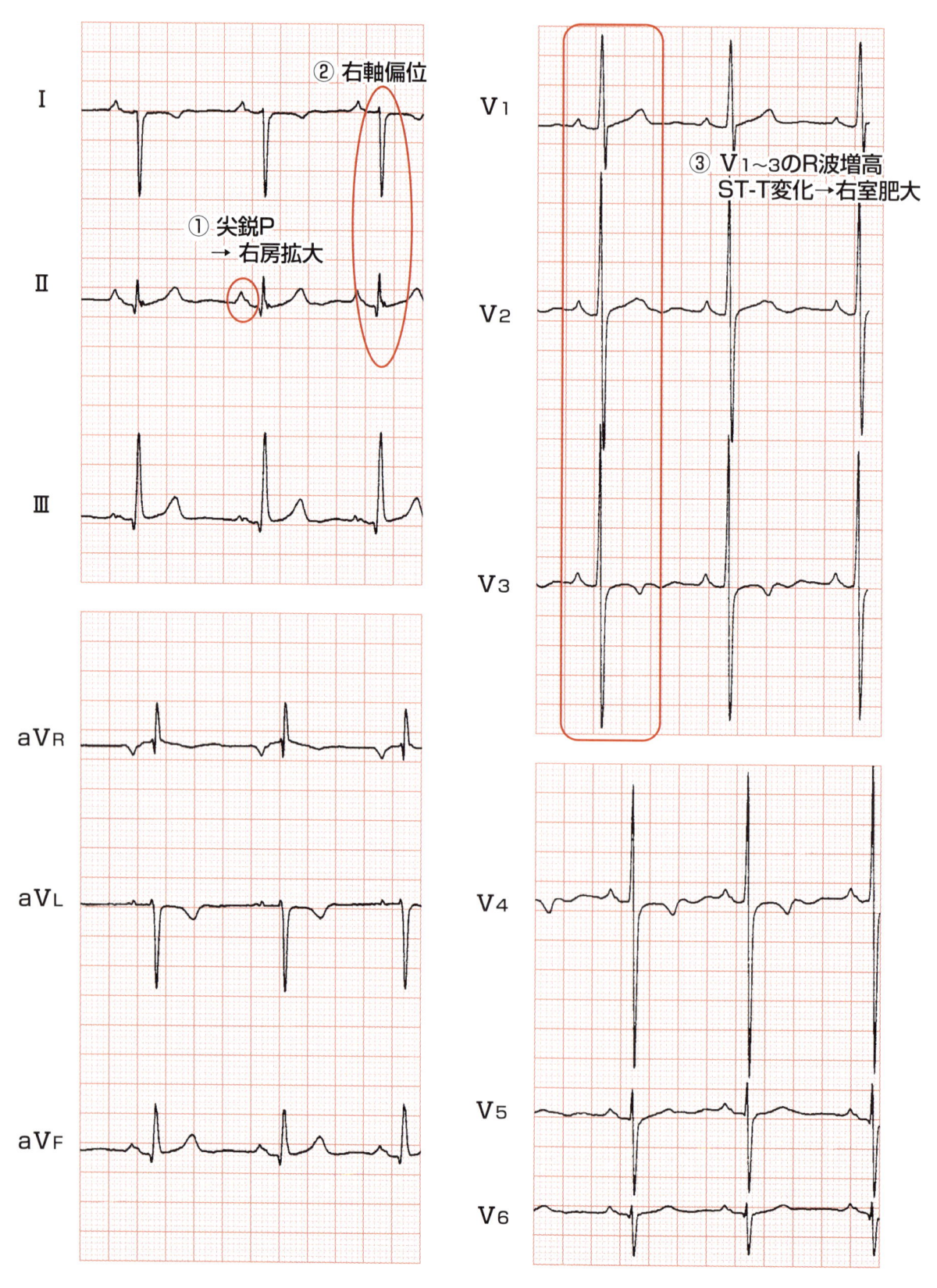

① 尖鋭P → 右房拡大
② 右軸偏位
③ V1〜3のR波増高 ST-T変化 → 右室肥大

(10 mm = 1 mV)

4 Fallot 四徴症 〈tetralogy of Fallot : TOF〉

Fallot 四徴症とは

1888 年に Fallot（ファロー）が記載したチアノーゼ性心疾患で，①**心室中隔欠損**，②**右室流出路狭窄**，③**右室肥大**，④**大動脈騎乗**の四徴を有する．

右室流出路狭窄は種々の型があるが，漏斗部狭窄が本症に特徴的である．多くの例では漏斗部に加えて弁性の狭窄も伴う．心室中隔欠損が大きいため左右両室は等圧となり，右室流出路狭窄のため肺動脈圧は正常かそれ以下となる．

新生時期の先天心奇形に占める頻度は 4〜8 ％である．未手術例では 11 ％が 20 歳，6 ％が 30 歳，3 ％が 40 歳に到達できるとされる．

心電図の特徴

P 波では約半数の症例でⅡ，Ⅲ，aVFだけでなくV1にもに**尖鋭で高いP波**がみられる．QRSでは**右軸偏位**，**右室肥大**が典型的な所見である．

重症例では高度の右軸偏位でV6のR/Sが小さい．軽症例では正常軸，両室肥大を示すことがある．成人例では右脚ブロック，右側胸部誘導の陰性T波をみる．

PQ 延長も稀ではなく，ときに完全房室ブロックもみられる．

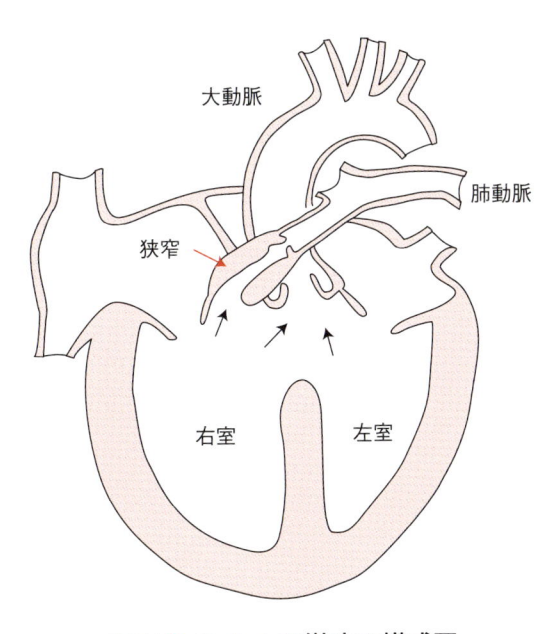

図 5 ● Fallot 四徴症の模式図

ここがポイント！

Fallot 四徴症に特徴的な心電図所見は

① 尖鋭で高い P 波
② 右軸偏位
③ 右室肥大　　である

5 Ebstein 奇形〈Ebstein anomaly〉

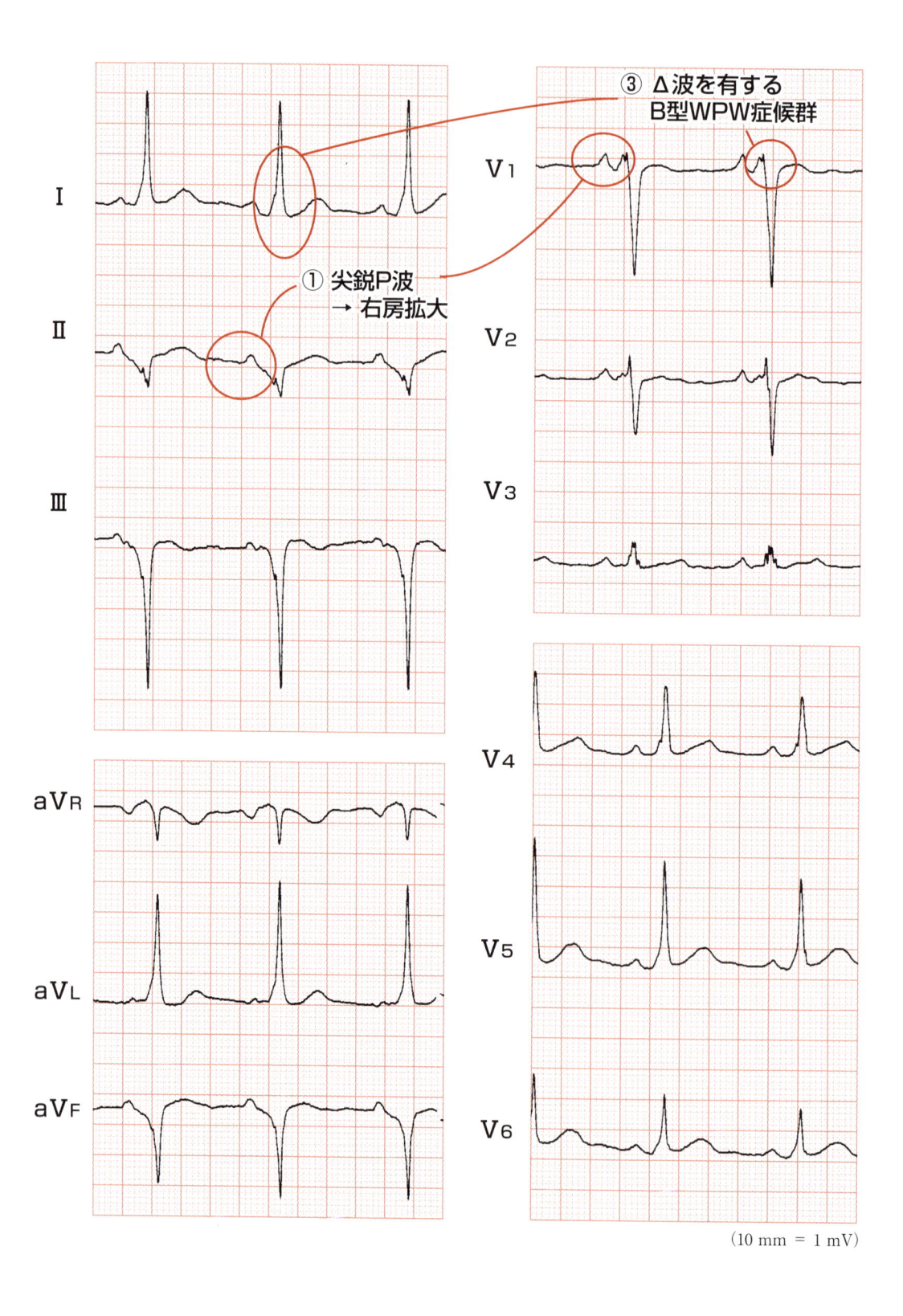

③ Δ波を有する
B型WPW症候群

① 尖鋭P波
→ 右房拡大

(10 mm = 1 mV)

Ebstein 奇形とは

　Ebstein（エプスタイン）奇形は三尖弁中隔尖と後尖の正常弁輪部から心尖部側への付着偏位を特徴的な変化とする奇形である．右室は偏位した三尖弁により心尖部側の機能的右室と弁輪部側の右房化した右室に分かれる．右房化した右室は著明な拡大を示すことが多い．三尖弁弁尖のずれと弁自体の変形のために三尖弁閉鎖不全を呈する．心房中隔欠損ないしは卵円孔開存が通常合併する．

心電図の特徴

　臨床像は三尖弁病変の程度によりさまざまである．重症例では小児期より高度のチアノーゼ，心不全を呈して死亡する．軽症例では成人期になって初めて，心雑音あるいはWPW症候群による発作性上室性頻拍発作を契機に診断が下されることが少なくない．

　P波は右房負荷のため尖鋭で高いP波を示す．右脚ブロックが大半の症例でみられる．左軸偏位またはSISⅡSⅢ型を呈する．WPW症候群は5％にみられ，左脚ブロックに類似したB型をとり，発作性上室性頻拍を生じやすい．

心房間交通
心房中隔欠損または卵円孔開存があり心房間の左右短絡がみられる

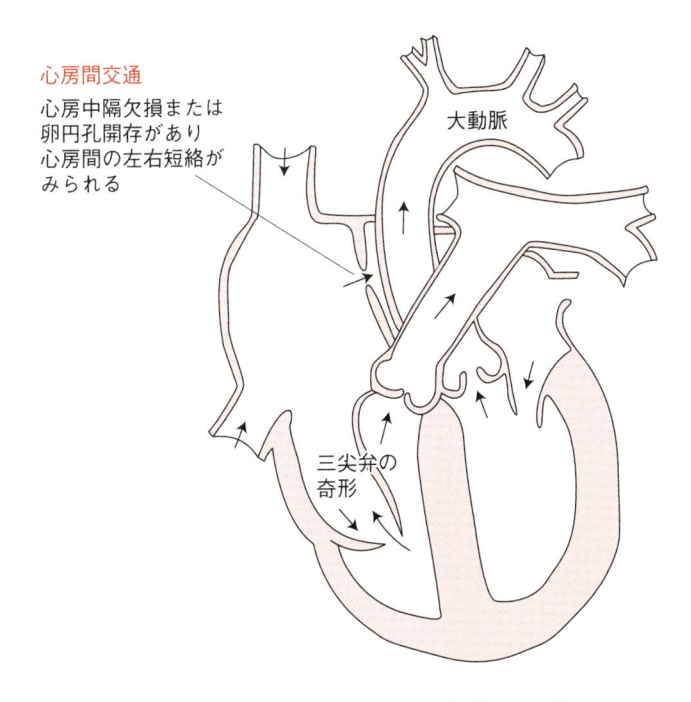

大動脈

三尖弁の奇形

図6 ● Ebstein 奇形の模式図

ここがポイント！

Ebstein 奇形に特徴的な心電図所見は

① 尖鋭で高いP波
② 右脚ブロック
③ B型WPW症候群　　である

Chapter 21 先天性心疾患

6 修正大血管転位 ⟨ corrected transposition of great arteries : corrected TGA ⟩

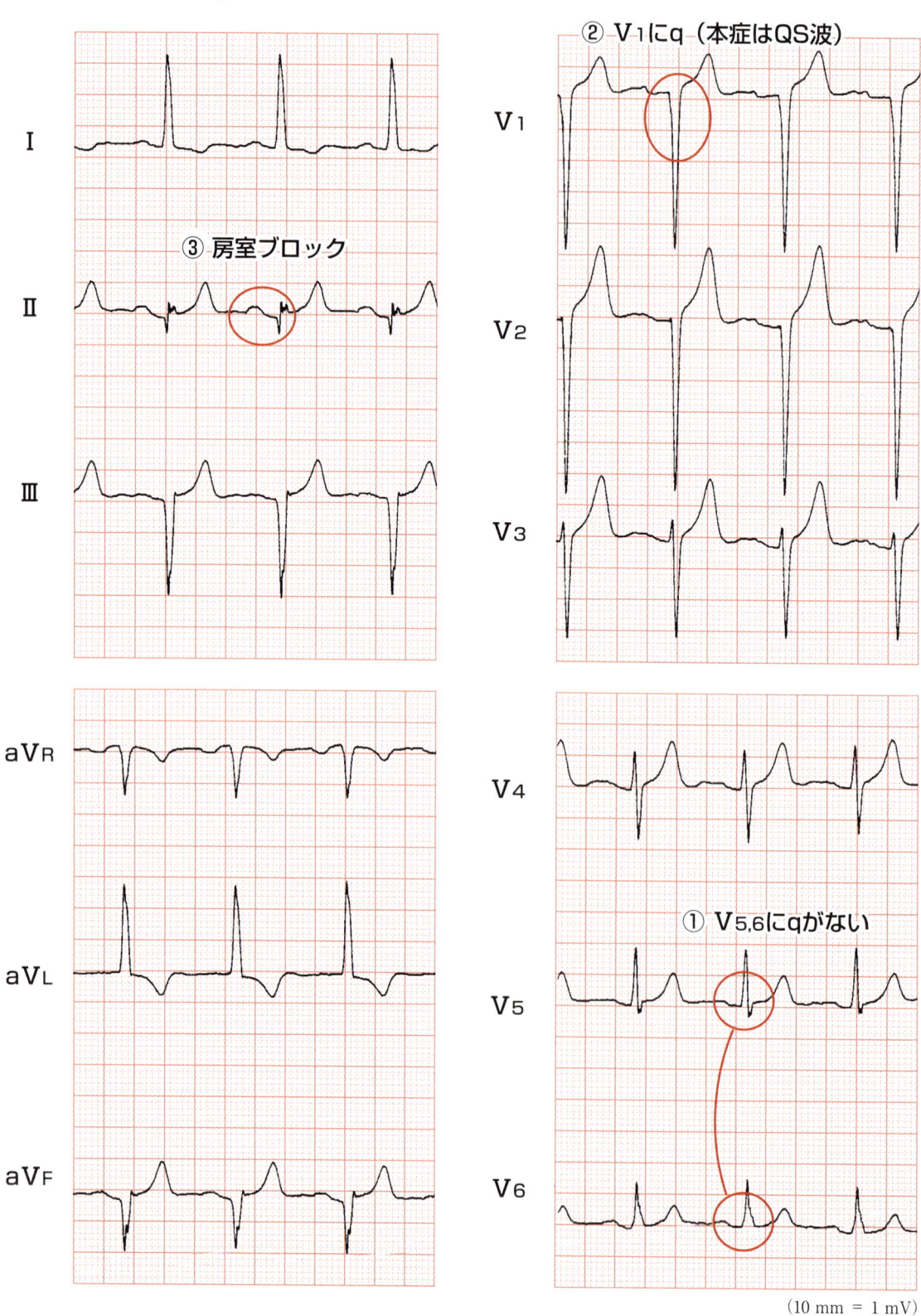

② V1にq（本症はQS波）

③ 房室ブロック

① V5,6にqがない

(10 mm = 1 mV)

6 修正大血管転位 〈corrected transposition of great arteries : corrected TGA〉

修正大血管転位とは

心房・心室接合関係および心室・大血管接合関係が二重に逆転している心奇形を修正大血管転位という．このため，右側の心室は解剖学的左室，左側の心室は解剖学的右室から成る．しかし，循環する血液は以下に示すように流れるので，正常例と変わらない血行動態を呈する．

| 右房 ➡ 解剖学的左室 ➡ 肺動脈 ➡ 肺 |
| 肺静脈 ➡ 左房 ➡ 解剖学的右室 ➡ 大動脈 |

合併奇形がない例は，血行動態は修正されているため長期生存が可能である．しかし，左側房室弁は三尖弁であるため，加齢とともに房室弁逆流が生じ臨床上の問題となる．

心電図の特徴

P波では左側房室弁逆流がある例で左房負荷所見が，右側心室圧が高い例では右房負荷所見がみられる．左右の心室が転換しているためQRSの初期脱分極ベクトルが正常と逆になる．このためV5，V6ではqがなく，V1にqがみられる．V1のqは症例によりみられないことがある．

本症の刺激伝導系は特殊な走行をしており，40～70％の症例で**房室ブロック**が出現する．加齢とともに発作性上室性頻拍，心房細動・粗動などの上室性不整脈や心室性期外収縮などの心室性不整脈の出現頻度が増加してくる．

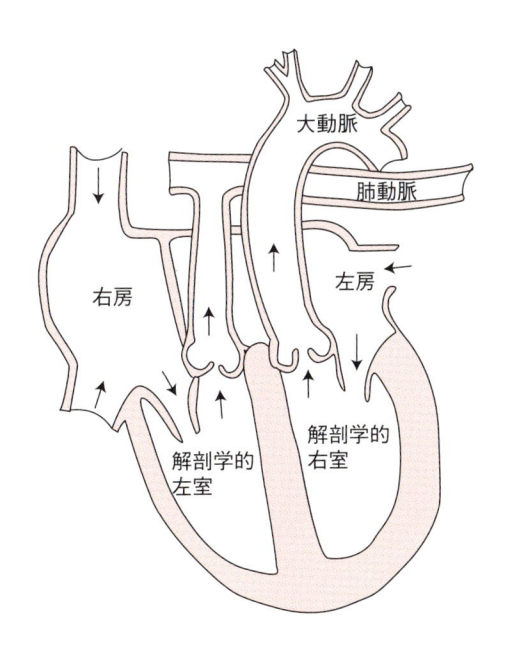

図7● 修正大血管転移の模式図

ここがポイント！

修正大血管転位に特徴的な心電図所見は

① V5，V6でqがない
② V1のq
③ 房室ブロック

Chapter 21 まとめ

「代表的な先天性心疾患」における心電図の読み方

本章では成人期における代表的な先天性心疾患における心電図の読み方を扱った．

これら先天性心疾患では，特徴的な心奇形により生じる血行動態変化を反映した心電図変化がみられる．右室の圧負荷例では右室肥大や右軸偏位が，左室負荷例では左室肥大所見が現れる．右房負荷例では尖鋭で高いP波が特徴的である．奇形に伴い刺激伝導に異常がある例では房室ブロックやWPW症候群を呈する．心房負荷を有する例では加齢と伴に上室性不整脈が生じやすくなり，最終的には心房細動となる．下図に診断の流れを示す．

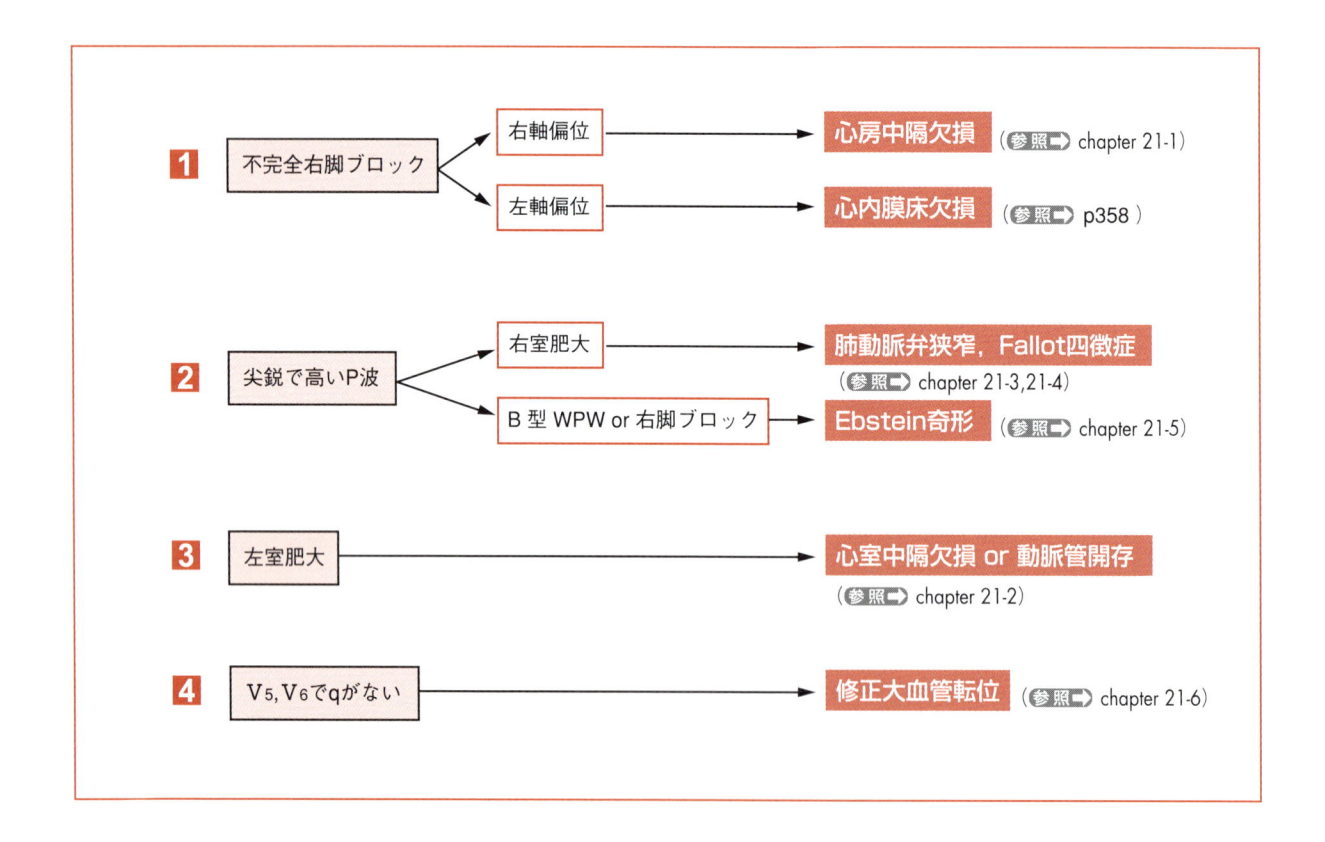

1 不完全右脚ブロック
- 右軸偏位 → **心房中隔欠損** （参照 ▶ chapter 21-1）
- 左軸偏位 → **心内膜床欠損** （参照 ▶ p358）

2 尖鋭で高いP波
- 右室肥大 → **肺動脈弁狭窄，Fallot四徴症** （参照 ▶ chapter 21-3, 21-4）
- B型WPW or 右脚ブロック → **Ebstein奇形** （参照 ▶ chapter 21-5）

3 左室肥大 → **心室中隔欠損 or 動脈管開存** （参照 ▶ chapter 21-2）

4 V_5, V_6でqがない → **修正大血管転位** （参照 ▶ chapter 21-6）

Let's try

Question 1

46歳女性．最近，時々動悸を自覚するようになり来院した．32歳で出産した際に心雑音を指摘された．

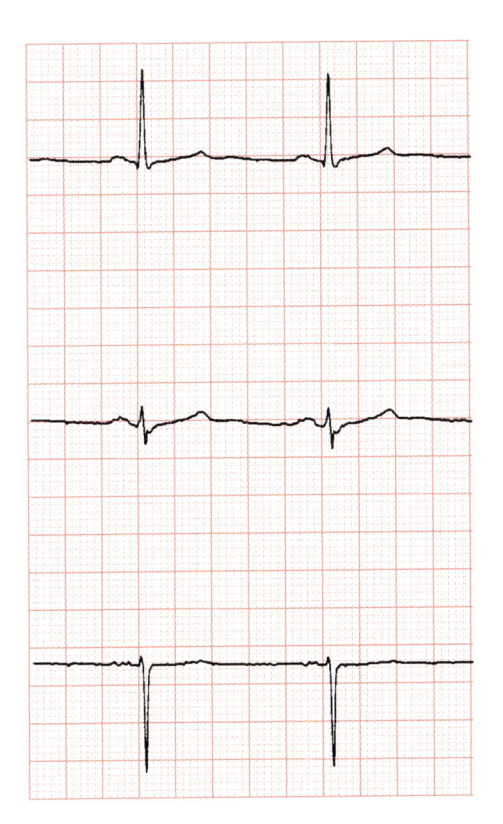

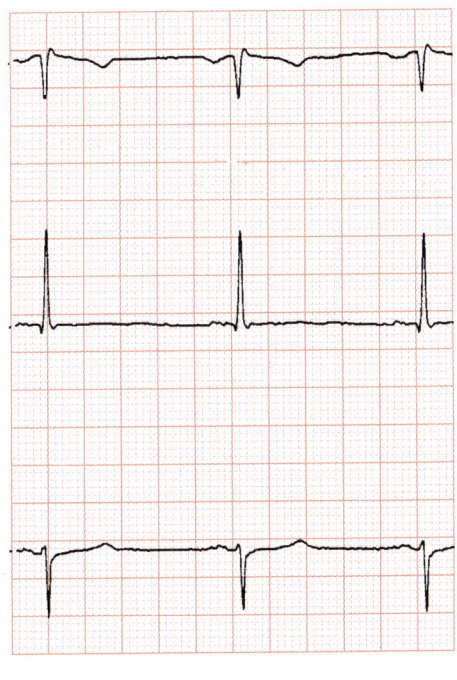

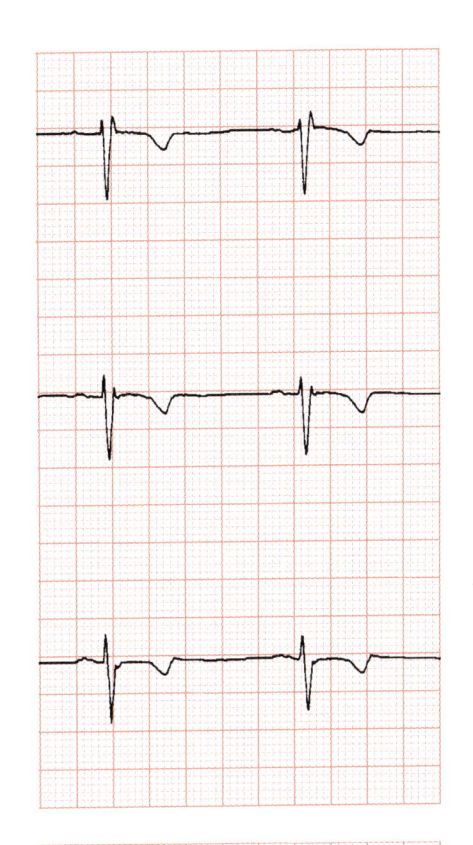

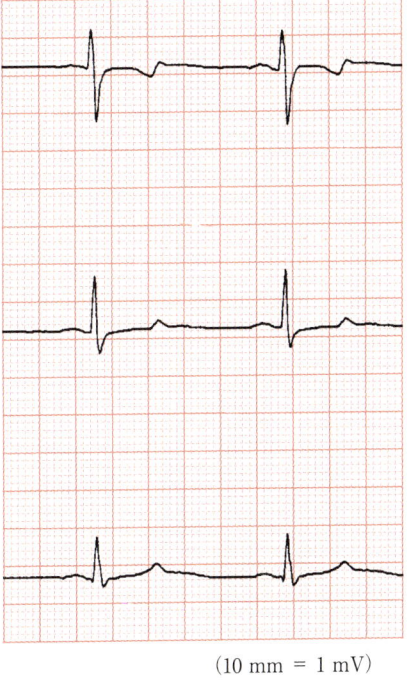

(10 mm = 1 mV)

Let's try

Answer 1　心内膜床欠損

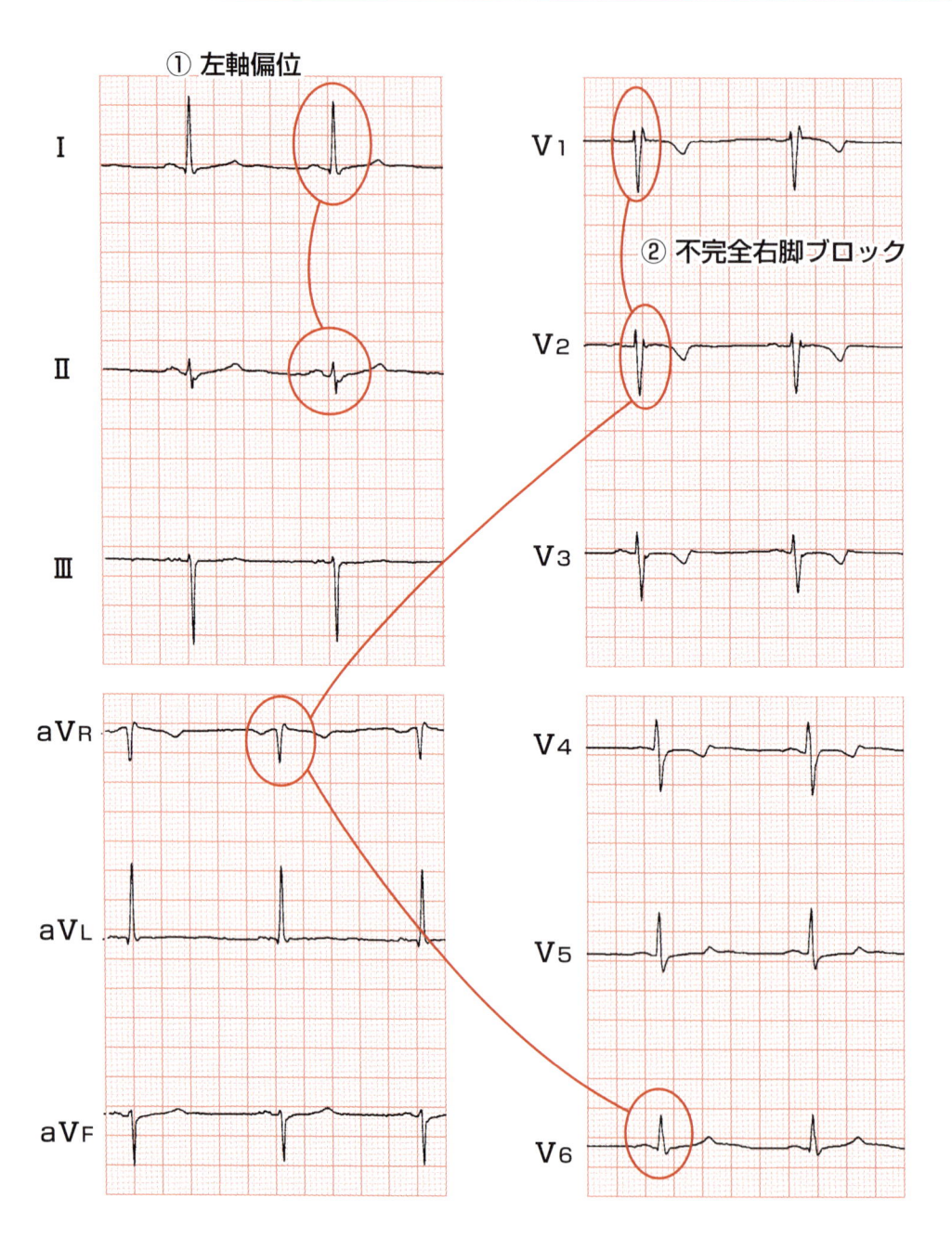

① 左軸偏位
② 不完全右脚ブロック

- 心内膜床欠損は心房中隔一次孔欠損と房室弁の形態異常を特徴とする．完全型と不完全型に分けられるが成人でみられるのは不完全型である．血行動態的には心房中隔欠損と同様に左右短絡による右室容量負荷と肺血流増加を示す．僧帽弁前尖の cleft から僧帽弁逆流が生じる．

- 心電図では，①左軸偏位，②不完全右脚ブロック，③ PQ 時間の延長を特徴とする．合併する心室中隔欠損が大きいと，刺激伝導系がより後方に偏位するため左軸偏位は強くなる．この例では，心室中隔欠損は自然閉鎖しており，心電図では左軸偏位と不完全右脚ブロックが認められる．

ひとくちメモ：「アミロイドーシスとサルコイドーシスの心電図」

1）アミロイドーシス

心臓にびまん性のアミロイド沈着をきたした疾患を心アミロイドーシスという．心アミロイドーシスでは左室壁のびまん性肥厚を認める．左室内腔は正常か軽度の拡大を示す．血行動態的には拘束性心筋症の病態を呈する．このため左房は拡大する．

心電図では低電位差，異常 Q 波がみられる．上室性不整脈，とくに心房細動などの不整脈や伝導障害も特徴的である．左室収縮障害の著明な例では電気的交互脈が出現する．

2）サルコイドーシス

サルコイドーシスは原因不明の類上皮性肉芽腫症で全身の臓器を侵す．本症の心病変には心筋にサルコイド病変が直接浸潤する心サルコイドーシスと，肺病変により二次的に生じる肺性心とがある．

心サルコイドーシスの病変は心室中隔に多く認められる．このため，心電図所見として各種の房室ブロック，右脚ブロックなどを呈する．心筋内のサルコイド結節が原因となって心室期外収縮や心室頻拍，心室細動を生じる例もある．心症状以外に所見のない例での診断は困難である．心筋生検を行ってもサルコイド病変の分布は一様でないため確診の得られないことが多い．本症に由来する房室ブロックや不整脈はステロイド治療が有効であるため，疑診例では診断的治療を試みるのも一法である．

体験談 成人の先天性心疾患

先天性心疾患の頻度は新生児期と成人期ではおおいに異なる．その理由は，①新生児期では症状が乏しく発見されない例があること，②心室中隔欠損のように成人に至るまでに自然閉鎖したりする例があること，③小児期に死亡したり，あるいは手術的修復によりに根治されたりして，その数が減少するためである．このため，成人期にみられる先天性心疾患は，①未診断例，②軽症で手術適応がなく成人期に至った例，③小児期に手術を受けたが，何らかの心機能障害を有して成人した例となる．現時点での③の代表は Fallot 四徴症であるが，外科手術成績の向上によりこの型の先天性心疾患が成人でも増加すると考えられる．

過去 10 年間におけるわれわれの施設での成人先天性心疾患患者の頻度は，およそ心房中隔欠損 55％，心室中隔欠損 25％，Fallot 四徴症 5％，肺動脈弁狭窄 5％，心内膜床欠損 2％，動脈管開存 2％，Ebstein 奇形 2％，修正大血管転位 2％で，これら 8 疾患で全体の 98％を占める．

半年間に，私が担当した約 2,500 名の人間ドック受診者中で，2 名の先天性心疾患例を発見した．両名とも 30 歳代の男性で今まで心疾患を指摘されたことはない．1 名は心房中隔欠損，もう 1 名は Ebstein 奇形である．診断の契機は両者とも胸部 X 線上の心拡大である．心房中隔欠損は，特徴的心雑音が小児の機能性雑音と類似するため，現在でも成人期になり初めて診断される例が，まれでなく存在する．Ebstein 奇形も三尖弁逆流雑音が微弱なことが多く，心拡大あるいは不整脈・心電図異常から成人期に診断される例が多い．聴診，胸部 X 線所見，心電図所見を総合的に判読し，先天性心疾患の可能性を念頭において心エコー図検査を行うことが，診断のこつである．

（石光敏行）

表 ● 成人期における先天性疾患の頻度

	術後例を含む (%)	未手術例のみ (%)
心房中隔欠損	54.5	58.2
心室中隔欠損	23.1	22
Fallot 四徴症	5.1	0.9
肺動脈弁狭窄	4.7	5.5
動脈管開存	1.9	2.3
心内膜床欠損	1.9	1.8
Ebstein 奇形	2.3	2.7
修正大血管転換	1.6	1.8
Eisenmenger 症候群	1.9	2.3

（2000 年における集計）

索引

和文

あ

アーチファクト ……………………328
悪性腫瘍の骨転移 ………………223
悪性リンパ腫 ……………………223
アセチルコリン …………………175
アデホス……………………………323
アミロイドーシス ………………359

い

異型狭心症 ……………174, 175, 188
移行帯 ………………………………32
異常Q波 ………32, 130, 136, 141, 169
異所性心房調律 …26, 72, 73, 76, 280
異所性心房頻拍 …………………307
異所性調律 ………………………281
イソプロテレノール ……………343
一次孔欠損型 ……………………345
遺伝子解析 ………………………225
移動性ペースメーカ ……74, 75, 76
陰性T波 ……………………200, 213
陰性U波 ……………………192, 234

う

右位心 ………………………………135
植込み型除細動器 ……185, 199, 343
右脚ブロック ………92, 93, 158, 353
右胸心 ………………………134, 135
右軸偏位 ……101, 157, 345, 349, 351
右室梗塞 ………18, 22, 169, 172, 190
右室肥大 ……101, 156, 166, 349, 351
右室負荷 ……………………………93
右室流出路狭窄 …………………351
右心性P ……………………………27, 71
右側胸部誘導 ……………………173
右房拡大 ………………27, 70, 71, 76
右房負荷 …………………………315
運動負荷検査 ……………………136
運動負荷試験 ……………………219
運動負荷心電図の陽性基準 ……239

え

エプスタイン奇形 ………………353
エルゴノビン ……………………175
遠心性肥大 ………………………115

か

過換気 ……………………………175
拡張型心筋症 ……128, 143, 145, 146
拡張相肥大型心筋症 …143, 145, 146
仮性心室瘤 ………………………177
褐色細胞腫 …………………183, 213
活動電位 ……………………………35
活動電位持続時間（APD）221, 343
カテコラミン ………………181, 183
カテコラミン心筋症 ……………181
下壁 …………………………………22
下壁梗塞 ……………………18, 193
下壁心筋梗塞 ……………………190
カルシウム ………………………221
カルディオバージョン ……………23
間歇性WPW症候群 ………………90
冠静脈洞調律 …………72, 73, 76
冠性T波 …………………………169
完全右脚ブロック …………92, 93
完全左脚ブロック …………94, 95
完全房室ブロック …………103, 288
完全房室ブロックを伴う心房細動 62
間入性心室期外収縮 ………242, 264
貫壁性梗塞 ………………………169
冠攣縮性狭心症 …………………175

き

期外収縮 ……………………………23
機械的迷走神経刺激法 …………331
偽性心室頻拍 …………336, 337, 340
気絶心筋 …………………………183
脚ブロック ………………………205
脚ブロックを伴うPSVT …………322
逆行性P波 …………………………53
逆行伝導路 ………………………300
キャノン波 ………………………326
求心性肥大 ………………………115
急性下壁心筋梗塞 ………………190
急性心筋炎 ………………………188
急性心筋梗塞 …………138, 168, 193
急性心膜炎 ………………………188
急性脳血管障害 ……………183, 188
急性肺血栓塞栓症 ………………146
急性肺性心 ………141, 145, 146, 160
胸郭変形 ……………141, 145, 146
胸部誘導 ……………………………22
鏡面像 ……………………………169
虚血心筋 …………………………170
虚血性心疾患 ……………………216
鋸歯状 ……………………………309
巨大陰性T波 ………………119, 183, 212

くけ

くも膜下出血 …………180, 181, 183, 343
血清カリウムの補正 ……………211
顕性WPW症候群 …………………297
ケント束 ……………………81, 297
原発性肺高血圧症 ………………157

こ

抗うつ薬 …………………………231
後下壁梗塞 ………………………164
高カリウム血症 ………57, 188, 194
高カルシウム血症 ……………222, 223
交感神経切断術 …………………343
恒久的ペースメーカ植込み ……105
向精神薬 …………………………227
抗生物質 …………………………227
交代性脚ブロック ……………104, 105
後天性QT延長症候群 ………227, 228
高度房室ブロック ………………287

[色文字はひとくちメモやOnePointなどで解説があるものです]

Index

抗ヒスタミン薬 ……………………227
抗不整脈薬 ………… 227, 331, 343
抗不整脈療法 ……………………211
後壁虚血 ……………………237
後壁梗塞 ………… 138, 154, 169
高齢者での上室性不整脈 ………345
呼吸性不整脈 ……………… 26, 28

さ

サイアザイド系利尿薬 ……………223
再灌流不整脈 ……………………193
再灌流療法 ……………………169
再分極 ……………………………36
左脚後枝 ……………………………99
左脚後枝ブロック ……… 99, 100, 101
左脚前枝 ……………………………99
左脚前枝ブロック ……………… 98, 99
左脚ブロック ……… 94, 95, 188, 192
左軸偏位 ……………………… 99, 345
左室高電位 ……………………33, 112
左室前壁 ……………………………22
左室肥大
　110, 114, 124, 141, 150, 188, 234, 347
左室容量負荷 ……………………116
左主幹部病変 ……………………193
左心性P ……………………………27
左房拡大 ……………… 27, 68, 69, 76
左房調律 ……………………26, 72, 73
左右電極 ……………………………132
サルコイドーシス ……………223, 359
三環系抗うつ薬 ……………………343

し

ジェイハス線維 ……………………83
ジギタリス ……………………………337
ジギタリス効果 ……………………208
ジソピラミド ……………………340
若年T波 …………………………36, 47
収縮 ………………………………23
修正大血管転位 ……………………354
肢誘導 ……………………………22
傷害電流 ……………………………171
消化管運動促進薬 ……………………227
上室期外収縮 ………… 250, 251, 253
上室期外収縮の分類 ……………252
静脈洞欠損型 ……………………345
除細動 ……………………………23
徐脈 ……………… 26, 190, 280, 343

徐脈頻脈症候群 ……………………284
心筋虚血 ……………………200, 234
　— 後壁虚血 ……………………236
　— 前壁虚血 ……………………232
心筋梗塞
　130, 143, 145, 146, 148,188, 213, 317
心筋症 …………………………141, 317
心室期外収縮 ……………240, 265
心室期外収縮と通常収縮の融合収縮
　………………………………258
心室期外収縮二連発 ……… 258, 260
心室興奮時間（VAT） 115, 153, 155
心室固有調律 ……………………54, 55
心室細動 ……… 185, 187, 193, 332
心室中隔 ……………………………22
心室中隔欠損 ……………… 346, 351
心室内伝導障害の不定型 …………97
心室内変行伝導 ……… 67, 255, 265, 342
心室内変行伝導を伴う上室期外収縮
　………………………………254
心室頻拍 ………… 193, 316, 330
心室ペーシング ……………………205
心室補充収縮 ……………………328
心室補充収縮を伴う心房細動 ……60
心室捕捉 …………………317, 326, 330
心室瘤 ……… 169, 176, 177, 188
真性心室瘤 ……………………177
心尖部肥大型心筋症 ……… 119, 213
心電計 ……………………………18
心電図 ……………………………18
心電図の記録紙 ……………………20
心内膜下虚血 ……………………171
心内膜下梗塞 ……………202, 230, 231
心内膜床欠損 ……………………358
心肺蘇生 ……………………………333
心拍数 ……………………………26
心破裂 ……………………………177
心肥大 ……………………………213
振幅和 ……………………………30
心不全 ……………………………353
腎不全 ……………………223, 343
心不全発作 ……………………349
心房梗塞 ……………………………173
心房細動 ……… 48, 49, 193, 325
心房粗動 …………………………23, 50
心房粗動（非通常型） ………………64
心房中隔欠損 ……………………344
心房停止 ……………………………56, 57

心房内リエントリ性頻拍 ………307
心房瘢痕部心房頻拍 ………307
心房頻拍 ……………………305
心膜炎 ………………………178, 179

す・せ

頭蓋内出血 ……………………213
スポーツ心臓 ……………………193
正常の亜形 ……………………146
絶対性不整脈 ……………………49
前下行枝 ……………………234
潜行伝導 ……………………243
センシング不全 ……………231
全心房停止 ……………………57
先天性QT延長症候群 224, 225, 228
先天性心疾患 ……………………344
前壁心筋梗塞 ……………………148
前壁中隔梗塞 ……………141, 146

そ

早期後脱分極 ……………221, 343
早期再分極 ……………………35, 188
早期再分極症候群 ……… 43, 44, 47
僧帽性P ……………………27
僧帽弁狭窄症 ……………………157
僧帽弁閉鎖不全 ……………345
束枝ブロック ……………………99
促進性心室固有調律 ……… 54, 55
促進性心室調律 ……………………193
促進性房室接合部調律 ……… 52, 53
速伝導路 ……………………300
側壁 ……………………………22
側壁梗塞 ……………………138
粗動波 ……………………………51

た

代償性休止期を伴う心室期外収縮
　………………………………242
大動脈騎乗 ……………………351
大動脈弁狭窄症 ……………124
大動脈弁閉鎖不全 ……………234
多形性心室頻拍 ……………185, 317
多源性心室期外収縮 ……………260
たこつぼ型心筋症 …… 182, 183, 213
多枝病変 ……………………193
脱分極 ……………………………36
多発性骨髄腫 ……………………223
多発性心室期外収縮 ……………262

ち

単形性心室頻拍 …………………317
単心房型 …………………………345

つ

チアノーゼ ………………… 349, 353
遅伝導路 …………………………300
中隔性q波 ………………………95
超急性期T波 ……………………169
調律 ……………………………23
直流通電 …………………………23
通常型心房粗動 …………………51

て

低カリウム血症 ………… 210, 343
低カルシウム血症 ……… 220, 221
低体温 …………………… 186, 188
低電位 ……………………………33
低電位差 …………………………120
低マグネシウム血症 ……………343
デルタ波 …………………………81
デルタ波の極性 …………………91
電気的除細動 …………188, 333, 337
電極のつけ違い …………………133
テント状T波 …………… 194, 195

と

等価電気二重層 …………………171
洞結節 ……………………………26
洞室調律 ………………… 56, 57, 194
洞徐脈 ……………………………280
洞性徐脈 ………………… 173, 187
洞調律 ……………………………26
洞停止 ………… 173, 266, 281, 283
等電位線 …………………………35
洞頻脈 ……………………………294
頭部外傷 ………………… 188, 343
洞不整脈 …………………………28
洞不全症候群 ……………………282
洞房ブロック … 173, 267, 268, 281, 283
動脈管開存 ………………………346
特発性心室細動 …………………185
特発性心室頻拍（右室流出路起源）
 ………………………………320
特発性心室頻拍（左室の左脚後枝起源）
 ………………………………318
時計方向回転 … 47, 144, 145, 146, 153
突然死 ……………………………185

に の

二次孔欠損型 ……………………345
二次性心筋症 ……………………145
二段脈 ……………………………23
脳血管障害 ………… 180, 181, 213

は

肺血栓塞栓症 ……………………167
肺高血圧 ………………… 345, 347
肺性P ……………………… 27, 71, 157
肺動脈弁狭窄 ……………………348
肺動脈弁狭窄症 …………………157
反時計方向回転 ……………… 47, 152

ひ

非貫壁性梗塞 ……………………169
非Q波梗塞 ………………………169
非Q波心筋梗塞 … 139, 202, 213, 218
ヒス束下 …………………………279
ヒス束上ブロック ………………279
肥大型心筋症 ………… 118, 127, 234
非対称性中隔肥大 ………………127
ビタミンDやAの中毒 …………223
非通常型心房粗動 ………………51
非伝導性 …………………………253
非伝導性（ブロックされた）
　上室期外収縮 …………………274
非特異的ST-T変化 …………… 47, 206
非特異的の心室内伝導障害 ………97
頻拍 ……………………………23
頻脈 ……………… 23, 26, 294, 316, 332

ふ

ファロー（四徴症） ………157, 351
不応期 ……………………………67
不完全右脚ブロック ……… 47, 92, 93
不完全左脚ブロック ……………95
副交感神経 ………………………44
副甲状腺機能亢進症 ……………223
副収縮 ……………………………248
副腎不全 …………………………223
副伝導路 ………… 81, 91, 297, 337
副伝導路を順行伝導するPSVT …324
不整脈 ……………………………91
部分的心房停止 …………………57

へ

平均電気軸 ………………………31
閉塞性肥大型心筋症 ……………119
ペーシング ………………………343
ペーシング不全 …………………231
ペースメーカ植込み ……………111
ペースメーカ心電図 ……… 79, 231
ペースメーカ適応 ………………111
β遮断薬 …………………………343
壁運動異常 ………………………192
ベラパミル ………………………331
変行伝導 …………………………67
変行伝導を伴う心房細動 ………66

ほ

房室回帰性頻拍 ……… 81, 296, 297
房室解離 ……………… 238, 317, 326
房室干渉解離 ……………………58
房室結節回帰性頻拍 …… 298, 300
房室接合部補充収縮 ……………23
房室接合部補充調律 ……………23
房室接合部調律 …… 26, 52, 53, 187
房室ブロック 173, 190, 193, 281, 355
補充収縮 …………………………23
補充調律 ……………………… 23, 53
補正QT時間 ……………………39
発作性上室性頻拍 ……… 81, 304
ホルター心電図 …………………175
盆状ST下降 ……………………209

ま

慢性肺血栓塞栓症 ………………157
慢性閉塞性肺疾患 …… 141, 145, 146

や ゆ

薬剤性QT延長 ………… 226, 228
薬理学的迷走神経刺激法 ………331
融合収縮 ……………………… 55, 249

ら り

卵円孔開存 ………………………349
リエントリ ………………………317
リエントリ性頻拍 ………… 23, 309
両脚ブロック …………… 104, 105
両房拡大 …………………………78

数字・欧文

Ⅰ度房室ブロック ……………… 84, 88
2：1 AV block ……………………286
2：1伝導の心房粗動 …………308
2：1房室ブロック ………………286
2枝ブロック ………… 102, 103, 108
2次性ST-T変化 …………………204
2相性T波 ………………………234
二段脈 ……………… 245, 252, 281
2度房室ブロック ………………23
二連発 …………………………253
3枝ブロック ……………… 102, 103
三段脈 ……………………… 245, 252
Ⅲ度房室ブロック ……… 288, 289
三連発 …………………………253

A

aberrant conduction ……………67
absolute arrhythmia ……………49
accelerated AV junctional rhythm 52
accelerated idioventricular rhythm
　（AIVR）……………………………54
acute corpulmonale ……………160
Adams-Stokes発作 ………198, 279
advanced AV block ……………287
AF（atrial fibrillation）………………48
AF（atrial flutter）2：1 conduction
　………………………………308
AFL（atrial flutter）………………50
AH block …………………………279
alternating bundle branch block 104
AMI（acute myocardial infarction）
　………………………………168
AMIに特徴的な不整脈合併症 …193
APD ……………………… 221, 343
apical hypertrophy（APH）119, 213
ATP ………………………………323
atrial septa defect（ASD）………344
atrial standstill（AS）………………56
atrial tachycardia（AT）…………305
atrioventricular（AV）junctional
　rhythm ……………………………52
AVNRT（atrioventricular nodal reen-
　trant tachycardia）………298, 300
AVNRT（common type）……315
AVRT（atrioventricular reciprocating
　tachycardia）……81, 297, 312, 324

B

Bazettの式 ……………… 39, 228
beat ………………………………23
Bezold-Jalish反射 ………………190
bifascicular block ………………102
bigminy …………………………23
bilateral bundle branch block …104
blocked SVPC 253, 274, 278, 281, 286
bradycardia-tachycardia syndrome
　………………………………284
Brody効果 ………………………117
Brugada症候群 …………………184
B型WPW症候群 ………………353

C

cerebrovascular disease …………180
clockwise rotation of the heart …144
common type ……………………51
common type AVNRT …… 298, 300
complete atrioventricular block　288
concentric hypertrophy …………115
counterclockwise rotation ………152
coved型 …………………………185
CRBBB＋LPH …………………108

D

delayed transition ………………153
dextrocardia ……………………134
digitalis effect …………………208
diluted cardiomyopathy（DCM）128
down-sloping型ST下降 …………209
drug-induced long QT syndrome
　（drug-induced LQT）…………226

E

EAD（early afterdepolarization）
　……………………………… 221, 343
early repolarization ………………188
early transition …………………153
Ebstein anomaly ………………352
Ebstein奇形 ……………………352
eccentric hypertrophy……………115
ectopic atrial rhythm ……………72
ectopic atrial tachycardia ………307
escape beat ………………………23
escape bigeminy …………… 23, 293
extrasystole ………………………23

F G

Fallot四徴症 ……………………350
fascicular block …………………99
fast pathway ……………………300
first-degree atrioventricular（AV）
　block ……………………………84
fusion beats ……………………55
f波 ………………………… 49, 51, 309
giant nagative T wave（GNT）
　……………………………… 119, 183, 212

H

HV block ………………………279
hypercalcemia …………………222
hyperkalemia …………………194
hypertrophic cardiomyopathy（HCM）
　………………………………118
hypertrophic obstructive cardiomy-
　opathy（HOCM）………………119
hyperventilation ………………175
hypocalcemia …………………220
hypokalemia …………………210
hypothermia …………………186
hypothermic hump ……………187

I J

ICD（implantable cardioverter defib-
　rillator）………………………199
idiopathic（congenital）long QT syn-
　drome（idiopathic LQT syndrome）
　………………………………224
idioventricular rhythm ……………54
incisional atrial tachycardia ……307
intraatrial reentrant tachycardia
　（IART）………………………307
James fiber ……………………83
Jervell and Lange-Nielsen症候群
　……………………………… 225, 343
J波 ………………… 43, 44, 187, 188

L

LAH (left anterior hemiblock) …98
LBBB (left bundle branch block)　94
left atrial enlargement …………68
left ventricular high voltage ……112
left ventricular volume overload　116
LGL症候群 ………………… 82, 83
long RP' tachycardia ……………300
low voltage ………………………120
Lown-Ganong-Levine syndrome
　………………………………82, 83
Lownによる心室期外収縮の分類　244
LPH (left posterior hemiblock)　100
LVH (left ventricular hypertrophy)
　…………………………………114

M

MobitzⅡ型 ………………………193
MobitzⅡ型Ⅱ度房室ブロック　…270
MobitzⅡ型ブロック ……………279
Mobitz typeⅡ second degree atrioventricular block (Mobitz typeⅡ AV block) ………………270
Morris指数 ………………… 27, 69
myocardial infarction (MI) ……130
myocardial ischemia ……………200

N

narrow or wide QRS irregular tachycardia ……………………332
narrow QRS tachycardia ………310
nonspecific intraventricular conduction disturbance (nonspecific IVCD)
　……………………………………96
non-specific ST-T change ……206
normal variant ………… 47, 141, 145

OP

orrected transposition of great arteries (orrected TGA) ………354
orthodromic AVRT ………………325
Osborn波 …………………………187
P terminal force ………… 27, 69
parasystole ………………………248
PDA (patent ductus arterious)　346
pericarditis ………………………178
poor r progression
　………140, 141, 143, 145, 146, 150
posterior infarction ……………154
PP間隔 ……………………………20
PQ時間 ……………………………27
PR部分 ……………………………179
premature contraction ………… 23
premature ventricular contraction (PVC) ……………………240
prominent U wave ………………237
pseudoventricular tachycardia (pseudo-VT) ………………………336
PSVT (paroxysmal supraventricular tachycardia)
　………81, 296, 298, 302, 304, 331
pulmonary stenosis (PS) ………348
pulseless VT ……………………331

Q

QRS ………………………………294
QRS群 ……………………………30
QRS時間 ……………………20, 32
QTc ………………………………228
QT時間 ……………………20, 39
QT時間延長 ………169, 183, 213, 335
QT時間短縮 ……………………209
QTの延長と短縮 ………………220
Q波 ………………………………20
Q波梗塞 …………………………169
Q波心筋梗塞 ……………………203

R

R progression ……………………141
RBBB (right bundle branch block)
　………………………………91, 158
reciprocal change ………………237
reversed r progression
　… 131, 142, 143, 145, 146, 148, 151
rhythm …………………………… 23
right atrial enlargement …………70
Romano-Ward症候群 …… 225, 343
R on T型 …………………………247
R on T型心室期外収縮 …………262
RR間隔 ……………………………20
R/S比 ………………………………32
Rubensteinによる洞不全症候群の分類
　…………………………………283
RVH (right ventricular hypertrophy)
　…………………………………156
RV infarction (right ventricular infarction) …………………172
R'波 …………………………………20
R波 …………………………………20
R波増高 ………………32, 141, 162
R波増高不良 ……………………140

S

SA block (sinoatrial block) …268
saddle back型 …………………185
SAH (subarachnoidal hemorrhage)
　…………………………………180
SANRT (sinoatrial nodal reentrant tachycardia) ……………302, 304
secondary ST-T change ………204
septal q wave ……………………95
short run …………………………247
sick sinus syndrome (SSS) ……282
sinoventricular rhythm …………56
sinus arrest ……………………266
sinus bradycardia ………………280
sinus tachycardia ………………294
slow pathway ……………………300
stable VT …………………………331
ST-T異常 …………………………150
ST-T下降 …………………………209
ST-T変化 ……………… 201, 209
ST下降 ……………………………200
ST下降の各型 …………………239
ST下降の分類 ……………………219
ST上昇 …………………… 169, 192
STセグメント ……………………35
STの上昇 …………………………168
subendocardial infarction ………202
SVPC (supraventricular premature contraction) ………………250
SⅠQⅢTⅢ …………………………161
SⅠSⅡSⅢ型 ……………………353
SⅠSⅡSⅢ症候群 ……………… 47
S'波 …………………………………20
S波 …………………………………20

[色文字はひとくちメモやOnePointなどで解説があるものです]

T

Takotsubo (ampulla) cardiomyopathy ……………………………182
Ta部分 ………………………………35
third-degree AV block …………288
TOF (tetralogy of Fallot) ………350
torsade(s) de pointes (TdP)
 ……………211, 225, 228, 334, 343
torsade de pointes型心室頻拍 …317
transitional zone ………………145
trifascicular block ………………102
T波異常 ……………………………225
T波の減高 …………………………200
T波の増高 …………………………194

U V

uncommon type AFL ……………51
uncommon type AVNRT … 299, 300
unstable VT ……………………331
U波 …………………………………40
U波の増高と陰転 ………………232
VAP (variant angina pectoris) …174
VAT (ventricular activation time)
 ……………………………115, 153, 155
ventricular aneurysm ……………176
ventriculophasic sinus arrhythmia
 ……………………………… 264, 292
Vf (ventricular fibrillation) ……332
VSD (ventricular septaldefect) 346
VT (ventricular tachycardia)
 ………………………………316, 331

W

walk-through phenomenon ……193
wandering pacemaker, pacemaker shift ………………………………74
Wenckebach type second degree atrioventricular block (Wenckebach type AV block) ………………272
Wenckebach型Ⅱ度房室ブロック 272
Wenckebach型房室ブロック 279
wide QRS …………………………192
wide QRS regular tachycardia …316
window theory ……………131, 141
WPW症候群 (Wolff-Parkinson-White syndrome)
 ……… 80, 81, 91, 205, 297, 337, 353
WPW症候群の心房細動 …………340

編者プロフィール

渡辺重行（Sigeyuki WATANABE）
● 筑波大学臨床医学系内科 助教授

1984年筑波大学医学専門学群卒業．卒後6年間筑波大学卒後臨床研修プログラムにより内科学，循環器内科学を研修．その後，1990年筑波記念病院の循環器内科科長として同院に勤務，1995年より筑波大学臨床医学系循環器内科講師として，教育の場についた．医学教育において「病歴・身体所見と心電図，胸部レントゲン写真など基本的臨床情報」の重要性を説き，学生，レジデントを対象に自由参加「心電図の実践的解読法講座」を行い，2000年，2001年2年連続して筑波大学附属病院教育賞 教官部門賞を受賞した．モットーは「心電図は情報の宝庫」．2001年より現職．

山口　巖（Iwao YAMAGUCHI）
● 筑波大学附属病院 病院長

1968年日本医科大学卒業．1974年日本医科大学大学院医学研究科を修了．同年より1977年までUCLA シーダース・サイナイ・メディカルセンターに留学．洞不全症候群の検査法開発者であるWilliam J. Mandel教授，スワンガンツカテーテルでその名を知られるH. J. C. Swan教授のもと，循環器学の研究に従事した．1977年より筑波大学臨床医学系講師，1992年より同助教授，1999年同教授に就任した．専門は心臓電気生理学，心臓薬理学，心臓分子生物学．「循環器診療は先手必勝」をモットーに循環器教育にあたっている．2003年より現職．

心電図の読み方パーフェクトマニュアル
理論と波形パターンで徹底トレーニング！

2006年 3月10日 第 1 刷発行
2024年11月20日 第29刷発行

編　者	渡辺重行・山口　巖
発行人	一戸裕子
発行所	株式会社羊 土 社
	〒101-0052
	東京都千代田区神田小川町2-5-1
	TEL：03（5282）1211
	FAX：03（5282）1212
	E-mail：eigyo@yodosha.co.jp
	URL：www.yodosha.co.jp/
装　幀	岩瀬　聡
印刷所	萩原印刷株式会社

Printed in Japan
ISBN978-4-7581-0609-2

本書の複写にかかる複製，上映，譲渡，公衆送信（送信可能化を含む）の各権利は（株）羊土社が管理の委託を受けています．
本書を無断で複製する行為（コピー，スキャン，デジタルデータ化など）は，著作権法上での限られた例外（「私的使用のための複製」など）を除き禁じられています．研究活動，診療を含み業務上使用する目的で上記の行為を行うことは大学，病院，企業などにおける内部的な利用であっても，私的使用には該当せず，違法です．また私的使用のためであっても，代行業者等の第三者に依頼して上記の行為を行うことは違法となります．

JCOPY ＜（社）出版者著作権管理機構 委託出版物＞
本書の無断複写は著作権法上での例外を除き禁じられています．複写される場合は，そのつど事前に，（社）出版者著作権管理機構（TEL 03-5244-5088，FAX 03-5244-5089，e-mail：info@jcopy.or.jp）の許諾を得てください．

乱丁，落丁，印刷の不具合はお取り替えいたします．小社までご連絡ください．

羊土社のオススメ書籍

格段にうまくいく EVTの基本とコツ 第3版

症例でわかるデバイスの選択・操作と
トラブルシューティング

横井宏佳／編

EVTの入門&実践マニュアルに第3版が登場！新たなデバイスの使い分け、複雑病変の対処法を大幅追加．実践に役立つ症例やweb動画，手技のコツやトラブルシューティングも充実．初学者にも熟練者にもオススメ！

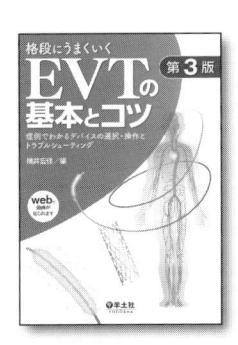

- 定価9,900円（本体9,000円＋税10％）
- 430頁
- B5判
- ISBN 978-4-7581-1301-4

格段にうまくいく カテーテルアブレーションの基本とコツ 改訂版

エキスパートが教える
安全・確実な手技と合併症対策

高橋 淳／編

web動画や新たな機器の適切な使用法を追加し，現在施行されているアブレーション法をすべて網羅して解説した改訂版！ 安全・迅速な手技の習得に役立つエキスパートのコツが満載で，入門から実践まで活用できる1冊．

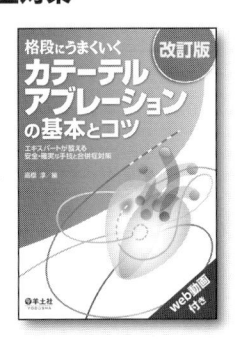

- 定価8,910円（本体8,100円＋税10％）
- 408頁
- B5判
- ISBN 978-4-7581-0763-1

確実に身につく PCIの基本とコツ 第3版

カラー写真と動画でわかるデバイスの選択・基本手技と施行困難例へのテクニック

南都伸介，中村 茂／編

PCIの入門・実践マニュアルの定番書を全面的にブラッシュアップ！最新のデバイスや手技に対応，紙面のオールカラー化，Web動画の追加，といった大幅改訂でよりわかりやすく！初心者も経験者も必携の一冊です．

- 定価9,680円（本体8,800円＋税10％）
- 366頁
- B5判
- ISBN 978-4-7581-0758-7

確実に身につく 心臓カテーテル検査の基本とコツ 第3版

冠動脈造影所見＋シェーマで、
血管の走行と病変が読める!

中川義久／編

穿刺部位・デバイスの選び方，カテ操作の基本手技，病変の評価法まで丁寧に解説．さらにシェーマ付きで冠動脈造影の読影にも自信がつく！改訂に伴い冠微小循環の項目を追加．初学者におすすめの定番書！

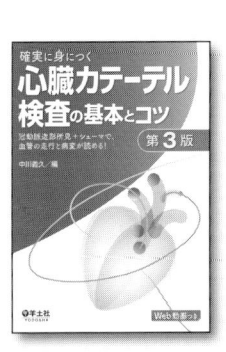

- 定価8,580円（本体7,800円＋税10％）
- 363頁
- B5判
- ISBN 978-4-7581-1300-7

発行 羊土社 YODOSHA
〒101-0052 東京都千代田区神田小川町2-5-1 TEL 03(5282)1211 FAX 03(5282)1212
E-mail：eigyo@yodosha.co.jp
URL：www.yodosha.co.jp/

ご注文は最寄りの書店，または小社営業部まで

羊土社のオススメ書籍

心電図ワークアウト600
圧倒的実例で不整脈の判読をマスター

Jane Huff／著
西原崇創／監訳

わかった筈なのに現場では読めない…そんな難しさがある心電図.「どうすれば本当に読めるようになるの？」という悩みに対し「多くの波形に触れる」メソッドで学習者に信頼されてきた米国の定番書が,日本上陸です.

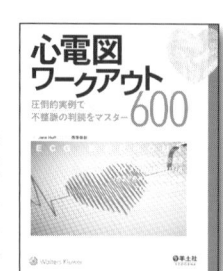

- 定価5,500円（本体5,000円＋税10％）　■ AB判
- 326頁　■ ISBN 978-4-7581-0761-7

心電図完全攻略マニュアル
マイスターが教える1・2級合格への最強メソッド

萬納寺洋士，矢加部大輔／著

心電図検定1・2級対策ならこの1冊！出題傾向から問題を3分類したパターン解法で攻める！解きながら必須知識と正解を導く考え方を効率よく身につけ判読力アップ.模擬テスト50問×2回付き.合格に近づく攻略本

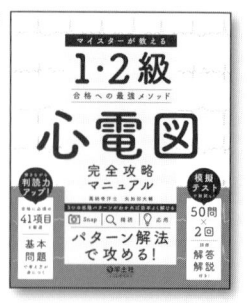

- 定価4,840円（本体4,400円＋税10％）　■ AB判
- 245頁　■ ISBN 978-4-7581-1303-8

そうだったのか！絶対読めるCAG
シェーマでわかる冠動脈造影の読み方

中川義久，林　秀隆／著

冠動脈疾患の診療は正しい読影から！造影写真とシェーマや3DCTとの組合せで,血管の走行や病変部位を立体的にイメージできる読影力が身につきます.冠動脈造影の読み方に悩む初学者にオススメ！

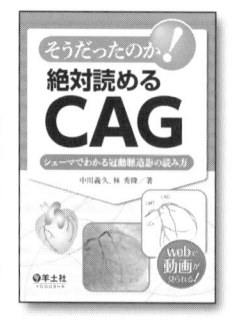

- 定価4,950円（本体4,500円＋税10％）　■ A5判
- 157頁　■ ISBN 978-4-7581-0756-3

レジデントノート増刊 Vol.21 No.2
心電図診断ドリル
波形のここに注目！

森田　宏／編

本書では,心電図判読の基本を凝縮して解説.さらに外来・病棟,救急の場面を想定した45の症例問題を繰り返し読み込むことで,確かな心電図診断力が身につきます！心電図をしっかり読めるようになるための必読書！

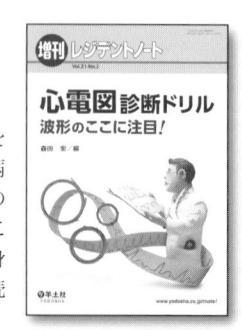

- 定価5,170円（本体4,700円＋税10％）　■ B5判
- 271頁　■ ISBN 978-4-7581-1624-4

発行　羊土社 YODOSHA
〒101-0052　東京都千代田区神田小川町2-5-1　TEL 03(5282)1211　FAX 03(5282)1212
E-mail：eigyo@yodosha.co.jp
URL：www.yodosha.co.jp/

ご注文は最寄りの書店,または小社営業部まで

◆ 各種波形の形と分類

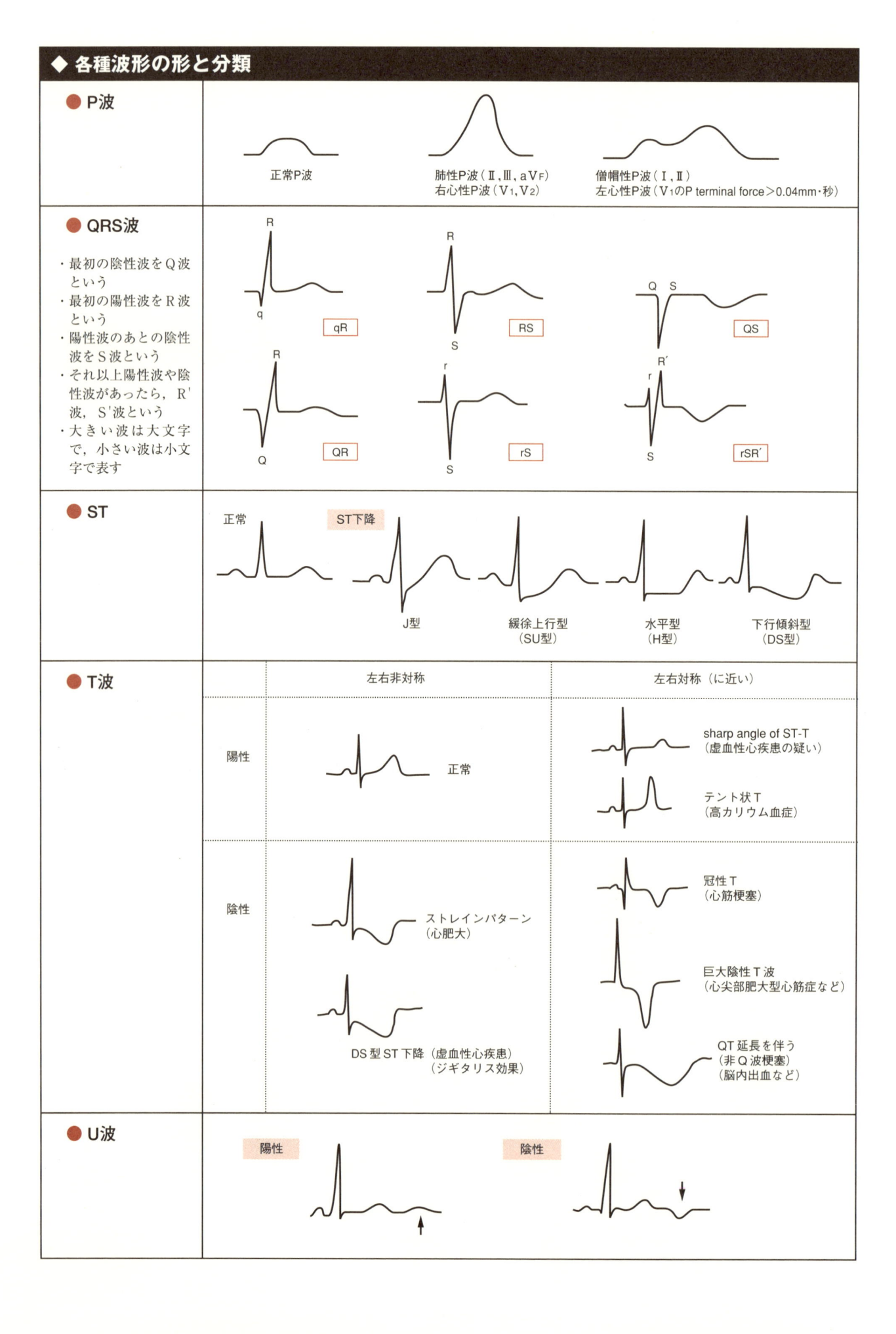

● P波

| 正常P波 | 肺性P波（Ⅱ，Ⅲ，aV_F）
右心性P波（V₁，V₂） | 僧帽性P波（Ⅰ，Ⅱ）
左心性P波（V₁のP terminal force＞0.04mm・秒） |

● QRS波

- 最初の陰性波をQ波という
- 最初の陽性波をR波という
- 陽性波のあとの陰性波をS波という
- それ以上陽性波や陰性波があったら，R'波，S'波という
- 大きい波は大文字で，小さい波は小文字で表す

qR　RS　QS
QR　rS　rSR'

● ST

正常　ST下降
J型　緩徐上行型（SU型）　水平型（H型）　下行傾斜型（DS型）

● T波

	左右非対称	左右対称（に近い）
陽性	正常	sharp angle of ST-T（虚血性心疾患の疑い） テント状T（高カリウム血症）
陰性	ストレインパターン（心肥大） DS型ST下降（虚血性心疾患）（ジギタリス効果）	冠性T（心筋梗塞） 巨大陰性T波（心尖部肥大型心筋症など） QT延長を伴う（非Q波梗塞）（脳内出血など）

● U波

陽性　陰性